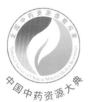

"十三五"国家重点图书出版规划项目
国家新闻出版改革发展项目
国家出版基金项目
中央本级重大增减支项目
科技基础性工作专项
全国中药资源普查项目

峨眉山中药资源图志

第三卷

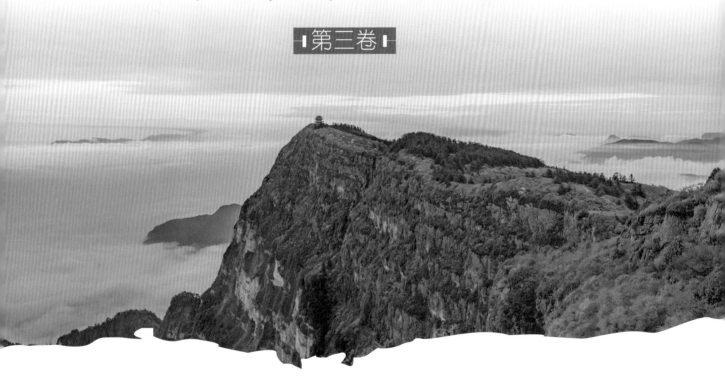

主 编

黄璐琦　赵军宁　方清茂

海峡出版发行集团　福建科学技术出版社
THE STRAITS PUBLISHING & DISTRIBUTING GROUP　FUJIAN SCIENCE & TECHNOLOGY PUBLISHING HOUSE

目录

第三卷

第二章　峨眉山地区药用动物资源　　　1537

第三章　峨眉山地区药用矿物资源　　　　1583

茄 科

毛曼陀罗 洋金花
Datura innoxia Mill.

【标本采集号】LEM120905001

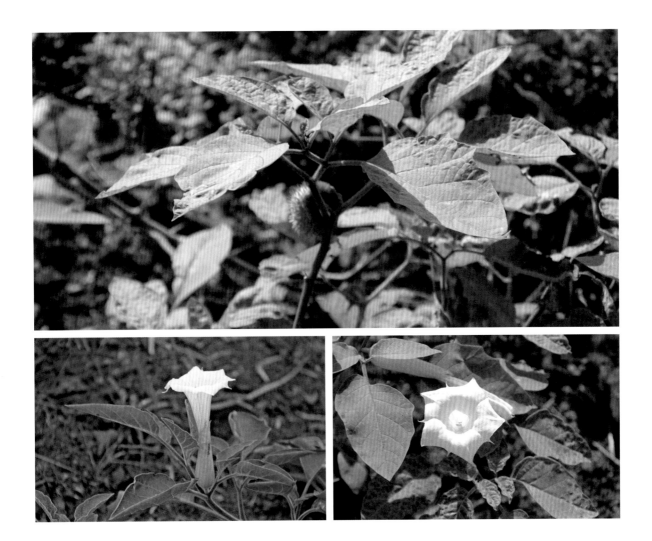

【形态特征】一年生或多年生草本，密被白色短柔毛和腺毛。茎高 1~2m，恶臭。叶宽卵形，边缘全缘至具不规则波状牙齿。花直立；花萼筒无棱；花冠下半部淡绿色，上部白色，长15~20cm。蒴果俯垂，球形或卵球形，密生细且近等长的柔韧针状刺并密被短柔毛，顶端不规则开裂。种子多数，淡褐色或黄褐色。花、果期 6~9 月。

【适宜生境】栽培。

【资源状况】分布于低山区、中山区。常见，可以开发利用。

【入药部位】花、叶、种子。

【功能主治】有毒。祛风行瘀，定喘，消肿，止痛。用于哮喘，慢性支气管炎，胃痛，牙痛，惊癫，风湿痹痛。

曼陀罗 闹羊花、醉仙桃、洋金花
Datura stramonium L.

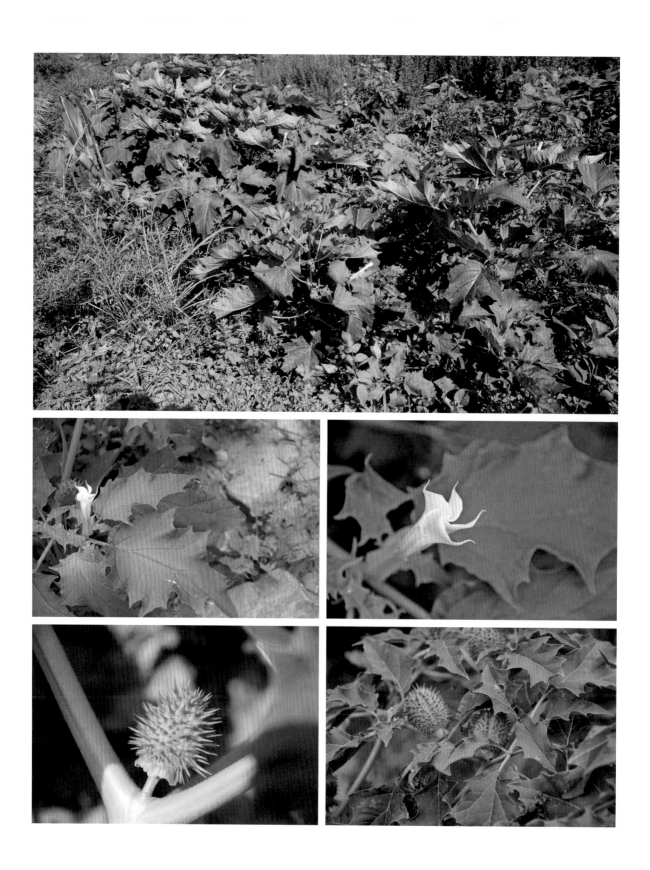

【形态特征】一年生草本或亚灌木状，高30~150cm，有臭气。叶宽卵形，边缘具不规则波状齿或浅裂，渐无毛。花直立；花萼筒部具5棱；花冠白色或淡紫色，基部浅绿色，有时上部紫色，漏斗状，长6~10cm，裂片具短尖头。蒴果密生粗壮而短硬的刺，或稀平滑，熟后4瓣裂。种子多数，黑色。花期6~10月，果期7~11月。

【适宜生境】栽培。

【资源状况】分布于坝区、低山区。常见，可以开发利用。

【入药部位】叶、花、种子。

【功能主治】叶有毒。镇痉，镇痛。用于支气管气喘，痉挛。花有毒。止咳平喘，止痛，解痉镇痛，麻醉。用于哮喘，慢性支气管炎，胃痛，风湿骨痛，神经性偏头痛，手术麻醉。种子有毒。祛风胜湿，定喘消肿。用于风寒湿痹，关节肿痛，牙痛，惊痫，脱肛，跌打损伤，泻痢。

天仙子 莨菪
Hyoscyamus niger L.

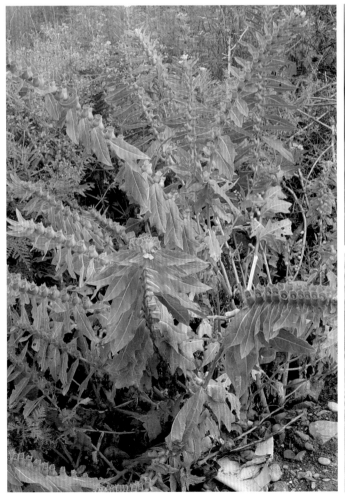
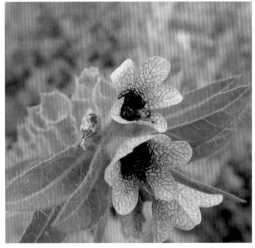
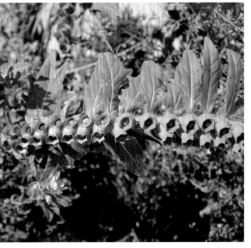

【形态特征】二年生草本，全体被黏性腺毛。叶无柄，茎生叶卵形或三角状卵形，先端钝至渐尖，边缘浅波状至羽状深裂。花在茎中部以下单生于叶腋，在茎上端则单生于苞状叶腋内而聚集成蝎尾式总状花序；花萼筒状钟形，花后坛状；花冠浅黄色带紫褐色条纹。蒴果卵球形。种子近圆盘形，淡黄棕色。花期5~8月，果期7~10月。

【适宜生境】栽培。

【资源状况】分布于坝区。常见。

【入药部位】种子（天仙子）。

【功能主治】有大毒。解痉止痛，平喘，安神。用于胃脘挛痛，喘咳，癫狂。

红丝线 十萼茄、佛葵子
Lycianthes biflora (Lour.) Bitter

【标本采集号】LEM120728001

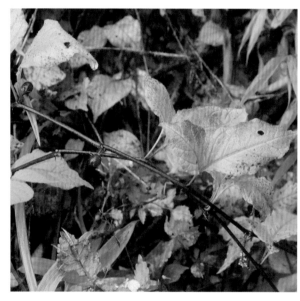 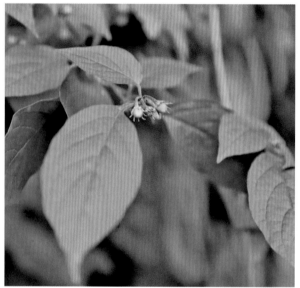

【形态特征】灌木或亚灌木，小枝、叶下面、叶柄、花梗和花萼密被短柔毛和树枝状毛。花序无柄，具2~3（~5）花，生于叶腋；花梗短；花萼裂片10，长约2mm，果时长4~5mm；花冠淡紫色或白色，星形，花冠筒隐于花萼内；花药有时具柔毛。浆果红色，球形。花期5~8月，果期7~11月。

【适宜生境】生于荒坡、路旁阴湿处。

【资源状况】分布于低山区。常见。

【入药部位】全草（十萼茄）。

【功能主治】解毒，止咳，补虚。用于肺热咳嗽，黄疸，痢疾。

单花红丝线 十萼茄

Lycianthes lysimachioides (Wall.) Bitter

【标本采集号】LEM120810002

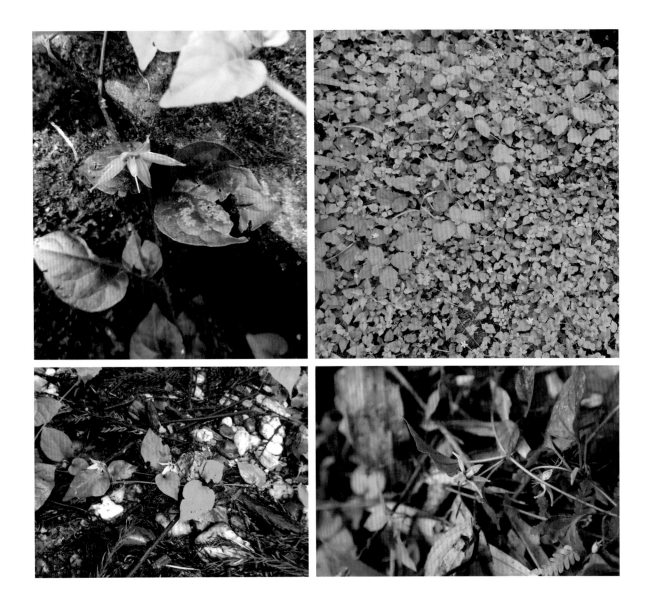

【形态特征】多年生草本，高 30~60cm。须根纤细，褐色。茎匍匐，节上常生根，被短柔毛。叶大小不相等。花序为 1（2）朵花簇生；花萼杯形至钟状，萼齿 10，条状钻形，长 3~5mm；花冠白色或淡紫色，裂片披针形，先端常反卷；雄蕊 5，着生于花冠筒喉部。浆果红色，球形。花期 6~9 月，果期 9~12 月。

【适宜生境】生于荒坡、路旁阴湿处。

【资源状况】分布于低山区。常见。

【入药部位】地上部分（佛葵）。

【功能主治】解毒，消肿。用于鼻疮，耳疮，痈肿疮毒。

枸　杞 狗地芽、土枸杞
Lycium chinense Mill.

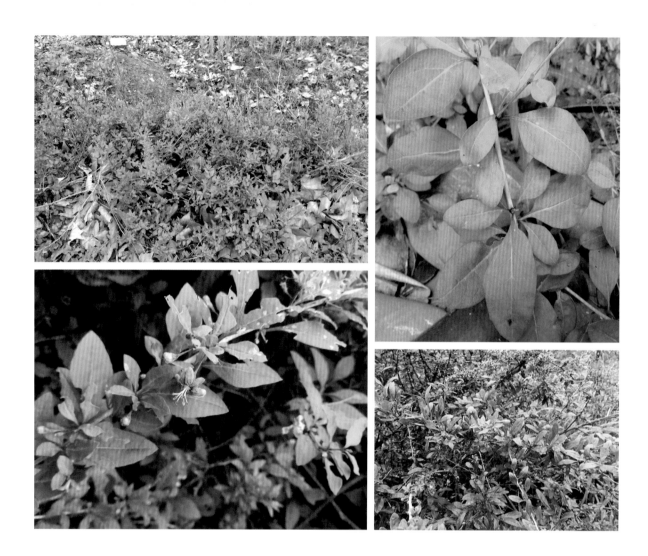

【形态特征】直立或匍匐灌木，高 30~100cm。主根长，有分枝，粗糙。茎多分枝，枝条浅灰色，具刺。叶卵形至狭椭圆形。花萼钟形，3~5 齿裂至中部；花冠浅紫色，漏斗形，先端 5 裂，裂片长于筒部，具缘毛；花盘 5 裂；花柱细长，伸出花冠。浆果红色，卵球形或长圆形。种子多数。花、果期 6~11 月。

【适宜生境】生于河边荒坡。

【资源状况】分布于坝区、低山区。常见，可以大量开发利用。

【入药部位】根皮（地骨皮）、果实（枸杞子）。

【功能主治】根皮凉血退热，清肺止咳，清肝肾虚热，降血压。用于虚劳咳嗽，肺热咳嗽，潮热盗汗，外阴痒肿，牙龈肿痛，喉结核，糖尿病，高血压。果实滋肾，润肺，益肝，明目。用于肝肾阴亏，腰膝酸软，头晕，目眩，目昏多泪，虚劳咳嗽，烦渴，目赤昏痛。

番　茄

西红柿

Lycopersicon esculentum Mill.

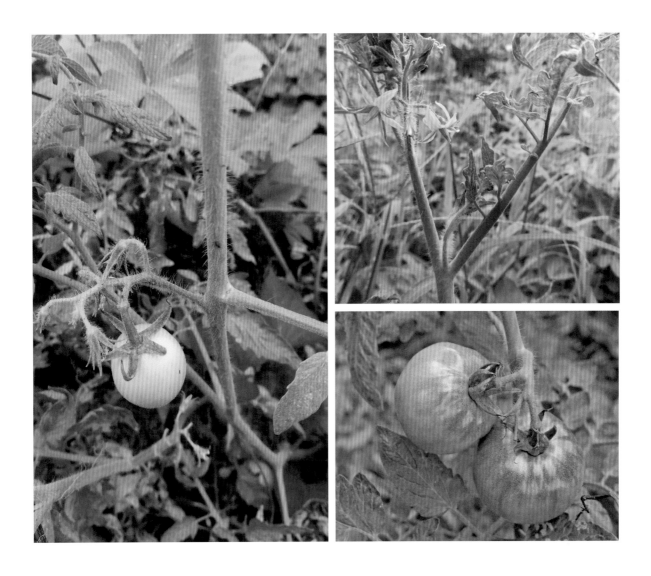

【形态特征】一年生或多年生草本，高 0.6~2m，拱垂，具黏性腺状柔毛，有强烈的气味。叶为羽
　　　　　状复叶或羽状深裂，小叶大小不等，卵形或长圆形，边缘有不规则锯齿或裂片。聚伞
　　　　　花序圆锥状；花萼辐状钟形，裂片披针形，宿存；花冠辐状，黄色；花药先端长渐尖。
　　　　　浆果红色或橙黄色，扁球状至球状，肉质而多汁液。花期 5~9 月，果期 9~11 月。

【适宜生境】栽培。

【资源状况】分布于峨眉山各地。常见，可以大量开发利用。

【入药部位】果实。

【功能主治】生津止渴，健胃消食。用于口干舌燥，消渴，食欲不振，坏血病。

假酸浆 冰粉子

Nicandra physalodes (L.) Gaertn.

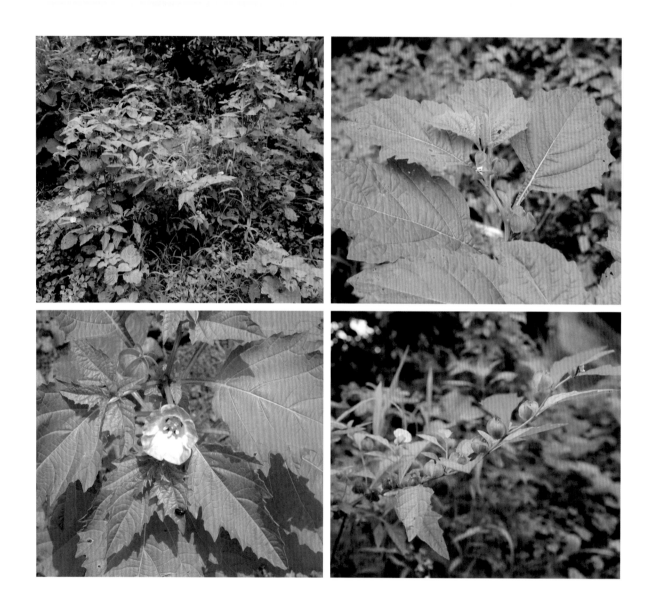

【形态特征】一年生草本。茎直立，具棱，渐无毛或疏具柔毛。叶卵形或椭圆形，草质。通常具较
　　　　　　叶柄长的花梗，俯垂；花萼裂片基部心形；花冠宽钟形，浅蓝色至淡紫色，中部白色，
　　　　　　檐部有褶，5浅裂。浆果球形，褐色或黄色。花、果期夏、秋二季。

【适宜生境】栽培或半野生。

【资源状况】分布于低山区。常见，可以大量开发利用。

【入药部位】全草。

【功能主治】清热退火，利尿，解暑。用于食滞饱胀，气滞疼痛，痈疽，疔疮。

烟 草 *Nicotiana tabacum* L.

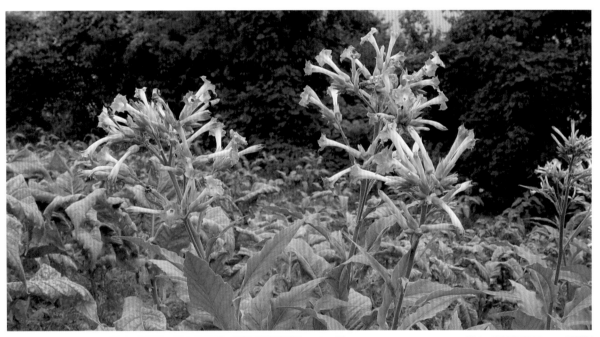

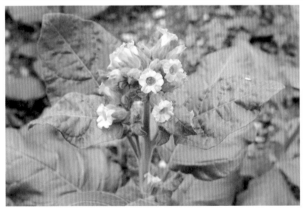
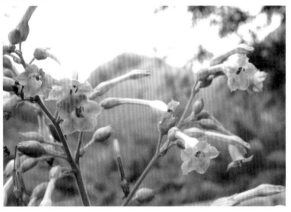

【形态特征】一年生或多年生草本，高 0.7~2m。茎有腺毛。叶卵形至椭圆形或披针形，近半抱茎，
叶大，长 10~30（~70）cm。花序多花，多分枝的圆锥状；花萼管状或管状钟形；花
冠基部浅黄色，上部浅黄色、浅绿色、红色或粉色，漏斗形，长 3.5~5cm。蒴果椭圆
体形或卵球形，与宿存萼等长。花、果期夏、秋二季。

【适宜生境】栽培。

【资源状况】分布于低山区。常见，大量栽培。

【入药部位】叶。

【功能主治】提神，解毒，杀虫。用于食积饱胀，毒蛇咬伤，疔毒，痧证，头疮，骨髓炎，气结疼
痛，痈疽，疔疮，疥癣，犬咬伤。

酸 浆 *Physalis alkekengi* L.

【标本采集号】LEM120802025

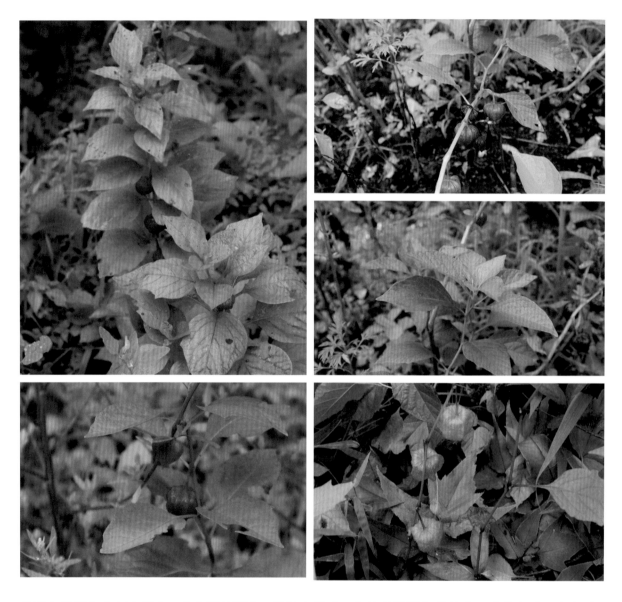

【**形态特征**】多年生草本。茎节不甚膨大，常被有柔毛，尤其以幼嫩部分较密。叶狭卵形至宽卵形，长 5~15cm，具短柔毛。花萼宽钟形，萼齿三角形，密被柔毛；花冠辐状，白色，顶端骤然狭窄成三角形尖头，具不明显斑点。果梗具短柔毛；果萼橙色至红色，具 10 棱，被短柔毛。花期 5~9 月，果期 6~10 月。

【**适宜生境**】生于荒坡、路旁。

【**资源状况**】分布于低山区、中山区。少见。

【**入药部位**】宿萼或带果实的宿萼（锦灯笼）。

【**功能主治**】清热解毒，利湿祛痰。用于风湿关节痛，鼻渊，感冒，咽喉痛，咳嗽。

挂金灯　红姑娘、酸浆
Physalis alkekengi L. var. *francheti* (Mast.) Makino

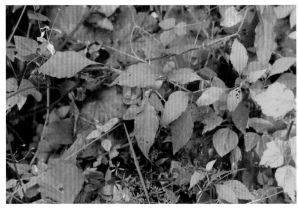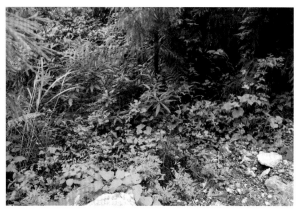

【形态特征】多年生草本，高达 1m。茎较粗壮，茎节膨大。叶狭卵形至宽卵形，渐无毛，仅叶缘有短毛，有时具缘毛。花萼除裂片密生毛外，筒部毛被稀疏；花冠钟形，辐状，白色，基部具明显绿色斑点，5 裂。果梗变无毛；果萼橙色或红色，具 10 棱，光滑，渐无毛，多数超过 3cm 宽。浆果球形，红色。种子黄色。花期 5~10 月，果期 6~11 月。

【适宜生境】生于杂木林中、灌丛中、荒坡、路旁。

【资源状况】分布于低山区、中山区、高山区。常见。

【入药部位】果实的宿萼。

【功能主治】清热解毒，利尿通淋，利湿祛痰。用于骨蒸劳热，肺热咳嗽，咽喉肿痛，黄疸，水肿，疗疮，丹毒。

刺天茄　两面针
Solanum indicum L.

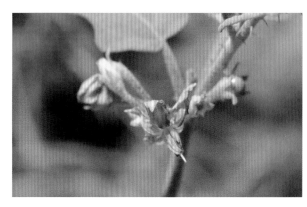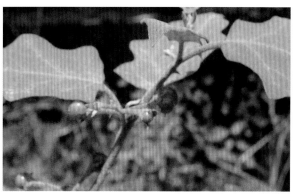

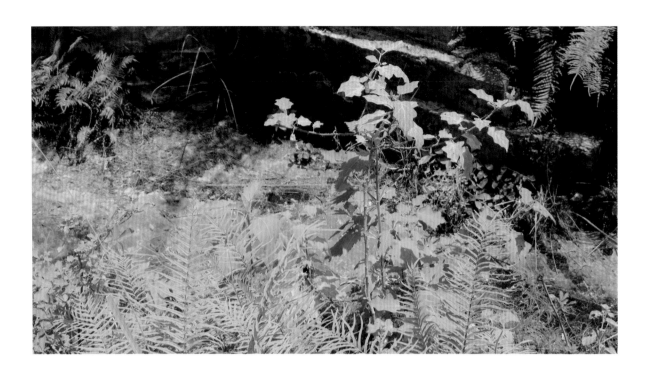

【形态特征】灌木，高 40~150cm，多分枝，全株具柔毛及密生具柄的星状毛。茎和分枝具浅黄色
反折皮刺，刺粗壮。叶卵形，边缘 5~7 深裂或呈波状浅圆裂。花萼被长柔毛和皮刺；
花冠蓝紫色，有时白色。果萼反折，被星状微柔毛和皮刺；浆果光亮，成熟时橙红色，
球形，直径约 1cm。花、果期全年。

【适宜生境】生于灌木林中阴湿处。

【资源状况】分布于坝区、低山区。常见。

【入药部位】全草或果实（金纽扣）。

【功能主治】镇痛，清热，散血。用于鼻渊头痛，牙痛，水臌积滞。

白 英 排风藤、毛秀才
Solanum lyratum Thunb.

【标本采集号】LEM120615013

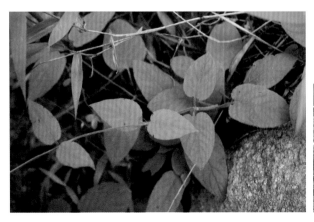
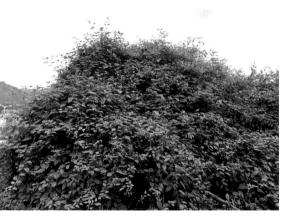

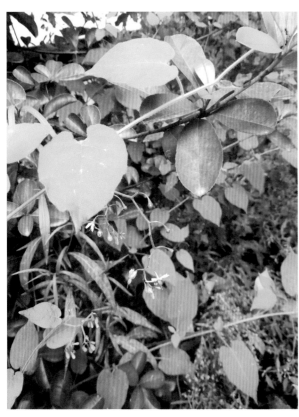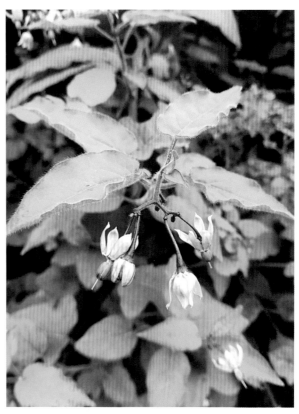

【形态特征】 草质藤本，多分枝，长可达 4m，无刺。茎、叶密被白色长柔毛。叶椭圆形或提琴形，基部常 3~5 深裂。花序腋生、腋外生或近顶生，少花至多花组成圆锥状；花冠蓝紫色或白色。浆果红色或红黑色，球形，直径约 8mm，基部有宿存萼。花期 6~10 月，果期 10~11 月。

【适宜生境】 生于灌木林中阴湿处。

【资源状况】 分布于坝区、低山区。常见，可以开发利用。

【入药部位】 全草。

【功能主治】 疏风，解表，行气止痛。用于黄疸，疟疾，水肿，淋病，风湿关节痛，子宫脱垂，久痢，急性肝炎，丹毒。

茄 茄子
Solanum melongena L.

【形态特征】 多年生草本至亚灌木，高 60~100cm，无刺或疏具刺，具柔毛及星状毛。叶卵形至长圆状卵形，边缘浅波状至波状。能孕花单生，花柄长 1~1.8cm，花后常下垂；不孕花蝎尾状，与能孕花并出；花下面常具长约 3mm 的刺；花冠淡紫色或紫罗兰色。浆果形状和大小多变，具一个厚的海绵状的白色中果皮和隔膜区，紫色或白色，基部有随果增大的宿存萼。

【适宜生境】常作为一年生作物栽培。

【资源状况】分布于坝区、低山区。常见，可以大量开发利用。

【入药部位】根（茄根）、叶（茄叶）、宿存花萼（茄蒂）、花（茄花）、果实（茄子）。

【功能主治】根祛风除湿，清热，止血。用于湿热火痢，久痢，便血，皮肤瘙痒，妇女阴痒，脚气病，齿痛，痢疾，冻疮。叶散血消肿。用于血淋，血痢，肠风下血，痈肿，冻伤。宿存花萼凉血，解毒。用于肠风下血，痈疽肿毒，口疮，牙痛。花用于金疮牙痛。果实清热，活血，消肿。用于肠风下血，热毒疮痈，皮肤溃疡。

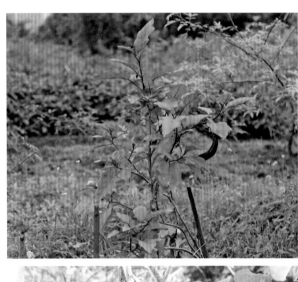

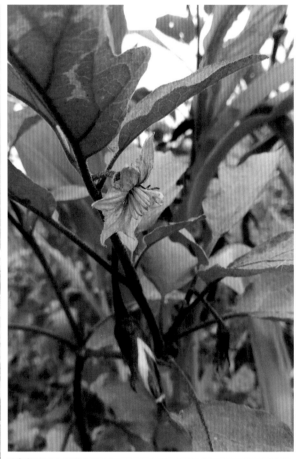

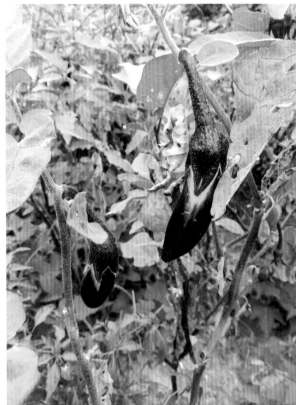

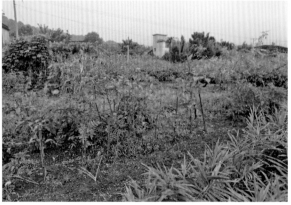

龙 葵 野海椒
Solanum nigrum L.

【标本采集号】LEM120629006

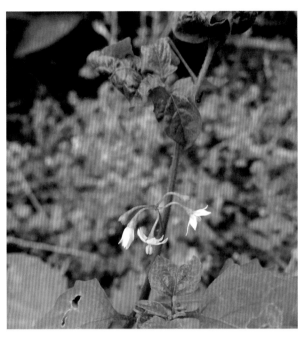
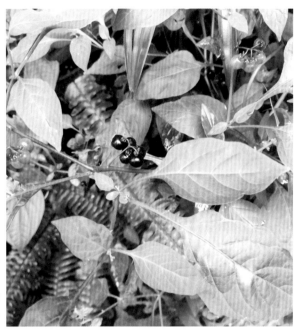

【形态特征】一年生直立草本，高 20~80cm。茎无棱或棱不明显，绿色或紫色，近无毛或被微柔毛。叶卵形至卵状长圆形，基部楔形，下延，边缘全缘或具粗牙齿。蝎尾状花序腋外生，具花 4~10 朵，腋外生；花冠白色。浆果暗黑色，球形，有宿存萼，直径 7~8mm。花期 5~8 月，果期 7~11 月。

【适宜生境】生于荒坡、田间。

【资源状况】分布于坝区、低山区。常见，可以开发利用。

【入药部位】全草。

【功能主治】清热解毒，活血消肿。用于疔疮，痈疮，丹毒，跌打扭伤，慢性支气管炎，急性肾炎，皮肤湿疹，小便不利，白带过多，前列腺炎，痢疾。

海桐叶白英 *Solanum pittosporifolium* Hemsl.

【形态特征】灌木，无毛或疏被短柔毛，无刺，长达 1m。小枝具棱角。叶披针形至卵状披针形，全缘，常无毛。花萼浅杯状，5 浅裂，裂片钝圆；花冠通常白色，稀紫色，喉部有淡绿色斑点。浆果红色，球形，直径 0.8~1.2cm。种子扁平，外面具细致的网纹。花期 6~8 月，果期 9~12 月。

【适宜生境】生于荒坡灌丛林中。

【资源状况】分布于坝区、低山区。少见。

【入药部位】全草。

【功能主治】清热利湿，祛风解毒。用于黄疸，淋病，风湿性关节炎。

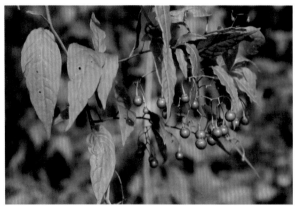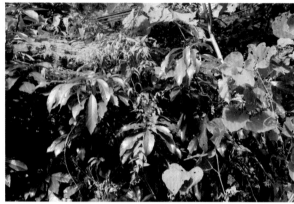

珊瑚樱 玉珊瑚

Solanum pseudocapsicum L.

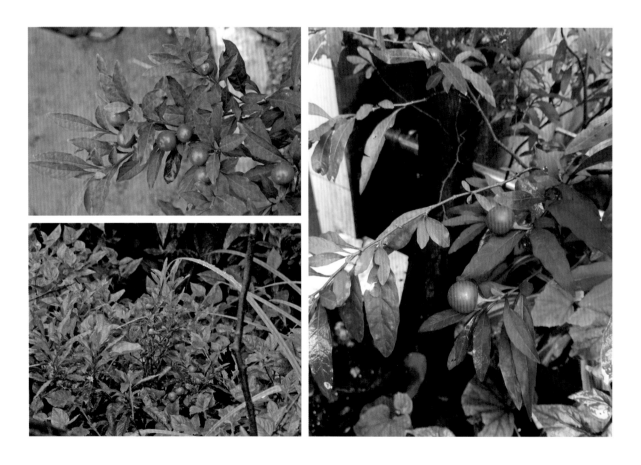

【形态特征】直立灌木，高 0.6~1m，多分枝。叶狭长圆形至披针形，长 1~6cm。花序与叶近对生或生于叶腋之外，常单生；花小，白色。浆果球形，直径 1~1.5cm，橙红色，萼宿存。种子盘状，扁平。花期夏初，果期秋末。

【适宜生境】生于荒坡灌丛林中。

【资源状况】分布于坝区、低山区。较常见。

【入药部位】根（冬珊瑚）。

【功能主治】有毒。止痛。用于腰肌劳损，牙痛，血热，水肿。

牛茄子 *Solanum surattense* Burm. f.

【标本采集号】LEM120811002

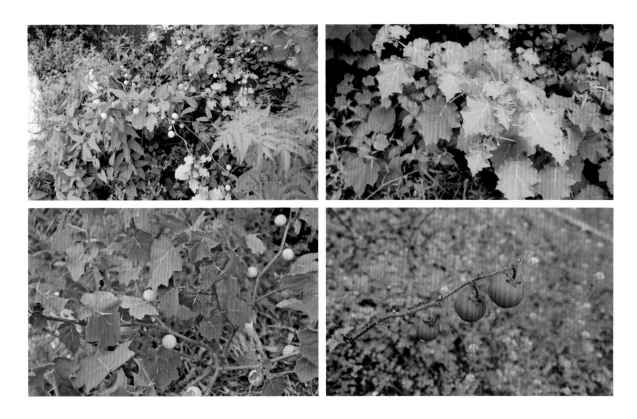

【形态特征】草本至亚灌木，全株除茎、枝外各部均被具节的纤毛。茎直立，茎及小枝具淡黄色细直刺。叶宽卵形，基部心形，边缘 5~7 浅裂或半裂，上面被单毛。总状聚伞花序腋外生，具花 1~4 朵；花萼杯状；花冠白色。浆果扁球形，直径 3.5~6cm，橙红色，具细直刺。种子干后扁而薄，边缘翅状。花期 6~8 月，果期 8~10 月。

【适宜生境】生于海拔 1500m 以下的荒地、疏林或灌丛中。

【资源状况】分布于坝区、低山区、中山区。少见。

【入药部位】根、果实、全草。

【功能主治】有毒。根、全草活血散瘀，麻醉止痛，镇咳平喘。用于风湿腰腿痛，跌打损伤，慢性咳嗽痰喘，胃脘痛，慢性骨髓炎，瘰疬，冻疮，脚癣，痈肿疮毒。果实外用于龋齿。

黄果茄 *Solanum xanthocarpum* Schrad. et Wendl.

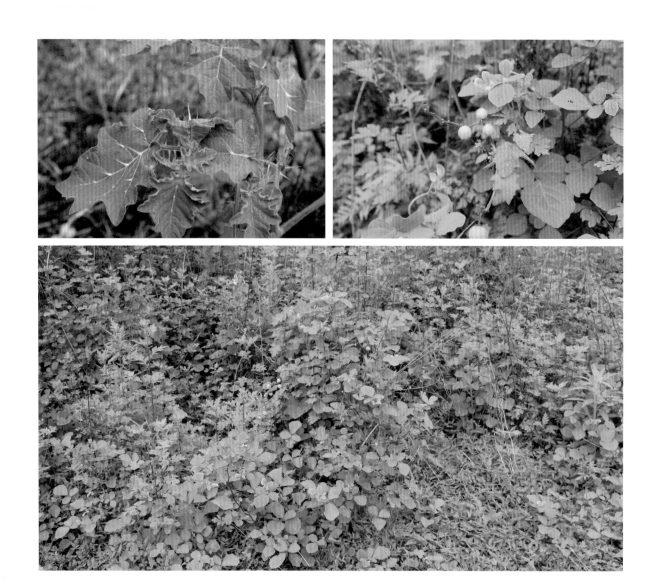

【形态特征】直立或匍匐草本，密被硬的基部宽 0.5~1.5mm 的针状皮刺、7~9 分枝的星状绒毛，后除幼嫩部分外，其他各部的星状毛逐渐脱落而稀疏无毛。叶卵状长圆形，基部近心形或偏斜，边缘常 5~9 裂或羽状深裂。聚伞花序总状；花冠蓝紫色，辐状。浆果浅黄色，直径 1.3~1.9cm。种子近肾形，扁平。花期 11 月至翌年 5 月，果期翌年 6~9 月。

【适宜生境】生于荒坡、路旁。

【资源状况】分布于坝区、低山区。常见。

【入药部位】根、果实、种子。

【功能主治】祛风湿，消瘀止痛。用于风湿痹痛，牙痛，睾丸肿痛，痈疖。

玄参科

来江藤 <small>猫花</small>
Brandisia hancei Hook. f.

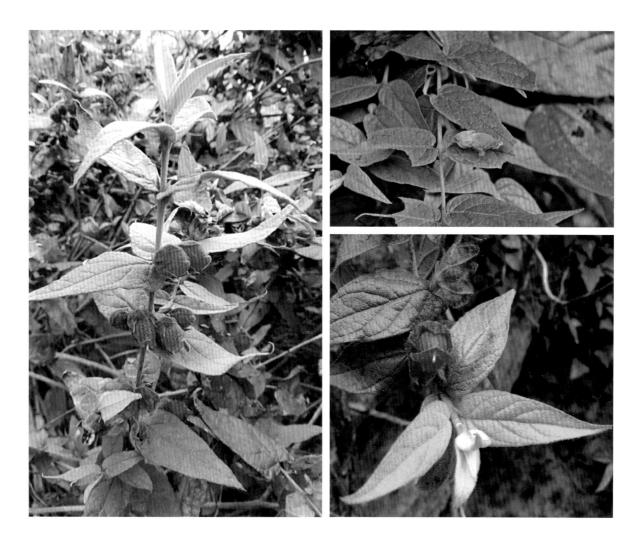

【形态特征】灌木，高达 3m，密被锈黄色星状绒毛。枝条渐无毛。叶卵状披针形。花单生于叶腋；花萼宽钟形，10 脉；花冠橙红色，外部具星状绒毛，下唇裂片舌状，上唇裂片三角形。蒴果卵球形，具星状毛。种子有膜质的翅。花期 11 月至翌年 2 月，果期翌年 3~4 月。

【适宜生境】生于灌木丛中。

【资源状况】分布于低山区。常见。

【入药部位】全株（蜂糖罐）。

【功能主治】清热解表，祛风利湿。用于骨髓炎，骨膜炎，黄疸性肝炎，跌打损伤，风湿筋骨疼痛；外用于疥疮。

鞭打绣球 羊膜草
Hemiphragma heterophyllum Wall.

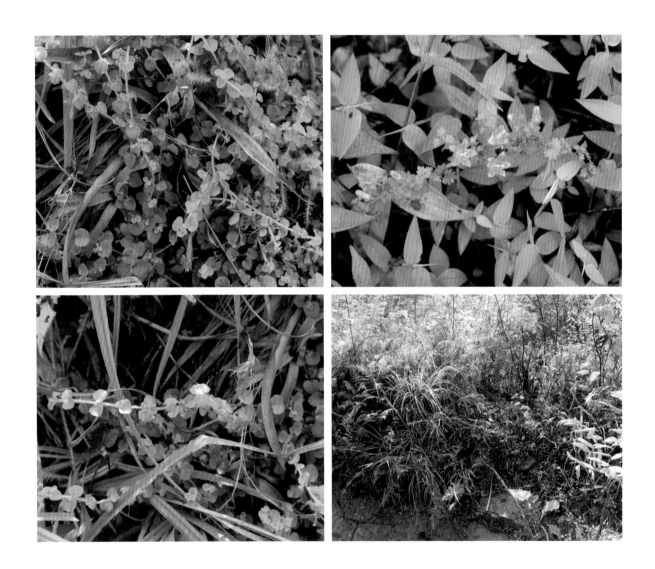

【形态特征】多年生铺散匍匐草本，高 20~60cm，全体被短柔毛。茎纤细，横走，黄褐色，有不定根。叶二型，主茎上为圆形、心形或肾形，枝上为簇生，针状。花单生于叶腋，花冠白色至玫瑰色。果实卵球形，红色，浆果状，肉质；成熟时果皮膜质，开裂。花期 4~6 月，果期 6~8 月。

【适宜生境】生于荒坡。

【资源状况】分布于中山区、高山区。常见，可以开发利用。

【入药部位】全草。

【功能主治】活血调经，舒筋活络，除湿。用于咳嗽吐血，神经衰弱，风湿腰痛，经闭腹痛，瘰疬，疮肿，疮毒。

长蒴母草 *Lindernia anagallis* (Burm. f.) Pennell

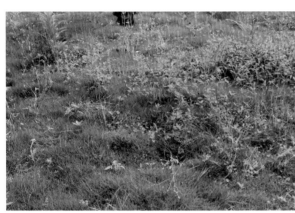 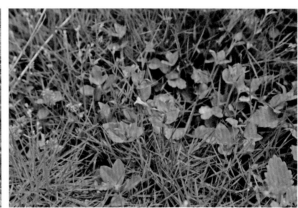

【形态特征】一年生柔弱草本。根纤维状。茎下部匍匐，着地生根。叶三角状卵形、卵形或长圆形。花单生于叶腋；花萼基部联合，裂片狭披针形，无毛；花冠白色或淡紫色。蒴果条状卵球形，长约为宿存萼的 2 倍，开裂后，略似鸭嘴。花期 4~9 月，果期 6~11 月。

【适宜生境】生于荒坡或田边。

【资源状况】分布于坝区、低山区。常见。

【入药部位】全草（鸭嘴癀）。

【功能主治】清热解毒，利湿。用于黄疸，痢疾，急性胃肠炎，急性喉炎，扁桃体炎，跌打损伤，风热目痛，痈疽肿毒。

母 草 *Lindernia crustacea* (L.) F. Muell

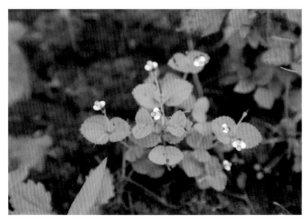 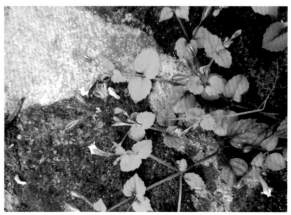

【形态特征】一年生草本，高 8~20cm。根须状。茎披散成丛，多分枝，有深沟纹。叶三角状卵形至宽卵形。单花腋生或形成顶生的短总状；花萼坛状，外有疏粗毛；花冠紫色；雄蕊 4，全育。果实与宿存萼近等长。种子浅黄褐色，有明显的蜂窝状瘤突。花、果期全年。

【适宜生境】生于沟边或田坎边。

【资源状况】分布于坝区、低山区。常见，可以开发利用。

【入药部位】全草。

【功能主治】活血调经，润肺止咳。用于感冒，咳嗽，急、慢性细菌性痢疾，乳痈，痈疽疔疮。

旱田草 *Lindernia ruellioides* (Colsm.) Pennell

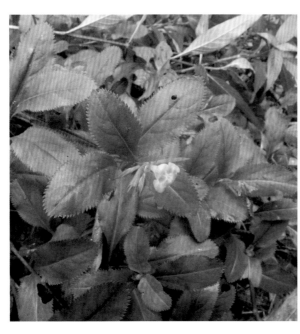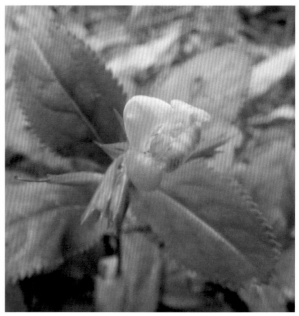

【形态特征】一年生伏地草本，长 10~15cm。叶对生，长圆形、椭圆形、卵状长圆形或圆形，具柄，边缘具锐锯齿。总状花序顶生，2~10 花；花冠紫红色；后对雄蕊能育，前对雄蕊不育。果实约比宿存萼长 2 倍，长达 2cm。花期 6~9 月，果期 7~11 月。

【适宜生境】生于沟边或田坎边。

【资源状况】分布于坝区、低山区。常见。

【入药部位】全草。

【功能主治】理气活血，解毒消肿。用于月经不调，痛经，经闭，胃痛，乳痈，瘰疬，毒蛇咬伤。

通泉草 *Mazus japonicus* (Thunb.) O. Kuntze

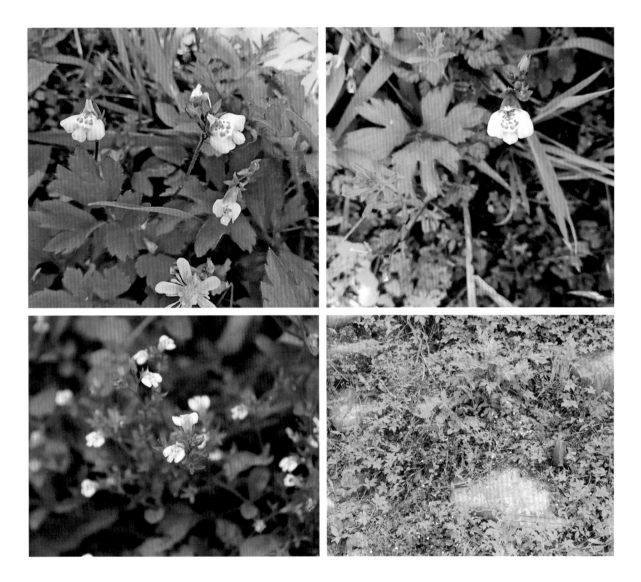

【形态特征】一年生草本，高 5~30cm。叶倒卵状匙形至卵状倒披针形。总状花序生于茎枝顶端，常在近基部即生花，伸长或上部呈束状，花常多至 20 朵；花萼钟形，5 裂至近中部；花冠二唇形，白色、紫色或蓝色。蒴果球形。种子细小，斜卵形或肾形。花、果期 4~10 月。

【适宜生境】生于沟边或田坎边。

【资源状况】分布于坝区、低山区、中山区。常见，可以大量开发利用。

【入药部位】全草（通泉草）。

【功能主治】清热解毒。用于无名肿毒，乳腺炎。

岩白翠　峨眉通泉草、石丹凤
Mazus omeiensis Li

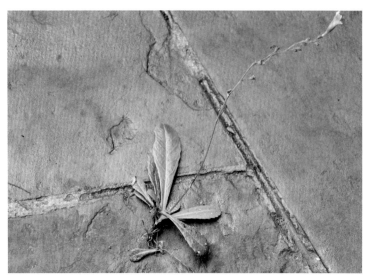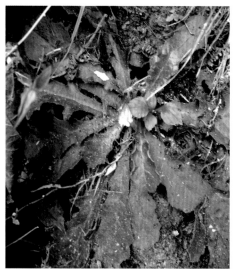

【形态特征】多年生草本，高 8~25cm，植株无毛或疏具长柔毛。叶全基生，莲座状，倒卵状匙形至匙形，厚纸质至亚革质，下面灰白色。花葶 1（~4）从叶丛中抽出；总状花序，花少而稀疏；花冠淡蓝紫色，上唇直立，裂片 2，下唇 3 裂。蒴果卵球形。花期 4~7 月，果期 7~9 月。

【适宜生境】生于海拔 1000~1750m 的沟边或岩壁上阴湿处。

【资源状况】分布于低山区、中山区。少见。

【入药部位】全草。

【功能主治】解毒。用于无名肿毒，溃疡久不收口，疯狗咬伤，咳嗽。

评　述　分布区域狭窄，应加以保护。

尼泊尔沟酸浆　猫眼睛
Mimulus tenellus Bunge var. *nepalensis* (Benth.) Tsoong

【形态特征】多年生草本，植株较大。茎近直立。花梗几乎和叶等长；单花腋生；花萼较大，圆柱状，约 1cm 或更长，先端截形；花冠黄色，喉部具红点，花冠管漏斗形。蒴果椭圆体形。花、果期 6~9 月。

【适宜生境】生于林下阴湿处。

【资源状况】分布于中山区。常见。

【入药部位】全草。

【功能主治】清热，解毒，利湿。用于湿热痢疾，疮疖，肠炎，脾虚。

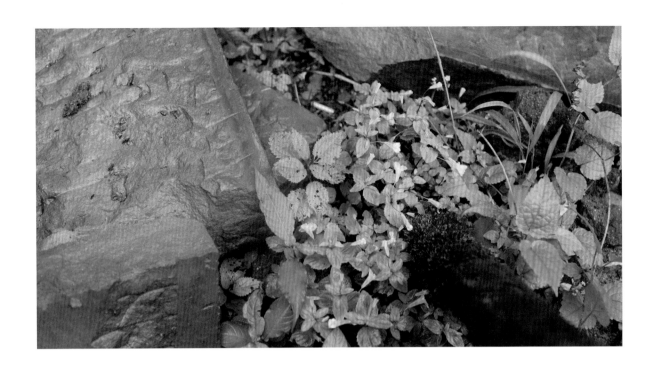

白花泡桐　*Paulownia fortunei* (Seem.) Hemsl.

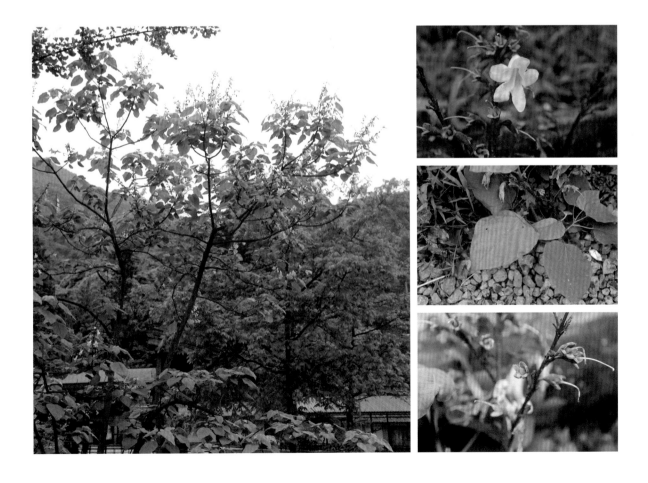

【形态特征】乔木，高可达 30m。树冠圆锥形。小枝粗壮，褐色；幼枝、花序和果实被黄褐色星状绒毛。叶对生，狭卵状心形，下面具星状毛或腺点。花冠白色，仅背面稍带紫色或浅紫色，管状漏斗形，长 8~12cm。蒴果长圆形至长圆状椭圆体形。种子扁而有翅。花期 3~4 月，果期 7~8 月。

【适宜生境】生于灌木林中。

【资源状况】分布于坝区、低山区。常见。

【入药部位】根（泡桐根）、花（泡桐花）、果实（泡桐果）。

【功能主治】根祛风除湿，消肿，解毒，活血止痛。用于风湿脚痛，筋骨疼痛，红崩白带，腰痛，肠风下血，痔疮，跌打损伤等。花消炎。用于上呼吸道感染，支气管肺炎，急性扁桃体炎，细菌性痢疾，急性肠炎，急性结膜炎，腮腺炎，疖肿。果实化痰，止咳。用于支气管炎。

地　黄　<small>生地</small>
Rehmannia glutinosa (Gaert.) Libosch. ex Fisch. et Mey.

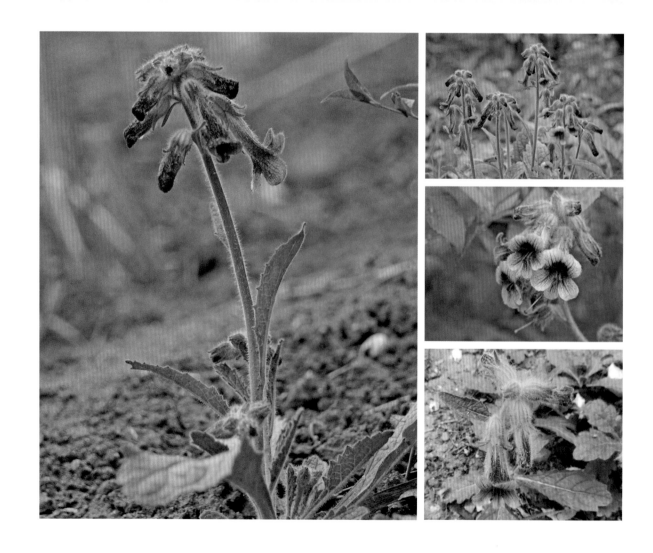

【形态特征】多年生草本，高 15~30cm，密被绒毛和腺毛或无腺毛。根状茎肥厚，肉质，直径达
5.5cm；茎紫红色。叶卵形至狭椭圆形。花茎由叶丛抽出，形成总状花序；花萼钟状，
5 浅裂；花冠管狭，裂片外部紫红色，内部黄紫色。蒴果卵球形至狭卵球形，顶端有
宿存花柱，基部有宿存萼。花、果期 4~7 月。

【适宜生境】引种栽培。

【资源状况】分布于坝区。少见。

【入药部位】块根（地黄）、干燥块根的炮制加工品（熟地黄）。

【功能主治】块根清热，泻火，滋阴补血，生津，凉血止血。用于热性病，热邪入营，温病伤阴，
大热烦渴，舌绛口渴，神昏，斑疹，虚劳骨蒸，阴虚内热，消渴，便秘。干燥块根的炮
制加工品滋阴补血。用于阴虚潮热，阴虚血少，腰膝酸软，劳咳骨蒸，遗精，盗汗，消渴。

玄 参 *Scrophularia ningpoensis* Hemsl.

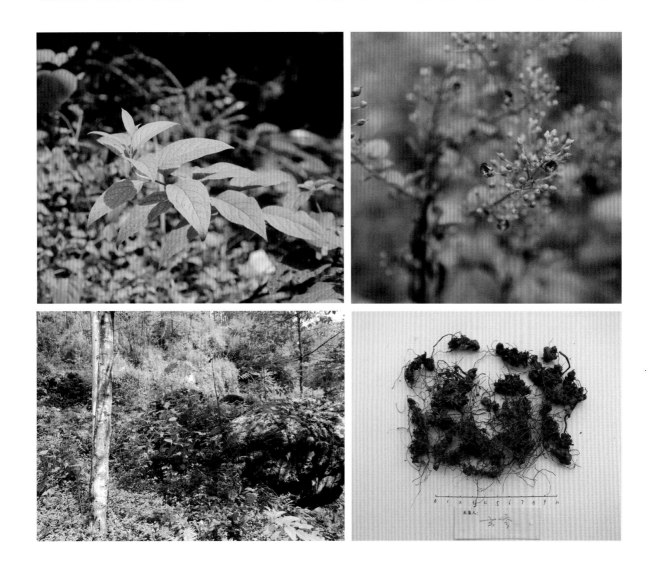

【形态特征】草本，高达 1.5m。侧根少，纺锤形至圆锥形，长达 15cm，干时内部变黑。茎四棱形。叶对生，有时互生。花序为疏散的大圆锥花序，由顶生和腋生的聚伞圆锥花序合成，长达 50cm，大且疏松；聚伞花常具 2~4 花；花冠褐紫色，管壶状，上唇约比下唇长 2.5mm，裂片圆形，相邻边缘相互重叠，下唇裂片多少卵形。蒴果卵球形，顶端有喙，稍伸出宿存萼之外。花期 6~10 月，果期 9~11 月。

【适宜生境】栽培于石灰质土壤。

【资源状况】分布于低山区、中山区。常见，可以大量开发利用。

【入药部位】根（玄参）。

【功能主治】滋阴降火，生津，凉血，除烦，清热解毒。用于温热病，热入营分，烦渴，发斑，骨蒸劳热，夜寐不宁，神昏，自汗盗汗，津伤便秘，吐血，衄血，咽喉肿痛，痈肿，项下瘰疬。

北水苦荬 仙桃草

Veronica anagallis-aquatica L.

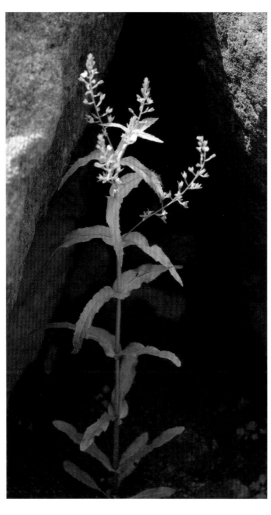 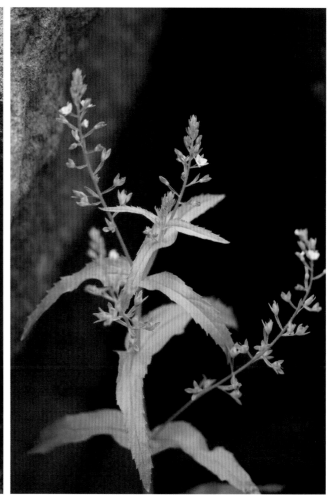

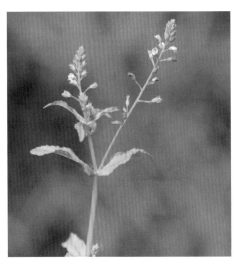 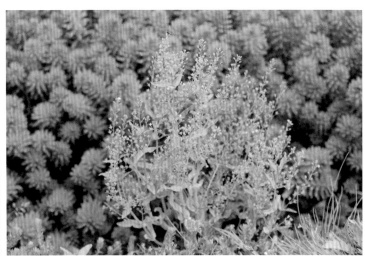

【形态特征】多年生草本，全株无毛。茎中空，高 10~100cm。叶椭圆形至卵形，有时卵状长圆形。花序比叶长，总状花序腋生，多花，长于叶；花萼 4 裂；花冠浅蓝色、浅紫色或白色。蒴果近球形，常有小虫寄生。花期 4~9 月。

【适宜生境】生于沟边、田坎边潮湿处。

【资源状况】分布于坝区、低山区。常见。

【入药部位】带虫瘿的全草（水苦荬）。

【功能主治】止血，散瘀。用于跌打，吐血。

婆婆纳 卵子草
Veronica didyma Tenore

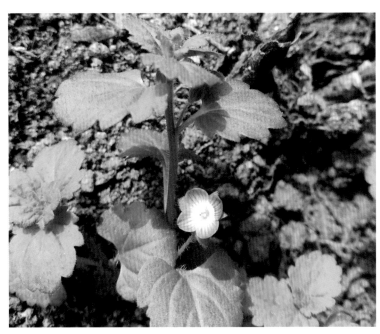 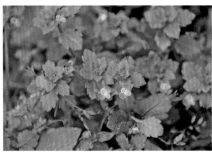

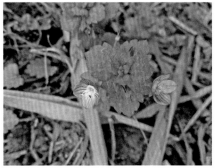

【形态特征】一年生草本，高 10~25cm。茎铺散，多分枝，疏具柔毛。叶对生，卵形至近圆形。总状花序顶生，疏松，极长；花萼 4 裂，果期稍膨大；花冠淡紫色、蓝色、粉色或白色。蒴果肾形，稍微压扁。种子背面具横纹。花期 3~10 月，果期 11 月。

【适宜生境】生于耕地内杂草。

【资源状况】分布于坝区、低山区。常见，可以大量开发利用。

【入药部位】全草。

【功能主治】滋阴补肾，收敛，止血。用于吐血，腹痛，疝气，睾丸肿痛，腰痛，白带异常，白浊，小便频数，遗精。

宽叶腹水草 钓鱼竿
Veronicastrum latifolium (Hemsl.) Yamazaki

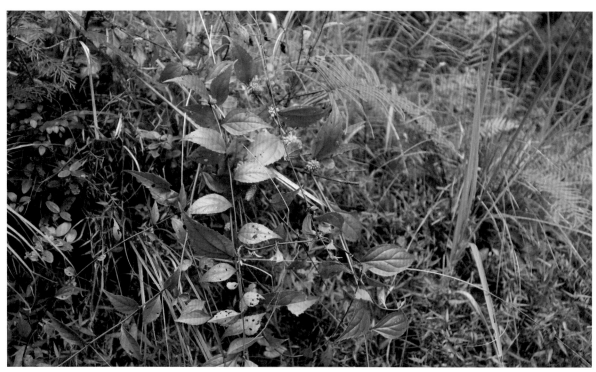

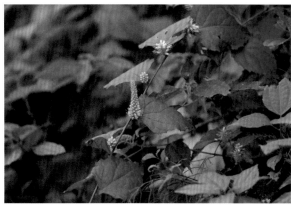
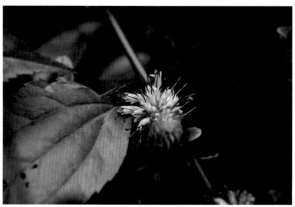

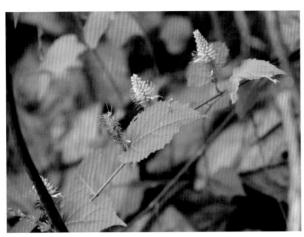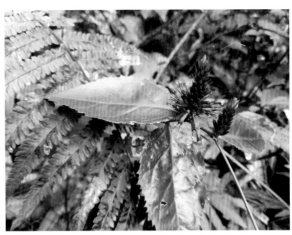

【形态特征】多年生草本。茎长达 1m，弓曲，节上生根或顶端着地生根，常具黄色短曲毛。叶互生，卵状圆形至圆形，常疏具硬毛。穗状花序腋生，稀顶生；花冠浅紫色或白色。蒴果与种子卵球形。花期 8~9 月，果期 10 月。

【适宜生境】生于海拔 600~1050m 的灌丛中阴湿处。

【资源状况】分布于低山区。常见，资源量较大，可以开发利用。

【入药部位】全草。

【功能主治】清热解毒。用于咳嗽，烧伤。

紫葳科

凌 霄 凌霄花、紫葳
Campsis grandiflora (Thunb.) Schum.

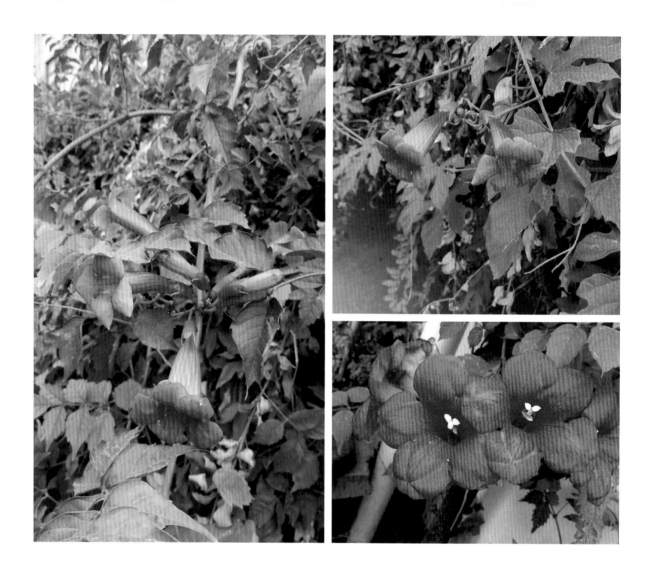

【形态特征】落叶攀缘藤本，高达 10m，具攀缘气生根。小叶 7~9 枚，边缘具锯齿。花序短圆锥状，顶生；花萼钟形，5 裂至中部，裂片披针形；花冠外面橙红色，里面红色；花药二叉，黄色。蒴果先端钝。种子两端具大而薄的翅。花期 5~8 月。

【适宜生境】栽培。

【资源状况】分布于坝区。常见。

【入药部位】花（凌霄花）。

【功能主治】活血通经，凉血祛瘀。用于月经不调，经闭癥瘕，产后乳肿，风疹发红，皮肤瘙痒，痤疮。

灰　楸 _{豇豆树}
Catalpa fargesii Bur.

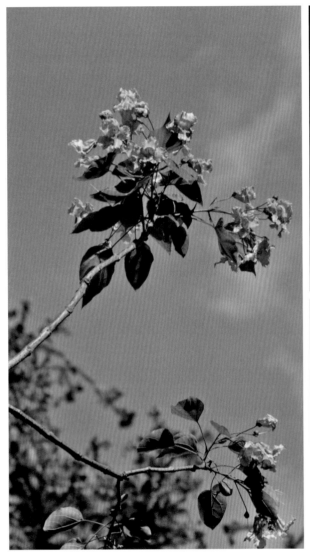
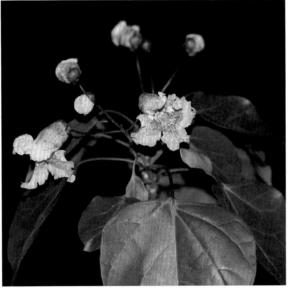
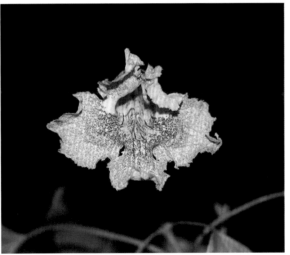

【形态特征】乔木，高达 25m，幼枝、花序、叶柄均有分枝毛。叶卵形或三角状心形，厚革质。花
　　　　　序聚伞状总状，具 7~15 花，无毛或具柔毛；花冠钟形，淡红色至淡紫色，内面具紫
　　　　　色斑点。蒴果圆筒形，下垂。种子椭圆状线形，薄膜质，两端具丝状种毛。花期 3~5 月，
　　　　　果期 6~11 月。

【适宜生境】生于乔木林中。

【资源状况】分布于坝区、低山区。

【入药部位】果实、根皮。

【功能主治】解毒利湿，消肿。用于白浊。

梓 豇豆树
Catalpa ovata G. Don

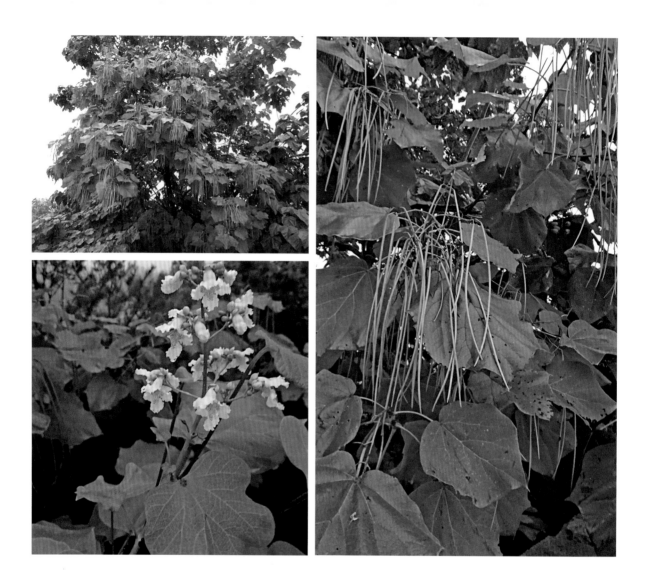

【形态特征】乔木，高达 15m。嫩枝具稀疏柔毛。叶对生或近对生，有时轮生，疏具柔毛或渐无毛，常 3 裂。花序圆锥状，顶生；花冠钟形，浅黄色，喉部具 2 条黄色条纹和紫斑。蒴果条形，下垂，长 20~30cm。种子椭圆形，两端有平展的毛。花期 5~6 月，果期 8~10 月。

【适宜生境】栽培。

【资源状况】分布于坝区、低山区。常见。

【入药部位】根皮或树皮（梓白皮）、叶（梓叶）、果实（梓实）。

【功能主治】根皮或树皮清热解毒，利尿消肿，除湿，止呕，杀虫。用于呕吐反胃，热毒疮肿，湿热黄疸，尿路感染，小儿热疮，皮肤瘙痒，疥癣湿疹。叶清热解毒，杀虫。果实利尿消肿。用于水肿，小便不利，肾炎，膀胱炎。

两头毛 毛子草
Incarvillea arguta (Royle) Royle

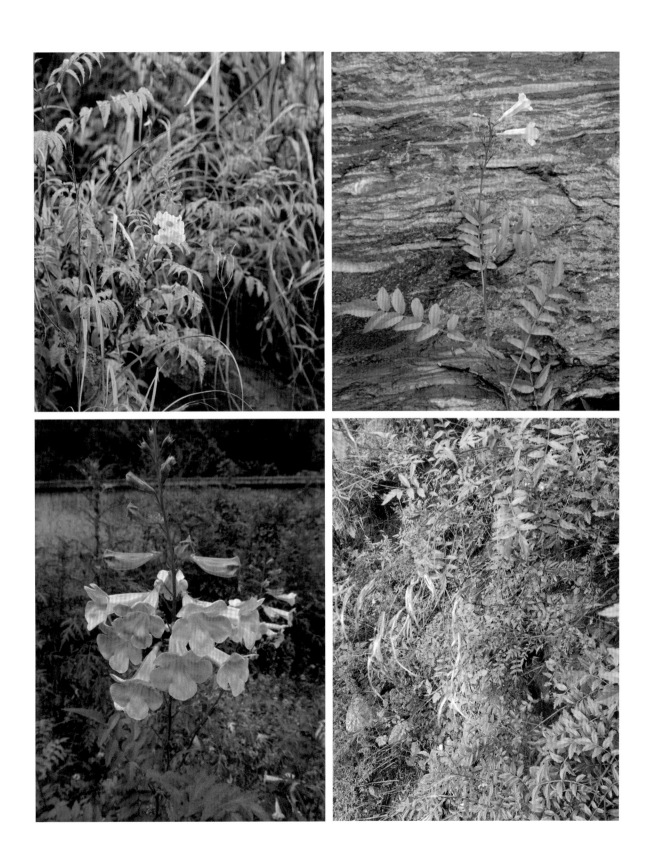

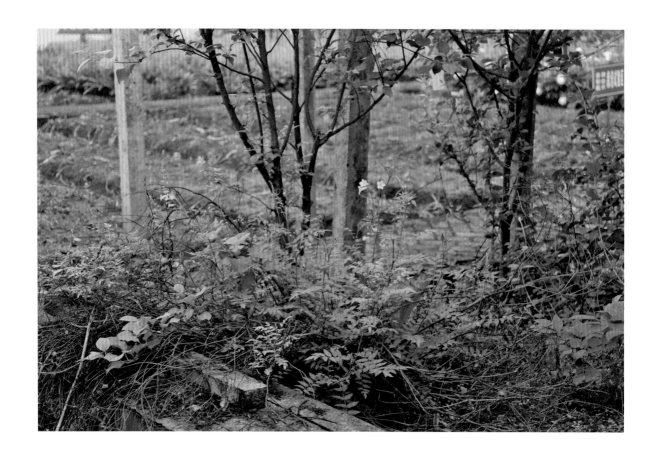

【形态特征】多年生草本，高达 1.5m。茎丛生，红褐色，扁圆柱形。一回羽状复叶；小叶 5~11 枚，卵状披针形，边缘具细齿。花序总状；苞片钻形；花冠浅红色或紫红色，钟状漏斗形。果实线状圆柱形，革质。种子多，两端被丝状短尖柔毛，有翅。花期 3~7 月，果期 9~12 月。

【适宜生境】栽培。

【资源状况】分布于低山区、中山区。可以开发利用。

【入药部位】全草（唢呐花）。

【功能主治】利湿，消肿，解毒。用于风湿骨痛，月经不调，肝炎，乳腺炎，肾炎，水肿，皮肤瘙痒。

爵床科

穿心莲 <small>一见喜</small>
Andrographis paniculata (Burm. f.) Nees

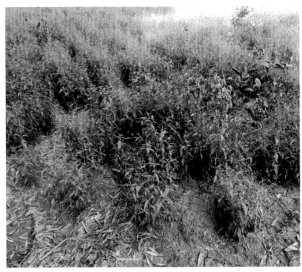
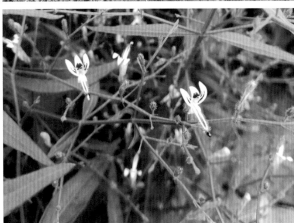
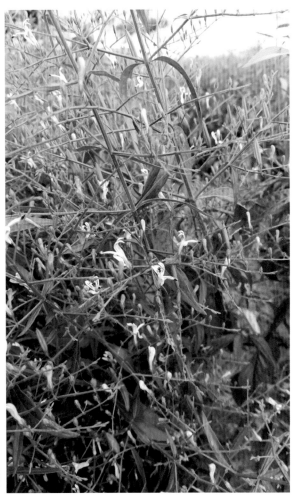

【形态特征】一年生草本，高 40~80cm。茎 4 棱，无毛，节呈膝状膨大。叶两面无毛，全缘，基部渐狭且下延至叶柄。总状花序集成大型圆锥花序；花冠白色，二唇形，下唇具紫色斑点。蒴果扁椭圆体形。种子 2 粒，四方形，有皱纹，棕黄色。花期 6~8 月。

【适宜生境】从热带引种栽培。

【资源状况】分布于坝区。少见，可以开发利用。

【入药部位】地上部分（穿心莲）。

【功能主治】清热解毒，利湿。用于急性痢疾，胃肠炎，感冒，流行性脑脊髓膜炎，支气管炎，肺炎，百日咳，上呼吸道感染，咽喉炎，扁桃体炎，肺结核。

白接骨 *Asystasiella neesiana* (Wall.) Lindau

【标本采集号】LEM120728003

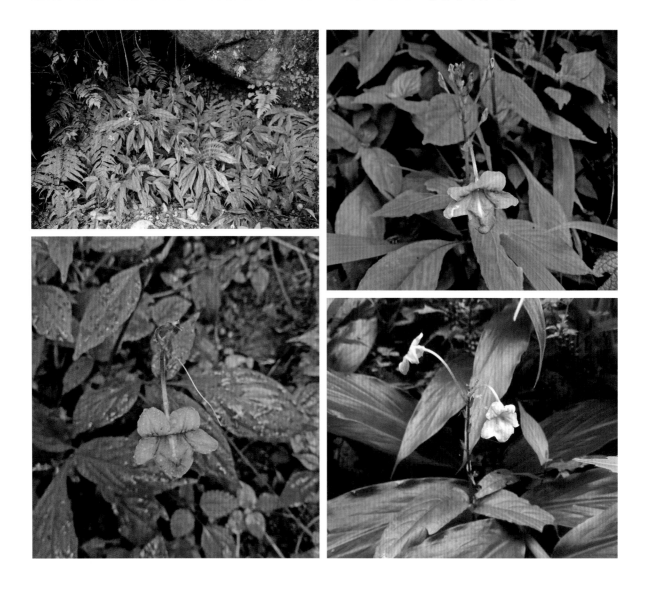

【形态特征】草本。具白色富黏液的竹节形根状茎；茎 4 棱，具槽。叶卵形至椭圆状矩圆形，纸质，长 5~20cm，基部下延成柄，侧脉 6~7 条，两面凸起。花序顶生，穗状或总状，不分枝或具 1 至数个基生分枝排成圆锥状；花冠粉红色或蓝紫色，外面具腺头状柔毛，花冠 5 裂，冠筒基部圆柱形且狭，伸长，至少为喉部及冠檐合并的 2 倍长。蒴果上部具 4 粒种子。花期 7~9 月，果期 10 月至翌年 1 月。

【适宜生境】生于乔木林中阴湿处。

【资源状况】分布于低山区、中山区。常见。

【入药部位】全草或根茎。

【功能主治】清热解毒，凉血止血，消肿。用于肺热咳嗽，便血，吐衄，跌打损伤。

板 蓝 南板蓝根、马蓝

Baphicacanthus cusia (Nees) Bremek.

【形态特征】直立草本，高达1m。茎具分枝，干后黑色，节膨大，节上生须根。叶对生，椭圆形至卵形。花序顶生或腋生，具苞穗状花序，常聚伞形成1个叶状分枝的圆锥状；花萼近5全裂，条形，1片最长；花冠淡紫色，管状，直伸至稍弯；雄蕊2强，内藏。蒴果具4粒种子。种子褐色，卵形，扁平，具平伏毛。花期11月，果期12月至翌年2月。

【适宜生境】栽培。

【资源状况】分布于坝区、低山区、中山区。常见，可以大量开发利用。

【入药部位】根茎和根（南板蓝根）、叶或茎叶经加工制得的干燥粉末或团块（青黛）。

【功能主治】根茎和根清热解毒，凉血消斑。用于温疫时毒，发热咽痛，温毒发斑，丹毒。叶或茎叶经加工制得的干燥粉末或团块清热解毒，凉血止血，消肿，避疫，活血化瘀。用于流行性感冒，急性热病，流行性乙型脑炎，急性病毒性肝炎，细菌性痢疾，急性胃肠炎，急性肺炎，丹毒，吐血，衄血，黄疸，痢疾，喉痹，口疮，痈疽肿毒，疮疡。

评 述 常用中药，治疗感冒效果好。

水蓑衣 泽兰

Hygrophila salicifolia (Vahl) Nees

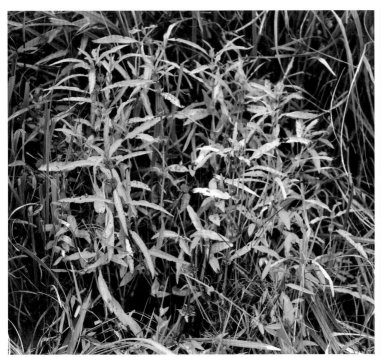
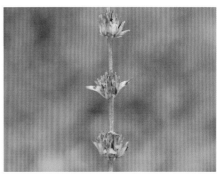
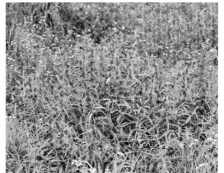

【形态特征】多年生草本，高 30~60cm。茎略带方柱形。叶狭披针形至倒披针形，两面多数钟乳体和无毛或稍具柔毛，中脉两侧具 8~11 侧脉。花 1~3 朵簇生于叶腋；花冠淡紫色；二强雄蕊。蒴果狭长圆形。种子细小，扁平，淡褐色。花期冬季，果期 12 月至翌年 2 月。

【适宜生境】生于灌木林下或沟边阴湿处。

【资源状况】分布于中山区。常见，可以开发利用。

【入药部位】全草。

【功能主治】通经活血，止咳化痰，吐血。用于肺热咳嗽，口疮，咽喉炎，乳腺炎。

九头狮子草 化痰青、青泽兰
Peristrophe japonica (Thunb.) Bremek.

【标本采集号】LEM120803004

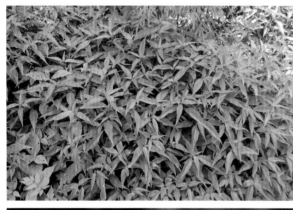
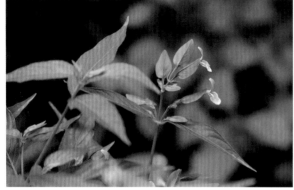
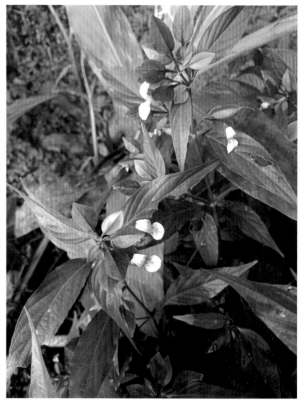

【形态特征】多年生草本，高 20~50cm。茎 4 棱，节显著膨大。叶两面疏被柔毛。花序顶生或腋生于上部叶腋，由 2~8 个聚伞花序组成；总苞内具 1~3 花；每花下面有大小 2 片叶状苞片相托，较花萼大；花冠白色至浅粉色至亮紫色，冠檐具粉色小点或黑色线条。蒴果具柔毛，上部具 4 粒种子，下部实心。种子具瘤。花期 7 月至翌年 2 月，果期 7~10 月。

【适宜生境】生于海拔 2000m 以下的山坡、草地、灌丛、荒地。

【资源状况】分布于低山区。常见，可以开发利用。

【入药部位】全草。

【功能主治】祛风化痰，解表发汗，清热解毒，止咳。用于风热咳嗽，小儿惊风，喉痛，疔毒，乳痈。

爵 床 拐子草
Rostellularia procumbens (L.) Nees

【标本采集号】LEM120812001

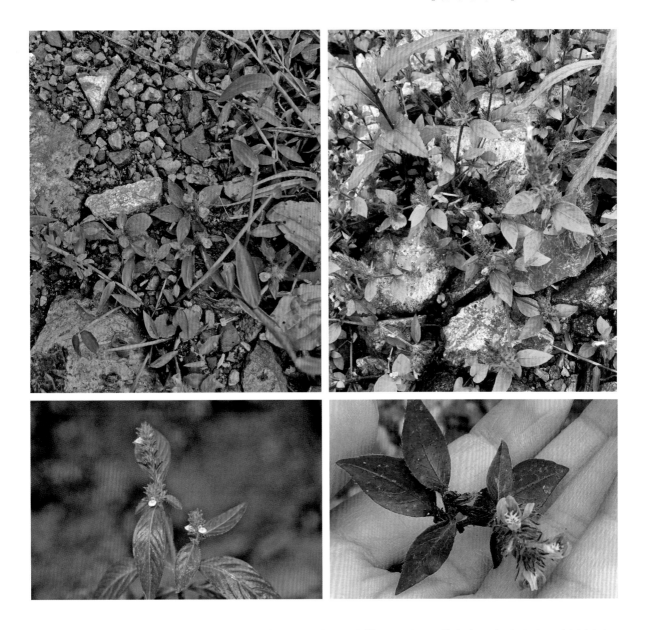

【形态特征】匍匐草本，高 10~30cm。茎簇生，4 棱，具沟槽，具柔毛，节膨大。叶近无毛至疏具硬毛，
钟乳体多数。穗状花序圆柱状，密被硬毛；花萼裂片 4，条形，边缘黄白色，具缘毛；
花冠粉红色或白色，下唇具红色斑点。蒴果条状披针形，被白色短柔毛。花、果期终年。

【适宜生境】生于农田或荒坡。

【资源状况】分布于坝区、低山区。常见。

【入药部位】全草。

【功能主治】清热解毒，祛风，散瘀消肿。用于感冒发热，咳嗽，喉痛，头昏，风湿头痛，腰脊痛，
痈肿，肾炎，肝炎，疟疾，肾炎浮肿，筋骨疼痛。

胡麻科

芝 麻 巨胜子
Sesamum indicum L.

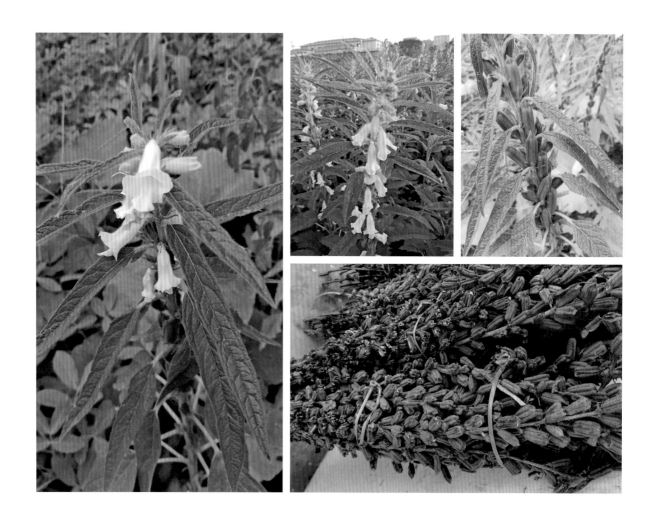

【形态特征】一年生草本。茎四棱形，中空或具有白色髓部。叶对生或互生，披针形至卵形，具不同程度的 3 裂。花单生或 2~3 朵生于叶腋；花冠白色而常具紫红色或黄色的彩晕；子房上位，4 室，被柔毛。蒴果矩圆形。

【适宜生境】栽培。

【资源状况】分布于坝区、低山区。常见，可以大量开发利用。

【入药部位】种子。

【功能主治】补肝肾，益精血，润肠燥。用于精血亏虚，头晕眼花，耳鸣耳聋，须发早白，病后脱发，肠燥便秘。

苦苣苔科

吊石苣苔 <small>石吊兰、石泽兰</small>
Lysionotus pauciflorus Maxim.

【标本采集号】LEM120802003

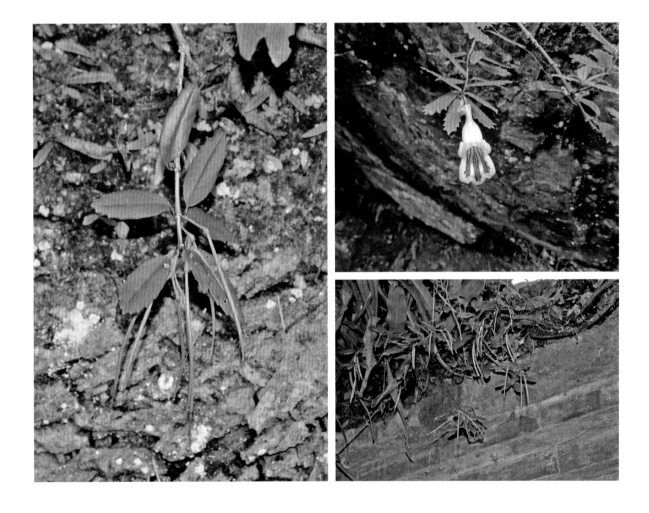

【形态特征】常绿亚灌木。茎匍匐，灰褐色，分枝稀疏，长7~30cm。叶对生或3~4枚轮生，叶片革质，形状多变化。聚伞花序具花1~2（~5）朵；花冠白色至浅紫色或粉红色，内部具紫色线且有时喉部黄色。退化雄蕊3枚，着生于花冠筒壁上。蒴果1~2个，下垂，条形。种子附属物毛状。花期6~12月，果期8月至翌年1月。

【适宜生境】生于海拔400~1750m的岩石上、树上的向阳处。

【资源状况】分布于坝区、低山区、中山区。常见，可以开发利用。

【入药部位】全株（石吊兰）。

【功能主治】止咳化痰，生肌止血，利湿。用于肺热咳嗽，肺结核，吐血，崩漏，细菌性痢疾，疳积，风湿痹痛，跌打损伤。

大叶锣 一面锣

Didissandra sesquifolia Clarke

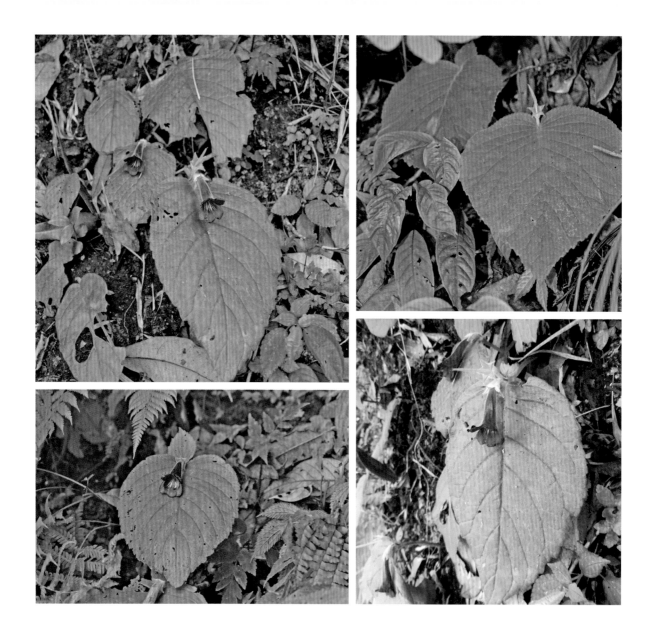

【形态特征】多年生草本，高 10~35cm，被长柔毛。顶生叶 2 枚，大小差异悬殊，叶片宽卵形或宽椭圆形，两面被柔毛。聚伞花序具花 1~2 朵；花萼密生柔毛；花冠蓝紫色，近唇形。蒴果线状柱形。花期 7~8 月，果期 8~11 月。

【适宜生境】生于海拔 1000~1600m 的岩壁、林下。

【资源状况】分布于低山区、中山区。少见。

【入药部位】全株。

【功能主治】益气，补肾，固精。用于心脏衰弱，红崩白带，梦遗滑精。

列当科

野 菰　*Aeginetia indica* L.

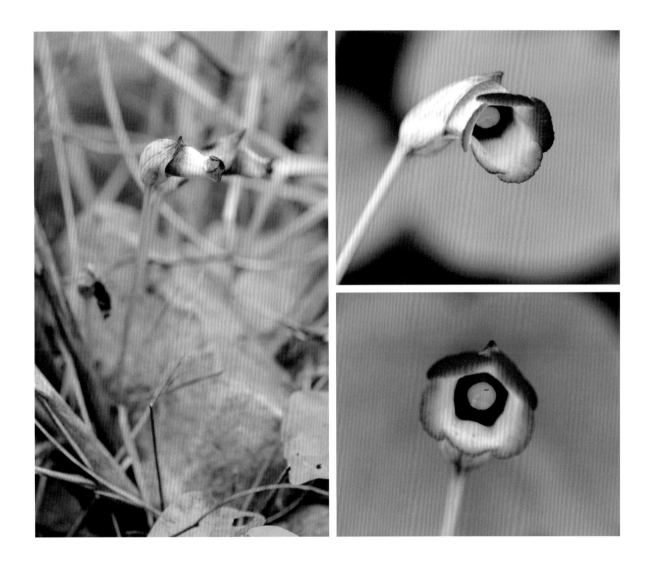

【形态特征】寄生肉质草本，高 15~25cm。茎丛生，黄褐色或紫红色。叶红色，卵状披针形或披针形。
　　　　　　花常单生于茎端，稍俯垂；花冠具紫红色条纹，不明显二唇形，管状钟形。种子椭圆
　　　　　　形，黄色。花期 4~8 月，果期 8~10 月。

【适宜生境】生于灌木丛中的阴湿处。

【资源状况】分布于低山区。少见。

【入药部位】全草。

【功能主治】解毒，消肿。用于咽喉肿痛，肾炎，淋证，尿路感染，疔疮。

丁座草 千斤坠

Boschniakia himalaica Hook. f. et Thoms.

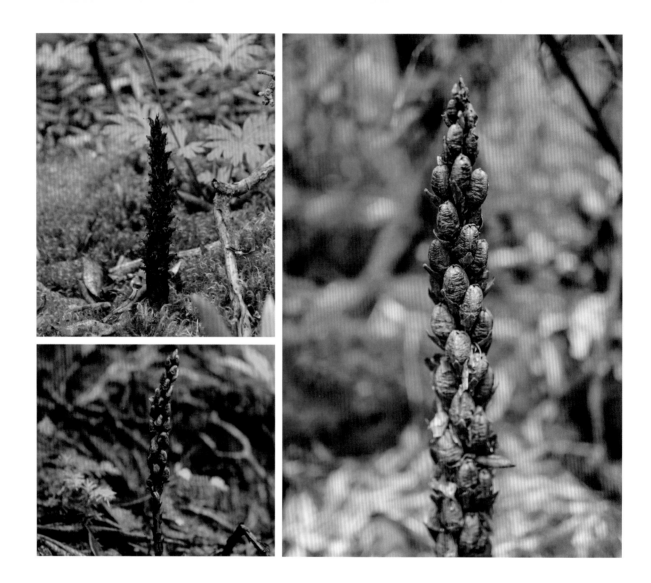

【形态特征】寄生肉质草本，高 15~45cm。根状茎瘤状膨大，近球形；通常仅有 1 条直立的茎，肉质，红褐色。总状花序；花萼短杯状；花冠黄褐色或淡紫色，花冠管稍膨大，上唇凹缺或全缘，下唇 3 裂。蒴果近球形至卵状长圆形，常 3 瓣开裂。种子多数。花期 4~6 月，果期 6~9 月。

【适宜生境】寄生于海拔 1750~3000m 的杜鹃丛与竹林下。

【资源状况】分布于中山区、高山区。少见，可以适量开发利用。

【入药部位】根茎（枇杷芋）。

【功能主治】有小毒。理气止痛，止咳化痰，消胀健胃，温肾。用于腹胀，胃痛，疝气，劳伤咳嗽，血吸虫病，肾虚腰膝酸痛。

列　当 草苁蓉

Orobanche coerulescens Steph.

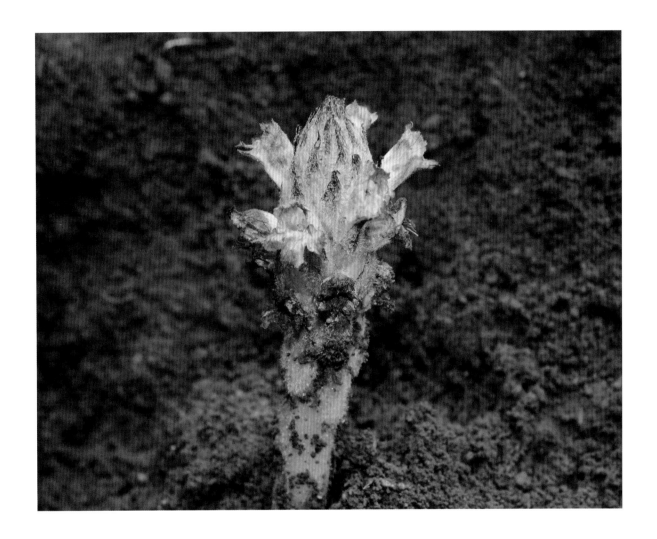

【形态特征】寄生草本，高 10~40cm，全株密被蛛丝状长绵毛。茎不分枝，基部膨大。叶卵状披针形。花序长 10~20cm；花冠深蓝色、蓝紫色、淡紫色或黄色，花冠管收缩，向上开放，上唇 2 裂，下唇 3 裂。蒴果卵状长圆形或长圆形，具多数种子。花期 4~7 月，果期 7~9 月。

【适宜生境】生于灌木丛中阴湿处。

【资源状况】分布于低山区。少见。

【入药部位】全草。

【功能主治】祛风，补腰肾。用于腰膝冷痛，肾虚阳痿，遗精，耳鸣，大便燥结等。

透骨草科

透骨草 老婆子针线、一扫光
Phryma leptostachya L. subsp. *asiatica* (Hara) Kitamura

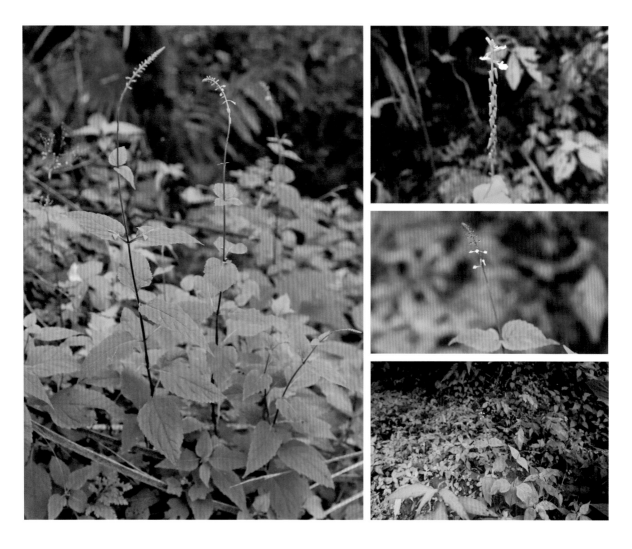

【形态特征】多年生草本，高 30~70cm。茎 4 棱，有细柔毛。叶两面具柔毛。花序轴长 10~30cm；苞片钻形至条形；花具短梗，于蕾期直立，后反折；花萼筒状，常有微柔毛；花冠亮紫色、浅红色至白色，管状漏斗形，冠檐二唇形。瘦果长椭圆体形，包藏于宿存的棒状花萼中。花期 6~10 月，果期 8~12 月。

【适宜生境】生于路旁或灌木林中。

【资源状况】分布于低山区。常见，可以适度开发利用。

【入药部位】全草（毒蛆草）。

【功能主治】清热解毒。用于跌打，疮毒。

车前科

车　前 车前草、前仁
Plantago asiatica L.

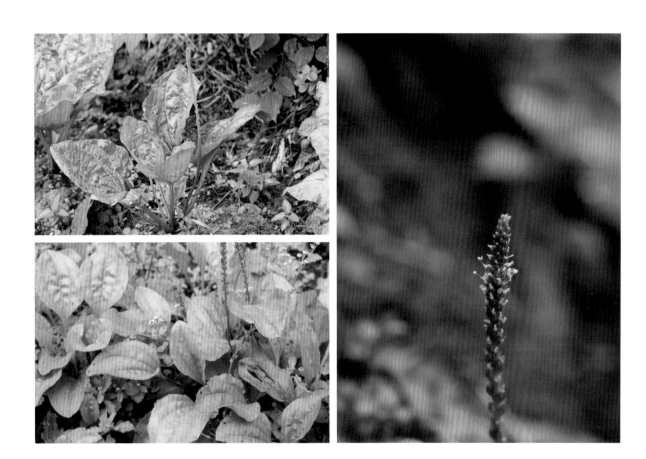

【形态特征】多年生草本，具须根，连花茎高达 60cm。基生叶呈莲座状，具长柄；叶宽卵形至宽椭圆形，具 5~7 脉。花具梗；龙骨突不延至萼片先端；花萼 4，基部稍合生，龙骨突不延至萼片先端；花冠白色，裂片三角形；雄蕊着生于冠筒近基部。蒴果近基部周裂，具 5~6（~12）粒种子。种子长（1.2~）1.5~2mm，具角，褐黑色。花期 4~8 月，果期 6~9 月。

【适宜生境】生于海拔 1800m 以下的路旁、荒坡潮湿处。

【资源状况】分布于坝区、低山区、中山区。常见，可以大量开发利用。

【入药部位】种子（车前子）、全草（车前草）。

【功能主治】种子清热利尿通淋，渗湿止泻，明目，祛痰。用于热淋涩痛，水肿胀满，暑湿泄泻，目赤肿痛，痰热咳嗽。全草清热利尿通淋，祛痰，凉血，解毒。用于热淋涩痛，水肿尿少，暑湿泄泻，痰热咳嗽，吐血衄血，痈肿疮毒。

平车前 *Plantago depressa* Willd.

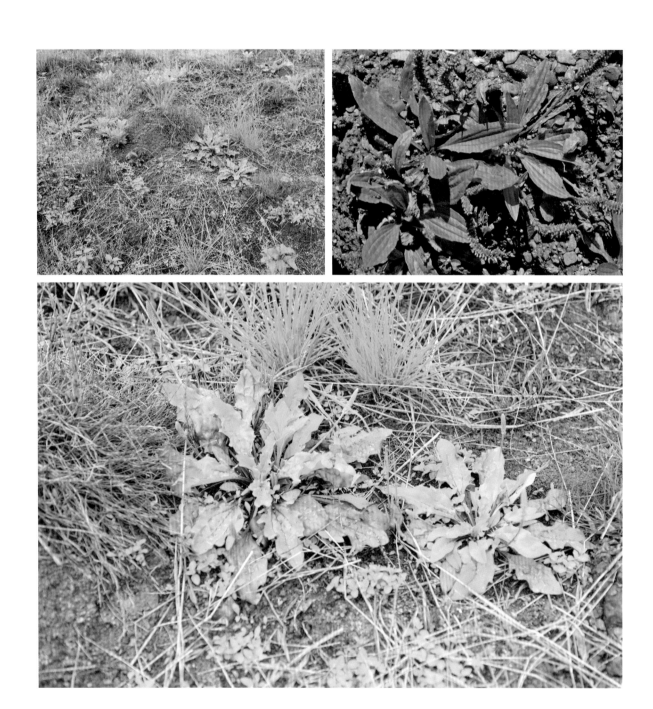

【形态特征】一年生或二年生草本，具直根。叶全部为基生，椭圆形至卵状披针形，具 5 或 7 脉。穗状花序长为花茎的 1/3~1/2；花冠白色，裂片先端 2 浅裂；雄蕊着生于冠筒近顶端。蒴果圆锥状卵球形，近基部周裂，具 4~5 粒种子。种子长 1.2~1.8mm，腹面平坦，黄褐色至黑色。花期 5~7 月，果期 7~9 月。

【适宜生境】生于路旁或荒坡潮湿处。

【资源状况】分布于峨眉山各地。常见，可以大量开发利用。

【入药部位】种子（车前子）、全草（车前草）。

【功能主治】种子清热利尿通淋，渗湿止泻，明目，祛痰。用于热淋涩痛，水肿胀满，暑湿泄泻，目赤肿痛，痰热咳嗽。全草清热利尿通淋，祛痰，凉血，解毒。用于热淋涩痛，水肿尿少，暑湿泄泻，痰热咳嗽，吐血衄血，痈肿疮毒。

大车前 车前草
Plantago major L.

【标本采集号】511423140416153LY

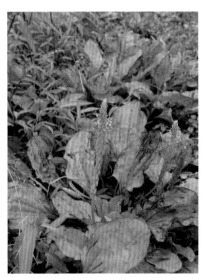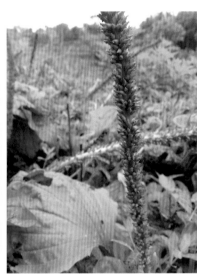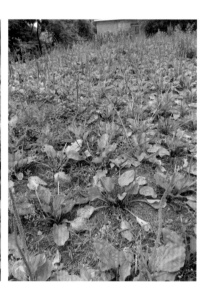

【形态特征】多年生草本，具须根。叶片宽卵形至宽椭圆形，具（3~）5~7脉；叶柄与叶片近等长。花无梗；花冠白色，裂片椭圆形或卵形；雄蕊着生于冠筒近基部。蒴果于中部或稍下周裂，具（8~）12~24（~34）粒种子。种子长0.8~1.2mm，具角，黄褐色。花期6~8月，果期7~9月。

【适宜生境】生于路旁或荒坡、沟边。

【资源状况】分布于坝区、低山区。常见，可以开发利用。

【入药部位】种子。

【功能主治】利水，镇咳祛痰，通淋。用于肾炎。

茜草科

薄柱草 *Nertera sinensis* Hemsl.

【标本采集号】LEM120821010

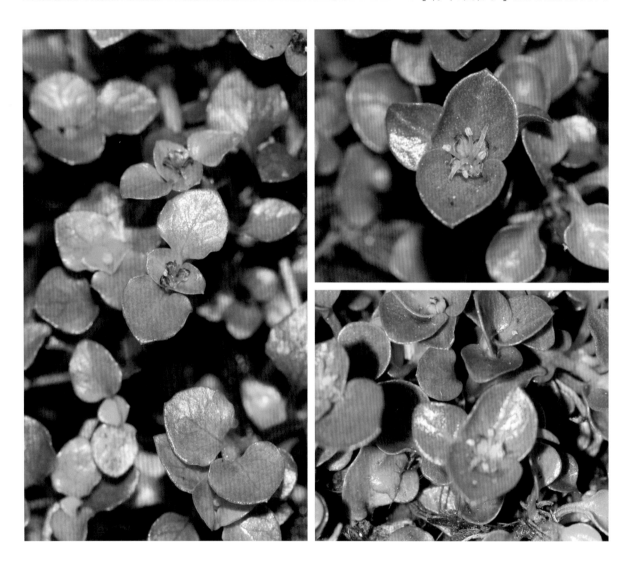

【形态特征】簇生草本，长5~10cm，无毛。茎纤细，柔弱，稍匍匐，节上生根。叶小，纸质，长圆状披针形；托叶三角形。花绿色，极小，直径1~3mm，单朵顶生，无梗，4数。核果深蓝色，球形，布满枝头，直径6mm，能保持数月不凋。花期7~8月，果期7~11月。

【适宜生境】生于沟里潮湿岩石上。

【资源状况】分布于低山区。常见。

【入药部位】全草。

【功能主治】止咳化痰。用于哮喘。

虎 刺 *Damnacanthus indicus* Gaertn.

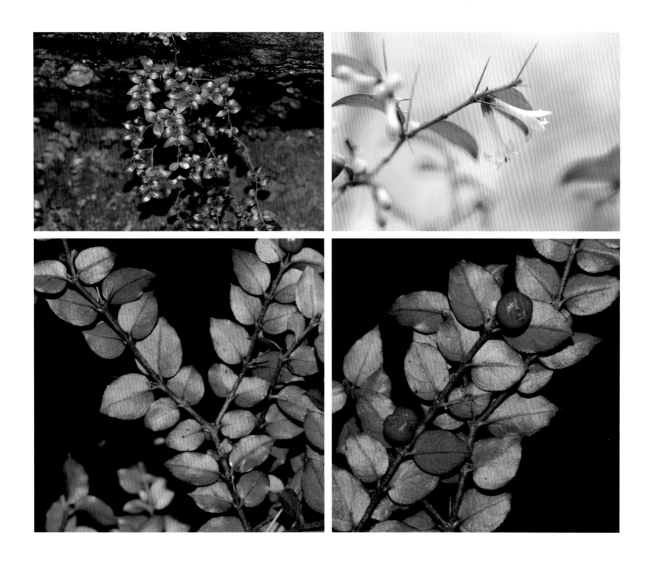

【形态特征】具刺灌木，高 0.3~1m。根肉质，链珠状。小枝被糙硬毛；刺生于节上托叶腋，针状。叶纸质或薄革质，卵形、心形或圆形，侧脉 3~4 对；托叶生叶柄间，初时呈 2~4 浅裂至深裂，后合生成三角形或戟形，易脱落。花 1~2 朵生于叶腋；花萼钟状，长约 3mm，绿色或具紫红色斑纹；花冠白色，漏斗状。核果红色，近球形。花期 3~6 月，果熟期冬季至翌年春季。

【适宜生境】生于灌木林中。

【资源状况】分布于低山区。常见。

【入药部位】全草。

【功能主治】祛风利湿，活血消肿。用于痛风，风湿痹痛，感冒咳嗽，痰饮咳嗽，肺痈，水肿，痞块，黄疸，跌打损伤。

猪殃殃

小锯锯藤

Galium aparine Linn. var. *tenerum* (Gren. et Godr.) Rchb.

【标本采集号】LEM120723021

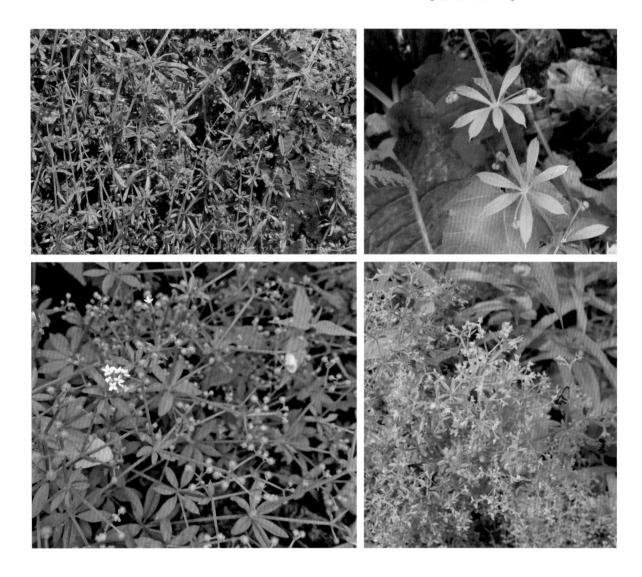

【形态特征】攀缘状多枝草本，柔软。茎4棱，棱上、叶缘、叶脉上均有倒生的小刺毛。叶近无梗，6~8片轮生，条状倒披针形或长圆状倒披针形，仅1脉。聚伞花序具1花；花小，4数，黄绿色或白色；花萼被钩毛，萼檐近截平。小坚果小，密被钩状毛。花期3~7月，果期4~11月。

【适宜生境】生于灌木林下。

【资源状况】分布于坝区、低山区。常见，可以大量开发利用。

【入药部位】全草。

【功能主治】清热解毒，消肿止痛。用于感冒，小便涩痛，水肿，牙龈出血，血淋，尿路感染，急性阑尾炎，带下病，痛经，淋浊，月经不调，乳腺癌，白血病。

四叶葎 风车草
Galium bungei Steud.

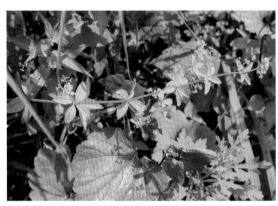
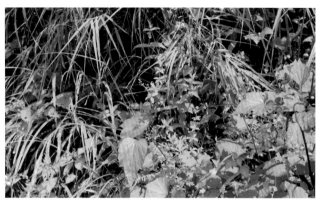

【形态特征】多年生直立草本，高5~50cm。须根多数，橙红色，丝状。茎常丛生，4棱。叶4枚轮生，
长远大于宽，纸质，卵状披针形或狭倒披针形。花序聚伞状至圆锥状；花冠黄绿色或
白色，4瓣。果爿近球形，通常双生，有小疣点、小鳞片或短钩毛，稀无毛。双悬果
表面有短毛。花期4~9月，果期5月至翌年1月。

【适宜生境】生于灌木林下。

【资源状况】分布于坝区。常见。

【入药部位】全草。

【功能主治】清热解毒，利尿。用于吐血，咯血，鼻衄，风热咳嗽，小儿疳积，小便淋痛，尿路感
染，赤白带下，肝炎腹水。

栀子 山栀子、黄栀子
Gardenia jasminoides Ellis

【标本采集号】LEM120623003

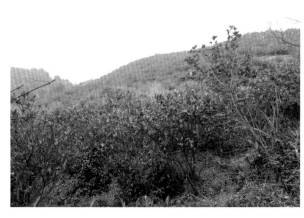
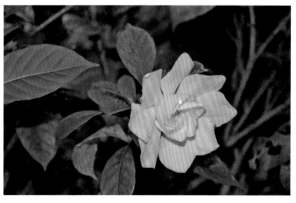

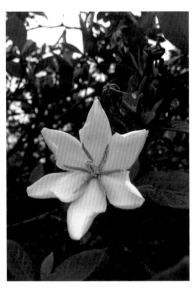 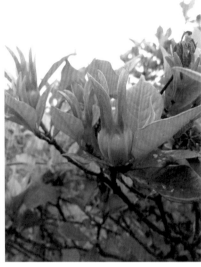 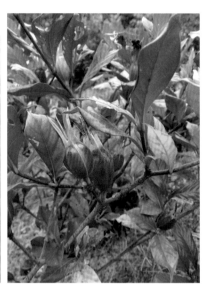

【形态特征】常绿灌木,高0.3~3m,无毛。茎多分枝。叶对生,革质,长圆状披针形至倒卵形。花芳香,单朵顶生;花萼具棱,裂片披针形;花冠白色,高脚碟状,通常6瓣,肉质,具香气。蒴果卵球形,具翅状纵棱,成熟时金黄色或橘红色,花萼宿存。花期3~7月,果期5月至翌年2月。

【适宜生境】栽培。

【资源状况】分布于坝区、低山区。常见,可以大量开发利用。

【入药部位】果实(栀子)。

【功能主治】清热泻火,利尿,止血。用于热病高热,热扰胸腔,心烦不眠,黄疸,淋证,消渴,风火目赤肿痛,咽痛,吐血,衄血,血痢,尿血,热毒疮疡。

评　　述　川产道地药材,主产于宜宾市、泸州市、内江市(资中)。

狭叶栀子 *Gardenia stenophylla* Merr.

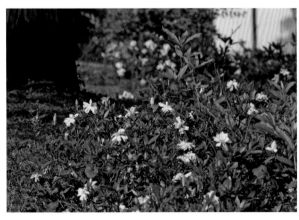 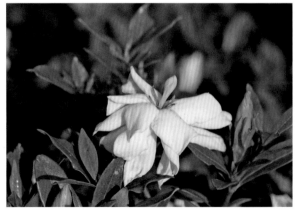

【形态特征】灌木，高 0.5~3m。小枝纤弱。叶长远大于宽，狭披针形或条状披针形，基部常下延。花单生于叶腋或小枝顶部，芳香；花萼管倒圆锥形，长约 1cm，萼檐管形，顶部 5~8 裂，裂片狭披针形花冠外部无毛；花冠高脚碟状，裂片 5~8。浆果黄色或橘红色，具 5~8 明显至不明显的纵棱。花期 4~8 月，果期 5 月至翌年 1 月。

【适宜生境】生于山谷、溪边林中、灌丛或旷野河边，常见于岩石上。

【资源状况】分布于坝区、低山区。少见。

【入药部位】果实。

【功能主治】清热泻火，利尿，止血。用于热毒，扭伤，黄疸，痢疾，目赤肿痛，鼻血，肾炎水肿。

玉叶金花 白常山
Mussaenda pubescens Ait. f.

【标本采集号】LEM120808010

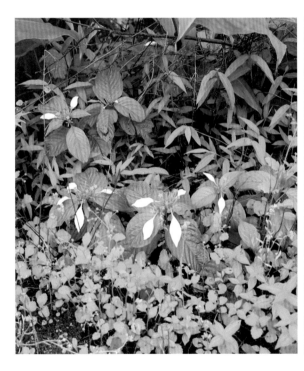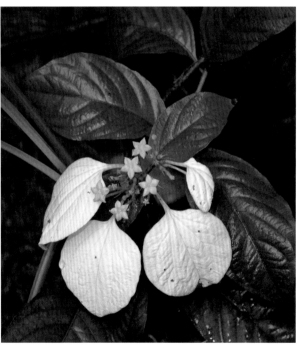

【形态特征】攀缘灌木，被柔毛。小枝蔓延。叶对生或轮生，膜质或薄纸质，卵状长圆形或卵状披针形；托叶 2 深裂，裂片条形。聚伞花序顶生，密花；花叶宽椭圆形，5~7 脉；花萼裂片线形，其中有 1 枚裂片扩大成为叶状，白色；花冠黄色，裂片长圆状披针形。浆果近球形。花期 6~7 月。

【适宜生境】生于灌木丛中。

【资源状况】分布于低山区。常见，可以开发利用。

【入药部位】藤或根。

【功能主治】散寒泻火。用于疟疾发冷。

臭味新耳草 _{假耳草}

假耳草

Neanotis ingrata (Wall. ex Hook. f.) Lewis

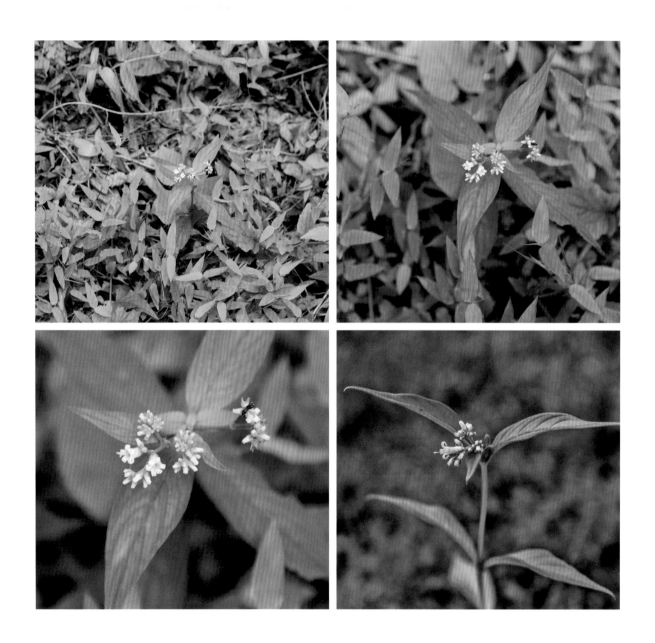

【形态特征】草本，高 0.7~1m，有臭味。茎显著具棱或槽。叶卵状披针形。多歧聚伞花序顶生或近顶生，具总花梗；花近无梗；萼檐裂片外反，长于萼管，披针形，边具缘毛；花冠白色，管状漏斗形。蒴果近扁球状。花期 6~9 月。

【适宜生境】生于海拔 1100~2700m 的灌木林中、路旁、山坡草地、林下阴湿处。

【资源状况】分布于低山区、中山区、高山区。常见。

【入药部位】全草。

【功能主治】清热解毒，散瘀活血，消肿。用于赤眼红肿，无名肿毒，跌打损伤，蛇咬伤。

广州蛇根草 _{蛇根草}
Ophiorrhiza cantoniensis Hance

【形态特征】草本或亚灌木，高可达 80cm。枝干后稍压扁，褐色或暗褐色，有时灰褐色。叶片纸质，通常长圆状椭圆形，两面无毛或近无毛。花序圆锥状或伞房状；总花梗长 2~7cm，和多个螺状的分枝均被极短的锈色或带红色的柔毛；花二型；短柱花：小苞片很小或无，花冠粉红色，漏斗状近管形，外面被微柔毛；长柱花：小苞片钻形或线形，花冠白色或微红色，管状漏斗形，外面近无毛或有时被柔毛。蒴果僧帽状，密被短柔毛至近无毛。种子细小而有棱角。花期冬、春二季，果期春、夏二季。

【适宜生境】生于灌木林中或沟边阴湿处。

【资源状况】分布于中山区。常见，可以开发利用。

【入药部位】全草。

【功能主治】解毒消肿。用于蛇咬伤。

鸡矢藤 _{五香藤}
Paederia scandens (Lour.) Merr.

【标本采集号】511423141023968LY、LEM12082009

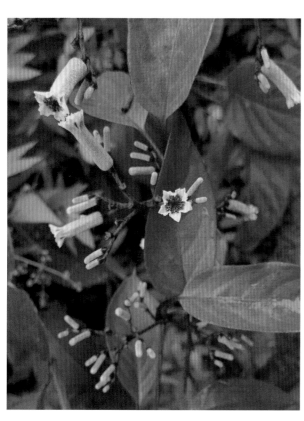
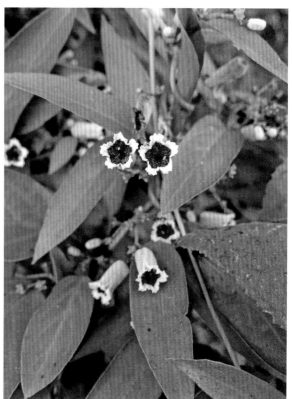

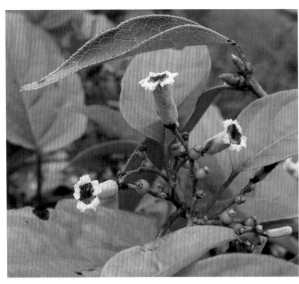
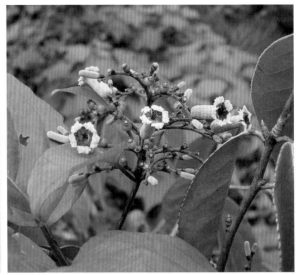

【形态特征】藤本，长 3~5m。全株无毛或被柔毛，揉碎后有鸡屎味臭气。叶对生，纸质或近革质，形状多变，卵形、卵状长圆形至披针形，侧脉 4~6 对；托叶三角形。圆锥状聚伞花序腋生或顶生；花 5 数；花冠筒状，浅紫色，内面被绒毛。核果球形，淡黄色，内有种子 1~2 粒。花期 5~10 月，果期 7~12 月。

【适宜生境】生于荒坡、灌丛林中。

【资源状况】分布于坝区、低山区。常见，可以大量开发利用。

【入药部位】全草。

【功能主治】补中气，散血气，健脾利湿。用于肺结核咯血，脾胃虚弱，食欲不振，黄疸，食积饱胀，风湿疼痛，腹泻痢疾，脘腹疼痛，气虚浮肿，头昏食少，肝脾肿大，气虚浮肿。

金剑草 *Rubia alata* Roxb.

【标本采集号】511423140416208LY

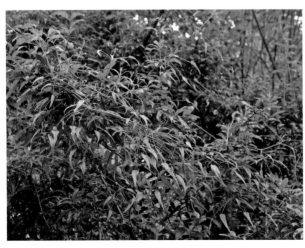
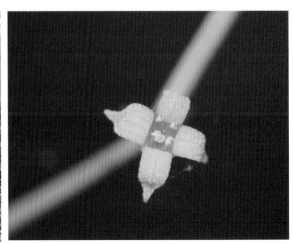

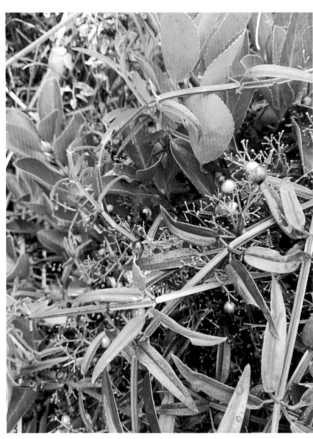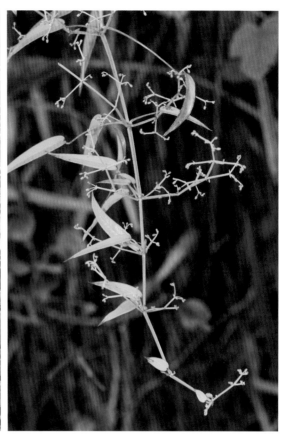

【形态特征】草质攀缘藤本。茎有光泽，4 棱，有倒生皮刺，近无毛。叶 4 片轮生，薄革质，线状披针形至狭披针形，两面疏被短糙毛。花序腋生或顶生，多回分枝的圆锥花序式；花冠钟状，白色或浅黄色，外面无毛。浆果成熟时黑色，球形或双球形。花期夏初至秋初，果期秋、冬二季。

【适宜生境】生于海拔 1500m 以下的山坡林缘或灌丛中。

【资源状况】分布于坝区、低山区、中山区。少见。

【入药部位】根和根茎。

【功能主治】清热，凉血止血。

茜 草 锯锯藤

Rubia cordifolia Linn.

【形态特征】多年生草质攀缘藤本。根状茎及其节上的须根均红色；茎四棱形，棱具倒向钩刺。叶 4 枚轮生，纸质，披针形至长圆状披针形，基部心形，边缘有齿状皮刺，两面粗糙。聚伞花序腋生或顶生，多分枝；花 5 数；花冠淡黄色，辐状，干时淡褐色。核果浆果状，球形。花期 8~9 月，果期 10~11 月。

【适宜生境】生于荒坡或沟边。

【资源状况】分布于坝区、低山区。常见，可以开发利用。

【入药部位】根茎和根（茜草）。

【功能主治】凉血，祛瘀，止血，通经。用于吐血，衄血，崩漏，外伤出血，瘀阻经闭，关节痹痛，跌扑肿痛。

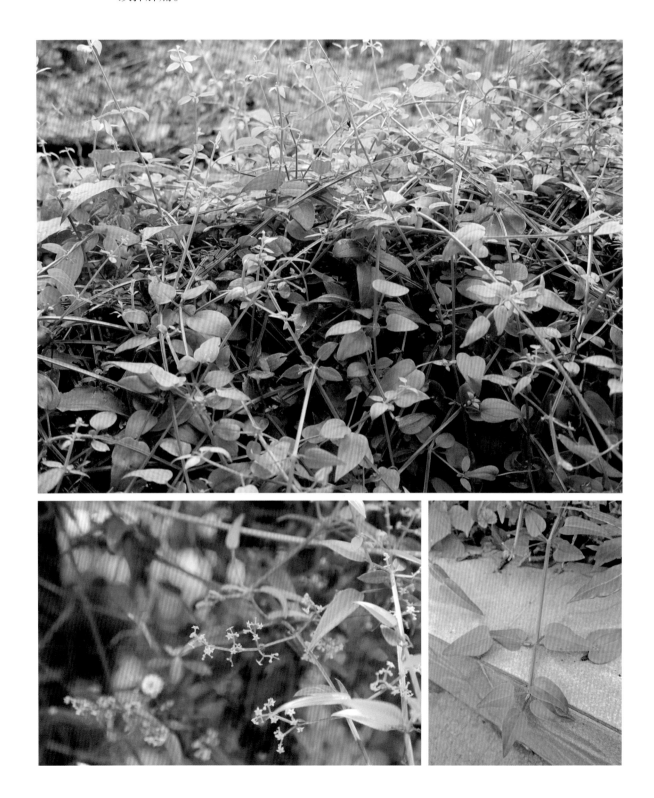

卵叶茜草　*Rubia ovatifolia* Z. Y. Zhang

【标本采集号】511423140622944LY

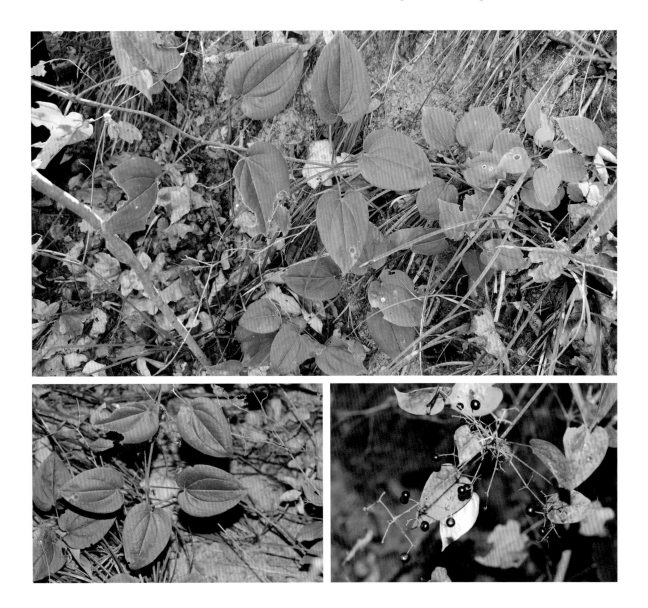

【形态特征】多年生草质缠绕藤本。叶柄细而长，通常长 2.5~6cm；叶 4 片轮生，干薄纸质，卵状心形至近圆心形，长常 4~8cm，宽常 2~5cm，主脉 3 或 5 条，掌状。花序聚伞圆锥状；小苞片线形或披针状线形；花冠白色或灰黄色，近钟形。浆果成熟时黑色。花期 7 月，果期 10~11 月。

【适宜生境】生于海拔 1300~2700m 的山坡、路旁、沟谷、田边、灌丛、林缘。

【资源状况】分布于中山区、高山区。少见。

【入药部位】根和根茎。

【功能主治】清热解毒，凉血止血，祛风除湿，活血祛瘀。用于痢疾，腹痛，泄泻，吐血，崩漏下血，外伤出血，风湿骨痛，跌打肿痛。

大叶茜草 *Rubia schumanniana* Pritzel

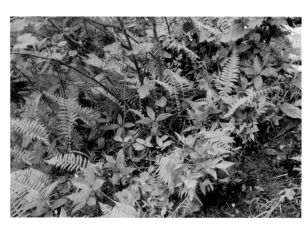
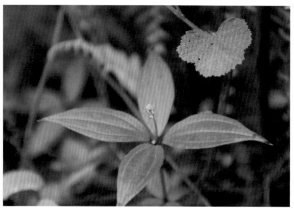

【形态特征】近直立草本，高约 1m。茎 4 棱，具纵槽。叶 4 片轮生，厚纸质至革质，粗糙，披针形至卵形，基出脉 3。聚伞花序圆锥状，多分枝，顶生或腋生；花小，5 数；花冠白色或绿黄色。核果浆果状，小，球形，熟时黑色。花、果期夏、秋二季。

【适宜生境】生于荒坡或沟边。

【资源状况】分布于坝区、低山区。常见。

【入药部位】根茎（小红藤）。

【功能主治】行滞通经，凉血止血。用于吐衄，崩漏，瘀阻经闭，关节麻痹，跌打损伤，外伤出血。

六月雪 路边姜
Serissa japonica (Thunb.) Thunb.

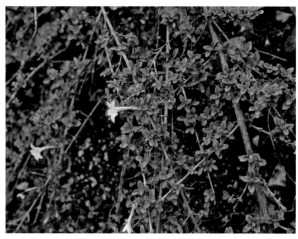
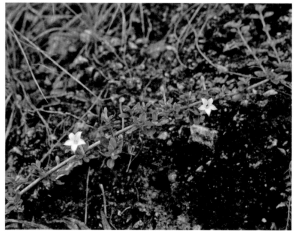

【形态特征】常绿小灌木，高 60~90cm，有臭味。叶对生，近无柄，常簇生于短枝上，革质，卵形至倒披针形。花单生或数朵簇生，顶生或腋生，4~6 数；花冠漏斗状，淡红色或白色，裂片开展；雄蕊突出冠管喉部外；花柱长，突出，柱头 2，直，略分开。核果球形。花期 5~7 月。

【适宜生境】栽培。

【资源状况】分布于低山区。常见，可以开发利用。

【入药部位】全株。

【功能主治】清热除风，疏肝，解郁利湿。用于急、慢性肝炎，风湿腰腿痛，痈肿恶疮，蛇咬伤，脾虚泄泻，带下病，目赤肿痛，痢疾，目翳，高血压头晕目眩，风火牙痛。

白马骨　*Serissa serissoides* (DC.) Druce

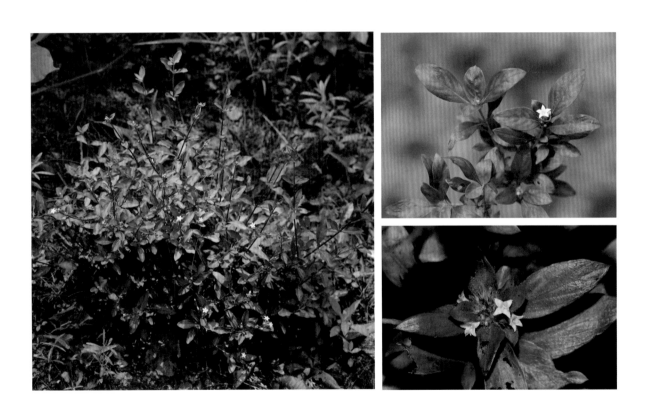

【形态特征】小灌木，高达 1m，多分枝。根细长，质坚，外皮黄色。嫩枝被微柔毛，揉之有臭味。叶通常丛生，薄纸质，倒卵形或倒披针形，除下面被疏毛外，其余无毛，侧脉每边 2~3 条。花无梗，常单生于小枝顶部；花冠小，漏斗状，长约 5mm，喉部被毛，裂片 5，长圆状披针形。核果小，球形。花期 4~6 月。

【适宜生境】生于路旁灌丛中。

【资源状况】分布于中山区。常见。

【入药部位】全株。

【功能主治】清热除风，疏肝，解郁利湿。用于感冒，风湿腰腿痛，痢疾，水肿，目赤肿痛，喉痛，痢疾，齿痛，带下病，痈疽，瘰疬。

华钩藤 *Uncaria sinensis* (Oliv.) Havil.

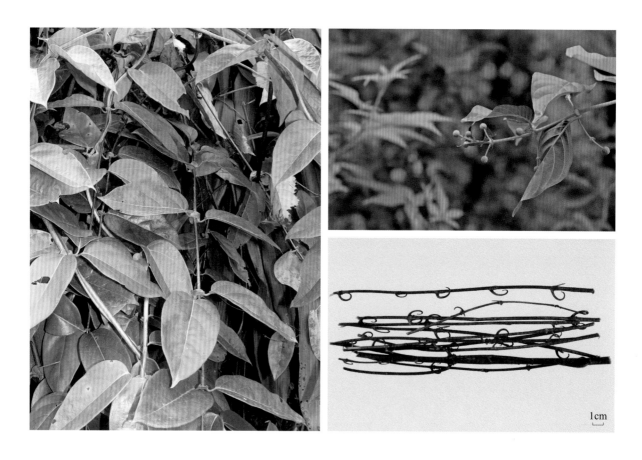

1cm

【形态特征】常绿木质藤本。幼茎细弱，四方形，无毛。叶干薄纸质，椭圆形至卵形，无毛；托叶全缘，宽三角形至圆形。花序腋生，单生头状或有时顶生 3~5 朵组成花序，无毛；花萼裂片短于 2mm，线状长圆形；花无柄，花冠高脚碟状。头状果序椭圆形，具糙伏毛至硬毛；蒴果无柄。花、果期 6~10 月。

【适宜生境】生于海拔 800~2900m 的山地疏林、灌木林中。

【资源状况】分布于低山区、中山区、高山区。常见，可以开发利用。

【入药部位】带钩茎枝（钩藤）。

【功能主治】息风定惊，清热平肝。用于肝风内动，惊痫抽搐，高热惊厥，感冒夹惊，小儿惊啼，妊娠子痫，头痛眩晕。

【评　述】川产道地药材，主产于广元市（昭化、旺苍）、宜宾市（屏山、筠连）。

忍冬科

六道木 交翅木
Abelia biflora Turcz.

【形态特征】落叶灌木，高 1~3m。幼枝被倒生硬毛，老枝无毛。叶长圆形至长圆状披针形，全缘或中部以上羽状浅裂。花 2 朵生于小枝叶腋；花冠白色、淡黄色或带浅红色；小苞片宿存。果实具硬毛，萼片 4 枚宿存。花期 4~6 月，果期 8~9 月。

【适宜生境】生于灌木林中。

【资源状况】分布于高山区。常见，可以开发利用。

【入药部位】果实。

【功能主治】祛风湿，消肿，解毒。用于风湿筋骨疼痛，痈毒红肿。

蓪梗花 短枝六道木、通花梗
Abelia engleriana (Graebn.) Rehd.

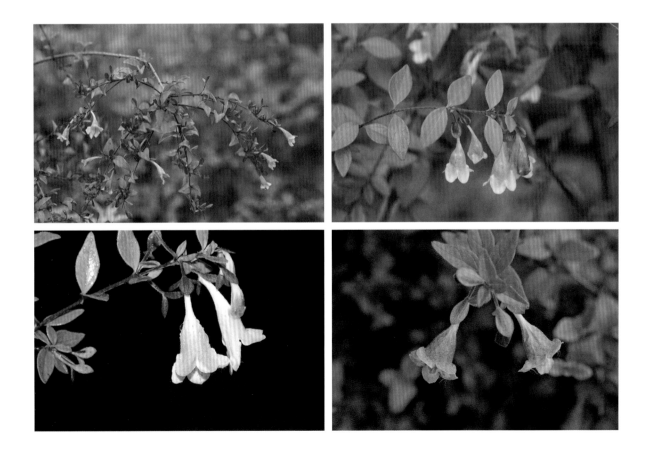

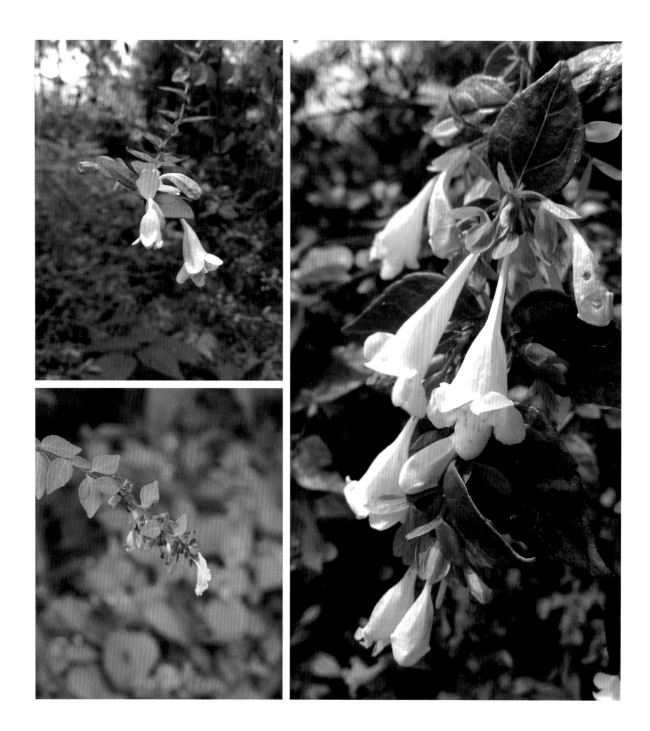

【形态特征】落叶灌木或小乔木，高 1~4m。幼枝红褐色，被短柔毛，老枝树皮条裂脱落。叶卵形
　　　　　　至椭圆状卵形，边缘具疏锯齿。花大，1~2 朵生于侧枝顶部叶腋，具 3 枚小苞片；花
　　　　　　冠粉红色至浅紫红色，漏斗状，稍呈二唇形，上唇 3 裂，下唇 2 裂。瘦果冠有 2 枚宿
　　　　　　存而略增大的花萼裂片。花期 4~6 月，果期 8~10 月。

【适宜生境】生于灌木林中。

【资源状况】分布于中山区。常见，可以开发利用。

【入药部位】果实、花、全株。

【功能主治】散寒，发表，解热毒。用于风湿筋骨疼痛，痈肿疮毒。

云南双盾木 鸡骨柴
Dipelta yunnanensis Franch.

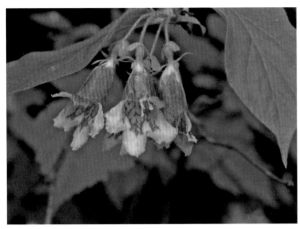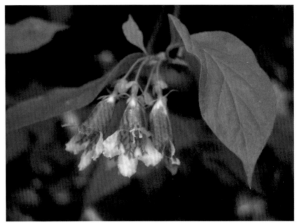

【形态特征】落叶灌木，高达 4m。冬芽具 3~4 对鳞片。叶椭圆形至宽披针形。伞房状聚伞花序生于短枝顶部叶腋；小苞片 2 对，宿存，增大，1 对较小，不相等，另 1 对较大，耳状肾形；萼檐 5 裂至中部，裂片披针形；花冠白色至粉红色，钟形，长 2~4cm。肉质核果卵球形，被柔毛。种子外面延伸成脊。花期 5~7 月，果期 5~11 月。

【适宜生境】生于路旁灌木林中。

【资源状况】分布于高山区。常见。

【入药部位】根。

【功能主治】疏风散寒，解毒。用于痘毒，麻疹，湿热身痒。

鬼吹箫 泡竹筒、炮掌筒
Leycesteria formosa Wall.

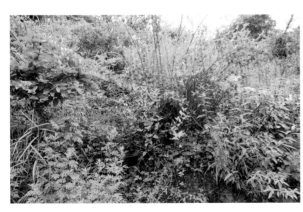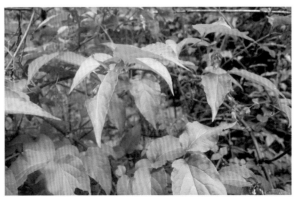

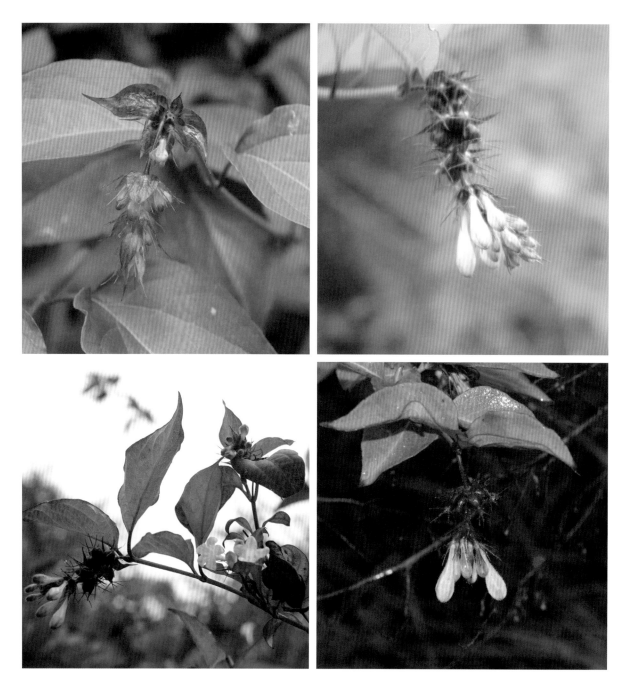

【**形态特征**】灌木。小枝中空。叶对生，纸质，披针形、长圆形至卵形，基部圆形至阔楔形，边缘常全缘，有时波状或具疏齿或有不整齐浅缺刻，上面被短糙毛。穗状聚伞花序顶生或腋生，下垂，每节具6花；苞片绿色或紫色；萼筒长圆形，被腺毛；花冠白色或粉红色，漏斗状。浆果幼时红色，熟时黑紫色，卵球形或近球形。种子小，多数。花期（5~）6~9（~10）月，果期（8~）9~10月。

【**适宜生境**】生于山坡、溪边、林缘、灌丛。

【**资源状况**】分布于中山区、高山区。常见，可以开发利用。

【**入药部位**】茎叶或根。

【**功能主治**】破血，祛风，平喘。用于风湿痹痛，跌打损伤。

淡红忍冬 肚子银花
Lonicera acuminata Wall.

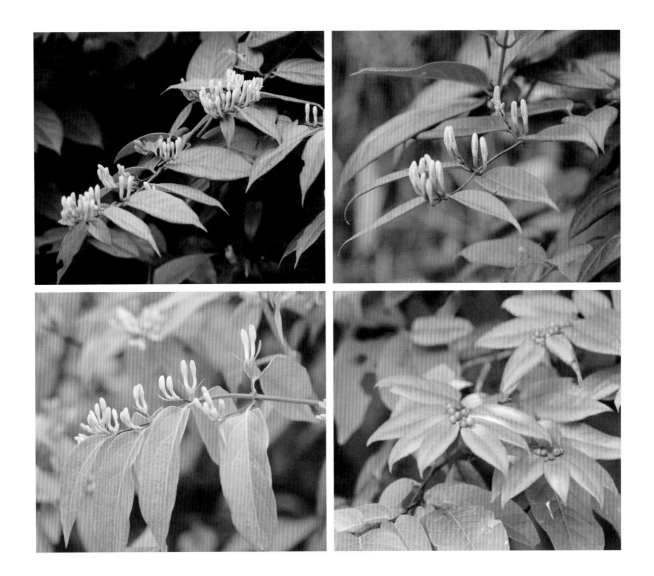

【形态特征】半常绿藤本，幼枝、叶柄和总花梗均被疏或密、通常卷曲的棕黄色糙毛或糙伏毛。小
　　　　　枝常变为中空。叶对生，薄革质至革质，长圆形至披针形，两面至少于中脉具棕黄色
　　　　　柔毛，后变无毛。双花腋生于小枝顶部，有时呈圆锥状；相邻胚珠离生；花冠淡红色；
　　　　　雄蕊略高出花冠，花药长 4~5mm，约为花丝的 1/2。浆果蓝黑色，被白粉，卵形。花
　　　　　期 6 月，果期 10~11 月。

【适宜生境】生于灌丛中。

【资源状况】分布于低山区、中山区、高山区。常见，可以开发利用。

【入药部位】茎、花。

【功能主治】清热解毒，通经活络。用于风热感冒发热，喉痛，斑疹，脓疱疮，丹毒。

长距忍冬 距花忍冬、通骨藤
Lonicera calcarata Hemsl.

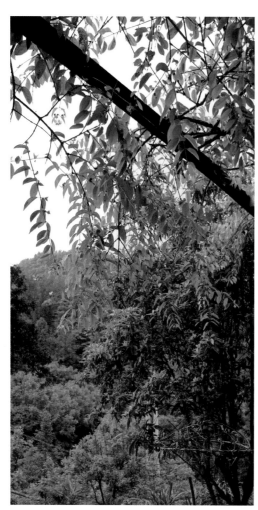
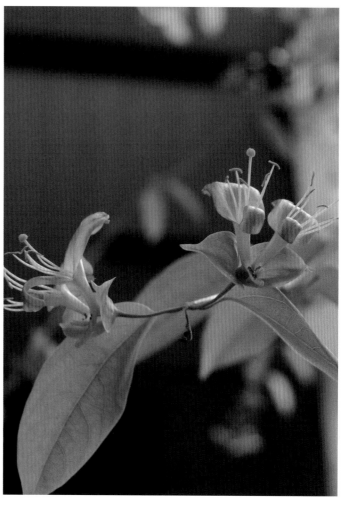

【形态特征】常绿缠绕木质藤本，长达 5m 以上，全体光滑无毛。枝空心。叶革质，卵形至宽披针形，先端尖，基部近圆形或阔楔形。总花梗直而扁；叶状苞片 2，宿存，长 2~2.5cm；相邻两萼筒合生；花冠二唇形，肥厚，先白色后变黄色，长约 3cm，基部有一长约 12mm 的弯距；雄蕊 5。浆果红色，扁卵圆形。花期 4~5 月，果期 6~7 月。

【适宜生境】生于海拔 950~1500m 的灌木林中或岩壁上。

【资源状况】分布于低山区、中山区。少见，可以适量开发利用。

【入药部位】花蕾、嫩枝。

【功能主治】清热解毒，通经活血。用于风湿骨痛，跌打损伤，骨折。

评　述　花蕾可替代金银花使用。

刚毛忍冬 *Lonicera hispida* Pall. ex Roem. et Schult.

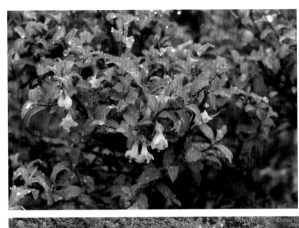
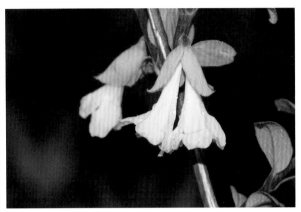
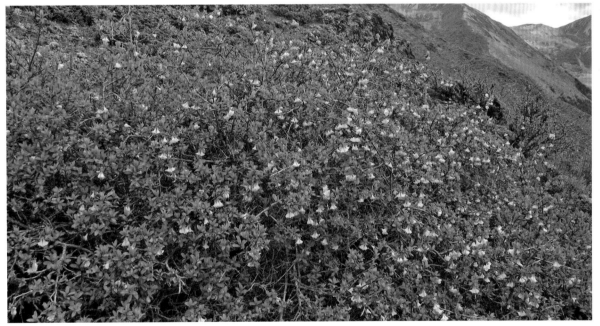

【形态特征】落叶灌木，全株被刚毛。幼枝常带紫红色，老枝灰色或灰褐色。叶厚纸质，卵状椭圆形至长圆形，基部微心形，边缘具刚睫毛。花序下垂，具双花；相邻两萼筒分离，具刚毛和腺毛，稀无毛；花冠白色或淡黄色，漏斗状，基部具囊；雄蕊与花冠等长；花柱伸出，至少下半部有糙毛。浆果橘黄色后变红色，卵球形至长圆筒形。花期5~6月，果期7~9月。

【适宜生境】生于灌木林中或岩壁上。

【资源状况】分布于中山区。常见，可以开发利用。

【入药部位】果实、花。

【功能主治】清热解毒，通经络。用于疮疡。

忍 冬 金银花
Lonicera japonica Thunb.

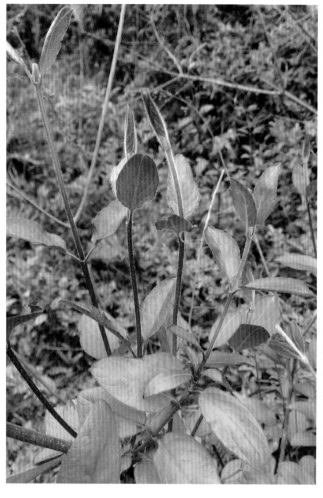
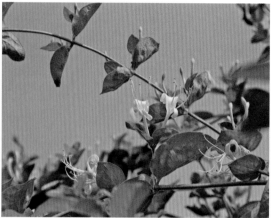
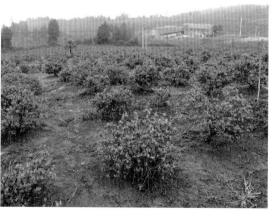

【形态特征】半常绿木质藤本，长达9m，被黄褐色糙毛、腺毛和短柔毛。茎细，左旋，呈条状剥裂。叶对生，卵形至长圆状卵形，具糙缘毛。总花梗通常单生于小枝上部叶腋；苞片大，叶状，卵形至椭圆形；相邻两萼筒分离，萼齿三角形；花冠白色后变黄色，二唇形，清香。浆果球形，熟时蓝黑色，有光泽。花期4~6月，果期10~11月。

【适宜生境】生于灌木林中或岩壁上。

【资源状况】分布于中山区。少见，多为引种栽培。

【入药部位】花蕾或带初开的花（金银花）、茎枝（忍冬藤）。

【功能主治】花蕾或带初开的花清热解毒，疏散风热。用于痈肿疔疮，喉痹，丹毒，热毒血痢，温病发热，风热感冒。茎枝清热解毒，疏风通络。用于温病发热，热毒血痢，痈肿疮疡，风湿热痹，关节红肿热痛。

细毡毛忍冬 *Lonicera similis* Hemsl.

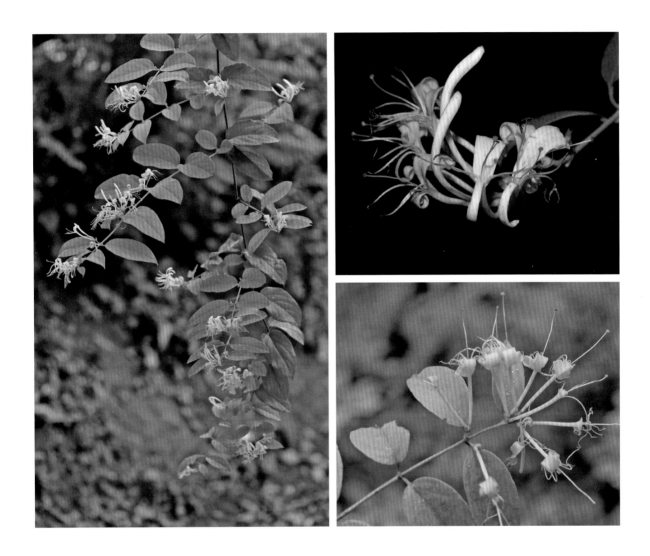

【形态特征】落叶木质藤本，幼枝、叶柄和总花梗均被淡黄褐色、开展的长糙毛和短柔毛，并疏生
腺毛。叶对生，纸质，卵形、长圆形至披针形，顶端尖，基部圆形或截形，下面被由
细短柔毛组成的灰白色或灰黄色细毡毛。双花腋生；总花梗长可达4cm；苞片披针形，
小苞片极小，卵形至圆形；萼筒椭圆形至长圆形；花冠白色后变淡黄色，二唇形；雄
蕊与花冠几等高。浆果蓝黑色，卵球形。花期5~6（~7）月，果期9~10月。

【适宜生境】生于灌木林中或岩壁上。

【资源状况】分布于中山区。常见，可以大量开发利用。

【入药部位】花蕾、全株、叶。

【功能主治】花蕾清热解毒，通经络，杀菌，截疟，消炎。用于温病发热，热毒血痢，痈疡肿毒，
瘰疬，痔漏。全株镇惊，祛风，败毒。用于小儿惊风，疮毒。叶用于蛔虫，寒热腹胀。

血满草 金银花

Sambucus adnata Wall. ex DC.

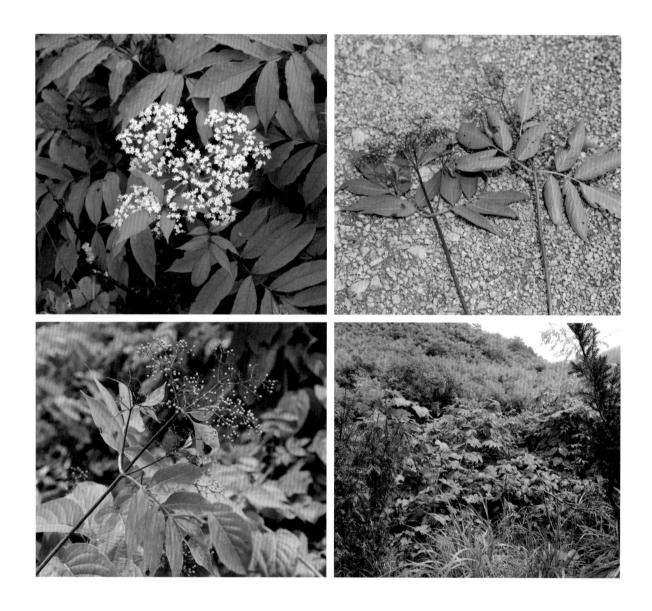

【形态特征】多年生草本，高达 1.5m。根和根状茎红色，具红色汁液。奇数羽状复叶对生，小叶 3~5 对，长椭圆形、长卵形或披针形，边缘具锯齿；小叶托叶退化成瓶状凸起的腺体。伞状聚伞花序顶生，大型；花小，具恶臭；花冠白色。浆果红色，球形，平滑。花期 5~7（~9）月，果期 9~10 月。

【适宜生境】生于荒坡或灌木林中。

【资源状况】分布于中山区。常见。

【入药部位】全株。

【功能主治】祛风除湿，活血散瘀。用于风湿痹痛，跌打损伤，皮肤瘙痒，水肿。

接骨草

金银花、岩银花

Sambucus chinensis Lindl.

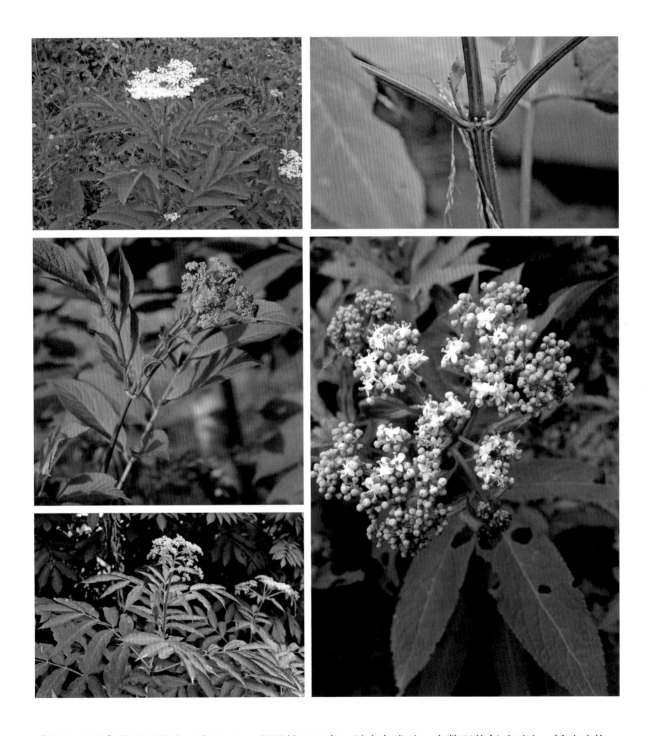

【形态特征】灌木状草本，高 1~3m。茎具棱 7~8 条，髓白色发达。奇数羽状复叶对生；托叶叶状，
有时退化成蓝色腺体；小叶 2~3 对，边缘具细锯齿。复伞状聚伞花序顶生，大而疏散；
不育花杯形，不脱落，可育花小；萼筒杯状；花冠白色；花药黄色或紫色。浆果红色或黑色，近球形。花期 4~5（~8）月，果期 8~9 月。

【适宜生境】生于沟边、房前屋后潮湿处。

【资源状况】分布于坝区、低山区。常见，可以大量开发利用。

【入药部位】茎叶（陆英）。

【功能主治】疏肝健脾，活血化瘀，利尿消肿。用于急性病毒性肝炎，肾炎水肿，跌打损伤，骨折。

穿心莛子藨 穿心莲子藨、上天梯
Triosteum himalayanum Wall.

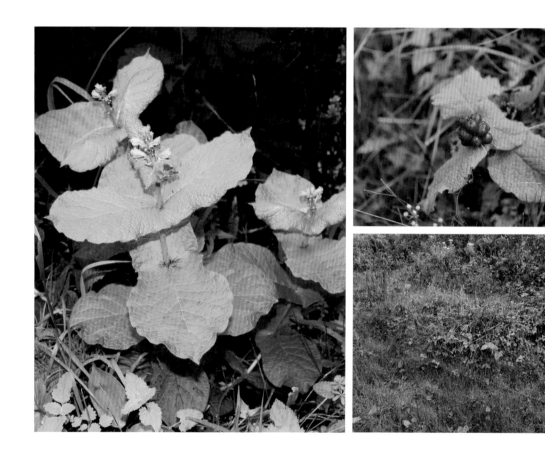

【形态特征】多年生草本。根粗壮，圆锥形，暗褐色。茎密生刺刚毛和腺毛。叶常 9~10 对，基部联合，连成一体而茎贯穿其中。聚伞花序 2~5 轮，排成穗状花序状；萼筒与萼裂片间缢缩；花冠黄绿色，筒内紫褐色，筒基部弯曲，一侧膨大成囊。核果红色，近球形，有刺刚毛和腺毛。花期 5~7 月，果期 7~9 月。

【适宜生境】生于灌木林中或路旁。

【资源状况】分布于中山区、高山区。常见。

【入药部位】带根全草（五转七）。

【功能主治】利尿消肿，通经活血。用于水肿，小便不通，浮肿，月经不调，劳伤疼痛，跌打损伤。

桦叶荚蒾 *Viburnum betulifolium* Batal.

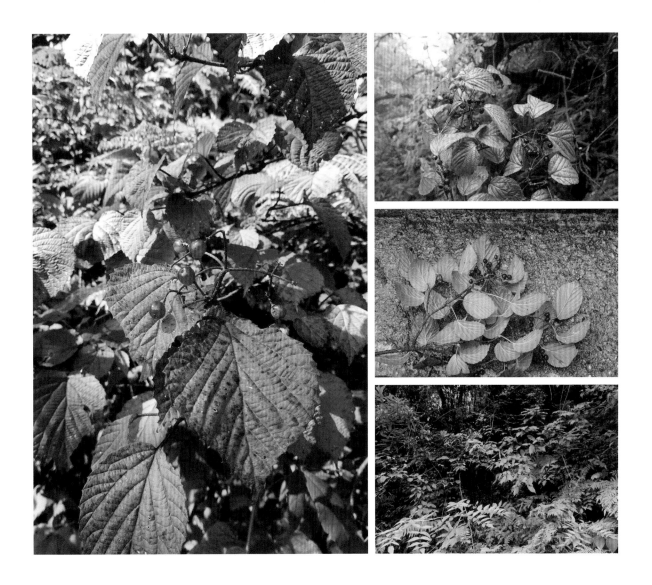

【形态特征】落叶灌木或小乔木，高 2~7m。小枝紫褐色。叶对生，厚纸质，卵形，边缘具不规则浅波状牙齿。复伞状聚伞花序顶生；萼筒具黄褐色腺点，萼齿小，宽卵状三角形；花冠白色，辐状，裂片圆卵形。核果红色，近球形。核扁，背腹具浅槽。花期 6~7 月，果期 9~10 月。

【适宜生境】生于灌木林中。

【资源状况】分布于高山区。常见。

【入药部位】根。

【功能主治】活血调经，收敛止带。用于月经不调，梦遗滑精，肺热口臭，白浊带下。

水红木 *Viburnum cylindricum* Buch. -Ham. ex D. Don

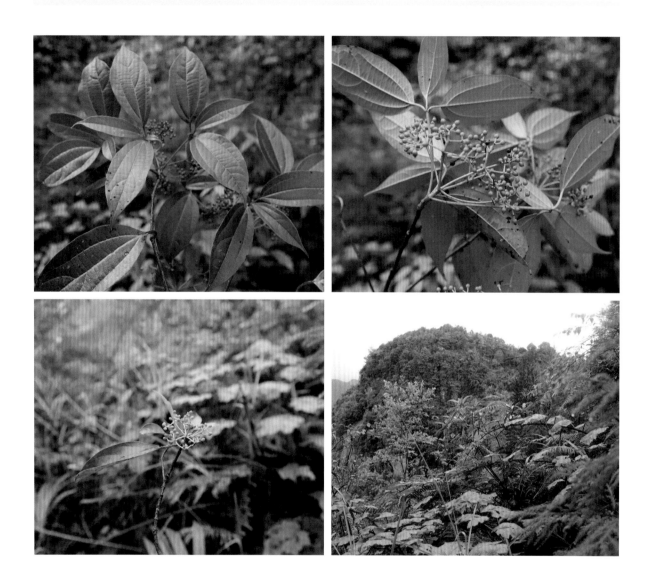

【形态特征】常绿灌木或小乔木，高 3~8m。小枝具圆形皮孔。叶对生，革质，椭圆形至长圆形，近全缘，侧脉 3~5（~18）对。复伞状聚伞花序顶生，直径 4~10（~18）cm；花冠白色或有红晕，钟状，裂片圆卵形；花药紫色。核果红色，后变蓝黑色，卵球形，具 3 条浅槽。花期 6~10 月，果期 8~12 月。

【适宜生境】生于灌木林中。

【资源状况】分布于低山区、中山区。常见。

【入药部位】根、叶、花（揉白叶）。

【功能主治】根祛风活络。用于跌打损伤，风湿筋骨疼痛。叶清热解毒。用于痢疾，急性胃肠炎，口腔炎，尿路感染；外用于烧烫伤，疮痈肿毒，皮肤瘙痒。花润肺止咳。用于肺燥咳嗽。

蝴蝶戏珠花

蝴蝶荚蒾、毛荚蒾

Viburnum plicatum Thunb. var. *tomentosum* (Thunb.) Miq.

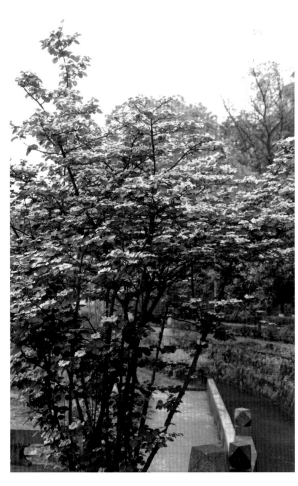
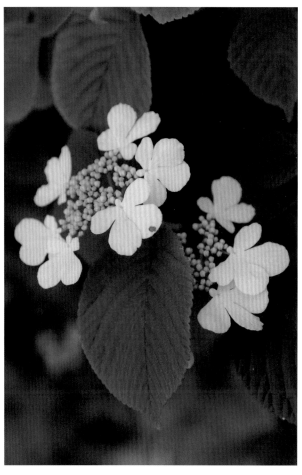

【形态特征】落叶灌木。当年小枝浅黄褐色，四角状，被由黄褐色簇状毛组成的绒毛，二年生小枝
　　　　　　灰褐色或灰黑色。叶较狭，宽卵形或矩圆状卵形，有时椭圆状倒卵形，两端有时渐尖，
　　　　　　下面常带绿白色，侧脉 10~17 对。花序直径 4~10cm，外围有 4~6 朵白色、大型的不孕花；
　　　　　　中央可孕花直径约 3mm，黄白色。果实最初为红色，后为黑色；果核扁，两端钝形，
　　　　　　有 1 条上宽下窄的腹沟，背面中下部还有 1 条短的隆起之脊。花期 4~5 月，果期 8~9 月。

【适宜生境】生于灌木林中。

【资源状况】分布于低山区、中山区。少见。

【入药部位】根。

【功能主治】清热解毒，健脾消积。用于小儿疳积，淋巴结肿大。

烟管荚蒾 黑汉条
Viburnum utile Hemsl.

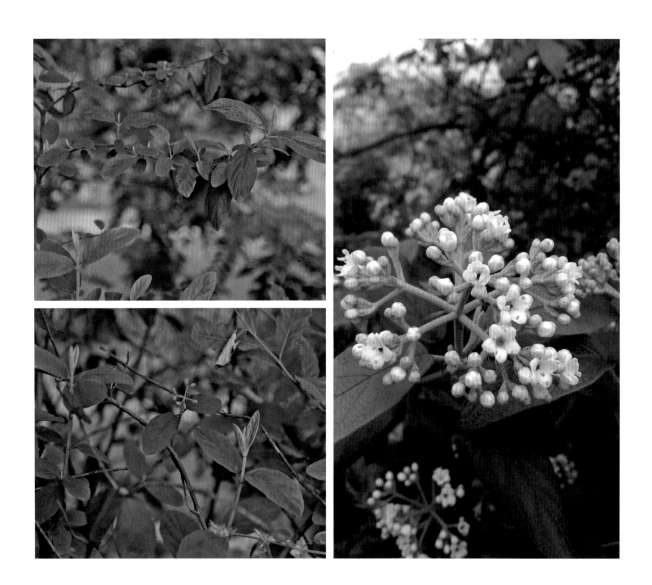

【形态特征】常绿灌木，高达 2m。根黄白色，有臭味。全株被灰白色或带锈色星状茸毛。叶上面无毛或疏被星状毛，下面脉上常被锈色星状毛。复伞形式聚伞花序第 1 辐射枝具 5 个分枝；花冠白色，无香气，常生于第 2 和第 3 辐射枝上。果实最初变红，后为黑色；果核具 2 条较浅背沟和 3 条腹沟。种子压扁状。花期 3~4 月，果期 8 月。

【适宜生境】生于灌木林中。

【资源状况】分布于坝区、低山区。常见，可以开发利用。

【入药部位】根或枝叶（黑汉条）。

【功能主治】清热利湿，祛风活络，凉血止血。用于痢疾，痔疮出血，风湿筋骨疼痛，跌打损伤，瘀血肿痛。

败酱科

败酱 败酱草、黄花败酱
Patrinia scabiosaefolia Fisch. ex Trev.

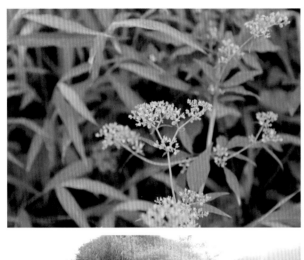
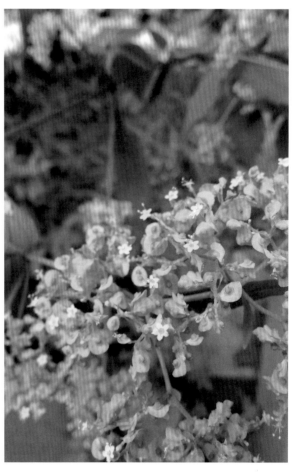
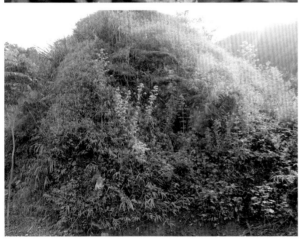

【形态特征】多年生草本。根状茎和根具陈腐臭味。基生叶丛生，茎生叶对生。聚伞花序多数，组成顶生大型伞房花序；花序梗仅上方一侧被开展白色粗糙毛；苞片条形，甚小；花萼小，萼齿不明显；花冠钟形，黄色。连萼瘦果长圆形，无翅状苞片。花期 7~9 月，果期 9~10 月。

【适宜生境】生于荒坡、路旁草丛中。

【资源状况】分布于坝区、低山区。常见。

【入药部位】全草。

【功能主治】清热解毒，散瘀消肿，活血排脓。用于肠痈，疮痈肿毒，下痢，赤白带下，产后瘀滞腹痛，目赤肿痛，痈肿疥癣。

攀倒甑 白花败酱、败酱草
Patrinia villosa (Thunb.) Juss.

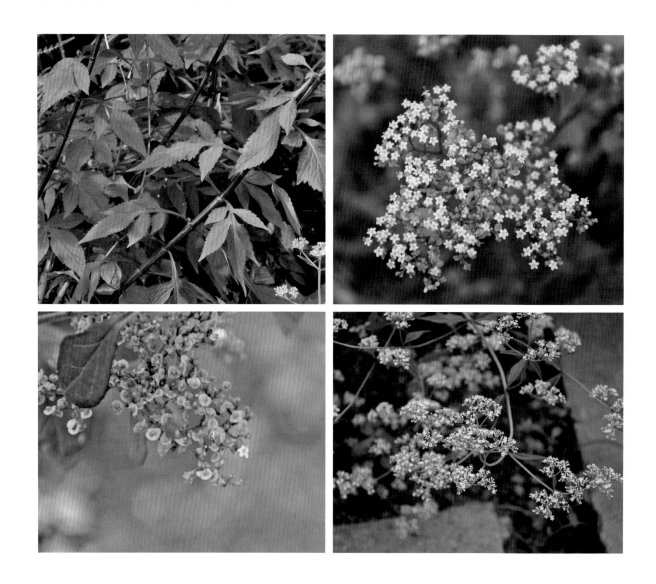

【形态特征】多年生草本，高 60~120cm。根状茎粗壮，与根均具特殊臭味。基生叶丛生，茎生叶对生，卵形或披针形，边缘具粗齿。聚伞花序多数，组成顶生圆锥花序或伞房花序；苞叶披针形或条形；花冠钟形，白色。瘦果倒卵球形，与宿存增大苞片贴生，有 3 棱；果苞卵形至椭圆形。花期 8~10 月，果期 9~11 月。

【适宜生境】生于山坡林边、沟谷灌丛及荒山湿地。

【资源状况】分布于低山区。常见。

【入药部位】全草。

【功能主治】清热解毒，活血，消痈，排脓破瘀。用于急性化脓性扁桃体炎，肺炎，肺脓肿，肝炎，肠痈，下痢，赤白带下，产后瘀滞腹痛，目赤肿痛，痈肿疥癣，痔疮疼痛，肠风下血。

长序缬草 阔叶缬草

Valeriana hardwickii Wall.

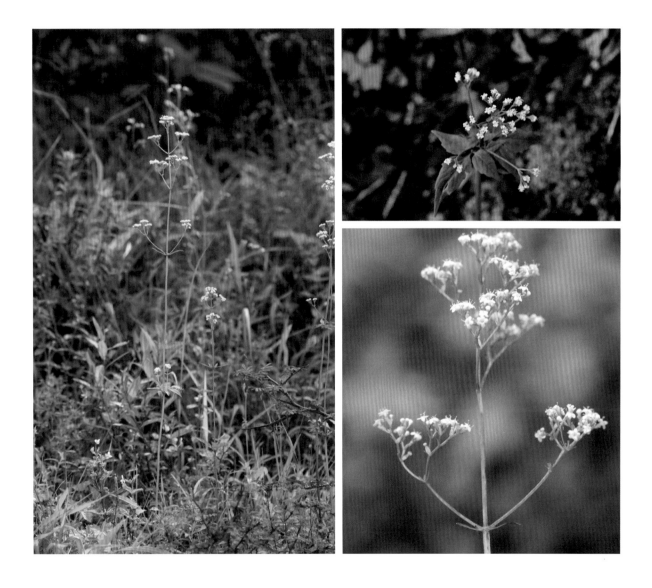

【形态特征】多年生大草本。根状茎短缩，呈块柱状；茎粗壮，中空。叶具柄，3~7 羽状分裂，基部近圆形，边缘具齿或全缘。大型圆锥状聚伞花序顶生或腋生；苞片条状钻形，小苞片三角状卵形；花小，白色，漏斗状，裂片卵形，常为花冠长度的 1/2；果序极度伸长，可长达 70cm。连萼瘦果卵形。花期 6~8 月，果期 7~10 月。

【适宜生境】生于山间草丛中。

【资源状况】分布于低山区、中山区、高山区。常见。

【入药部位】根、全草。

【功能主治】活血调经，散瘀止痛，健脾消积，镇静安神，祛风解痉，生肌，止血，止痛。用于心神不安，胃弱，腰痛，痛经，闭经，月经不调，风湿骨痛，小儿疳积，神经衰弱。

蜘蛛香 养血莲、心叶缬草

Valeriana jatamansi Jones

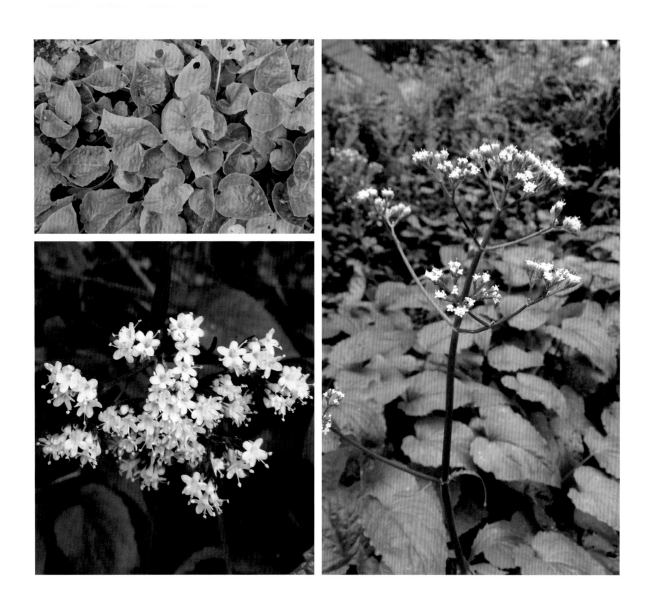

【形态特征】植株高 20~70cm。根浅纵皱纹，质脆，有香气。根状茎短而粗壮，节间紧簇。茎生叶
2 或 3 对，单叶或具 3 小叶。花序伞房状；苞片近钻形；花冠白色或淡粉色，钟形。
瘦果狭卵球形。花期（4~）5~7 月，果期 6~9 月。

【适宜生境】生于荒坡、路旁草丛中。

【资源状况】分布于低山区、中山区。常见，可以大量开发利用。

【入药部位】根茎和根。

【功能主治】理气止痛，消食止泻，祛风除湿，镇惊安神。用于脘腹胀痛，食积不化，腹泻痢疾，
风湿痹痛，腰膝酸软，失眠。

缬 草　珍珠香
Valeriana officinalis Linn.

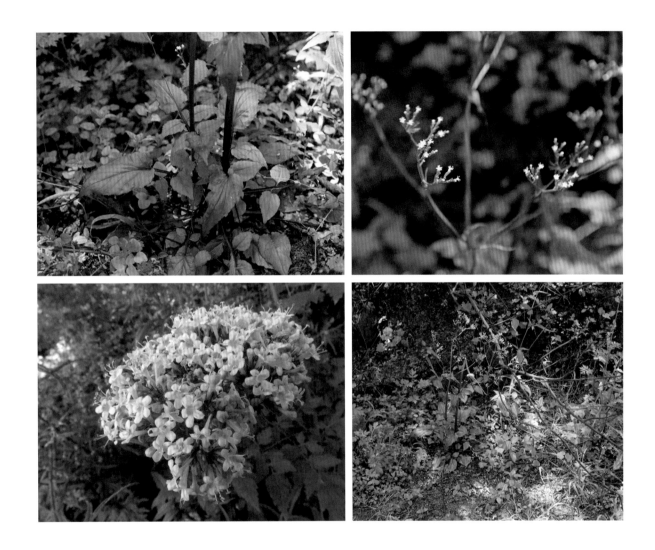

【形态特征】多年生高大草本。根状茎粗短，呈头状，肥厚，肉质，直径达2cm，伸长而分枝，须根簇生；茎中空，有纵棱，被粗毛。叶卵形，羽状深裂，裂片披针形或条形，全缘或有疏锯齿。伞房状三出聚伞圆锥花序顶生；小苞片中央纸质，两侧膜质；花冠淡紫红色或白色，外面密被具腺短柔毛，内面在囊状膨大处被短柔毛。瘦果长卵形。花期5~7月，果期6~10月。

【适宜生境】生于荒坡、路旁草丛中。

【资源状况】分布于中山区。常见，可以开发利用。

【入药部位】根茎。

【功能主治】安神，理气，止痛。用于心神不安，神经衰弱，胃弱，腰痛，月经不调，跌打损伤，癔病，风湿关节痛，蜂蜇伤。

川续断科

川续断 续断、六汗
Dipsacus asperoides C. Y. Cheng et T. M. Ai

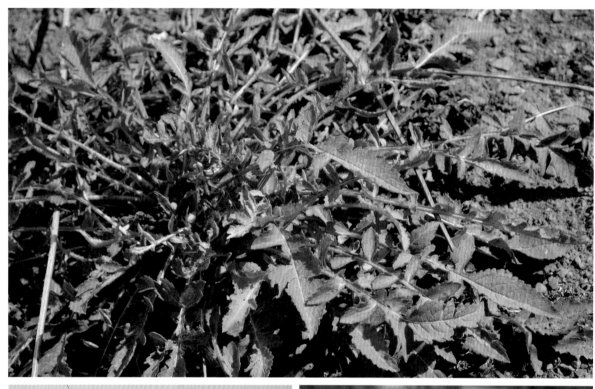

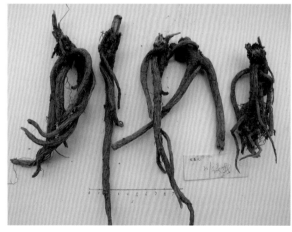

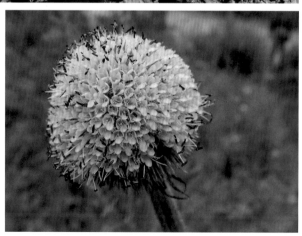

【形态特征】多年生草本。主根圆柱形，黄褐色，稍肉质。茎具纵棱和皮刺。叶被刺毛，琴状羽裂、羽状深裂或不裂，边缘具疏粗锯齿。头状花序球形，具长总梗；总苞片窄条形；花冠淡黄色或白色，管状，裂片4，不相等。瘦果长倒卵柱状。花期7~9月，果期9~11月。

【适宜生境】生于林边、灌丛、草地、路旁、林缘、沟边、阔叶混交林。

【资源状况】分布于低山区、中山区、高山区。常见，可以大量开发利用。

【入药部位】根。

【功能主治】补肝肾，强筋骨，续折伤，通经脉，利关节，止崩漏，止痛，安胎。用于腰膝酸软，肝肾不足，风湿痹痛，筋骨疼痛，崩漏，白带异常，胎漏，跌扑损伤。

大花刺参　刺参

Morina nepalensis D. Don var. *delavayi* (Franch.) C. H. Hsing

【形态特征】多年生直立草本。茎单一或分枝。莲座状叶边缘常具糙毛或刺齿；茎生叶 2~4 对，椭圆形至线状披针形。假头状花序顶生；总苞卵形，具刺；花萼管状，下部绿色，上部紫色，或全为紫色；花大，直径 1.2~1.5cm，花冠管较宽，宽 4~5mm。瘦果圆柱形，常具柔毛，一面有纵沟，宿存萼大。花期 6~8 月，果期 7~9 月。

【适宜生境】生于悬岩壁上向阳处。

【资源状况】分布于高山区。常见。

【入药部位】根。

【功能主治】补气血，续筋骨。用于神经衰弱，腰膝酸软，阳痿，白带异常，骨折。

双　参　肚拉参

Triplostegia glandulifera Wall. ex DC.

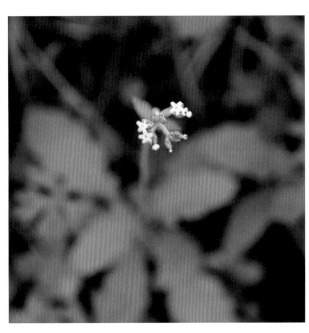
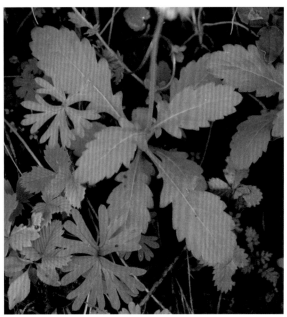

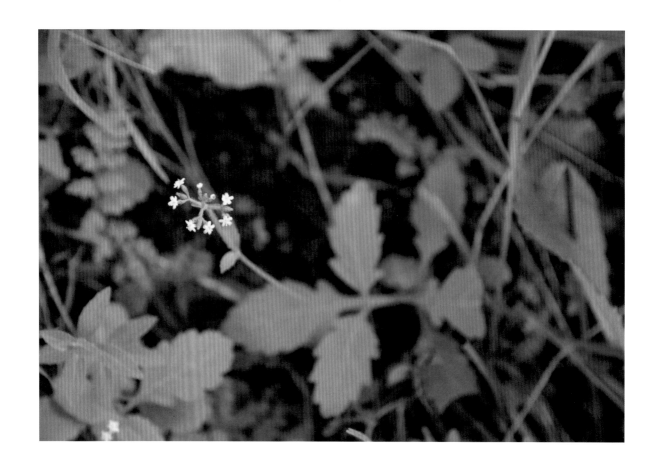

【形态特征】多年生直立草本，高 15~40cm。主根粗壮，肉质，两个并生。茎具棱，四边有沟槽。叶近基生，呈假莲座状，3~6 对叶生于缩短节上；茎上部叶渐小，浅裂，无柄。花序圆锥状；小总苞 4 裂，裂片披针形，下面密被紫色腺毛；萼筒壶状，具 8 条纵棱；花冠白色或粉红色，短漏斗状。囊状总苞长约 5mm。瘦果包于囊苞中；苞片具腺状毛，4 裂，具曲钩。花、果期 7~10 月。

【适宜生境】生于路旁或向阳坡、地坎。

【资源状况】分布于高山区。少见。

【入药部位】根。

【功能主治】健脾益肾，活血调经。用于阳痿，白带异常，虚劳久咳，刀伤出血，肾虚腰痛，遗精，月经不调，经闭，不孕。

桔梗科

丝裂沙参 泡参
Adenophora capillaris Hemsl.

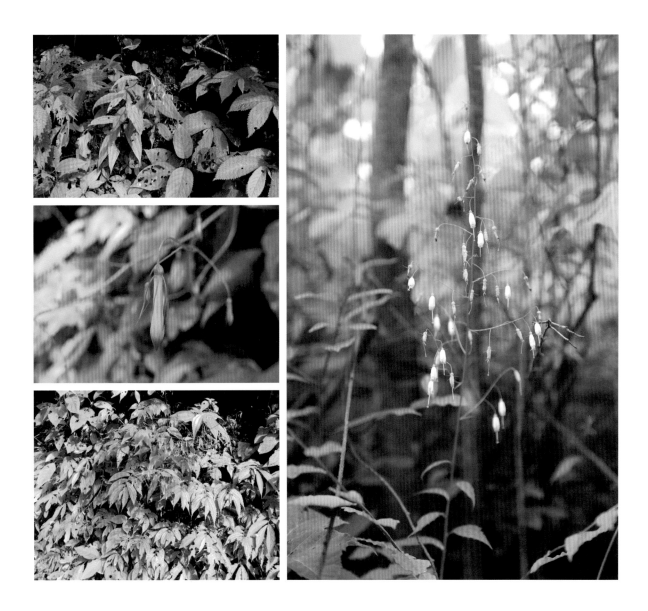

【形态特征】多年生草本，有白色乳汁。根胡萝卜状。茎单生。茎生叶常无柄。花序具长枝，常形成大而疏松的圆锥花序；托杯椭圆体形或有时卵球形；花萼裂片开展或反折，线形；花冠浅蓝色、浅紫色或白色；花盘细筒状。蒴果多为球形，极少为卵状。花期7~10月，果期8~10月。

【适宜生境】生于沟边或岩壁上。

【资源状况】分布于中山区。常见。

【入药部位】根。

【功能主治】补肺固正，止咳祛痰。用于肺热咳嗽，干咳痰稠，胃阴不足，食少呕吐，阴虚，烦热口渴。

西南风铃草 *Campanula colorata* Wall.

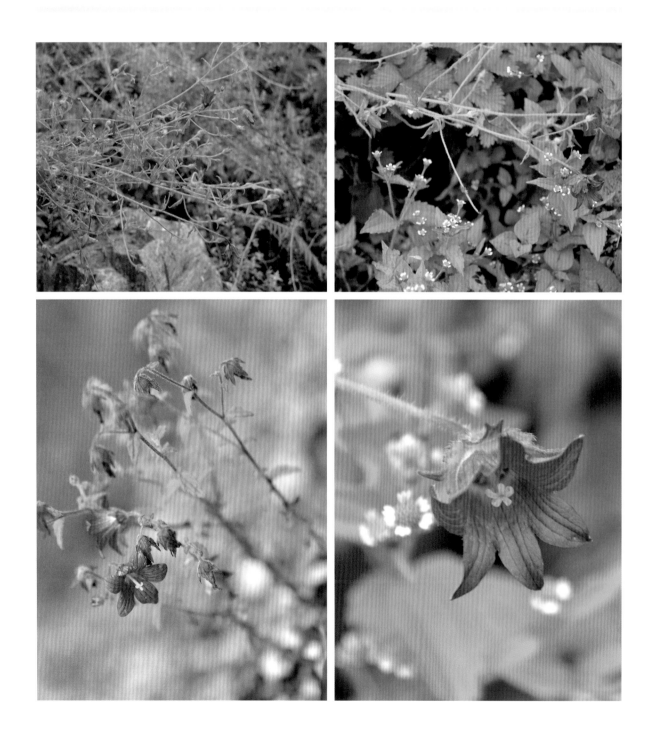

【形态特征】多年生草本，高 15~60cm。根萝卜形。茎紫红色。下部的叶有带翅的柄。花下垂，顶生，有时组成聚伞花序；花冠紫色、蓝紫色或蓝色，管状钟形，分裂达 1/3~1/2；柱头 3 裂，花柱长不及花冠长的 2/3，内藏。蒴果倒圆锥形、倒卵球形或球形。花期 5~9 月。

【适宜生境】生于荒坡或草坝。

【资源状况】分布于中山区。常见。

【入药部位】根（蓝花石参）。

【功能主治】养血，祛风利湿。用于肺痨咳嗽，高血压，风湿瘫痪，破伤风等。

金钱豹　大花金钱豹、土党参

Campanumoea javanica Bl.

【标本采集号】511423140914925LY

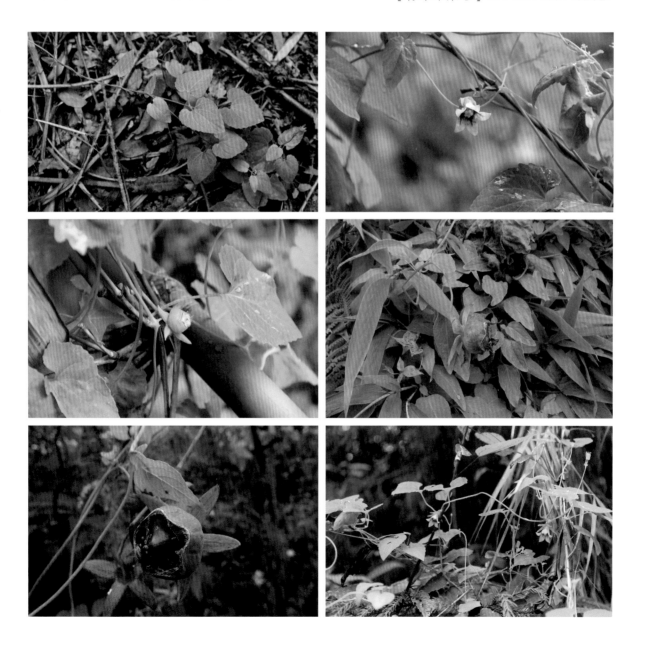

【形态特征】多年生缠绕草本，长达 2m，全株光滑无毛。根状茎肥大，肉质，外皮淡黄色。叶对生，具长柄；叶心形或心状卵形，边缘有浅锯齿。花单生于叶腋；花冠钟形，长 2~3.2cm，白色或黄绿色，里面紫色或淡红色，开裂至中部。浆果球形，紫色或浅绿色，表面着有红色，熟时黑紫色。花、果期 5~11 月。

【适宜生境】生于海拔 400~2800m 的荒坡或灌丛林下。

【资源状况】分布于峨眉山各地。常见，可以开发利用。

【入药部位】根（土党参）。

【功能主治】健脾胃，养血安神，下乳，补肺气，祛痰止咳。用于虚劳内伤，气虚乏力，食欲不振，气短心烦，劳伤咳嗽，热病伤阴，肺虚咳嗽，脾虚泄泻，乳汁不多，小儿疳积，遗尿。

长叶轮钟草 剑叶金钱豹、锅盖泡
Campanula lancifolia (Roxb.) Merr.

【标本采集号】511423140914925LY

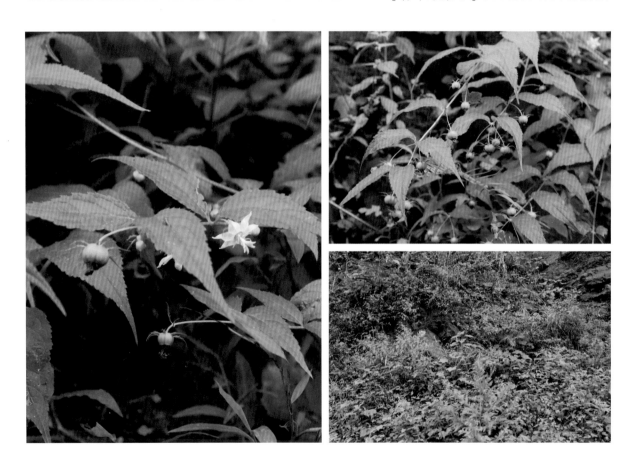

【形态特征】直立或蔓性草本，高 50~300cm。茎中空，多分枝。叶对生，卵状披针形或披针形。通常单朵顶生兼腋生，有时 3 朵组成聚伞花序；花冠白色、黄色或淡红色，管状钟形，5~6 裂。浆果球形，熟时紫黑色。花、果期 7~11 月。

【适宜生境】生于海拔 400~1800m 的荒坡或灌丛林下。

【资源状况】分布于坝区、低山区、中山区。常见，可以开发利用。

【入药部位】根、果实。

【功能主治】润肺，健脾，补气，补虚，止痛，止咳祛痰。用于肺热咳嗽，疳积，乳汁不足。

　评　　述　果实味甜，色紫，为新型水果之一。

党 参 <small>潞党</small>
Codonopsis pilosula (Franch.) Nannf.

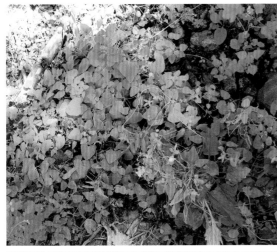
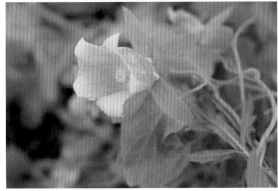
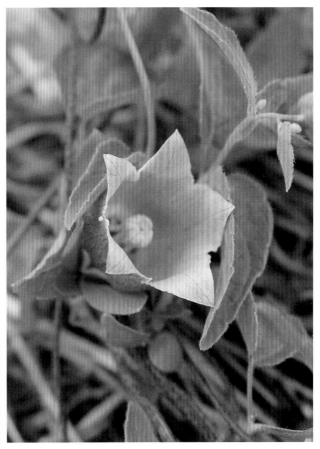

【形态特征】多年生缠绕草本，全株有乳汁，有特殊气味。根常肉质，萝卜形或纺锤状圆柱形，顶端常有一膨大的根头，具多数瘤状根痕。茎缠绕，无毛，多分枝。花单生于枝顶，具柄；花冠黄绿色，里面具紫色斑点，宽钟形，浅裂，裂片三角形，先端锐。蒴果基部半球形，顶端圆锥形。种子无翅。花、果期7~10月。

【适宜生境】栽培。

【资源状况】分布于中山区。常见。

【入药部位】根（党参）。

【功能主治】补脾胃，益气血，生津，止渴。用于脾胃虚弱，气血两亏，体倦无力，心悸，食少，口渴。

半边莲 细米草
Lobelia chinensis Lour.

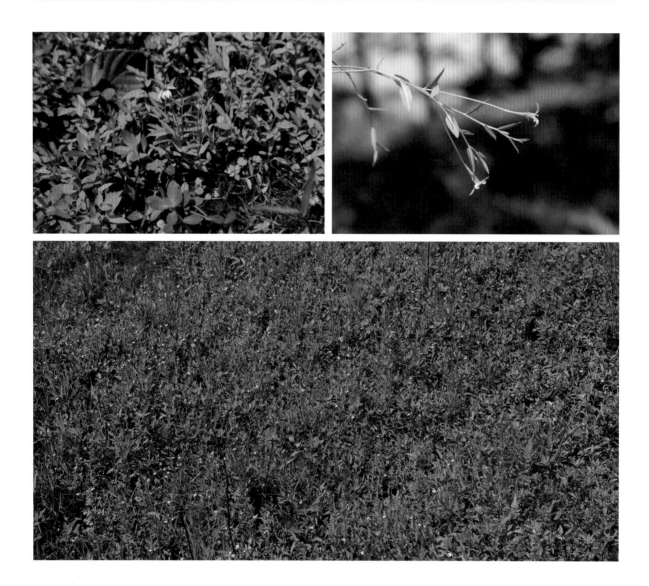

【形态特征】多年矮小生草本，高 5~15cm，有乳汁。茎匍匐，细弱，下部节上生根。叶互生，椭圆状披针形至条形，通常全缘。花常单生于枝上部叶腋；花冠向一侧 5 裂展开，中央3 裂片较浅，两侧裂片深裂至基部，粉白色或白色，喉部以下具白色长柔毛。蒴果倒圆锥形，顶端 2 瓣开裂。种子宽椭圆体形，压扁。花、果期 5~10 月。

【适宜生境】生于荒坡、田坎、沟边潮湿处。

【资源状况】分布于坝区、低山区。常见，可以大量开发利用。

【入药部位】全草。

【功能主治】清热凉血，消肿解毒，平喘，利尿。用于蛇咬伤，泄泻，痢疾，臌胀，水肿，黄疸，疔疮，肿毒，湿疹，癣疾，跌打损伤。

江南山梗菜 山梗菜
Lobelia davidii Franch.

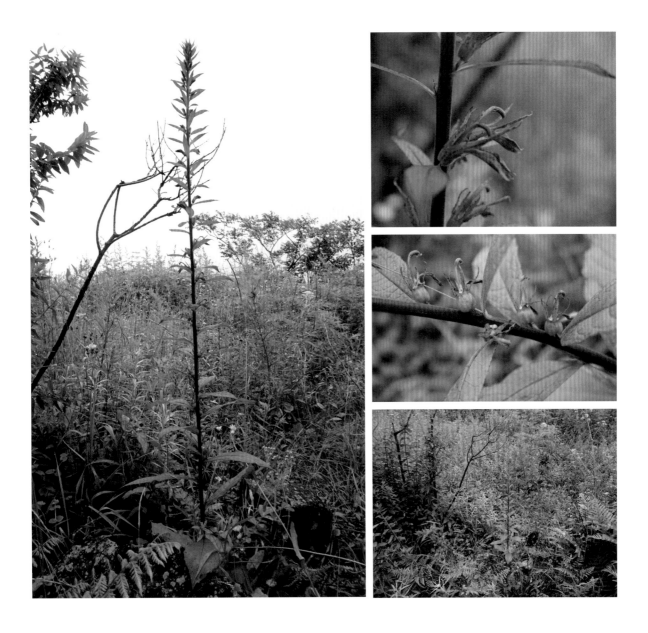

【形态特征】多年生草本，高达 180cm。叶互生，螺旋状排列，常具柄；叶柄具翅，长达 4cm；叶片卵状椭圆形至条状披针形。总状花序顶生，长 20~50cm；苞片卵状披针形至披针形，比花长；花冠近二唇形，紫红色。蒴果球形。花、果期 8~10 月。

【适宜生境】生于路旁或灌木林边。

【资源状况】分布于高山区。常见。

【入药部位】全草。

【功能主治】清热解毒，和胃散寒。用于肝硬化腹水，虚弱，胃痛，疮毒，蛇虫咬伤，黄疸水肿。

桔 梗 *Platycodon grandiflorus* (Jacq.) A. DC.

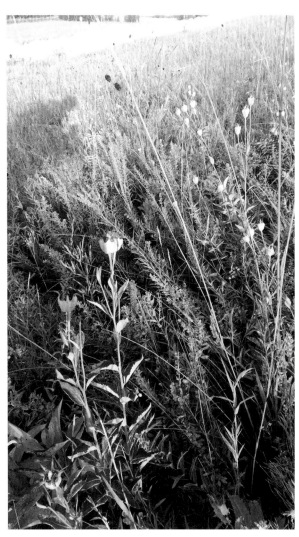
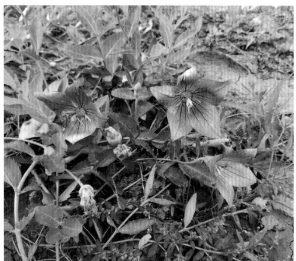
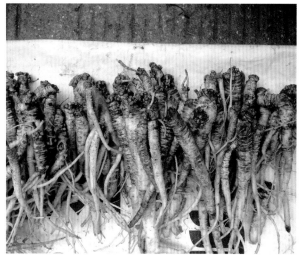

【形态特征】多年生草本，高达 1.2m，常无毛，有乳汁。根肥大，肉质，萝卜形，黄褐色。叶全部轮生、部分轮生至全部互生；叶上面无毛，绿色，卵形、椭圆形或披针形，下面常无毛而有白粉。花冠扩钟状，蓝色或紫色，稀白色或粉红色。蒴果球形、倒圆锥形或倒卵球形，顶部盖裂为 5 瓣。花期 7~9 月，果期 8~10 月。

【适宜生境】栽培。

【资源状况】分布于坝区、低山区。常见，可以大量开发利用。

【入药部位】根。

【功能主治】宣肺气，镇咳祛痰，排脓。用于感冒风寒，肺气郁塞胸中不畅，外感咳嗽，咽喉肿痛，肺痈吐脓，胸满胁痛。

铜锤玉带草　小铜锤、地茄子

Pratia nummularia (Lam.) A. Br. et Aschers.

【标本采集号】LEM120623006

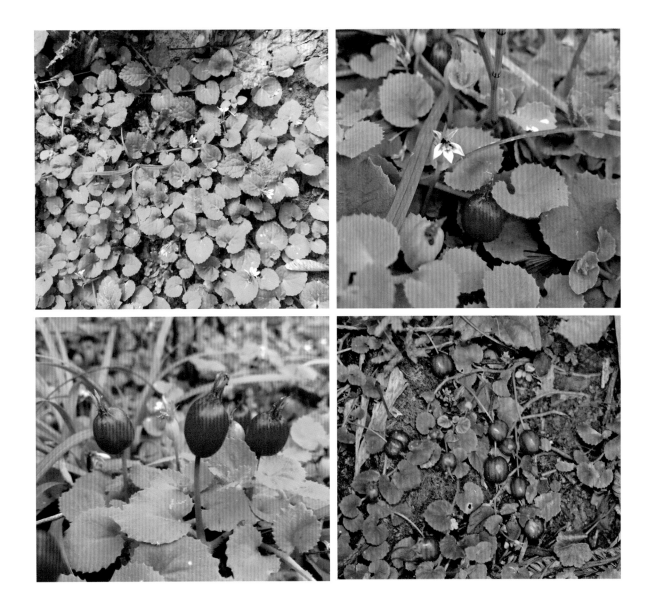

【形态特征】多年生草本，高 30~50cm。茎平卧，细长，有细柔毛，节上生不定根。叶互生，具柄；叶圆形、肾形或卵形。单花腋生；花冠紫红色、浅紫色、粉红色、绿色或浅黄色，冠檐二唇形；子房下位，柱头 2 裂。浆果紫红色，椭圆体形或球形。花、果期全年。

【适宜生境】生于荒坡或田地坎边。

【资源状况】分布于坝区、低山区。常见，可以开发利用。

【入药部位】全草。

【功能主治】祛风除湿，活血解毒。用于风湿疼痛，跌打损伤，月经不调，乳痈，目赤肿痛，无名肿毒。

蓝花参 *Wahlenbergia marginata* (Thunb.) A. DC.

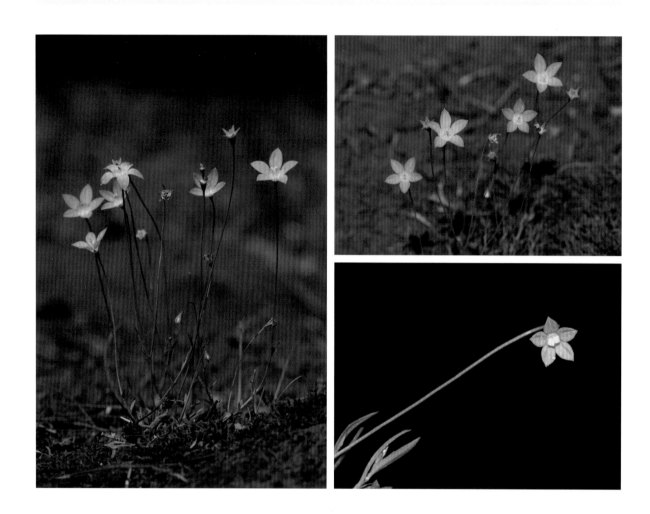

【形态特征】多年生草本，高 20~40cm，全株含白色乳汁。根为伸长的萝卜形，白色。茎直立或斜升，丛生。叶互生，多生于茎下部，匙形、倒披针形、椭圆形或条形。花具长柄；花冠蓝色，宽钟形。蒴果倒圆锥状或倒卵状圆锥形，3 室，上部有宿存萼。种子黄褐色或深褐色，光滑。花、果期 2~5 月。

【适宜生境】生于荒坡或草坪灌丛下。

【资源状况】分布于坝区、低山区。少见。

【入药部位】根或全草。

【功能主治】补虚弱，止盗汗，止咳。用于伤风咳嗽，肺燥咳嗽，盗汗，心悸，白浊，泻痢，外伤出血，咯血。

葫芦科

冬 瓜 _{冬瓜皮}

Benincasa hispida (Thunb.) Cogn.

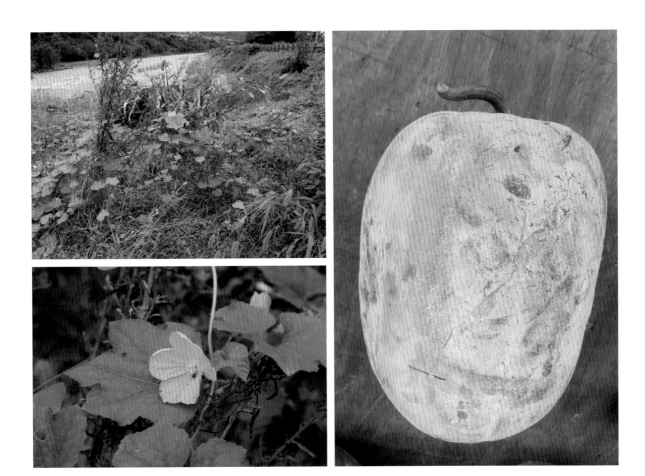

【**形态特征**】一年生匍匐或攀缘草本，全株被黄褐色硬毛及长柔毛，有棱沟。卷须 2~3 歧。单叶互生，肾状近圆形，具 5~7 浅裂，下面密具柔毛。花单生；雌雄同株；花冠黄色；子房卵球形或圆柱形，密具硬毛。果实大，外面被一层白色蜡质粉霜。种子多数，白色或浅黄色，压扁。花期 6~9 月，果期 7~11 月。

【**适宜生境**】栽培于温暖地区。

【**资源状况**】分布于坝区、低山区。常见，可以大量开发利用。

【**入药部位**】叶（冬瓜叶）、果皮（冬瓜皮）、果瓤（冬瓜瓤）、种子（冬瓜子）。

【**功能主治**】叶用于消渴，疟疾，蜂蜇，肿毒。果皮健脾除湿，利水消肿。用于肾炎水肿，腹泻，痈肿。果瓤清热，止渴，利水，消肿。用于烦渴，水肿，淋病，痈肿。种子清热化痰，消痈排脓，利水。用于肺热咳嗽，肺痈，肠痈，淋病，水肿，脚气病，痔疮。

西 瓜 寒瓜

Citrullus lanatus (Thunb.) Matsum. et Nakai

【形态特征】一年生蔓生草本，被柔毛。茎匍匐。卷须较粗壮，2歧。叶白绿色，三角状卵形，3深裂。花单生于叶腋；雌雄同株；花冠浅黄色。果实大型，球形或长圆形，光滑，瓤成熟红色。种子多数，颜色多变，卵形。花、果期夏季。

【适宜生境】栽培于海拔1200m以下的田地。

【资源状况】分布于坝区、低山区。常见，可以大量开发利用。

【入药部位】果皮（西瓜皮）、果瓤。

【功能主治】果皮清热解暑，利水通淋。用于暑热烦渴，小便短少，水肿，口舌糜烂，暑湿困脾，身倦苔腻。果瓤清热，解暑，除烦，解渴，利小便。用于暑热烦渴，热盛伤津，小便不利，喉痹，口疮。

黄 瓜 *Cucumis sativus* Linn.

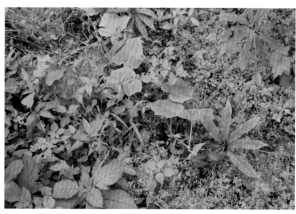

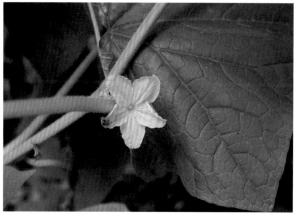

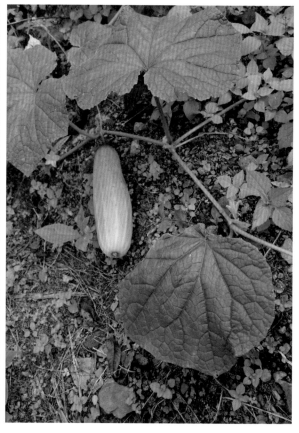

【形态特征】一年生蔓生或攀缘草本。茎有纵沟及棱，茎、枝被白色的糙硬毛。卷须软。叶片宽卵状心形。雌雄同株。雄花：常数朵在叶腋簇生；花萼筒狭钟状或近圆筒状，密被白色的长柔毛；花冠黄白色，花冠裂片长圆状披针形。雌花：单生或稀簇生；子房有小刺状突起。果实表面粗糙，有具刺尖的瘤状突起。种子小，狭卵形，白色。花、果期夏季。

【适宜生境】栽培。

【资源状况】分布于坝区、低山区、中山区。常见，可以大量开发利用。

【入药部位】果实（黄瓜）、茎、根、藤、叶。

【功能主治】果实除热，利水，清热解毒，止渴。用于肺热咳嗽，支气管炎，烦渴，咽喉肿痛，风火眼，烫火伤。茎用于腹泻，痢疾，黄水疮。根开窍通气。用于鼻塞不通。藤、叶清热解渴，利尿，止痛。用于腹痛，血崩，腹胀腰痛。

南　瓜　*Cucurbita moschata* (Duch. ex Lam.) Duch. ex Poiret

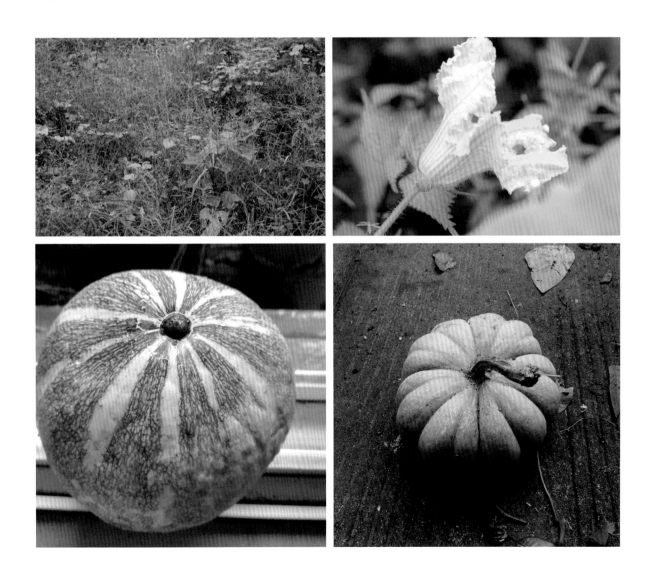

【形态特征】一年生蔓性草本。茎具棱，并有粗毛。叶阔卵形或卵圆形，五角形或 5 裂。雌雄同株；雄花花萼筒钟形，裂片条形，先端膨大成叶状；花冠钟形。果梗粗壮，具棱槽，先端强烈膨大；果实形状、大小和颜色多变。种子扁平，黄白色。花、果期 4~11 月。

【适宜生境】栽培。

【资源状况】分布于坝区、低山区。常见，可以大量开发利用。

【入药部位】种子（南瓜子）。

【功能主治】驱虫，清热，利尿。用于肺热咳嗽，虫积腹痛，绦虫病，蛔虫病。

绞股蓝 母猪藤、七叶胆
Gynostemma pentaphyllum (Thunb.) Makino

【标本采集号】511423140707934LY

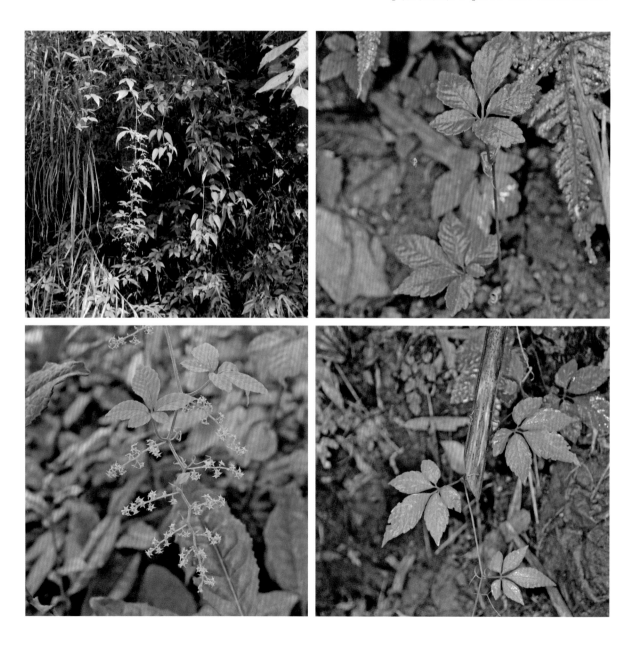

【形态特征】攀缘藤本，高 1~1.5m。茎细弱，分枝。叶为鸟足状 3~9 小叶，常具 5~7 小叶，膜质或纸质。花雌雄异株；雄花序较大，具钻状小苞片，花萼 5 裂，裂片三角形，花冠淡绿色或白色，5 深裂；雌花圆锥花序远较雄花短小，具短小的退化雄蕊 5 枚。果实肉质，不开裂，球形，成熟后黑色。种子卵状心形，有皱纹。花期 3~11 月，果期 4~12 月。

【适宜生境】生于灌木林中阴处。

【资源状况】分布于中山区。常见，可以开发利用。

【入药部位】根茎或全草。

【功能主治】清热解毒，止咳化痰。用于风湿疼痛，湿热黄疸，疮毒，痫证，气虚体弱，少气乏力，心悸失眠，咳嗽。

雪 胆 金龟莲
Hemsleya chinensis Cogn. ex Forbes et Hemsl.

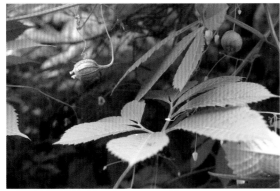
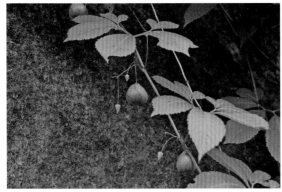
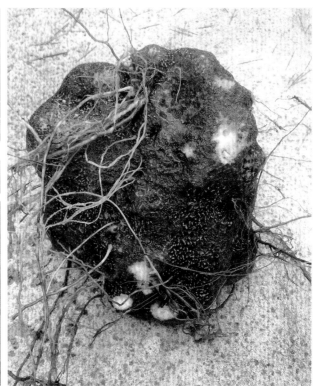

【形态特征】多年生攀缘草本。块根肥大。卷须常分 2 叉。鸟足状复叶具 5~9 小叶。花雌雄异株；雄花排成二歧聚伞花序或圆锥花序状，花序长 5~12cm，花萼裂片卵形，反折，花冠橙红色，直径 1.2~1.5cm，裂片长圆形，长 1~1.3cm；雌花序长 2~4cm，雌花直径 1.5cm。果实长圆状椭圆形，单生，长 3~5（~7）cm，具有 9~10 条纵棱。种子褐色，近圆形。花期 7~9 月，果期 9~11 月。

【适宜生境】生于海拔 1750~2400m 的灌木林中阴湿处。

【资源状况】分布于中山区。常见，可以适度开发利用。

【入药部位】块根。

【功能主治】清热解毒，止痛，消肿利喉。用于胃痛，溃疡，细菌性痢疾，胃肠炎，牙痛，咽喉肿痛，上呼吸道感染，支气管炎。

椭圆果雪胆 雪胆、金龟莲
Hemsleya ellipsoidea L. T. Shen et W. J. Chang

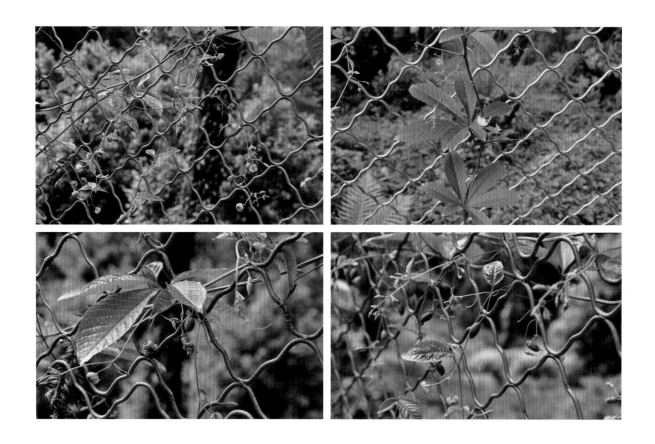

【形态特征】多年生攀缘草本。根块茎状膨大，断面黄色，稍苦。鸟足状复叶具 3~5 小叶。花雌雄异株；雄花花冠浅黄绿色，灯笼形，裂片先端反折；雌花花冠较大，直径 1.2~1.5cm，子房卵球形，花柱 3，柱头 2 裂。果实椭圆形，顶端平截，具 10 条纵棱；果皮革质。种子周生木栓质翅，边缘密生小瘤状突起，中间部分疏布小瘤突。花期 7~9 月，果期 9~11 月。

【适宜生境】生于海拔 1500~2000m 的林缘灌丛中。

【资源状况】分布于中山区。罕见。

【入药部位】块茎。

【功能主治】清热解毒，消肿。用于胃痛，溃疡，细菌性痢疾，胃肠炎，牙痛。

峨眉雪胆
雪胆、金龟莲、峨嵋雪胆
Hemsleya omeiensis L. T. Shen et W. J. Chang

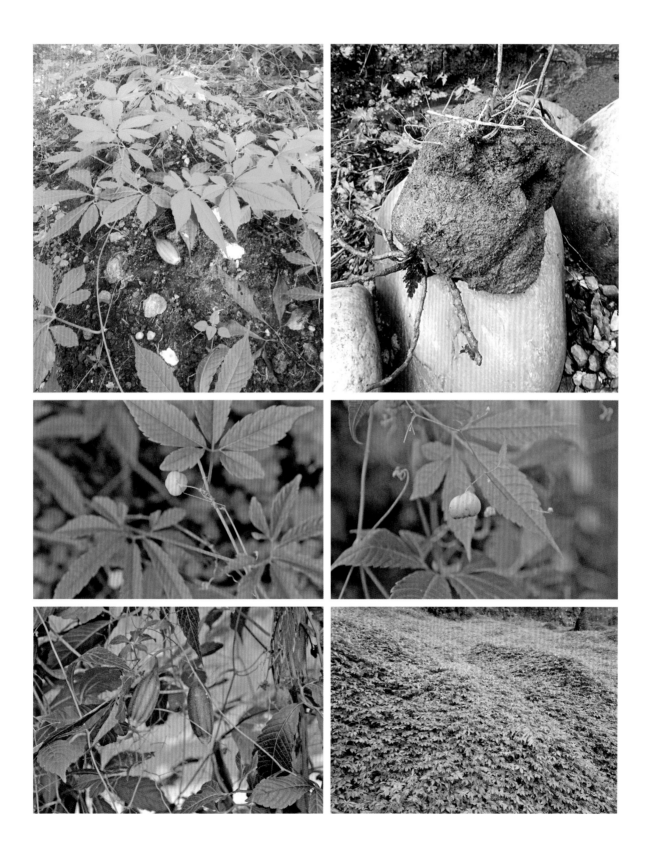

【形态特征】多年生攀缘草本。鸟足状复叶具 7~9 小叶。花雌雄异株；聚伞总状花序，长 3~8cm；雄花花冠扁球形，黄绿色，雄蕊 5；雌花子房近球形，直径 3~6mm，花柱 3，柱头 2 裂。果实近球形，顶端平截。花期 7~9 月，果期 9~11 月。

【适宜生境】生于海拔 1800~2000m 的灌丛阴湿处。

【资源状况】分布于中山区。少见，应加以保护，加强野生抚育与人工栽培。

【入药部位】块茎。

【功能主治】清热解毒，消肿。用于小儿咽喉肿痛，胃火牙痛。

葫 芦 *Lagenaria siceraria* (Molina) Standl.

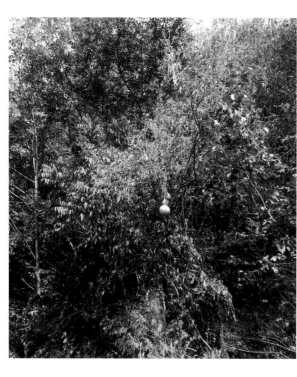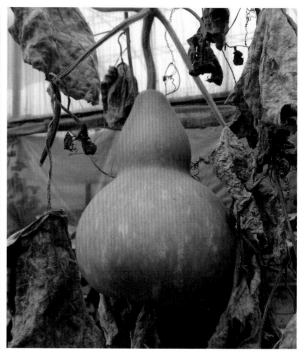

【形态特征】一年生攀缘草本。茎、枝具沟纹，被黏质长柔毛。叶柄纤细，顶端具 2 枚腺体。叶卵状心形或肾状卵形，不裂或 3~5 浅裂。雌雄同株；花单生；花冠黄色。果实多为葫芦形，尺寸与形状多变，成熟后木质。种子白色，倒卵形或三角形，顶端截形或 2 齿裂。花期夏季，果期秋季。

【适宜生境】栽培。

【资源状况】分布于坝区、低山区。常见。

【入药部位】果实。

【功能主治】利水通淋，解热除烦。用于咽喉肿痛，水肿，腹胀，黄疸，淋病，肝硬化腹水，慢性肾炎。

评　述　用葫芦保存药物，可以延长药物的保质期。

丝 瓜 _{烧瓜}
Luffa cylindrica (Linn.) Roem.

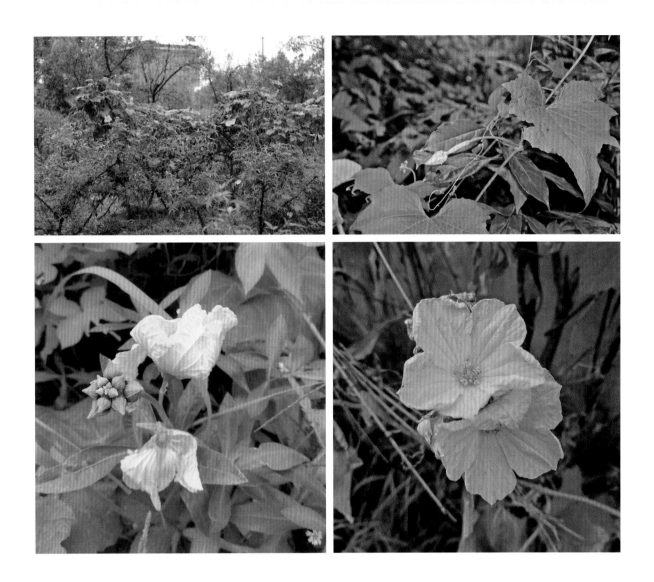

【形态特征】一年生攀缘草本。茎具棱，光滑或棱上具柔毛。卷须极强壮，常 2~4 分叉。叶三角形
　　　　　或近圆形，常掌状 5~7 裂。雌雄同株；花冠黄色，直径 5~9cm；雄花有花 15~20 朵，
　　　　　总状花序；雌花单生。果实圆柱形，长 20~60cm，光滑，成熟后内部强烈纤维状。种
　　　　　子黑色。花、果期夏、秋二季。

【适宜生境】栽培。

【资源状况】分布于坝区、低山区。常见，可以大量开发利用。

【入药部位】果实维管束（丝瓜络）。

【功能主治】祛风通络，活血，下乳。用于气血瘀滞的胸胁疼痛，睾丸肿痛，乳汁不通，风湿关节
　　　　　痛，月经不调，痔漏，水肿，乳痈初起。

苦 瓜 癞瓜、凉瓜

Momordica charantia Linn.

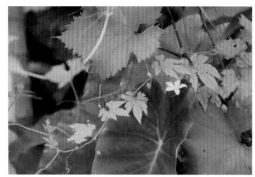
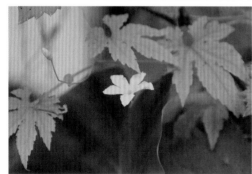
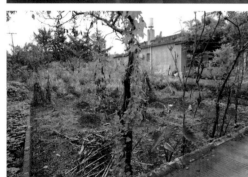
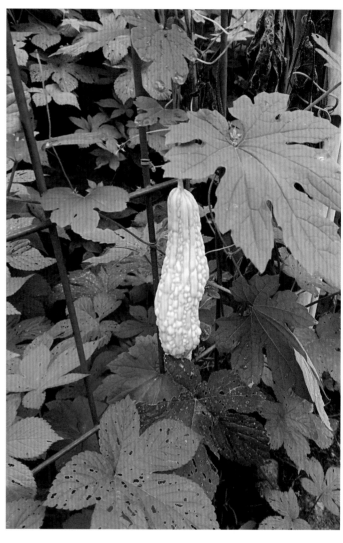

【形态特征】一年生纤细攀缘草本。卷须不分枝。叶卵状肾形或近圆形，膜质，5~7深裂。雌雄同株；雄花单生于叶腋；花黄色；雌花单生。果实成熟后橘黄色，纺锤形或圆柱形，外面多瘤皱，自顶端3瓣裂。种子包于红色肉质假种皮内，表面有细雕纹。花、果期5~10月。

【适宜生境】栽培。

【资源状况】分布于坝区、低山区。常见，可以大量开发利用。

【入药部位】果实、种子、藤、叶。

【功能主治】果实清热解毒，健胃，止痛。用于热病烦渴，中暑，暑热挟湿，牙痛，疔疮红肿，痢疾，赤眼疼痛，痈肿丹毒。种子益气壮阳，解食物中毒。藤、叶清热解毒。用于痢疾疮毒，肺热咳嗽，咽喉肿痛，目赤肿痛，痢疾腹痛。

木鳖子

木别

Momordica cochinchinensis (Lour.) Spreng.

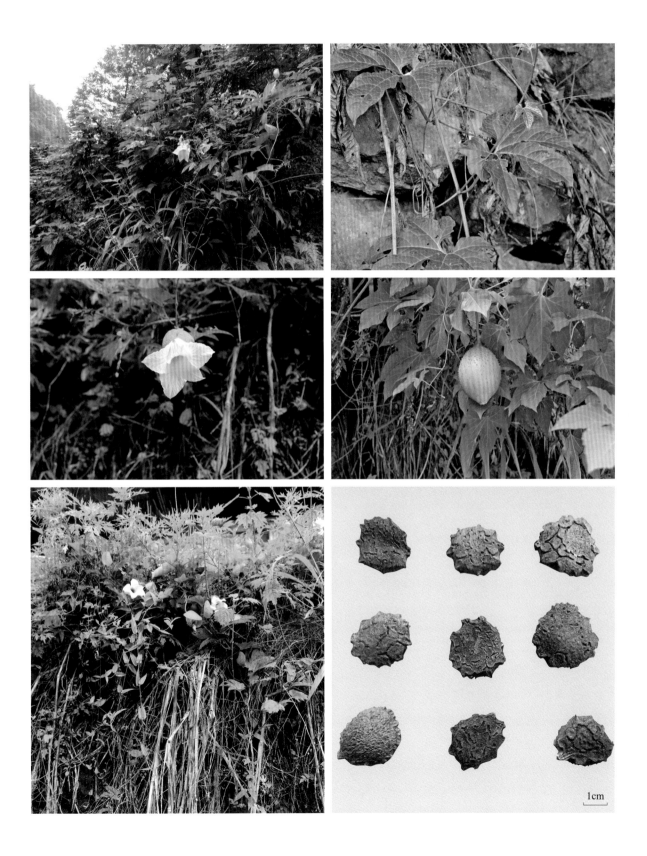

【形态特征】粗壮大藤本。块根膨大。茎有纵棱。卷须粗壮，不分歧。叶柄在基部或中部具 2~4 个腺体；叶心形或卵状圆形，3~5 中裂至深裂或不裂。雌雄异株；苞片兜状，圆肾形；雄花单生于叶腋或 3~4 朵着生于极短总状花序轴，花冠黄色，基部具黄色腺点；雌花单生。果实卵球形，肉质，密生长 3~4mm 的具刺尖突起，先端具喙，成熟后红色。花期 6~8 月，果期 8~10 月。

【适宜生境】栽培于海拔 1000m 以下的地区。

【资源状况】分布于坝区、低山区。少见，可以开发利用。

【入药部位】种子。

【功能主治】有毒。散结消肿，攻毒疗疮。用于疮疡肿毒，乳痈，瘰疬，痔漏，干癣，秃疮。

湖北裂瓜 *Schizopepon dioicus* Cogn. ex Oliv.

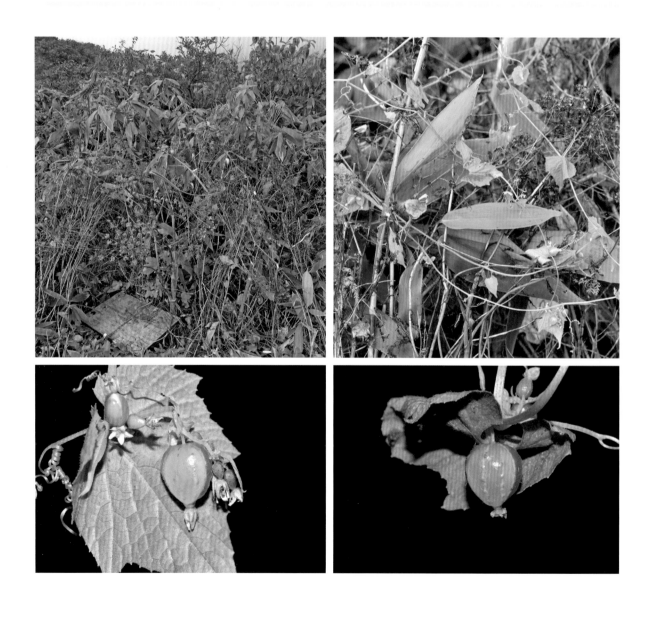

【形态特征】一年生攀缘草本。茎、枝细弱。卷须纤细。叶片宽卵状心形或阔卵形。雌雄异株；雄花生于总状花序上，花冠辐状，白色，裂片披针形或长圆状披针形，雄蕊花丝合生，长 0.8mm，花药离生或反基部合生，长 0.5mm，药隔不伸出；雌花在叶腋内单生或少数花聚生在短缩的总梗上端，子房卵形。果实通常具 2 粒种子。种子卵形，淡褐色，具不规则齿，先端稍缢缩，顶端平截。花、果期 6~10 月。

【适宜生境】生于荒坡灌丛中。

【资源状况】分布于低山区。常见。

【入药部位】果实、根茎。

【功能主治】清热解毒，祛风除湿。用于肺热咳嗽，风湿痹痛。

佛手瓜 *Sechium edule* (Jacq.) Swartz

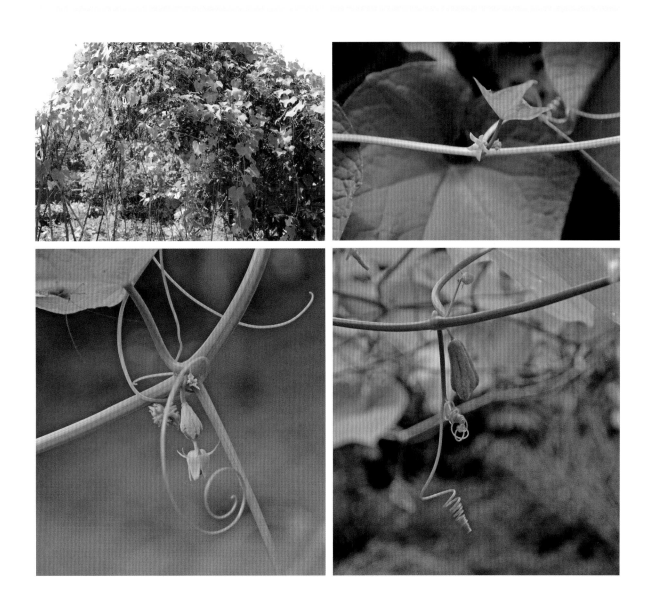

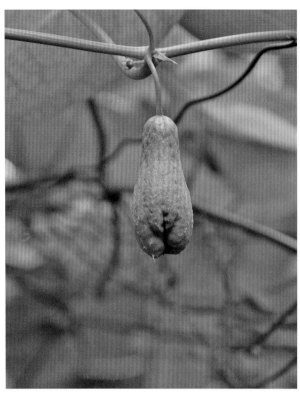 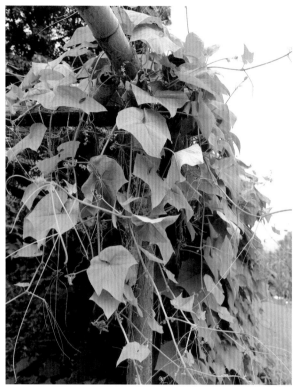

【形态特征】多年生草质藤本，具块根。叶近圆形，膜质。雌雄同株。雄花 10~30 朵排成总状花序；花冠辐射状；雄蕊 3，花丝合生。雌花单生。果实淡绿色，倒卵形，有疏短硬毛，长 8~12cm，直径 6~8cm，上部有 5 条纵沟，具 1 枚种子。花期 7~9 月，果期 8~10 月。

【适宜生境】栽培。

【资源状况】分布于坝区、低山区。常见，可以开发利用。

【入药部位】叶、果实。

【功能主治】叶用于疮疡肿毒。果实健脾消食，行气止痛。用于胃脘痛，消化不良。

鄂赤瓟 王瓜根、光赤瓟
Thladiantha oliveri Cogn. ex Mottet

【形态特征】攀缘草本。茎、枝细，几无毛，有纵向棱沟。叶阔卵状心形，膜质。花雌雄异株。雄花多数；花冠黄色；雄蕊 5。雌花通常单生或双生，稀 3~4；退化雄蕊条形。果实卵形，无毛，顶端有喙状小尖头。种子卵形，两面密生不等大的颗粒状突起。花、果期 5~10 月。

【适宜生境】生于海拔 600~2400m 的林下、灌丛。

【资源状况】分布于低山区、中山区。常见。

【入药部位】果实。

【功能主治】泻火，解毒，止咳，化痰。用于咳嗽。

栝 楼
瓜蒌、天花粉

Trichosanthes kirilowii Maxim.

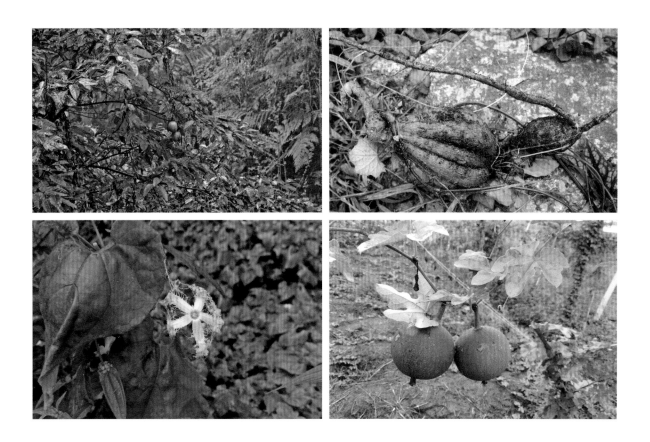

【形态特征】多年生攀缘藤本，长达 10m。块根肥厚，圆柱形，肉质，富含淀粉。叶近圆形，纸质，常 3~5（~7）浅裂至中裂。雄总状花序单生或与单花并存，长 1~20cm，被柔毛，在腋处成对生，顶端具 5~8 花；雌花单生；花冠裂片倒三角形，先端细裂，呈流苏状。果实黄褐色或橘黄色，长圆形或球形。种子多数，卵状椭圆形，扁，棱线近边缘。花期 5~8 月，果期 8~10 月。

【适宜生境】生于海拔 1900m 以下的杂木林中、灌丛、阴湿处，有栽培。

【资源状况】分布于坝区、低山区、中山区。常见，可以开发利用。

【入药部位】果实（瓜蒌）、种子（瓜蒌子）、根（天花粉）。

【功能主治】果实润肺，清热化痰，宽胸利气，散结，滑肠。用于痰热咳嗽，咳吐黄痰，胸痹，胁痛，结胸，肺痿咯血，消渴，黄疸，便秘，痈肿初起，乳腺炎。种子润肺，化痰，滑肠。用于痰热咳嗽，燥结便秘，痈肿，乳少。根清心润肺，生津止渴，降火，润燥，排脓消肿，散结。用于膈上热痰，热病口渴，消渴，口舌生疮，黄疸，肺燥咯血，痈肿疮毒，痔漏。

评　述　川产道地药材，主产于广安市、南充市、德阳市、简阳市、绵阳市、乐山市、雅安市。

马胶儿 玉纽子
Zehneria indica (Lour.) Keraudren

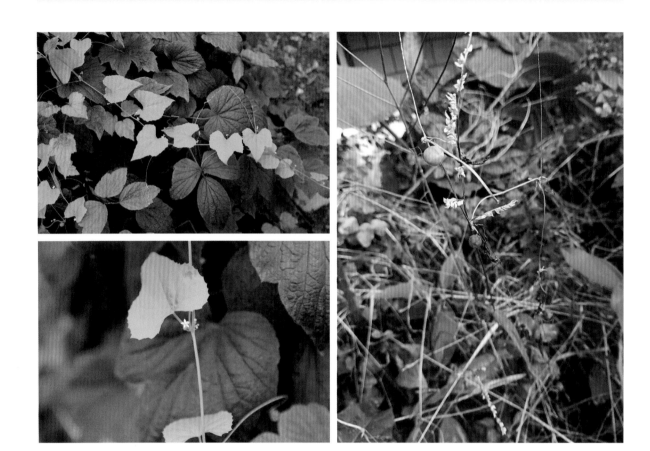

【形态特征】攀缘或平卧草本。块根薯状。茎枝纤细，有棱沟，无毛。卷须单一。叶多形，三角状卵形、卵状心形或戟形，膜质。雌雄同株；雄花单生或 2~3 排成总状花序；雌花与雄花在同一叶腋内单生或稀双生，花梗丝状，花冠淡黄色。果实橙色或红色，长圆形或渐狭卵球形，长 1~1.5cm，宽 0.5~0.8（~1）cm。种子灰白色，卵形，基部稍变狭。花期 4~7 月，果期 7~10 月。

【适宜生境】生于沟边或荒坡灌丛中。

【资源状况】分布于坝区、低山区。常见，可以开发利用。

【入药部位】根、叶。

【功能主治】利水消肿，解毒。用于肺热咳嗽，痈疮疖肿，皮肤湿疹，咽喉肿痛，目赤肿痛，痢疾腹痛。

菊 科

云南蓍 飞天蜈蚣
Achillea wilsoniana Heimerl ex Hand.-Mazz.

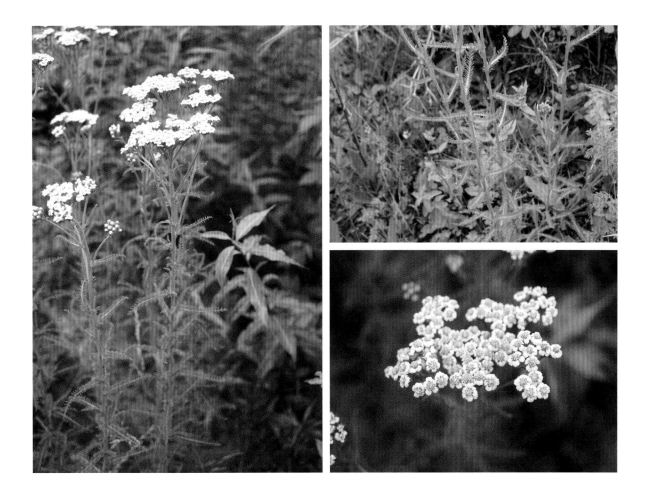

【形态特征】多年生草本，高 35~100cm。根状茎短。中部叶矩圆形，二回羽状全裂，裂片对生，条形，彼此重叠。头状花序多数，集成复伞房花序；总苞宽钟形或半球形；舌状花 6~8（~16）朵，舌片白色，先端深或浅 3 齿裂；无冠毛。瘦果矩圆状楔形，顶端平截。花、果期 7~9 月。

【适宜生境】生于路旁或荒坡草丛中。

【资源状况】分布于低山区。常见。

【入药部位】地上部分。

【功能主治】祛风除湿，散瘀止崩，解毒消肿。用于风湿疼痛，胃痛，跌打瘀肿，痈肿疮毒。

和尚菜 腺梗菜
Adenocaulon himalaicum Edgew.

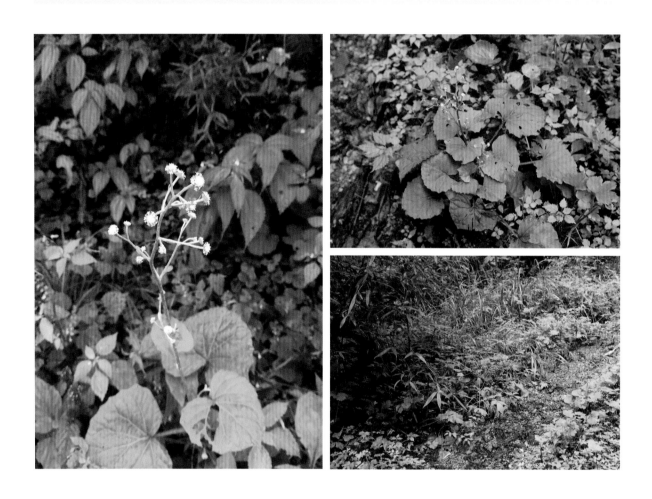

【形态特征】多年生草本，高 60~100cm。根状茎横走，匍匐生根。茎被蛛丝毛，上部具短柄腺点。头状花序排成狭或宽大的圆锥花序；总苞片 5~7，果期向外反曲；雌花白色，檐部长于管部，裂片卵状长椭圆形；两性花淡白色，檐部长为管部的 1/2。瘦果棍状倒卵形，具短柄腺毛，无冠毛。花、果期 6~11 月。

【适宜生境】生于路旁灌木林边。

【资源状况】分布于中山区。常见，可以开发利用。

【入药部位】根和根茎（水葫芦根）。

【功能主治】止咳平喘，利湿通淋。用于老人咳嗽浮肿，胃痛，吐酸嘈杂，白带异常，跌打损伤。

下田菊 重皮冲
Adenostemma lavenia (L.) O. Kuntze

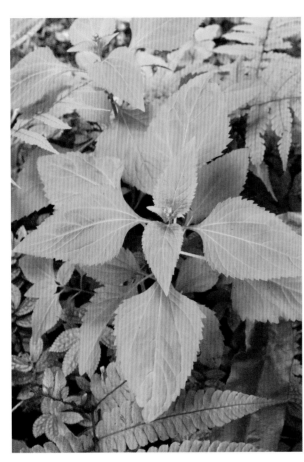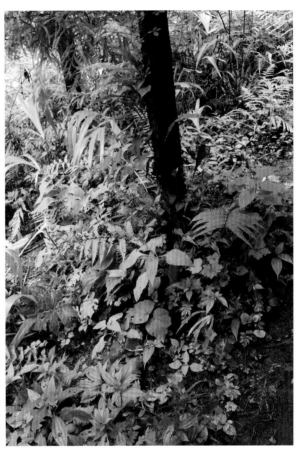

【形态特征】一年生草本，高 30~100cm。茎紫红色，有细毛。叶对生，卵形至长椭圆状披针形，边缘有圆锯齿，具 3 出脉。头状花序小，顶生，少数，排成伞房圆锥状花序；总苞半球形；花冠白色；花药顶端截形，基部钝。瘦果倒披针形，具腺点或瘤；冠毛 4，棒状。花、果期 8~10 月。

【适宜生境】生于海拔 400~2000m 的路旁荒坡。

【资源状况】分布于坝区、低山区、中山区。常见，可以开发利用。

【入药部位】全草。

【功能主治】清热解毒，利湿。用于脚气病。

藿香蓟 胜红蓟
Ageratum conyzoides L.

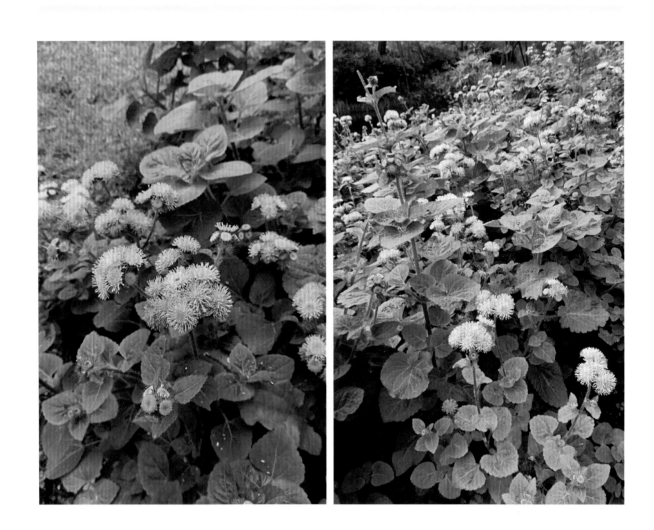

【形态特征】一年生草本。茎被白色多节柔毛或长绒毛。叶对生，具柄，卵形、椭圆形或长圆形，边缘圆锯齿，基出脉 3 条。头状花序多数组成紧密的伞房状花序；总苞钟状或半球形；花冠淡紫色。瘦果黑褐色；冠毛存在，冠毛膜片 5 或具芒，基部常具细齿。花、果期全年。

【适宜生境】生于荒坡或耕地内。

【资源状况】分布于坝区、低山区。常见，可以开发利用。

【入药部位】全草（胜红蓟）。

【功能主治】清热解毒，消肿止血。用于感冒发热，咽喉肿痛，痈疽疮疡。

杏香兔儿风 白走马胎

Ainsliaea fragrans Champ.

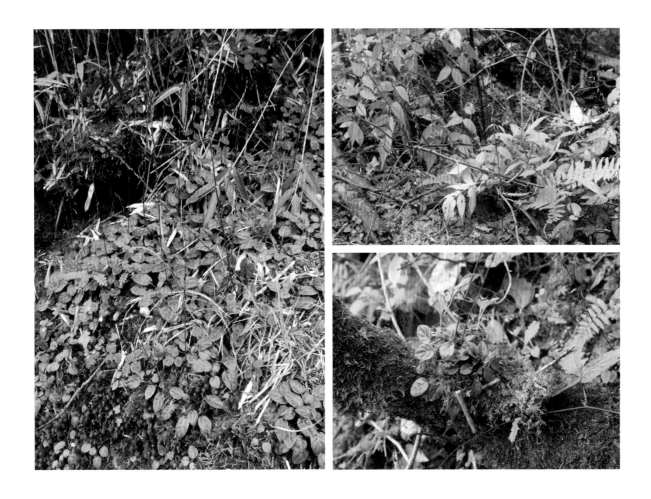

【形态特征】多年生草本。根颈被褐色绒毛，具簇生细长须根。茎直立，单一，花葶状，高25~60cm，被褐色长柔毛。叶柄无翅；叶厚纸质，基部心形，全缘或疏被胼胝体状小齿。头状花序具小花3朵；苞片约5层；花全部两性，白色，开放时具杏仁香气，花冠管纤细，长约6mm，冠檐显著扩大，于管口上方5深裂，裂片线形。瘦果圆柱形或近纺锤形，具纵棱。花期11~12月。

【适宜生境】生于灌木林下阴处。

【资源状况】分布于低山区。常见。

【入药部位】全草（金边兔耳）。

【功能主治】清热补虚，凉血止血，利湿解毒。用于虚劳骨蒸，肺痨咯血，崩漏，湿热黄疸，水肿，痈疽肿毒，瘰疬，跌打损伤。

光叶兔儿风 *心肺草*
Ainsliaea glabra Hemsl.

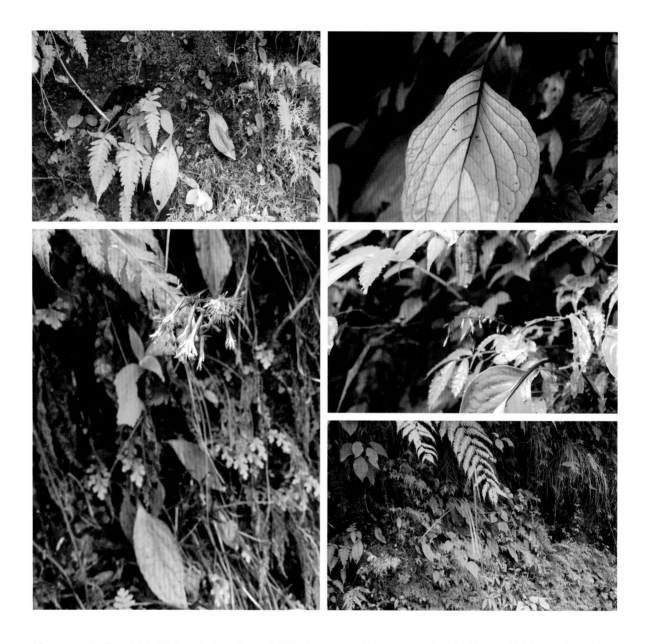

【形态特征】多年生草本，直立，茎、叶背脉和叶柄呈紫红色。叶卵状披针形、披针形、长圆状披针形或椭圆形。头状花序排成圆锥花序，3 花；总苞圆筒状，约 5 层；舌状花白色。冠毛白色、污白色或浅红色。花期 7~9 月。

【适宜生境】生于海拔 800~1700m 的沟边或灌木林下阴湿处。

【资源状况】分布于中山区。常见，可以适度开发利用。

【入药部位】全草。

【功能主治】清肺散积，利尿解毒。用于肺热咳嗽，咽喉肿痛，痈肿疮毒，风湿。

珠光香青　*白头翁*
Anaphalis margaritacea (L.) Benth. et Hook. f.

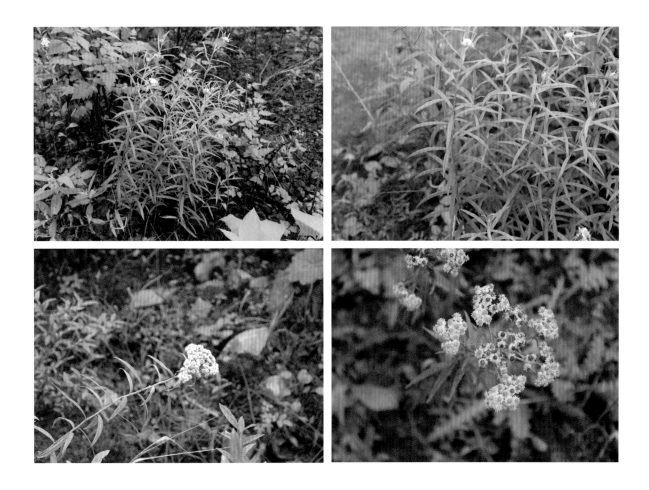

【形态特征】多年生草本，高 30~70cm，全体密被白色绵毛。根状茎有具褐色鳞片的短匍枝。叶稍革质，下面密被淡灰色至棕红色绵毛，上面被蛛丝毛。头状花序多，排成复伞房花序；总苞半球形，直径 8~13mm；总苞片 5~7 层。冠毛白色，羽毛状。花、果期 7~11 月。

【适宜生境】生于灌木林下或沟边。

【资源状况】分布于中山区。常见，可以开发利用。

【入药部位】全草或根。

【功能主治】消肿解毒。用于腹泻痢疾。

尼泊尔香青 火草
Anaphalis nepalensis (Spreng.) Hand.-Mazz.

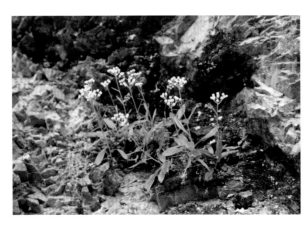
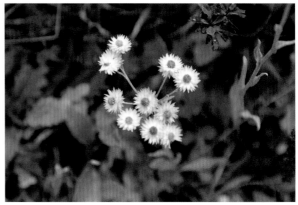

【形态特征】多年生草本，高 10~30cm，全株被白色密绵毛。匍匐枝长 20~40cm。叶丛莲座状；叶片匙形、倒披针形或长圆状披针形，基部稍抱茎，不下延。头状花序 1 或少数；总苞多少球状，直径 15~20mm；总苞片 8~9 层，深褐色至白色。瘦果圆柱形；冠毛白色。花期 6~9 月，果期 8~10 月。

【适宜生境】生于耕地坎或荒坡。

【资源状况】分布于低山区。常见，可以开发利用。

【入药部位】全草（打火草）。

【功能主治】清热平肝，止咳定喘。用于感冒咳嗽，急、慢性支气管炎，支气管哮喘，高血压。

牛　蒡 大力子
Arctium lappa L.

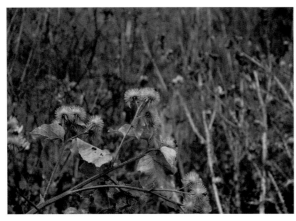
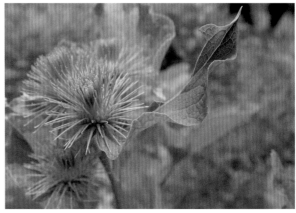

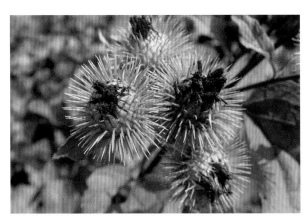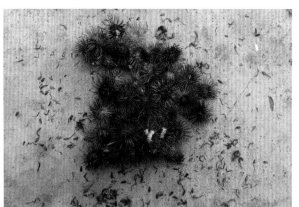

【形态特征】二年生粗壮草本，高 1~2m。肉质直根粗大，长 30~60cm。叶宽卵形，长达 30cm，边缘波状，基部心形，具长叶柄。总苞卵球形，绿色，无毛；总苞片多层，三角形至条形，顶端具倒钩刺；花冠紫红色。瘦果倒长卵形，略呈三棱状；冠毛浅褐色。花、果期 6~9 月。

【适宜生境】生于山坡、田地、路边，亦见栽培。

【资源状况】分布于峨眉山各地。常见，可以大量开发利用。

【入药部位】果实（牛蒡子）。

【功能主治】疏风散热，宣肺透疹，解毒利咽。用于风热表证，咳嗽，咽喉肿痛，斑疹不透，风疹作痒，痈肿疮毒，扁桃体炎。

 艾　陈艾

Artemisia argyi Lévl. et Van.

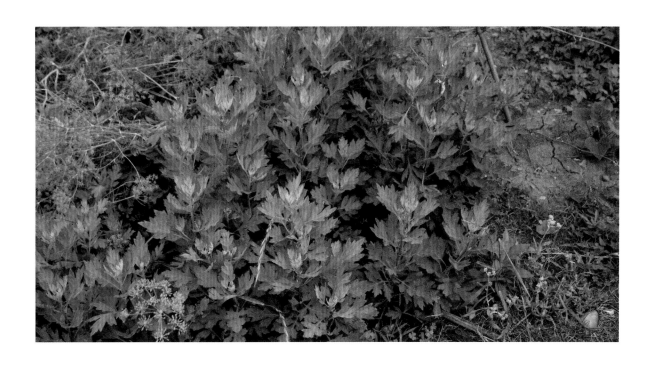

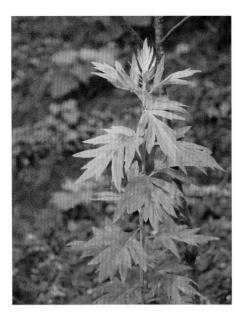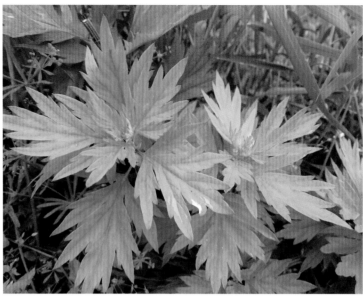

【形态特征】多年生草本或亚灌木，具浓烈香气和灰色蛛丝状柔毛，高 45~120cm。茎中部以上有
分枝。中部叶卵形、三角状卵形或近菱形，一（至二）回羽状深裂或全裂；上部叶和
苞片叶羽状半裂或全缘。头状花序作狭圆锥花序状排列，椭圆形；总苞被白色绵毛；
雌花 6~10 朵；两性花 8~12 朵。瘦果卵球状长圆形或长圆形，无毛。花、果期 7~10 月。

【适宜生境】生于海拔 2800m 以下的荒坡、路旁。

【资源状况】分布于峨眉山各地。常见，可以大量开发利用。

【入药部位】叶（艾叶）。

【功能主治】燥湿除寒，温经止血。用于心腹冷痛，泄泻转筋，久痢，吐衄，下血，月经不调，宫
寒不孕，崩漏，带下病，胎动不安，痈疡，疥癣，风湿麻木。

评　述　叶为灸条原料。

青 蒿 ^{苦蒿}

Artemisia carvifolia Buch.-Ham. ex Roxb.

【形态特征】一年生草本，具香气。茎单生，具纵条纹，无毛，多分枝。叶绿色，无毛，栉齿状
羽状分裂，基部具假托叶。头状花序半球形，直径 3.5~4.5mm；总苞片无毛；花全
为管状花，花冠淡黄色。瘦果长圆形至椭圆形。花、果期 6~9 月。

【适宜生境】生于荒坡、路旁、田地、荒地。

【资源状况】分布于峨眉山各地。常见，可以大量开发利用。

【入药部位】地上部分。

【功能主治】清虚热，除骨蒸，解暑热，截疟，退黄。用于温邪伤阴，夜热早凉，阴虚发热，骨蒸
劳热，暑邪发热，疟疾寒热，湿热黄疸。

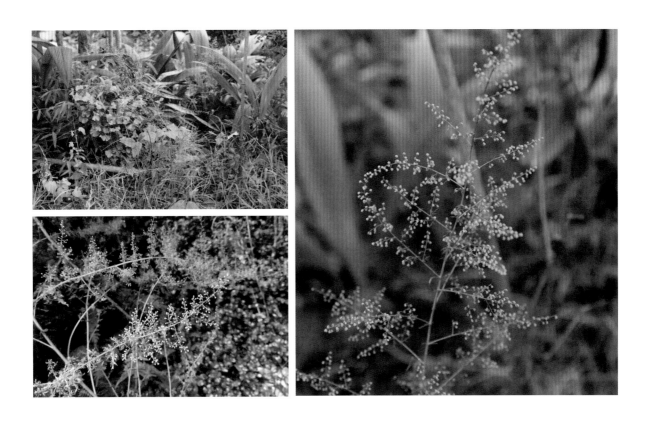

牛尾蒿 *Artemisia dubia* Wall. ex Bess.

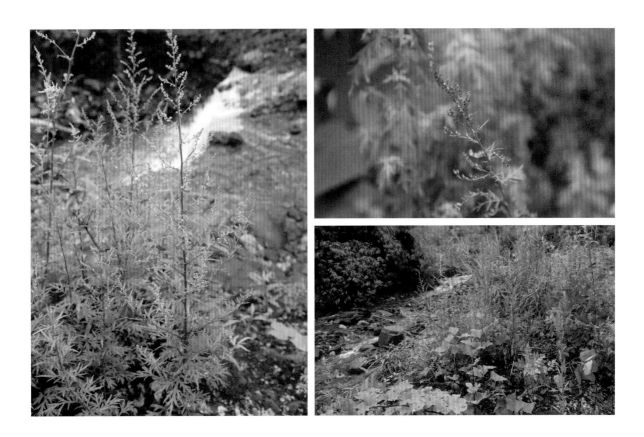

【形态特征】多年生草本，高达 1m。下部叶卵形或长圆形，羽状 5 深裂；中部叶卵形，花期凋谢；上部叶与苞片叶指状 3 深裂或不分裂，裂片或不分裂的苞片叶椭圆状披针形或披针形。头状花序宽卵圆形或球形，直径 1.5~2mm，基部有小苞片，排成穗状总状花序及复总状花序，在茎上组成开展、具多分枝圆锥花序；总苞片无毛；雌花 6~8 朵；两性花 2~10 朵。瘦果倒卵形，无毛。花、果期 8~10 月。

【适宜生境】生于路旁或荒坡。

【资源状况】分布于低山区。常见，可以开发利用。

【入药部位】地上部分（茶绒）。

【功能主治】止咳化痰，平喘，清热，止血。用于咳嗽。

南牡蒿 齐头蒿、木樨草牡蒿
Artemisia eriopoda Bge.

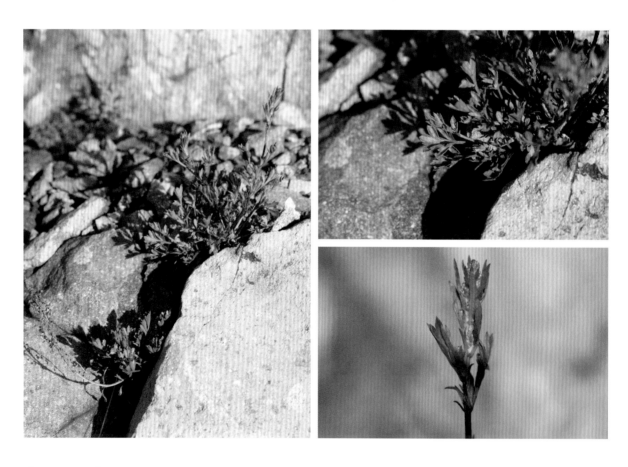

【形态特征】多年生草本，高 30~90cm。基生叶与茎下部叶近圆形、宽卵形或倒卵形，先端有缺刻或不整齐牙齿；茎生叶近圆形、宽卵形或倒卵形，一或二回羽状深裂或全裂。头状花序多数作宽的多分枝的圆锥花序排列，宽卵形或近球形；雌花 4~8 朵；两性花 6~10 朵。瘦果长圆形，无毛。花、果期 6~11 月。

【适宜生境】生于山坡、路旁。

【资源状况】分布于低山区。常见。

【入药部位】全草及根。

【功能主治】祛风除湿，解毒。用于风湿关节痛，头痛，浮肿，毒蛇咬伤。

牡　蒿　<small>齐头蒿</small>
Artemisia japonica Thunb.

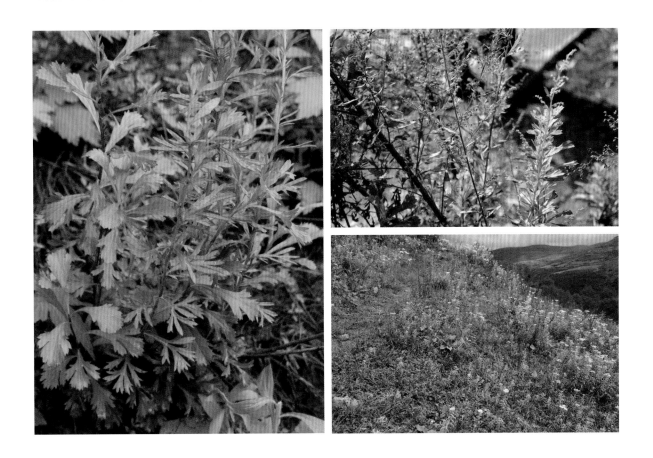

【形态特征】多年生草本，具强烈芳香，高达 1.5m。叶二型；基生叶与茎下部叶倒卵形或宽匙形，如莲座状；茎上部叶簇生于顶端；中部叶匙形，羽状裂；上部叶上端具 3 浅裂或不裂；苞片叶长椭圆形、椭圆形、披针形或线状披针形。狭圆锥状复合花序；小头状花序多数，下垂；总苞卵形或近球形；小花 12~15（~20）朵，黄色。瘦果深褐色，倒卵球形。花、果期 7~11 月。

【适宜生境】生于荒坡、地坎边。

【资源状况】分布于坝区、低山区。常见，可以大量开发利用。

【入药部位】全草。

【功能主治】清热解毒，退热。用于五劳七伤。民间用于治疗癌症。

蒌 蒿 鸡脚蒿、红陈艾

Artemisia selengensis Turcz. ex Bess.

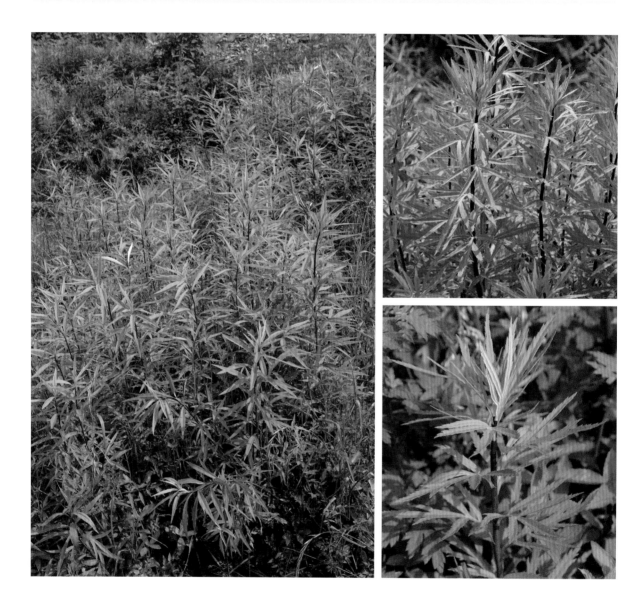

【形态特征】多年生草本，气味清香，高 60~150cm。茎紫色。叶薄纸质，背面密被平贴灰白色蛛丝状绵毛，掌状或指状分裂，小裂片条形或披针形，边缘具锯齿；下部叶花期枯萎。头状花序长圆形或宽卵形，排成密穗状花序；总苞片黄褐色；花冠黄色；边缘雌花 8~12 朵；盘心两性花 10~15 朵。瘦果卵形，无冠毛。花、果期 7~10 月。

【适宜生境】生于路旁或荒坡。

【资源状况】分布于坝区、低山区。常见，可以开发利用。

【入药部位】全草。

【功能主治】祛风除湿，理气散寒。用于产后瘀滞小腹胀痛，癥瘕，跌打损伤，瘀血肿痛。

三脉紫菀

三褶脉紫菀、红管药

Aster ageratoides Turcz.

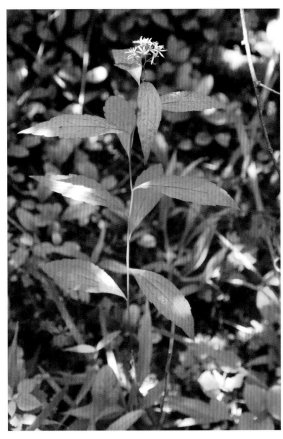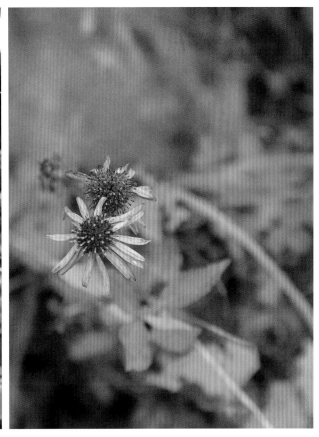

【形态特征】多年生草本，高 50~100cm。地下茎横生，有须根，黄白色；茎直立，被毛。叶卵形、椭圆形或披针形，基部狭楔形，边缘有 3~7 对锯齿，具离基三出脉。头状花序多数，直径 1.5~2cm；总苞片线状长圆形；舌状花紫色、浅红色或白色；冠毛浅红褐色或污白色。瘦果倒卵状长圆形，灰褐色。花、果期 7~12 月。

【适宜生境】生于路旁或灌木丛中。

【资源状况】分布于低山区。常见，可以开发利用。

【入药部位】全草（山白菊）。

【功能主治】清热解毒，祛痰镇咳，凉血止血。用于感冒发热，扁桃体炎，支气管炎，肝炎，痢疾，热淋，血热吐衄，痈肿疔毒，蛇虫咬伤。

小舌紫菀 黄胆草
Aster albescens (DC.) Hand.-Mazz.

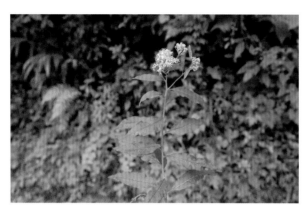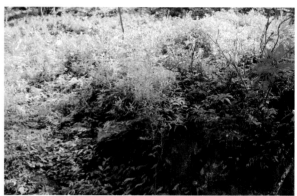

【形态特征】多分枝灌木。当年枝黄褐色或有时具灰白色短柔毛和具柄腺毛。叶近纸质，卵形、椭圆形或矩圆状披针形，全缘或具浅齿。头状花序直径5~7mm，多数，排成复伞房状；总苞倒圆锥形；总苞片3~4层，覆瓦状排列，被疏柔毛或茸毛或近无毛，外层狭披针形，长约1mm，内层线状披针形，边缘宽膜质或基部稍革质；舌状花白色、浅红色或紫红色；管状花黄色。瘦果椭圆形；冠毛污白色，后红褐色。花期6~9月，果期8~10月。

【适宜生境】生于路旁或灌木丛中。

【资源状况】分布于坝区、低山区。常见，可以大量开发利用。

【入药部位】全草、根、叶、花。

【功能主治】利湿消肿。用于黄疸，水肿。

紫 菀 青菀、广紫菀
Aster tataricus L. f.

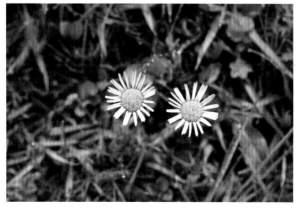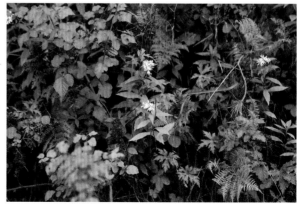

【形态特征】多年生草本，高达 1.5m。根状茎粗短，簇生多数细长根，外皮灰褐色。基生叶大，长圆状或椭圆状匙形，边缘具圆齿；茎生叶匙状长圆形或长圆形，边缘全缘或有浅密锯齿。头状花序多数；总苞片线形或线状披针形；舌状花蓝紫色。冠毛污白色或带红色，较瘦果长 3~4 倍。花期 7~9 月，果期 8~10 月。

【适宜生境】栽培。

【资源状况】分布于坝区、低山区。常见。

【入药部位】根和根茎（紫菀）。

【功能主治】润肺下气，消痰止咳。用于痰多喘咳，新久咳嗽，劳嗽咳血。

白 术 贡术、于术
Atractylodes macrocephala Koidz.

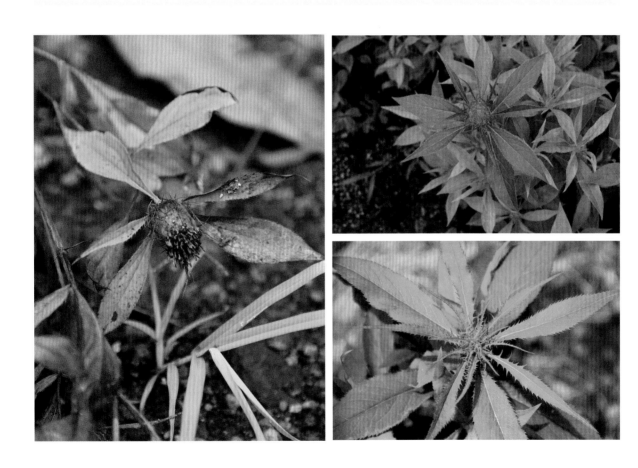

【形态特征】多年生草本，高 30~60cm。根状茎肥厚，呈拳状，有不规则分枝，外皮灰黄色；茎直立，通常至中下部分枝。叶片三至五回羽状全裂，薄纸质，绿色，无毛，边缘具针刺状缘毛或细刺齿；叶柄长 3~6cm，稀无柄。头状花序 6~10 个，单生于茎枝顶端，总苞宽钟状，直径 3~4cm；总苞片 9~10 层；花冠紫红色。瘦果倒圆锥状，被黄白色绒毛；冠毛污白色。花、果期 8~10 月。

【适宜生境】生于海拔 400~1800m 的山坡、土地，有栽培。

【资源状况】分布于坝区、低山区、中山区。常见，可以大量开发利用。

【入药部位】根茎（白术）。

【功能主治】健脾益气，固表止汗，燥湿利水，安胎。用于脾虚食少，腹胀泄泻，痰饮眩悸，水肿，自汗，胎动不安。

金盏银盘 *Bidens biternata* (Lour.) Merr. et Sherff

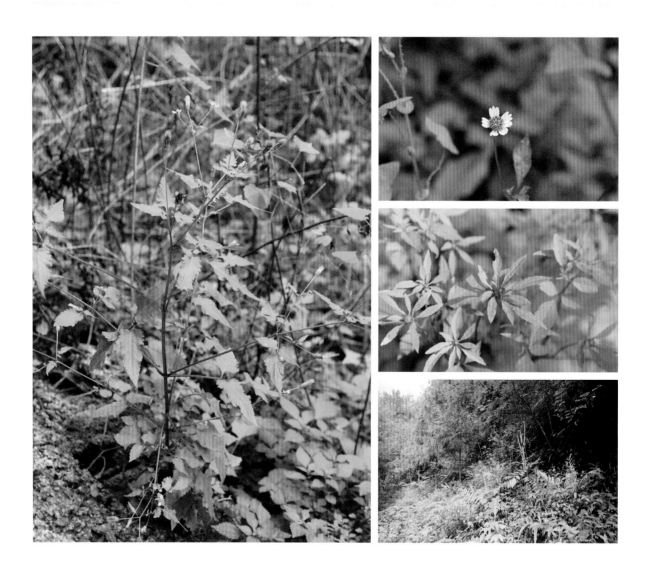

【形态特征】一年生草本。茎略四棱形。羽状复叶对生，无柄或具短柄；小叶卵形或披针形，被柔毛，边缘具锯齿，下部 1 对三出复叶状分裂或仅一侧具 1 枚裂片。头状花序直径 7~10mm；外层苞片 8~10 枚，草质，条形，先端锐尖，背面密被短柔毛；舌状花 3~5 朵，淡黄色，长圆形。瘦果条形，黑色，具四棱，顶端具 3~4 枚芒刺。花期 9~11 月。

【适宜生境】生于荒坡、路旁或耕地内。

【资源状况】分布于坝区、低山区。常见。

【入药部位】全草。

【功能主治】清热解毒，疏风。用于风热感冒，乳蛾，肠痈，毒蛇咬伤，湿热泻痢，黄疸；外用于痈疮，痔疮。

小花鬼针草　*Bidens parviflora* Willd.

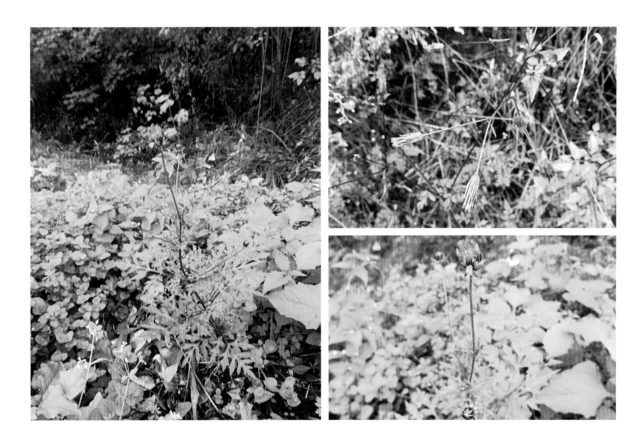

【形态特征】一年生草本，高 20~70cm。茎深紫色，多分枝。单叶对生，叶二或三回羽状全裂，裂片狭披针形或条状披针形至条形，常疏被毛或近无毛。头状花序单生或 2~3 个生于茎顶，近圆柱状；小花全管状，黄色。瘦果条状四棱形，顶部针状冠毛 2 枚，具倒刺。花期 7~9 月。

【适宜生境】生于荒坡、路旁或耕地内。

【资源状况】分布于坝区、低山区。常见，可以开发利用。

【入药部位】全草（小鬼钗）。

【功能主治】清热解毒，利尿，活血。用于感冒发热，咽喉肿痛，肠炎腹泻，小便涩痛，风湿痹痛，跌打瘀肿，痈疽疮疖，毒蛇咬伤。

鬼针草

豆渣菜

Bidens pilosa L.

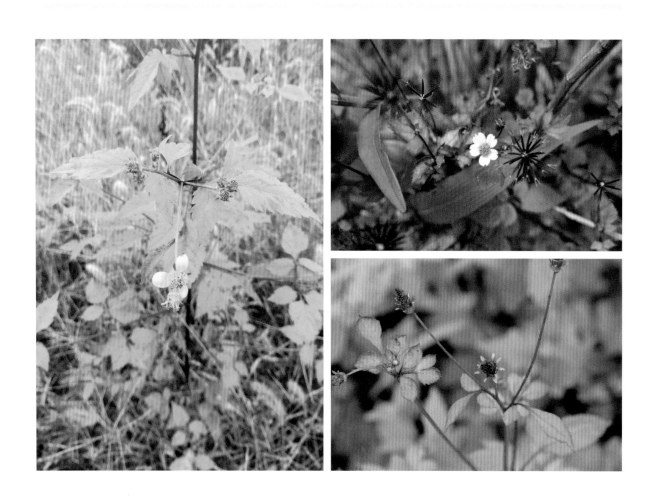

【形态特征】一年生草本，高 40~100cm。茎钝四棱形。茎中部叶具柄，三出复叶，小叶椭圆形或长圆形，先端锐尖，基部偏斜，边缘有锯齿，下部和上部叶较小，3 裂或不分裂。头状花序直径 8~9mm；总苞基部被短柔毛；总苞片条状匙形；无舌状花；盘花筒状，长约 4.5mm，冠檐 5 齿裂。瘦果条形，黑色，顶端具 3~4 枚芒刺。花期全年。

【适宜生境】生于荒坡、路旁或耕地内。

【资源状况】分布于坝区、低山区。常见，可以大量开发利用。

【入药部位】全草。

【功能主治】清热解毒，散瘀活血。用于流行性感冒，流行性乙型脑炎，咽喉肿痛，阑尾炎，腹泻，肺炎，鼻炎，痢疾，黄疸，痔疮，肠痛，胃肠炎，风湿关节疼痛，疟疾；外用于疮疖，毒蛇咬伤，跌打肿痛。

狼杷草
狼把草、豆渣菜
Bidens tripartita L.

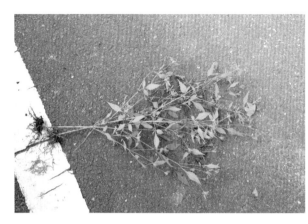 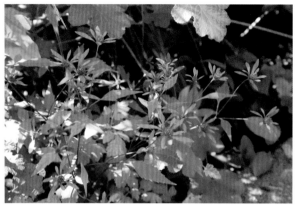

【形态特征】一年生草本，高 30~150cm。茎圆柱形，有棱角，带紫色。茎中部叶对生，具柄，长圆状披针形，通常 3~5 深裂，裂片披针形，边缘具疏锯齿。头状花序单生于茎枝顶端，直径 1~3cm；总苞盘状；外层总苞片条形或匙状倒披针形，叶状；无舌状花。瘦果扁平，楔形，顶端截形，具 2 枚芒刺。花期 7~10 月。

【适宜生境】生于潮湿的沟边或田坎边。

【资源状况】分布于坝区、低山区。常见，可以开发利用。

【入药部位】全草。

【功能主治】清热解毒，利湿通经。用于肺热咳嗽，咳血，咽喉肿痛，赤白痢疾，黄疸，月经不调，闭经，小儿疳积，瘰疬结核，湿疹癣疮，毒蛇咬伤。

东风草
Blumea megacephala (Randeria) Chang et Tseng

【标本采集号】511423140415071LY

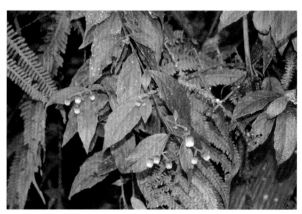 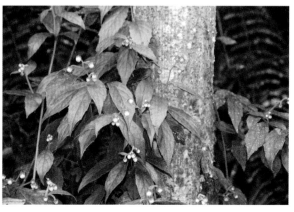

【形态特征】多年生攀缘小灌木或灌木。小枝蔓延，有疏或密黄褐色短柔毛。茎生叶厚，长圆形，长 9~11cm，无毛或表面稍被短柔毛。头状花序半球形，作疏松圆锥花序式排列；总苞片 5~6 层，密生短毛；花冠黄色，管状，两性花 5 裂，雌花 2~4 裂。瘦果有 10 条棱；冠毛白色。花期 8~12 月。

【适宜生境】生于山谷灌丛、林缘。

【资源状况】分布于低山区。常见，可以开发利用。

【入药部位】全草。

【功能主治】清热明目，祛风除湿，活血调经。用于目赤肿痛，翳膜遮睛，风疹，疥疮，皮肤瘙痒，痈肿疮疖，跌打红肿。

丝毛飞廉 飞廉、刺芭草
Carduus crispus L.

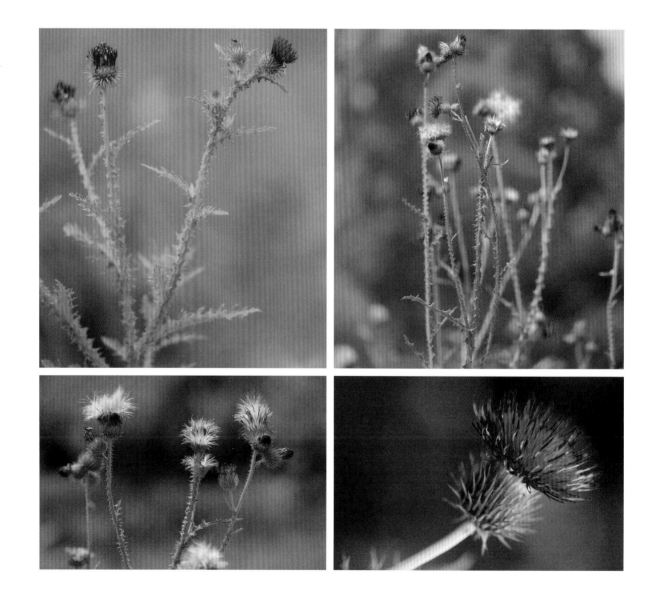

【形态特征】二年生或多年生植物，高 50~120cm，被多细胞长节毛。主根肥厚。茎单生，具叶质狭翅，上部被蛛丝状毛。叶羽状深裂或半裂，边缘有针刺。头状花序 1~5 个顶生，近无梗；总苞卵圆形，直径 1.5~2.5cm；总苞片具针刺；花冠红色或紫色。瘦果楔状长圆形；冠毛白色，呈刺毛状。花、果期 4~10 月。

【适宜生境】生于荒坡草丛中。

【资源状况】分布于中山区。常见。

【入药部位】全草或根（飞廉）。

【功能主治】清热，祛风，利湿，凉血散瘀。用于吐血，鼻衄，尿血，湿热黄疸，尿路感染，异常子宫出血，白带异常，乳糜尿。

天名精 野烟
Carpesium abrotanoides L.

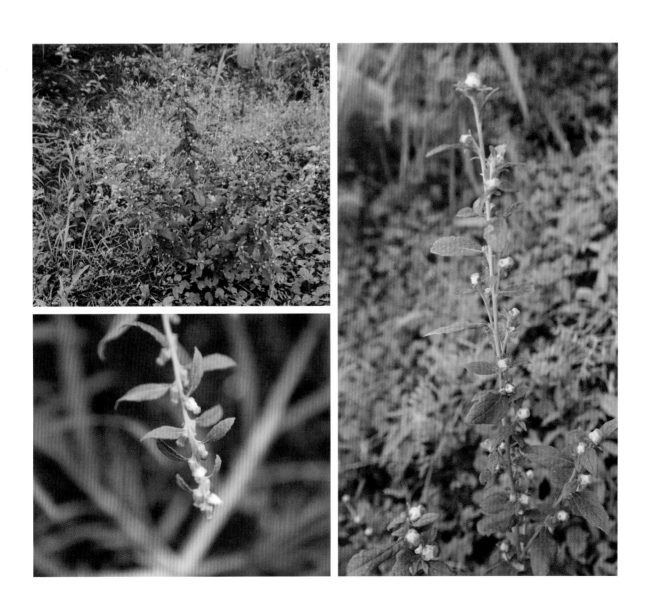

【形态特征】多年生草本，高 50~100cm。茎上部多分枝，密生短柔毛。叶椭圆形或披针形，被短柔毛。头状花序多数，顶生或腋生，近无梗，排成穗状花序，着生于茎顶端及枝端者具 2~4 枚长 6~15mm 的椭圆形或披针形苞叶，腋生头状花序无苞叶或有时具 1~2 枚甚小的苞叶；总苞卵球形或扁球形，直径 6~8mm；苞片被短柔毛；雌花狭筒状；两性花筒状。瘦果狭圆柱形，有棱，顶端有柱状短喙，无冠毛。花期 8~10 月，果期 10~12 月。

【适宜生境】生于路旁、荒坡草丛中。

【资源状况】分布于坝区、低山区。常见，可以开发利用。

【入药部位】果实（鹤虱）。

【功能主治】有小毒。杀虫消积。用于蛔虫病，蛲虫病，绦虫病，虫积腹痛，小儿疳积。

石胡荽 鹅不食草、二郎箭

Centipeda minima (L.) A. Br. et Aschers.

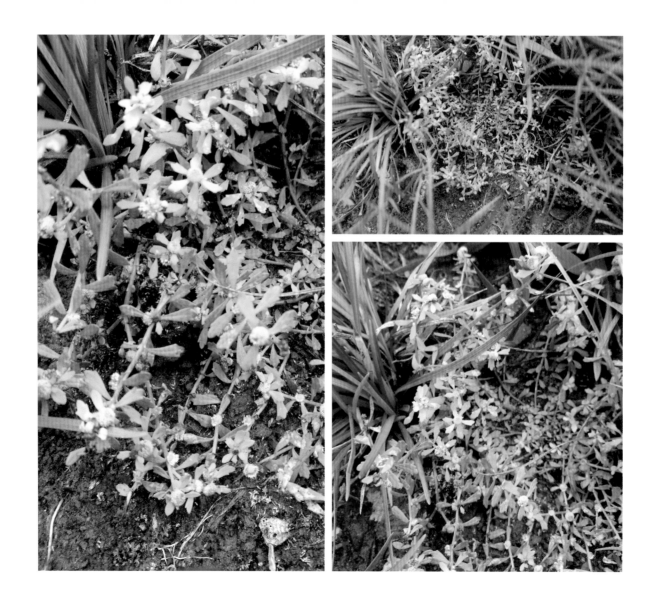

【形态特征】一年生匍匐小草本，高 5~20cm，微臭，揉碎有辛辣味。茎多分枝。叶互生，细小，楔状倒披针形，边缘有少数锯齿。头状花序小，单生于叶腋，无梗，扁球形；总苞片椭圆状披针形；边缘花雌性，多层，花冠细管状，淡绿黄色；盘花两性，花冠管状，顶端 4 深裂，淡紫红色，下部有明显的狭管。瘦果椭圆体形，具 4 棱，棱上有毛。花、果期 6~10 月。

【适宜生境】生于沟边或田坎边。

【资源状况】分布于坝区、低山区。常见，可以开发利用。

【入药部位】全草。

【功能主治】通关开窍，祛风除湿。用于感冒，寒喘，喉痹，百日咳，痧气腹痛，阿米巴痢疾，疟疾，疳泻，鼻渊，鼻息肉。

红 花 川红花
Chelonopsis pseudobracteata C. Y. Wu var. *rubra* C. Y. Wu et H. W. Li

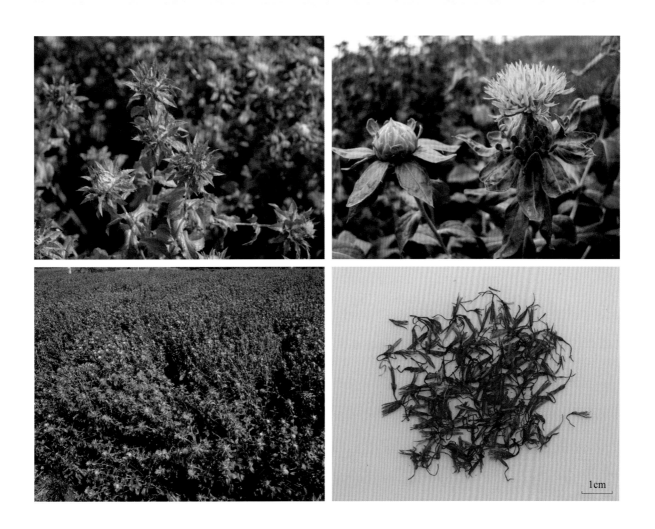

1cm

【形态特征】一年生草本，无毛，高 50~100（~150）cm。茎直立，上部有分枝。叶披针形或长圆形，硬革质，有光泽，无柄，半抱茎，边缘具针刺。头状花序顶生；苞叶椭圆形或卵状披针形，边缘有针刺；总苞卵形，直径约 2.5cm；总苞片坚硬；小花红色、橘红色，全部为两性，花冠裂片几达檐部基部。瘦果倒卵球形，乳白色；无冠毛。花、果期 5~8 月。

【适宜生境】生于海拔 3099m 以下的地区，有栽培。

【资源状况】分布于峨眉山各地。常见，可以大量栽培。

【入药部位】花。

【功能主治】活血祛瘀，止痛消肿，通经催生。用于痛经，经闭，小腹包块，关节酸痛，难产，死胎，产后恶露不净，瘀血作痛，痈肿，跌扑损伤。

评　述　川产道地药材，主产于简阳市。

茼 蒿 *Chrysanthemum coronarium* L.

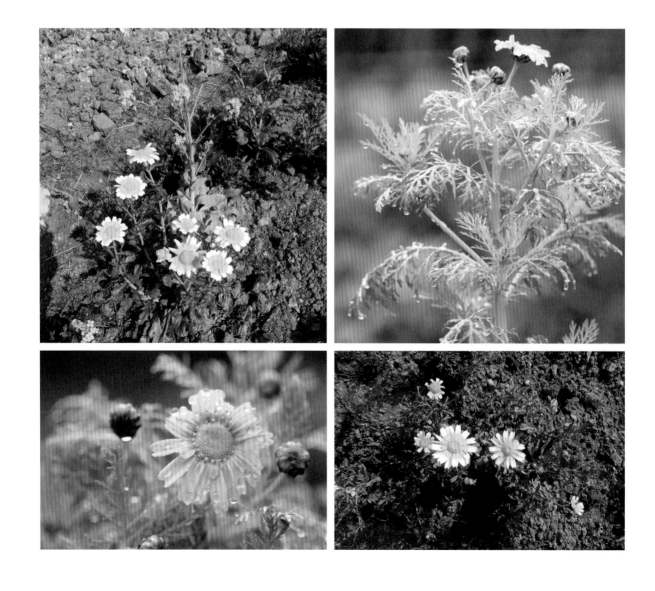

【形态特征】一年生或二年生草本，光滑无毛。基生叶花期枯萎；中下部茎叶无柄，长圆形或长圆状倒卵形，二回羽状分裂，侧裂片 4~10 对，小裂片卵形或条形。头状花序单生于茎顶，花梗长 15~20cm；总苞直径 1.5~3cm；总苞片 4 层，顶端膜质扩大成附片状；舌状花黄色或白色；管状花黄色。瘦果具棱。花、果期 6~8 月。

【适宜生境】栽培。

【资源状况】分布于坝区、低山区。常见，可以大量开发利用。

【入药部位】全草、花序。

【功能主治】祛风明目，镇痉，健胃，化痰。用于肺热咳嗽，食谷不化，瘟疫。

峨眉蓟 *Cirsium fangii* Petrak

【标本采集号】511423140625902LY

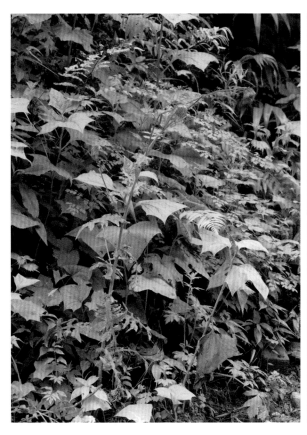
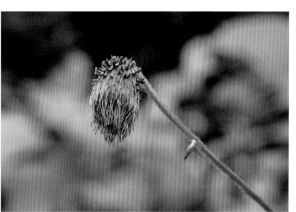
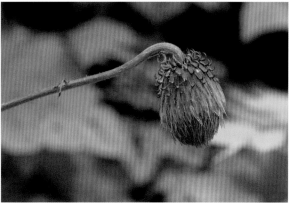

【形态特征】多年生草本，高达 1.2m。茎枝有条棱，被稀疏的多细胞长节毛。叶片两面同色，绿色；下部叶片有叶柄，叶片披针形至线状披针形，几羽状全裂，裂片 6~7 对，有刺；中部和上部叶无柄。头状花序少数，生于枝顶，下垂；总苞宽钟形，直径约 4.5cm；总苞片约 7 层，三角状披针形、披针形或线形，先端有刺，覆瓦状排列；花冠红色。冠毛褐色，多层，基部联合成环，整体脱落。花期 7~8 月。

【适宜生境】生于海拔 2350m 左右的山坡草地。

【资源状况】分布于中山区。少见。

【入药部位】全草。

【功能主治】止血凉血，清热解毒。

蓟
大蓟、牛吞口

Cirsium japonicum Fisch. ex DC.

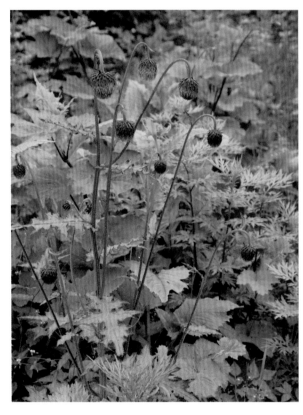
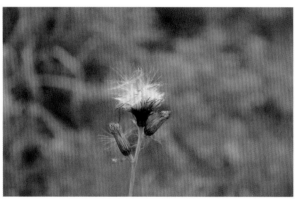
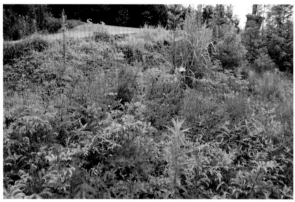

【形态特征】多年生草本，高 30~100cm。根长圆锥形，簇生。茎直立，基部具白色丝状毛。基生叶有柄，呈莲座状；叶卵形、椭圆形或长圆形，羽状深裂或几全裂，被多细胞节毛或几无毛，边缘具不规则锯齿和针刺。头状花序少数，顶生；总苞钟状，直径约 3cm；总苞片钟形，约 6 层，外层与中层卵状三角形至长三角形，内层披针形或线状披针形，具针刺，有微糙毛和黏腺；小花红色或紫色。瘦果压扁，偏斜楔状倒卵球形，长约 3mm；冠毛羽状，浅褐色。花、果期 4~11 月。

【适宜生境】生于荒坡草丛中。

【资源状况】分布于峨眉山各地。常见，可以大量开发利用。

【入药部位】地上部分（大蓟）、根（大蓟根）。

【功能主治】凉血止血，祛瘀消肿。用于吐血，衄血，便血，血淋，血崩，带浊，肠痈，疮毒。

刺儿菜
小蓟、野红花
Cirsium setosum (Willd.) MB.

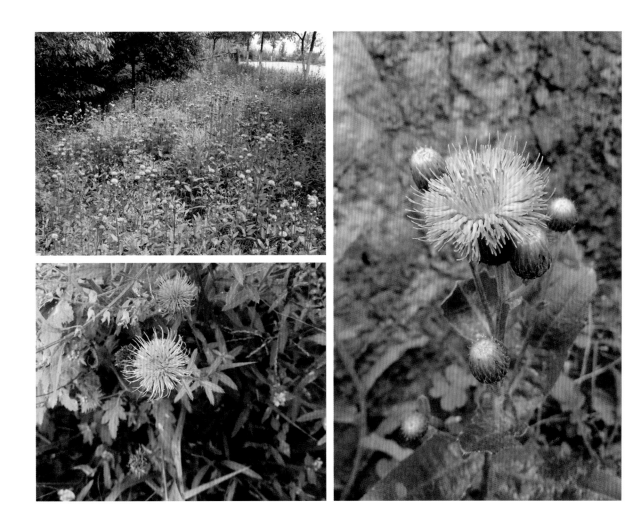

【形态特征】多年生草本，高 30~80（~100）cm。茎基部常多须根。基生叶和中部茎叶不分裂或羽状半裂，常无柄，叶缘具细密的针刺，叶两面同色且无毛。头状花序单生或少数作伞房花序式排列；苞片 6 层，具短针刺；小花紫红色或白色，雌花花冠长 2.4cm；两性花花冠长 1.8cm。瘦果椭圆体形；冠毛白色，羽毛状。花、果期 5~9 月。

【适宜生境】生于山坡、丘陵、田野、路旁、草地。

【资源状况】分布于峨眉山各地。常见，可以大量开发利用。

【入药部位】地上部分（小蓟）。

【功能主治】凉血止血，行瘀消肿。用于衄血，尿血，病毒性肝炎，崩漏，外伤出血，痈疖疮疡。

白酒草 *Conyza japonica* (Thunb.) Less.

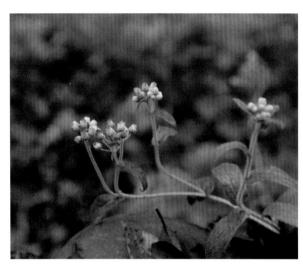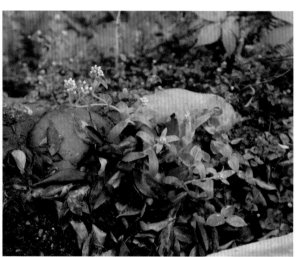

【形态特征】一年生或二年生草本，高 30~65cm，全株被白色长柔毛或短糙毛。叶通常密集于茎较下部，呈莲座状，基部叶倒卵形或匙形。头状花序通常于茎顶密集成球状或伞房状；总苞半球形；花冠线形；中央的两性花 15~16 朵。瘦果小，长圆形，有 2~5 棱；冠毛粉白色或绯红色至淡红色。花期 9~11 月。

【适宜生境】生于路旁、田地坎边。

【资源状况】分布于坝区、低山区。常见，可以大量开发利用。

【入药部位】根。

【功能主治】解毒，化痰，利湿。用于中耳炎，目赤肿痛，风火牙痛，咽喉肿痛，胸膜炎，小儿肺炎，喉头炎。

野 菊
野菊花
Dendranthema indicum (L.) Des Moul.

【形态特征】多年生草本，被疏毛，高达 1m，有特殊香气。根状茎横走；茎基部常匍匐，多分枝。叶卵形或椭圆状卵形，羽状分裂，基部截形至楔形。头状花序多数，直径 1.5~2.5cm，排成伞房圆锥花序或伞房花序；总苞片卵形至长圆形；舌状花黄色。瘦果小，具 5 条纵纹。花、果期 6~11 月。

【适宜生境】生于路旁或灌木林中。

【资源状况】分布于坝区、低山区。常见，可以大量开发利用。

【入药部位】头状花序（野菊花）、全草。

【功能主治】头状花序清热解毒，泻火平肝。用于疔疮痈肿，目赤肿痛，头痛眩晕。全草清热解毒，疏风消肿。用于流行性感冒，流行性脑脊髓膜炎，痈肿，疔疮，毒蛇咬伤，目赤，瘰疬，天疱疮，湿疹。

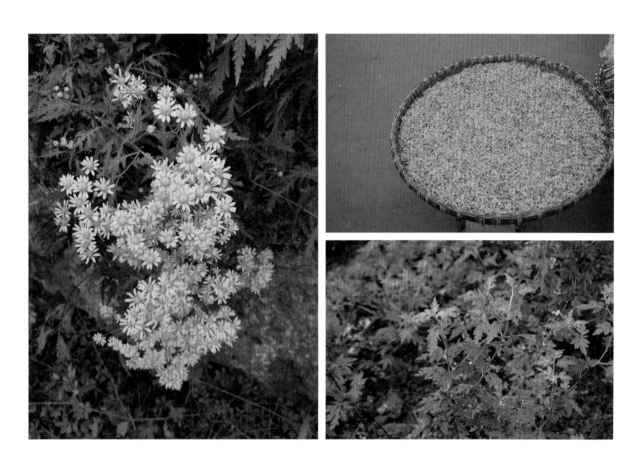

菊 花　药菊花、茶菊、白菊花
Dendranthema morifolium (Ramat.) Tzvel.

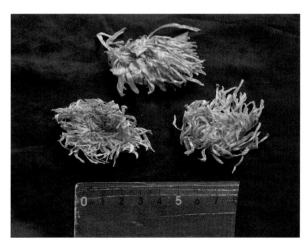

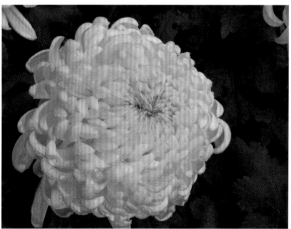

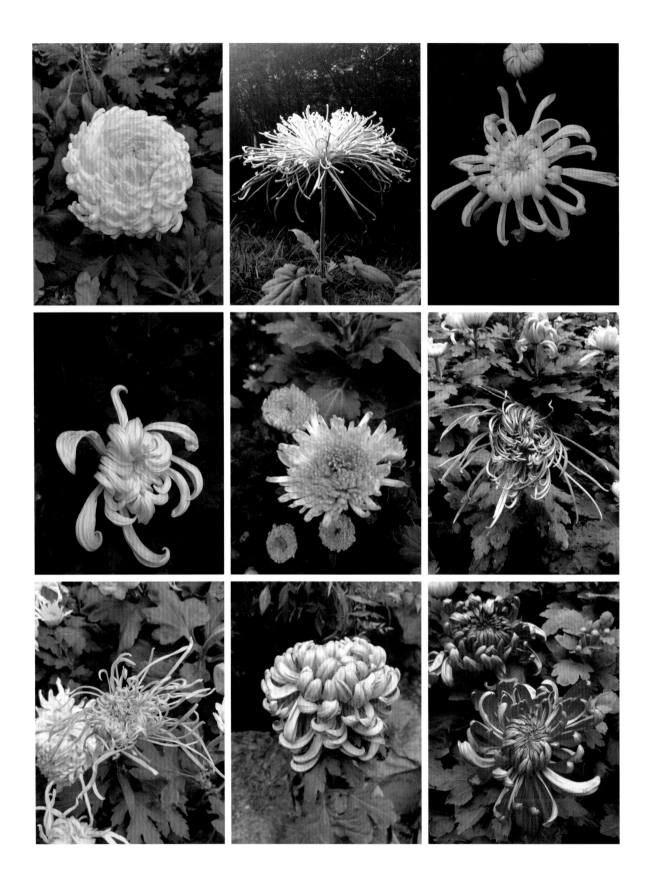

【形态特征】多年生草本，被柔毛，高达 1.5m。叶具短柄，卵形至披针形，羽状浅裂或半裂，下面有白色绒毛。头状花序直径 2.5~20cm；总苞被柔毛；舌状花颜色形状多变；管状花黄色。瘦果柱状；无冠毛。花期 9~11 月。

【适宜生境】栽培。

【资源状况】分布于低山区、中山区。常见，可以大量开发利用。

【入药部位】头状花序（菊花）、叶（菊花叶）、根（菊花根）。

【功能主治】头状花序散风清毒，平肝明目，清热解毒。用于风热感冒，头痛眩晕，目赤肿痛，眼目昏花，疮痈肿毒。叶明目，清肺，平肝胆，祛烦热，利五脏。用于头风，目眩，泪出，疔疮，痈肿。根利小便，清热解毒。用于癃闭，咽喉肿痛，痈肿疔毒。

评 述　药食两用植物，菊花、菊花叶、菊花根、菊花苗均可食用，是养生的食材之一。

鱼眼草　胡椒草、茯苓草
Dichrocephala auriculata (Thunb.) Druce

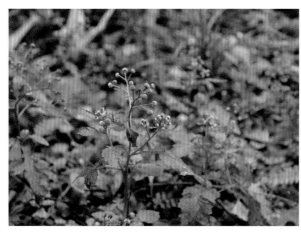
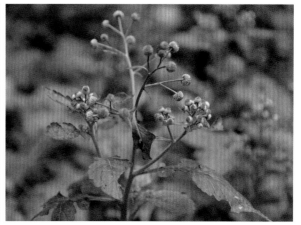

【形态特征】一年生草本。茎单生或簇生，通常粗壮，常自基部长出多数密集的匍匐斜升的茎而无明显的主茎。叶卵形、椭圆形或披针形，大头羽裂，边缘具重粗锯齿或缺刻状。头状花序小，球形，多数，排成伞房花序；总苞片 1~2 层，长圆形；外围雌花多层，紫色，条形；中央两性花少数，黄绿色，管状。瘦果压扁，倒披针形；无冠毛，或两性花瘦果顶端有 1~2 个细毛状冠毛。花、果期全年。

【适宜生境】生于路旁或荒坡。

【资源状况】分布于坝区、低山区。常见，可以开发利用。

【入药部位】全草。

【功能主治】温中散寒，活血调经。用于咽喉肿痛，疮毒。

小鱼眼草 *Dichrocephala benthamii* C. B. Clarke

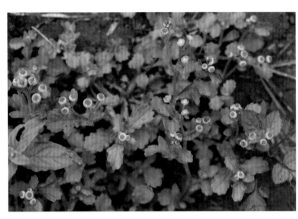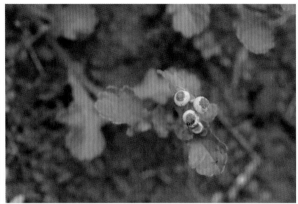

【形态特征】一年生草本，高 15~35cm，全株被白色柔毛。茎多分枝。叶倒卵形、匙形或长圆形，边缘羽裂、大头羽裂或具深圆锯齿，基部扩大，耳状抱茎。头状花序较小，扁球形，排成伞房花序；外围雌花多层，白色，卵球形或坛形；中央两性花少数，黄绿色，管状。瘦果扁平；无冠毛，或两性花瘦果顶端有 1~2 个细毛状冠毛。花、果期全年。

【适宜生境】生于路旁或荒坡。

【资源状况】分布于坝区、低山区。常见，可以开发利用。

【入药部位】全草（鱼眼草）。

【功能主治】清热解毒，祛风明目。用于肺炎，肝炎，疟疾，痢疾，消化不良，夜盲症，带下病，疮疡。

菊叶鱼眼草　羽叶鱼眼草
Dichrocephala chrysanthemifolia DC.

【形态特征】一年生草本，全株被白色短线毛、柔毛、粗毛。叶长圆形或倒卵形，羽状分裂，基部扩大，耳状抱茎，两面被白色柔毛。头状花序较大，球形或长圆状，单生于茎上部叶腋，近总状花序式排列，具显著花序梗和条形苞叶；外围雌花多层，紫色，短漏斗形；中央两性花少数，管状。瘦果扁；无冠毛，或两性花瘦果顶端有 1~2 个细毛状冠毛。花、果期 7~9 月。

【适宜生境】生于路旁或荒坡。

【资源状况】分布于坝区、低山区。常见，可以开发利用。

【入药部位】全草（鱼眼草）。

【功能主治】清热解毒，祛风明目。用于肺炎，肝炎，疟疾，痢疾，消化不良，夜盲症，带下病，疮疡。

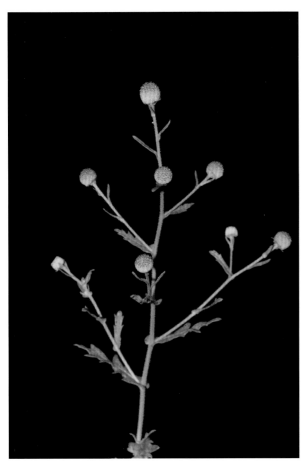
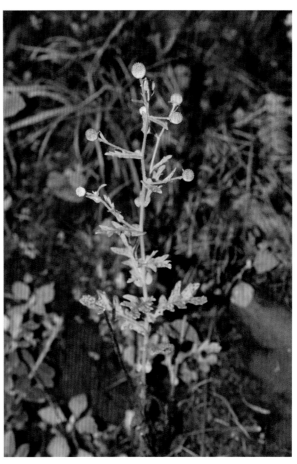

东风菜 复占康

Doellingeria scaber (Thunb.) Nees

【形态特征】多年生草本，高 1~1.5m，被微毛。根状茎粗短，横卧，旁生多数须根。叶具柄，心形、卵状三角形至披针形，边缘具锯齿，具三或五出脉。头状花序圆锥伞房状排列；总苞半球形；总苞片无毛，边缘宽膜质；舌状花约 10 个，白色。瘦果有 5 条厚肋；冠毛污黄白色。花期 6~10 月，果期 8~10 月。

【适宜生境】生于沟边或灌木林边。

【资源状况】分布于中山区。常见。

【入药部位】全草。

【功能主治】清热解毒，明目，利咽。用于风热感冒，头痛目眩，目赤肿痛，咽喉红肿，跌打损伤，痈肿疔疮，蛇咬伤。

鳢 肠
旱莲草、墨斗草
Eclipta prostrata (L.) L.

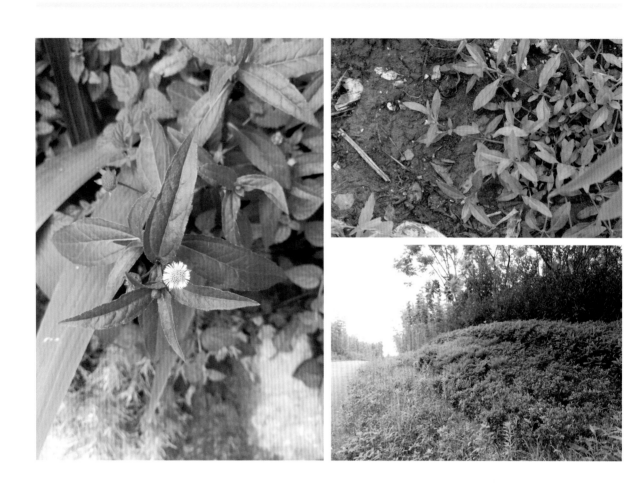

【形态特征】一年生草本，高 10~60cm，全株被白色粗毛。茎折断后，数分钟后变为黑色。叶对生，披针形，两面密被硬糙毛。头状花序小，成对单生于叶腋，具细长花序梗；总苞球状钟形；总苞片绿色，草质，长圆形，被白色短伏毛；外围雌花舌状，白色；中央两性花多数，管状，白色。瘦果长方椭圆形而扁，暗褐色；无冠毛。花期 6~9 月。

【适宜生境】生于沟边潮湿地或田坎边。

【资源状况】分布于峨眉山各地。常见，可以开发利用。

【入药部位】地上部分（墨旱莲）。

【功能主治】滋肾固齿，收敛止血，通利小肠。用于妇女干病与经闭，红崩，尿血，吐血，咯血，衄血，外伤出血，须发早白，头发早落。

评　述　夏至节采收者佳。

一点红 *Emilia sonchifolia* (L.) DC.

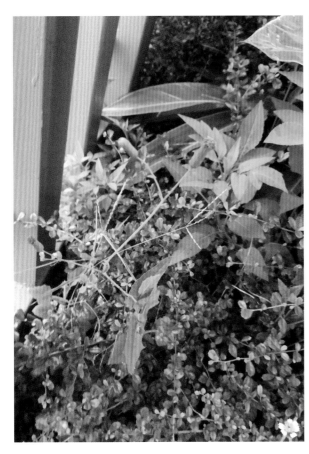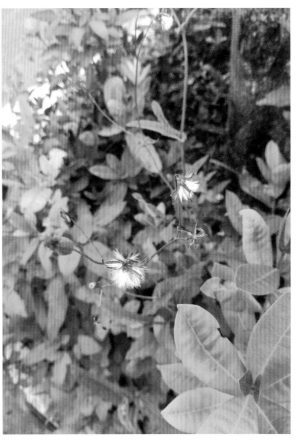

【形态特征】一年生草本，灰绿色，基部分枝。下部叶密集，质厚，大头羽状分裂，边缘具不规则齿。头状花序 2~5，顶生；总苞圆柱形；总苞片条形，无毛；小花管状，粉红色或紫红色，管部细长，檐部渐扩大。瘦果圆柱形，具 5 棱，肋间被微毛；冠毛白色。花、果期 7~10 月。

【适宜生境】生于田地坎边或荒坡。

【资源状况】分布于低山区。常见。

【入药部位】全草。

【功能主治】清热解毒，散血消肿，止血。用于痢疾，腹泻，便血，水肿，肠痈，聤耳，目赤。

一年蓬 *Erigeron annuus* (L.) Pers.

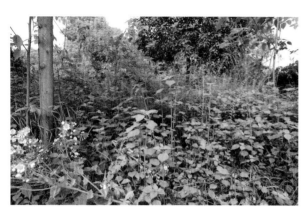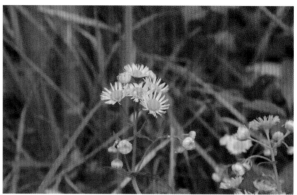

【形态特征】一年生或二年生草本，下部被开展的长硬毛，上部被较密的上弯的短硬毛。基部叶花期枯萎；下部叶长圆形或宽卵形；上部叶披针形至条形。头状花序数个或多数，排成疏圆锥花序；总苞半球形；总苞片草质，披针形，密被腺毛；外围雌花舌状，白色或淡天蓝色，条形。瘦果披针形，长约 1.2mm，扁压，被疏贴柔毛；冠毛白色。花、果期 6~9 月。

【适宜生境】生于路旁或荒坡。

【资源状况】分布于峨眉山各地。常见，可以大量开发利用。

【入药部位】全草。

【功能主治】解毒，利湿。用于疟疾。

异叶泽兰 攀倒甑
Eupatorium heterophyllum DC.

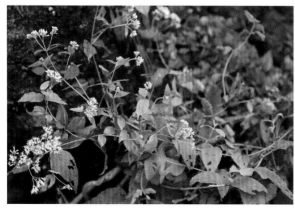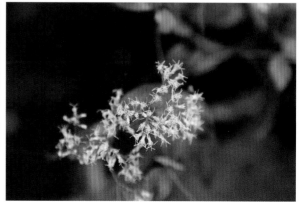

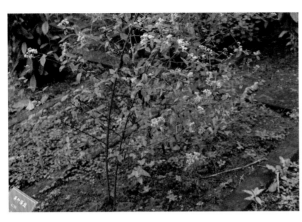
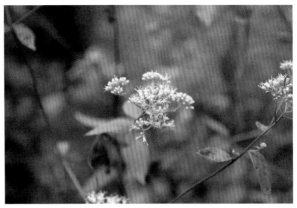

【形态特征】多年生草本或半灌木，被白色短柔毛。茎淡褐色或紫红色。叶对生，3 裂至不分裂，基部楔形，顶端渐尖，两面被黄色腺点，下面密被绒毛。头状花序多数，排成复伞房花序；总苞钟状；总苞片卵形至长椭圆形，紫红色，覆瓦状排列，3 层，外层短；花冠白色。瘦果长椭圆体形；冠毛白色。花、果期 4~10 月。

【适宜生境】生于荒坡或灌木丛中。

【资源状况】分布于低山区。常见，可以开发利用。

【入药部位】全草、根。

【功能主治】全草活血祛瘀，除湿止痛，消肿利水。用于产后瘀血不行，月经不调，水肿，跌打损伤。根解表退热。用于感冒。

白头婆 泽兰、白鼓钉
Eupatorium japonicum Thunb.

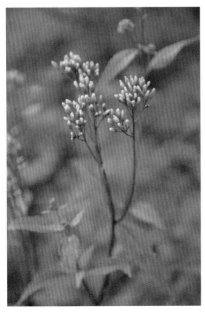
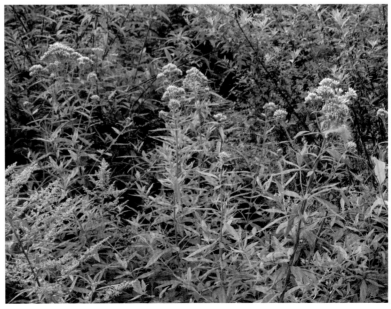

【形态特征】多年生草本，被白色短柔毛。根状茎短，有多数细长须根；茎直立，淡紫红色。叶对生，椭圆形或披针形，两面粗涩，被黄色腺点。头状花序多数，排成紧密伞房花序；总苞钟状；总苞片披针形至长椭圆形，绿色或带紫红色；花冠白色或粉红色。瘦果椭圆体状，5 棱，有多数黄色腺点；冠毛白色。花、果期 6~11 月。

【适宜生境】生于荒坡或灌木丛中。

【资源状况】分布于低山区。常见，可以开发利用。

【入药部位】全草。

【功能主治】清热解毒，凉血止痢。用于痢疾，崩漏。

牛膝菊 辣子草、水寒草
Galinsoga parviflora Cav.

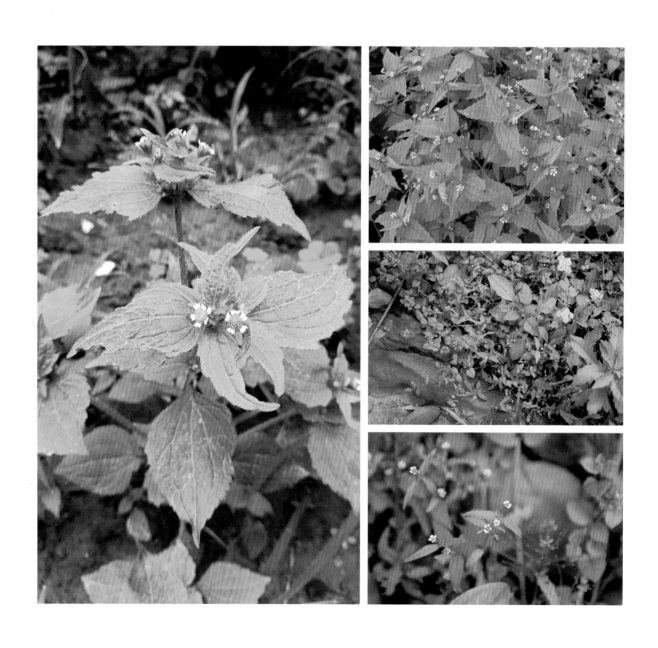

【形态特征】一年生草本，高 10~80cm。茎直立，节膨大。叶对生，卵形或披针形，边缘具锯齿，基出 3 脉。头状花序半球形；总苞半球形或宽钟状；总苞片卵形，白色，膜质；舌状花白色，顶端 3 齿裂；管状花多数，黄色。瘦果小，有棱角，黑色；冠毛白色。花、果期 7~10 月。

【适宜生境】生于山坡或农垦地内。

【资源状况】分布于坝区、低山区。常见，可以开发利用。

【入药部位】全草（辣子草）。

【功能主治】清热解毒，止咳平喘，止血。用于扁桃体炎，咽喉炎，急性黄疸性肝炎，外伤出血。

红凤菜 红背菜、血皮菜、紫背菜
Gynura bicolor (Willd.) DC.

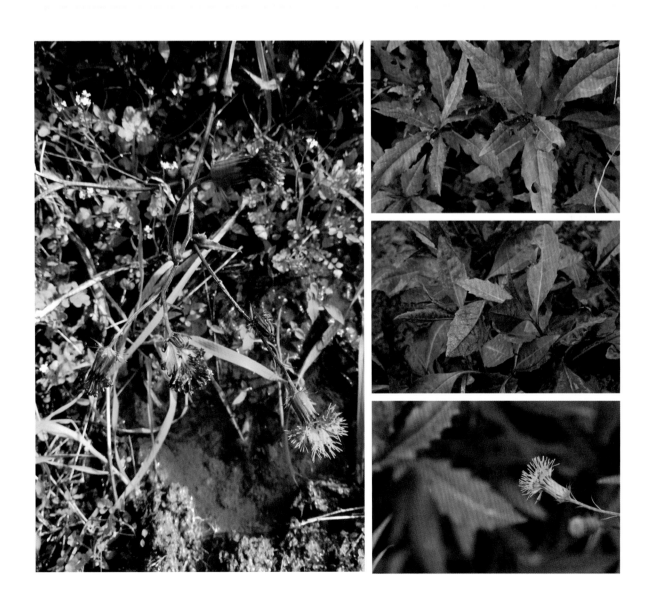

【形态特征】多年生草本，高 50~100cm。茎直立，柔软，基部稍木质，上部有伞房状分枝，干时有条棱。叶片倒卵形或倒披针形，稀长圆状披针形，下面干时变紫色；上部和分枝上的叶小，披针形至线状披针形。头状花序多数，在茎、枝顶端排列成疏伞房状；花序梗细，有 1~2（3）丝状苞片；总苞钟状；总苞片 1 层；小花橙黄色至红色。瘦果圆柱形，淡褐色，长约 4mm，具 10~15 肋。花、果期 5~10 月。

【适宜生境】农家栽培于房前屋后。

【资源状况】分布于坝区、低山区。常见，可以开发利用。

【入药部位】全草、茎或叶（紫背菜）。

【功能主治】凉血止血，清热消肿。用于肺热咳嗽，劳伤吐血，血气痛，痛经，血崩，咯血，创伤出血，月经不调。

白凤菜 叉花三七、白子菜、降脂草
Gynura formosana Kitam.

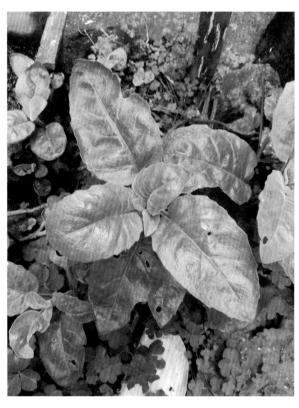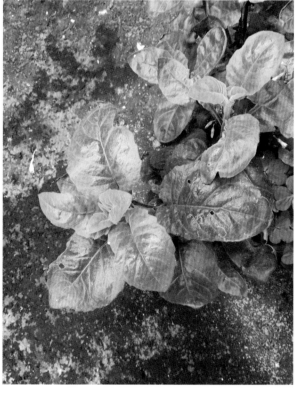

【形态特征】多年生草本，高 25~50cm。茎绿色带紫红色，被短糙毛。叶椭圆形或匙形，肉质，边缘具波状小尖齿；叶柄基部有 1 对耳状假托叶。头状花序 2~5，排成疏伞房状；花序梗细长；总苞筒状，基部陀螺形，具数个条形小苞片；总苞片披针形；小花多数，黄色。瘦果圆柱形；冠毛白色。花、果期 5~7 月。

【适宜生境】栽培于房前屋后。

【资源状况】分布于坝区、低山区。常见。

【入药部位】全草、鲜叶。

【功能主治】清热解毒，凉血，活血散瘀，消肿。用于支气管炎，肺结核，高血压，高脂血症，崩漏，痈肿，烫伤，跌打损伤，刀伤出血。鲜叶用于便秘。

菊三七

三七草、见肿消、土三七

Gynura japonica (Thunb.) Juel.

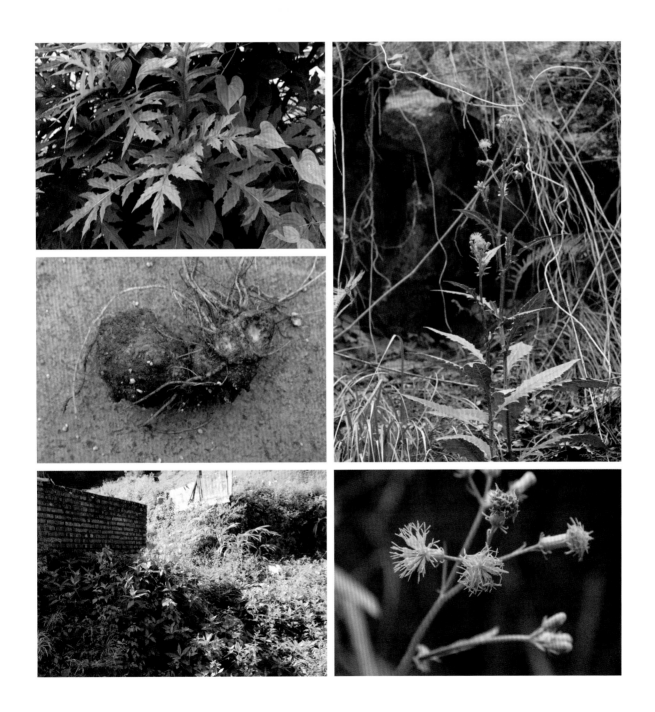

【形态特征】多年生高大草本，高达 1.5m。根肉质肥大，具疣状突起。下部叶较小，椭圆形，不分裂至大头羽状；中部叶椭圆形或长圆状椭圆形，羽状深裂，下面绿色或变紫色，基部有具圆锯齿或羽状裂的叶耳；上部叶较小，羽状分裂。头状花序多数，排成伞房状圆锥花序；总苞钟状，基部具 9~11 枚条形小苞片；小花全部为管状花，黄色或橙黄色。瘦果圆柱形，表面有棱，棕褐色；冠毛多数，柔软白色。花、果期 8~10 月。

【适宜生境】生于海拔 3000m 以下的山谷、山坡草地、林下或林缘。

【资源状况】分布于峨眉山各地。常见。

【入药部位】根、全草。

【功能主治】活血，止痛，清热解毒，消肿散结。用于跌打损伤，衄血，咯血，吐血，乳痈，无名肿毒，毒虫蜇伤。

向日葵 *Helianthus annuus* L.

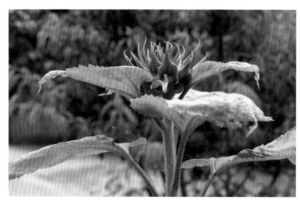
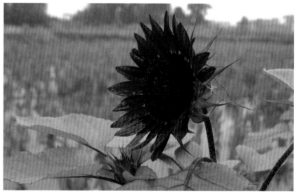
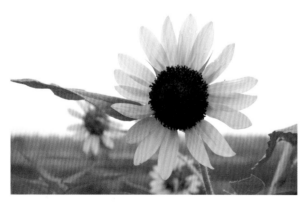
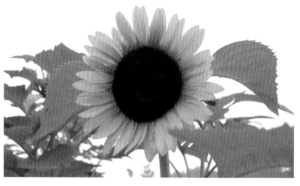

【形态特征】一年生高大草本，密被粗硬刚毛，高 1~3m，全株被糙毛。叶互生，宽卵形，顶端渐尖或急尖，基部心形或截形，边缘具粗锯齿，基出 3 脉，具长叶柄。头状花序单生于茎顶端，盘状，直径可达 35cm；雌花舌状，金黄色；两性花筒状，紫棕色。瘦果矩卵形或椭圆体形，稍扁，灰色或黑色。花期 7~9 月，果期 8~10 月。

【适宜生境】栽培。

【资源状况】分布于坝区、低山区。常见，可以大量开发利用。

【入药部位】根、茎髓、叶、花盘、花、种子。

【功能主治】根清热利湿，行气止痛。用于淋浊，水肿，带下病，疝气，脘腹胀痛，跌打损伤。茎髓清热，利尿，止咳。用于淋浊，白带异常，乳糜尿，百日咳，风疹。叶降压，截疟，解毒。用于高血压，疟疾，疔疮。花盘清热，平肝，止痛，止血。用于高血压，头晕，头痛，耳鸣，脘腹痛，痛经，子宫出血，疱疹。花祛风，平肝，利湿。用于头晕，耳鸣，小便淋沥。种子透疹，止痢，止痛脓。用于疹发不透，血痢，慢性骨髓炎。

菊 芋 洋姜、泽生姜、菊藷
Helianthus tuberosus L.

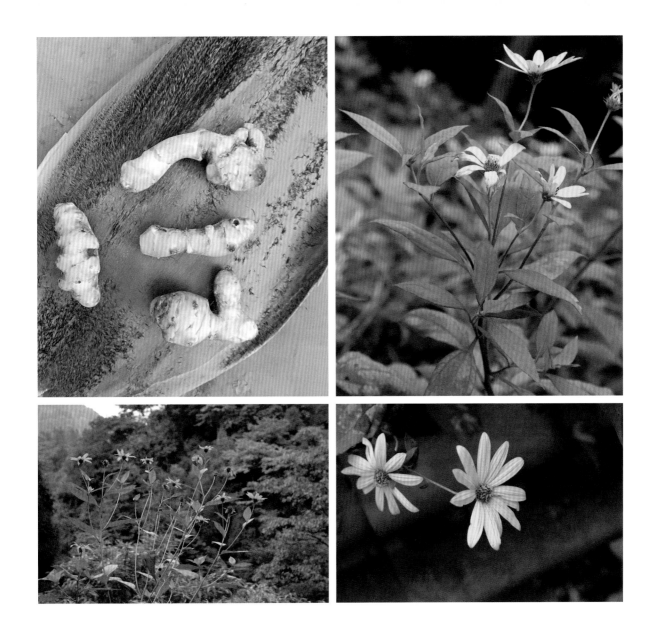

【形态特征】多年生草本，高 1~3m。地下茎块状；茎直立，被粗糙毛或刚毛。叶通常对生，上部叶互生；叶片卵圆形、椭圆形至披针形，边缘有粗锯齿，具离基三出脉。头状花序直径 2~5cm，单生于枝端；苞叶 1~2 枚，条状披针形；总苞片披针形；舌状花 12~20 朵，黄色；管状花多数，黄色。瘦果小，楔形；冠毛上端常有 2~4 个具毛的短芒。花期 8~9 月。

【适宜生境】栽培。

【资源状况】分布于坝区、低山区。常见，可以大量开发利用。

【入药部位】块茎或茎叶。

【功能主治】清热，生津解渴，益气补肾。用于消渴，脾胃虚弱。

泥胡菜 *Hemistepta lyrata* (Bunge) Bunge

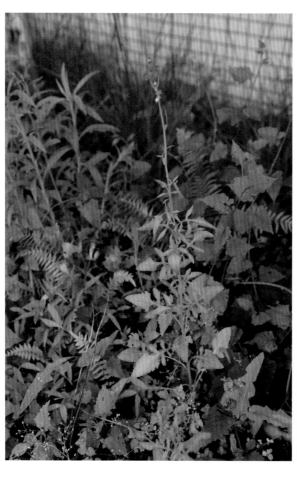
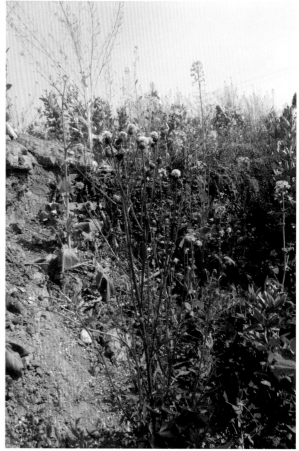

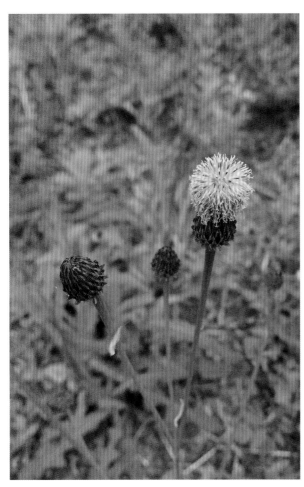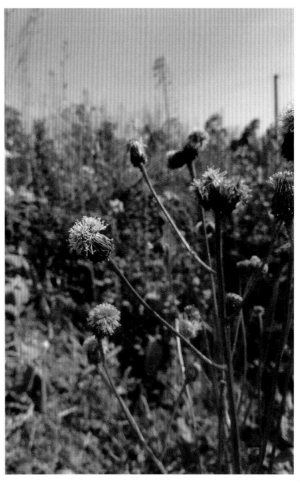

【形态特征】一年生或二年生草本，高 30~100cm，被白色蛛丝状毛。基生叶莲座状，倒披针形，大头羽状分裂，下面被白色绒毛；中部叶羽状分裂；上部叶条状披针形至条形。头状花序多数；总苞片多层，覆瓦状排列，最外层长三角形；苞片质地薄，中、外层苞片外面上方近顶端有直立的鸡冠状突起的附片，附片紫红色；小花紫色或红色，花冠长1.4cm。瘦果小，楔状或偏斜楔形，长 2.2mm，深褐色，压扁，有 13~16 条粗细不等的凸起的尖细肋；冠毛白色。花、果期 3~8 月。

【适宜生境】生于田地坎边或荒坡。

【资源状况】分布于坝区、低山区。常见，可以开发利用。

【入药部位】全草。

【功能主治】消肿散瘀，清热解毒。用于乳痈，痈肿疮疹，风疹瘙痒，乳腺炎，颈淋巴结结核，痔疮出血。

羊耳菊 毛香叶
Inula cappa (Buch.-Ham.) DC.

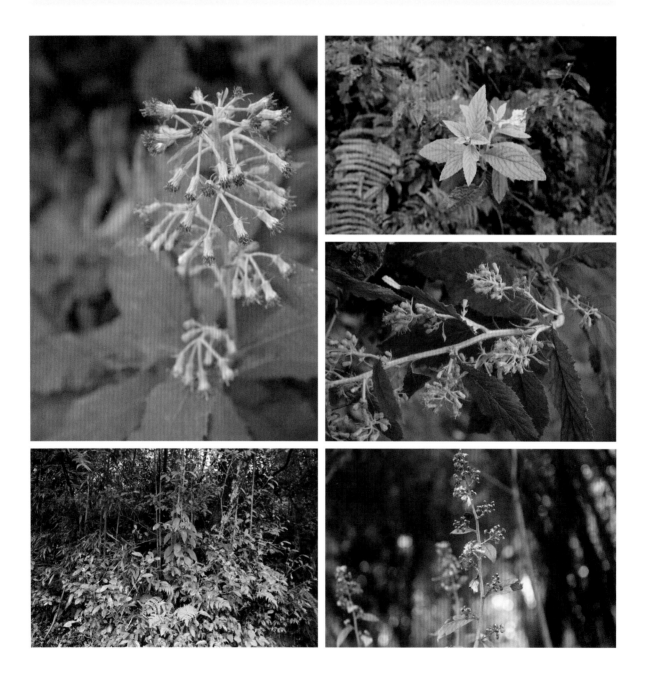

【形态特征】落叶灌木，高 70~200cm。根状茎木质，坚韧，黄褐色或乌黑色；茎被绒毛，有分枝。芽被银白色绵毛。叶椭圆形、披针形或狭长圆形，下面被白色绒毛，边缘有稀疏的细齿。头状花序倒卵圆形，密伞房状排列；总苞片 5 层，披针形，被毛；花冠黄色。瘦果圆柱形，有棱，被白毛；冠毛黄白色。花期 6~10 月，果期 8~12 月。

【适宜生境】生于荒坡或灌木林中。

【资源状况】分布于低山区。常见，可以开发利用。

【入药部位】根及全草。

【功能主治】散寒解表，祛风消肿，行气止痛。用于风寒咳嗽，劳伤咳嗽吐血，痰血，风湿关节疼痛，神经性头痛，胃痛，月经不调，跌打损伤。

细叶小苦荬　细叶苦荬菜
Ixeridium gracile (DC.) Shih

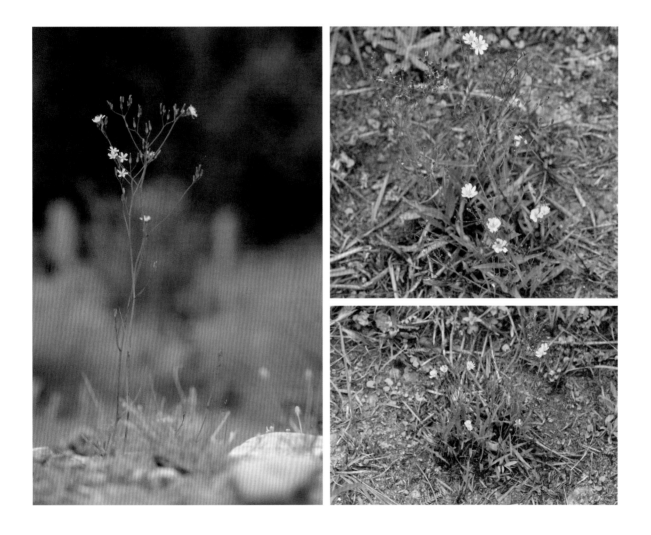

【形态特征】多年生草本，高 10~70cm，无毛，有乳汁。基生叶莲座状，叶片长椭圆形、狭披针形、条形或狭条形，无毛，全缘。头状花序多数，排成伞房花序或伞房圆锥花序，花序梗极纤细；总苞极小，圆柱状；总苞片卵形或条状长椭圆形；舌状小花 6 朵，黄色。瘦果褐色，长圆锥状，有细肋或细脉 10 条，向顶端渐成细丝状的喙；冠毛褐色或淡黄色。花、果期 3~10 月。

【适宜生境】生于荒坡、耕地坎边。

【资源状况】分布于中山区。常见，可以开发利用。

【入药部位】全草（粉苞苣）。

【功能主治】清热解毒，散瘀消肿。用于无名肿毒，湿疹，肺炎，黄疸性肝炎，结膜炎，疖肿，跌打损伤，骨折，乳痈。

剪刀股　*Ixeris japonica* (Burm. f.) Nakai

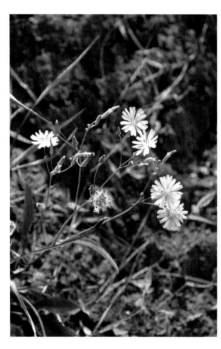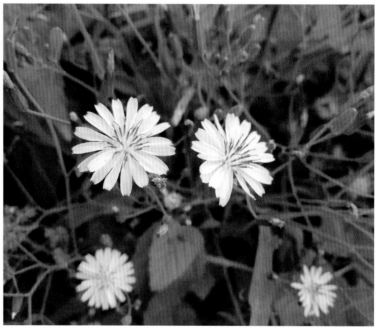

【形态特征】多年生草本，有乳汁。根垂直直伸，生多数须根。茎基部平卧，高 12~35cm，基部有匍匐茎，节上生不定根与叶。基生叶匙状倒披针形或舌形，边缘具锯齿至羽状分裂；茎生叶少数，无柄。头状花序 1~6，排成伞房花序；总苞钟状；总苞片卵形或长披针形，有时先端具小鸡冠状突起；舌状小花 24 朵，黄色。瘦果褐色，近纺锤形，有 10 条高起的尖翅肋，顶端急尖成细喙；冠毛白色。花、果期 3~5 月。

【适宜生境】生于荒坡、耕地坎边。

【资源状况】分布于坝区、低山区。常见，可以大量开发利用。

【入药部位】全草。

【功能主治】清热毒，消痈肿，凉血，利尿。用于无名肿毒，血痢。

马 兰

鱼鳅串

Kalimeris indica (L.) Sch. -Bip.

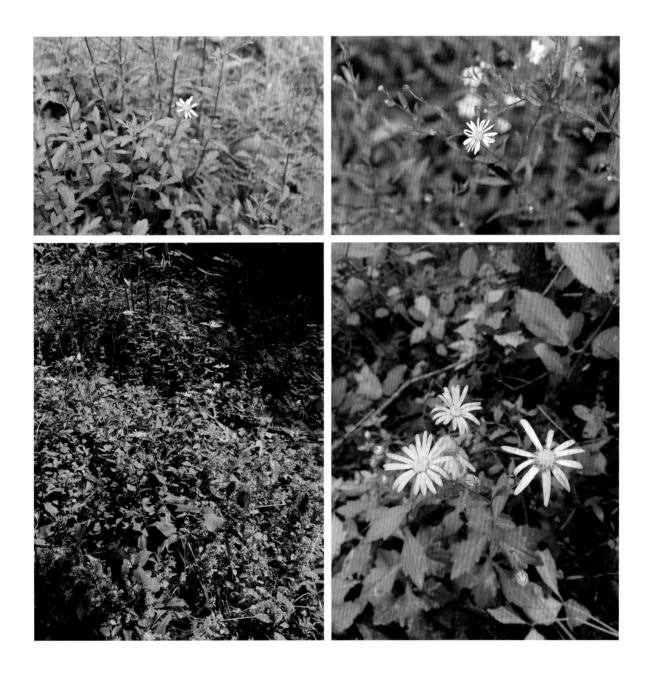

【形态特征】多年生草本，高 30~80cm。根状茎有匍匐枝，白色，有节。叶质薄，倒披针形或倒卵状矩圆形，基部渐狭成具翅的长柄，边缘具锯齿或羽状裂片。头状花序排成疏伞房状；总苞半球形；总苞片倒披针形；舌状花 15~20 朵，浅紫色。瘦果扁平，倒卵形；冠毛短，易脱落。花、果期 5~11 月。

【适宜生境】生于荒坡、耕地坎边。

【资源状况】分布于坝区、低山区。常见，可以大量开发利用。

【入药部位】全草、根。

【功能主治】全草凉血止血，清热利湿，解毒消肿。用于吐血，衄血，血痢，崩漏，创伤出血，黄疸，水肿，淋浊，感冒，咳嗽，咽痛喉痹，痈肿，丹毒，小儿疳积。根清热凉血，利湿解毒。用于肺结核，病毒性肝炎。

莴苣 *Lactuca sativa* L.

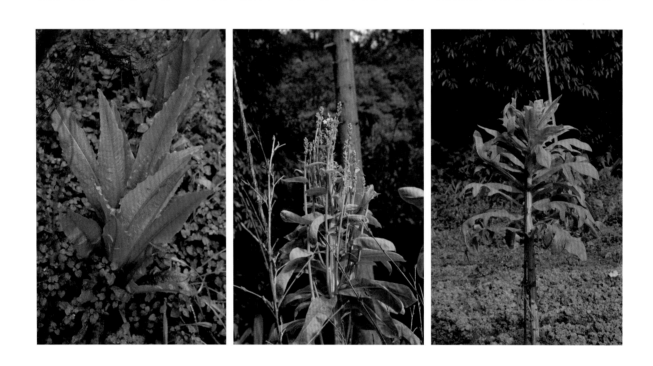

【形态特征】一年生或二年生草本，有乳汁。根垂直直伸。全部茎枝白色。叶椭圆形或披针形，边缘波状或有细锯齿。头状花序排成圆锥花序；总苞卵球形；总苞片三角形、披针形或长椭圆形；舌状小花约 15 朵，黄色。瘦果倒披针形，压扁，浅褐色，每面有细脉纹 6~7 条，顶端急尖成细喙；冠毛白色。花、果期 2~9 月。

【适宜生境】栽培。

【资源状况】分布于峨眉山各地。常见，可以大量开发利用。

【入药部位】全草、种子。

【功能主治】全草清热解毒，凉血。用于小便不利，尿血，乳汁不通。种子活血，祛瘀，下乳汁，通小便。用于阴肿，痔漏下血，伤损作痛。

山莴苣　*Lagedium sibiricum* (L.) Sojak

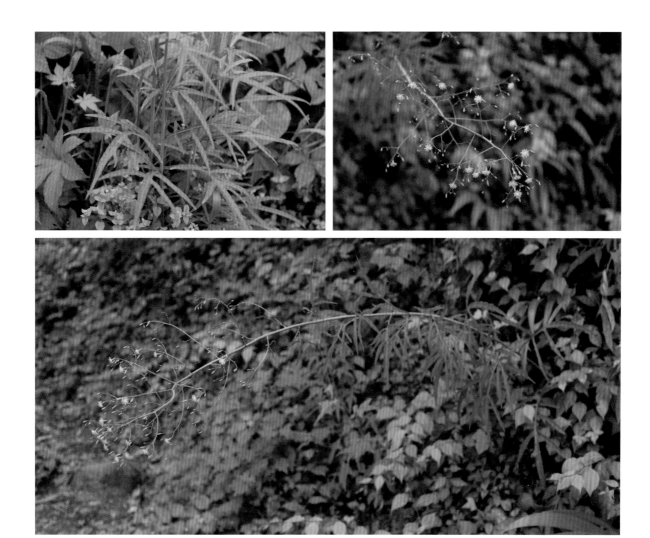

【形态特征】多年生草本，高 50~130cm，全体具乳汁。具根状茎；茎淡红色，光滑，无毛。叶薄，无毛；茎下部及中部叶无柄，常不分裂。多数头状花序排成伞房状至伞房圆锥状；头状花序具小花约 20 朵；总苞 3~4 层，淡紫红色，中、外层三角形、三角状卵形；内轮总苞片约 8；小花蓝色。瘦果棕色至橄榄绿色，狭椭圆形；冠毛白色或黄棕色。花、果期 7~9 月。

【适宜生境】生于荒坡、草丛中。

【资源状况】分布于中山区。常见，可以开发利用。

【入药部位】全草或根。

【功能主治】清热解毒，开胃消积。用于肠痈腹痛，产后瘀血作痛，疮痈肿毒，肠风，痔疮下血，痢疾，黄疸，水肿。

大黄橐吾 脑顶须
Ligularia duciformis (C. Winkl.) Hand.-Mazz.

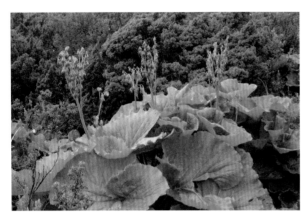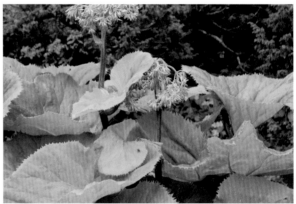

【形态特征】多年生草本，高达 1.7m。根肉质，多数，簇生。丛生叶与茎下部叶肾形或心形，长5~16cm，宽 75~50cm；具柄，叶柄基部具极为膨大的鞘；最上部叶仅有叶鞘。头状花序组成复伞房状聚伞花序，分枝开展；苞片与小苞片极小；总苞片 5，2 层；小花管状，5~7，黄色，伸出总苞之外。花、果期 7~9 月。

【适宜生境】生于悬岩壁灌丛中。

【资源状况】分布于高山区。常见。

【入药部位】根。

【功能主治】散风热。用于头晕，头痛，肺痿，咳嗽，劳伤吐衄。

蹄叶橐吾 山紫菀、土紫菀、肾叶橐吾
Ligularia fischeri (Ledeb.) Turcz.

【形态特征】多年生草本，高达 1m。根状茎短，簇生多数细长根，外皮棕褐色。丛生叶和茎下部叶光滑，肾形，边缘具锯齿，掌状脉；茎中部叶具短柄，肾形，鞘膨大。头状花序多数，排成总状花序；总苞钟形；总苞片长圆形，先端急尖。瘦果圆柱形；冠毛红褐色，短于管部。花、果期 7~10 月。

【适宜生境】生于沟边潮湿处。

【资源状况】分布于中山区。常见。

【入药部位】根。

【功能主治】止咳化痰，散寒，润肺，利湿。用于肺痈喘咳，劳伤吐衄，咯血。

鹿蹄橐吾
四川橐吾、土紫菀
Ligularia hodgsonii Hook.

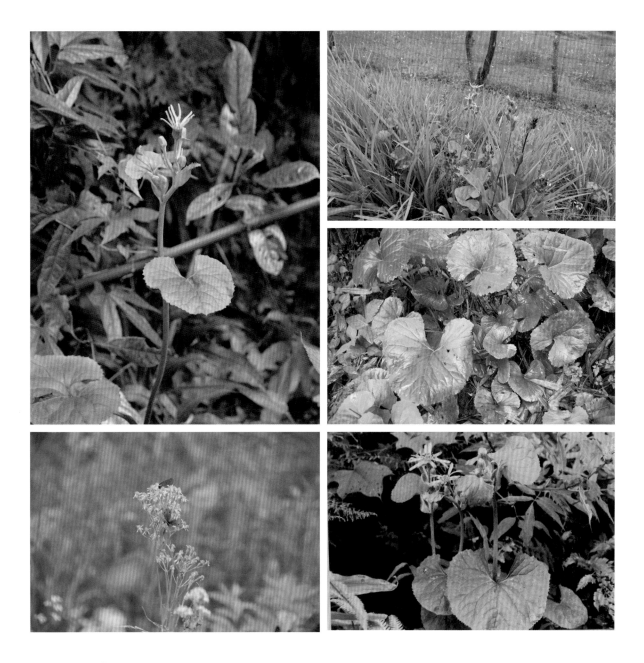

【形态特征】多年生草本，被柔毛。根肉质，多数。茎直立，高达 1m，上部及花序被白色蛛丝状柔毛和黄褐色有节短柔毛，下部光滑，具棱，基部直径 3~5mm，被枯叶柄纤维包围。丛生叶和茎下部叶肾形或心状肾形，边缘具三角状齿或圆齿，掌状脉。头状花序单生至多数，排成伞房状花序；总苞宽钟形；总苞片长圆形，紫红色，背部隆起；舌状花黄色，长圆形，舌片先端钝，有小齿。瘦果圆柱形，具肋；冠毛红褐色，与管状花花冠等长。花、果期 7~10 月。

【适宜生境】生于中高山、沟边、潮湿地。

【资源状况】分布于低山区。常见，可以开发利用。

【入药部位】根。

【功能主治】活血祛痰，止咳化痰。用于劳伤吐血，咳喘痰多。

莲叶橐吾 土紫菀

Ligularia nelumbifolia (Bur. et Franch.) Hand.-Mazz.

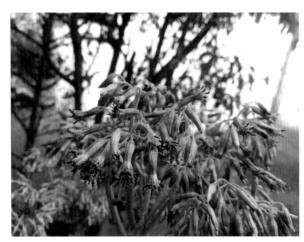 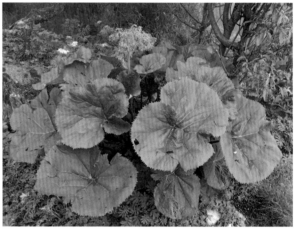

【形态特征】多年生草本，高 80~100cm。须根簇生。茎粗壮，上部被白色蛛丝状柔毛和黄褐色有
节短柔毛。基生叶叶柄具白色蛛丝状柔毛，长 10~50cm，基部扩大成鞘状，叶盾状着生，
肾形，边缘具锐锯齿。复伞房花序开展，头状花序多数；总苞狭圆柱形；苞片 5~7，2 层；
小花管状，具 6~8 花。瘦果长圆柱形；冠毛污白色或稍红褐色。花期 7~9 月。

【适宜生境】生于沟边潮湿处。

【资源状况】分布于中山区。常见。

【入药部位】根（一碗水）。

【功能主治】止咳化痰，散寒，润肺，利湿。用于肺结核，风寒咳嗽。

兔儿风蟹甲草 羊角天麻、兔耳风花蟹甲草

Parasenecio ainsliiflorus (Franch.) Y. L. Chen

【形态特征】多年生草本。根状茎粗壮，有多数纤维状须根；茎具纵条棱，上部和花序分枝被黄褐
色短毛。下部叶在花期凋落；中部叶心状肾形或圆肾形，基部五出脉，具长柄，柄无
翅，叶缘常 5~7 三角状裂。头状花序小，多数，顶生或生于上部叶腋，排成总状或复

总状；苞片 5；小花 5；花冠白色；花柱分枝外卷，顶端截形，被乳头状微毛。冠毛白色或污白色。花期 7~8 月，果期 9~10 月。

【适宜生境】生于海拔 1000~2600m 的灌木林下、林缘、水边。

【资源状况】分布于低山区、中山区、高山区。常见。

【入药部位】根。

【功能主治】祛风除湿，活血通络，化风痰，平肝风，解痉挛，理气止痛。用于眩晕，小儿惊风，癫痫，风湿骨痛，咳嗽痰多，痰厥头痛。

蜂斗菜 白紫菀
Petasites japonicus (Sieb. et Zucc.) Maxim.

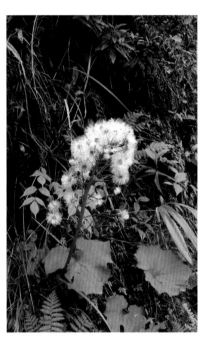
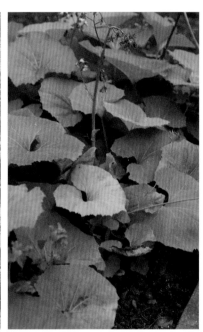
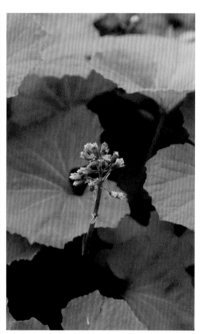

【形态特征】多年生草本，高 7~35cm。基生叶具长梗，长达 25cm；叶纸质，圆肾形，基部心形，边缘具细锯齿。花先叶开放；花葶具 20~30 个头状花序，集成顶生伞房状；全部小花管状，两性，不结实，花冠线形，白色。瘦果；冠毛为多数密硬毛。花期 4~5 月，果期 6 月。

【适宜生境】生于沟边潮湿处。

【资源状况】分布于低山区。常见，可以开发利用。

【入药部位】全草或根茎。

【功能主治】解毒，散瘀，消肿。用于扁桃体炎，劳伤吐衄，肺痈，咳嗽，痈肿疔毒，毒蛇咬伤。

秋分草

大鱼鳅串

Rhynchospermum verticillatum Reinw.

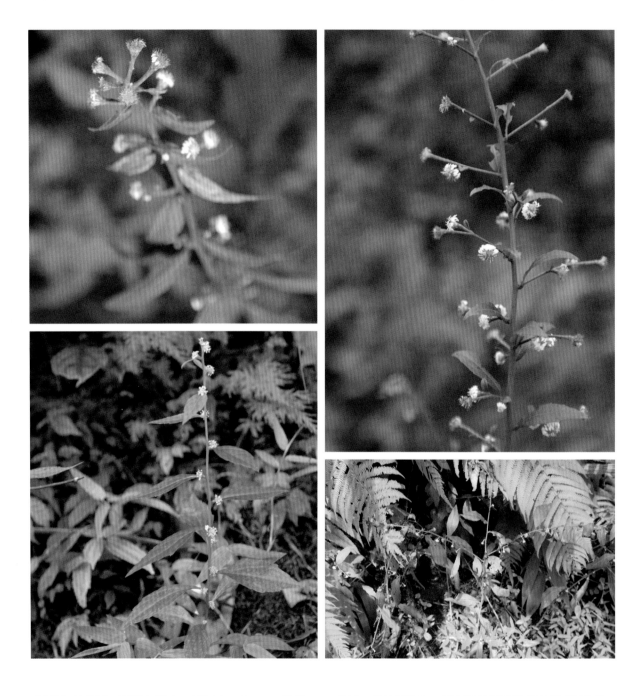

【形态特征】多年生草本，高 25~100cm。茎单一，有棱，密被柔毛。叶两面被稍稀疏的贴伏柔毛；
基部叶花期脱落，稀宿存；下部的茎叶有长的具翼叶柄，边缘自中部以上有波状锯齿。
头状花序顶生或腋生，单生或近总状；总苞宽钟形或半球形；苞片稍不等长；雌花 2
或 3 层，管短，具腺体。瘦果扁平，边缘有喙，中央果有 3~5 条脱落性刺毛；冠毛为
小而早落的硬毛。花、果期 8~11 月。

【适宜生境】生于荒坡或灌木丛中。

【资源状况】分布于低山区。常见。

【入药部位】全草（大鱼鳅串）。

【功能主治】清热利湿，消肿。用于急、慢性肝炎，肝硬化腹水。

云木香 木香、广木香
Saussurea costus (Falc.) Lipech.

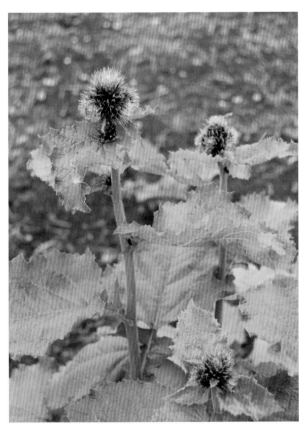
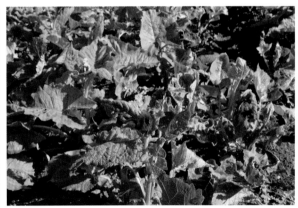
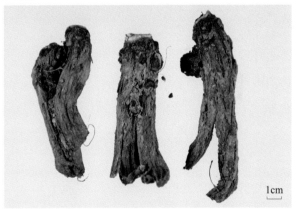

【形态特征】多年生高大草本，高 1.5~2m，被短柔毛。主根粗壮，直径达 5cm。茎直立，有棱，不分枝或上部有分枝。基生叶具长翼柄，心形、卵形或三角形，边缘有大锯齿。头状花序单生于茎端或枝端，或 3~5 个于茎端集成稠密的束生伞房花序；总苞半球形，直径 3~4cm，黑色；总苞片先端针刺状；小花暗紫色。瘦果三棱状，有黑色色斑，顶端截形；冠毛浅褐色。花、果期 7 月。

【适宜生境】栽培于海拔 900~2500m 的向阳山坡。

【资源状况】分布于低山区、中山区、高山区。常见，可以大量开发利用。

【入药部位】根（木香）。

【功能主治】行气止痛，健脾消食。用于胸胁、脘腹胀痛，泻痢后重，食积不消，不思饮食。

额河千里光 羽叶千里光、斩龙草
Senecio argunensis Turcz.

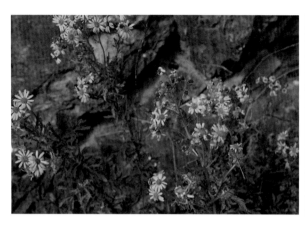 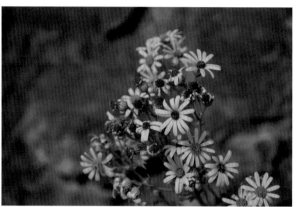

【形态特征】多年生草本，高 60~150cm，全株被蛛丝状柔毛或近无毛。基生叶莲座状，有柄；中部叶密集，纸质，卵状长圆形至长圆形，羽状全裂至羽状深裂。头状花序多数，排成顶生复伞房花序；总苞近钟状；总苞片长圆状披针形，尖，背面被疏蛛丝毛；花冠黄色。瘦果圆柱形，黄棕色，无毛；冠毛淡白色。花期 8~10 月。

【适宜生境】生于荒坡或草丛中。

【资源状况】分布于低山区。常见。

【入药部位】全草（斩龙草）。

【功能主治】清热解毒，除湿。用于目赤肿痛，痢疾，瘰疬，急性结膜炎，咽喉炎，痈肿疮疖。

峨眉千里光 峨嵋千里光、大风草、山青菜、野青菜
Senecio faberi Hemsl.

【形态特征】多年生高大草本，有歪斜的地下茎，高 80~150cm。基生叶在花期枯萎，具长柄，卵形，大头羽状分裂；下部和中部茎叶大头羽状浅裂；上部叶无柄，卵状披针形至长圆形；最上部叶线状披针形至线形。头状花序有舌状花，复伞房花序；总苞狭钟状；花冠黄色；花药颐部较短而细，向基部稍膨大。瘦果圆柱形；冠毛白色。花期 6~8 月。

【适宜生境】生于路旁或灌木林中。

【资源状况】分布于中山区。常见，可以开发利用。

【入药部位】花序。

【功能主治】清热解毒，明目。用于肿痛，疮疖肿毒。

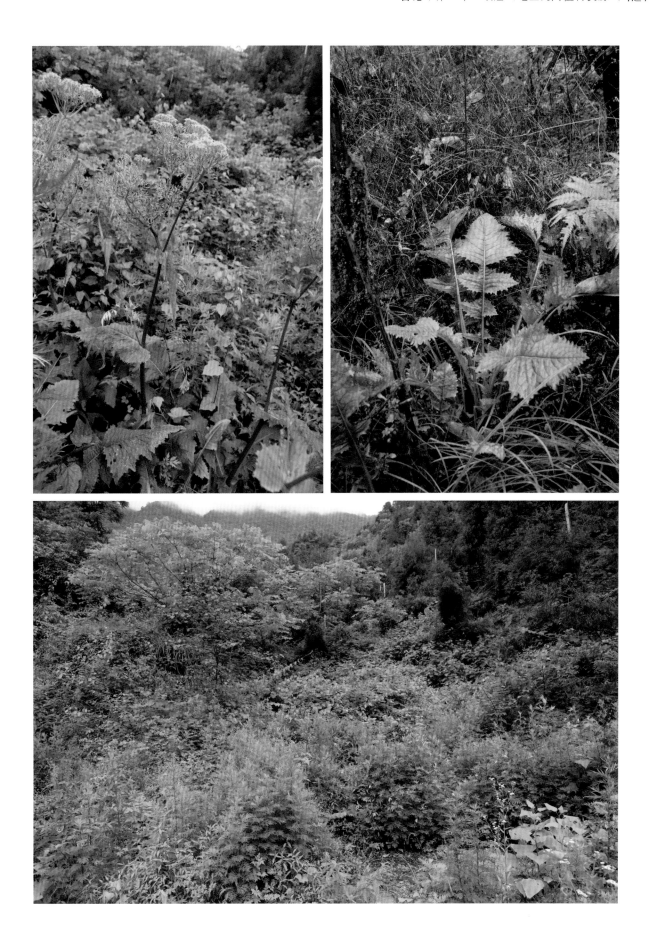

菊状千里光 野青菜
Senecio laetus Edgew.

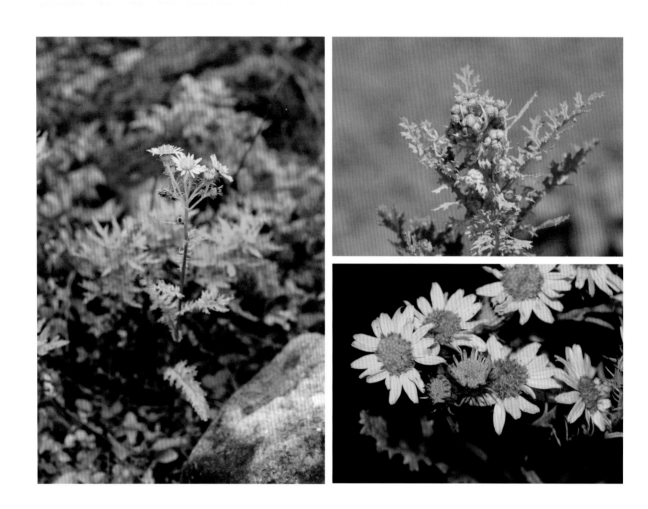

【形态特征】多年生直立草本，高达 1m，全株带紫红色，被疏蛛丝状毛或变无毛。基生叶和最下部茎叶具柄，下面有疏蛛丝状毛，叶柄长达 10cm，基部扩大；中部茎叶大头羽状浅裂或羽状浅裂；上部叶渐小，具粗羽状齿。头状花序多数，排成顶生伞房花序；总苞钟状；总苞片长圆状披针形，具柔毛；花冠黄色。瘦果圆柱形，被疏柔毛；冠毛污白色，有时舌状花无冠毛。花期 4~11 月。

【适宜生境】生于海拔 1200~2300m 的荒坡或草丛中。

【资源状况】分布于中山区。常见。

【入药部位】全草或根（大红青菜）。

【功能主治】清热解毒，活血明目。用于无名肿毒，痢疾，皮肤瘙痒，跌打损伤，瘀积肿痛，疮痈肿疡。

千里光 <small>千里明</small>

Senecio scandens Buch.-Ham. ex D. Don

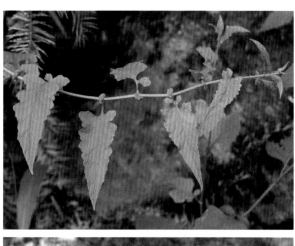

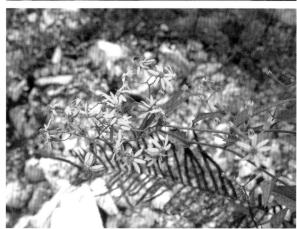

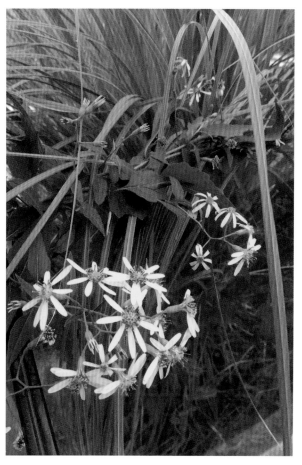

【形态特征】多年生攀缘草本，长 2~5m。根状茎木质；茎曲折，稍呈"之"字形上升。叶具柄，披针形至狭三角形，边缘具牙齿，羽状脉。头状花序多数，排成顶生大型复聚伞圆锥花序；总苞圆柱状钟形；总苞片条状披针形，具 3 脉；舌状花 8~10，黄色，长圆形。瘦果圆柱形，被柔毛；冠毛白色，长约 7mm。花期 8 月至翌年 4 月。

【适宜生境】生于湿润的杂木林中、灌丛、草坡、田坎。

【资源状况】分布于峨眉山各地。常见，可以大量开发利用。

【入药部位】全草。

【功能主治】清热解毒，清肝明目，泻火，除湿，杀虫止痒，消肿，行血。用于感冒头痛，细菌性痢疾，眼雾，角膜云翳，目赤红肿，疮痈肿毒，败血症，皮肤瘙痒，肠炎，咽喉肿痛，小儿头部脓疱疮。

评　　述　四川谚语云："家有千里光，保你代代不生疮。"

毛梗豨莶 肥猪苗
Siegesbeckia glabrescens Makino

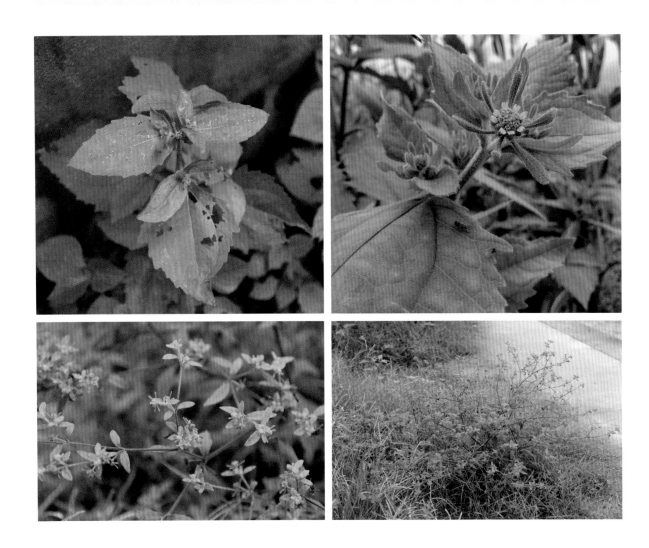

【形态特征】一年生草本，被平伏短柔毛。基部叶花期枯萎；叶对生，卵形或卵状披针形，顶端渐尖，边缘具规则锯齿、疏齿或全缘，基出 3 脉。头状花序顶生，多数，排成疏散圆锥花序；总苞钟状；总苞片叶质，背面密被紫褐色头状有柄的腺毛；花冠黄色，雌花花冠管状，两性花花冠上部钟状，顶端 4~5 齿裂。瘦果倒卵球形。花期 4~9 月，果期 6~11 月。

【适宜生境】生于荒坡或农耕地内。

【资源状况】分布于坝区、低山区。常见，可以开发利用。

【入药部位】全草。

【功能主治】祛风除湿，利筋骨。用于风湿性关节炎，神经衰弱，高血压。

豨 莶
肥猪苗

Siegesbeckia orientalis L.

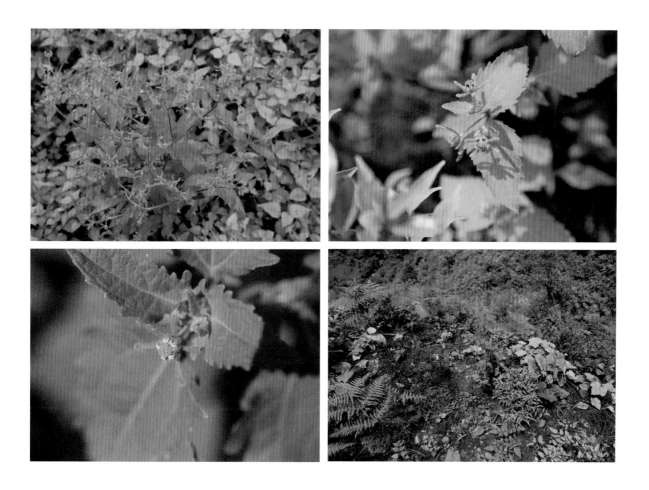

【形态特征】一年生草本，被灰白色短柔毛。分枝斜升，上部的分枝常呈复二歧状。叶对生，纸质，三角状卵圆形或卵状披针形，下延成翼柄，边缘浅裂，具粗齿至全缘，基出 3 脉。头状花序直径 1.5~2cm，顶生，排成具叶圆锥花序；总苞阔钟状；总苞片叶质，背面被紫褐色头状具柄腺毛；花冠黄色。瘦果倒卵圆形，有 4 棱，顶端有灰褐色环状突起。花期 4~9 月，果期 6~11 月。

【适宜生境】生于荒坡或农耕地内。

【资源状况】分布于坝区、低山区。常见，可以开发利用。

【入药部位】地上部分（豨莶草）。

【功能主治】祛风除湿，利筋骨。用于风湿麻木，风湿关节痛，腰膝无力，疟疾，急性肝炎，高血压，神经衰弱，疔疮肿毒，外伤出血，肝肾虚损，须发早白。

双花华蟹甲

羊角参、三角天麻、大卫蟹甲草
Sinacalia davidii (Franch.) Koyama

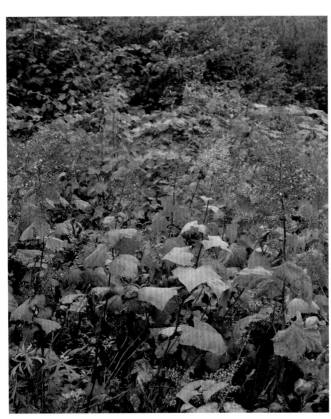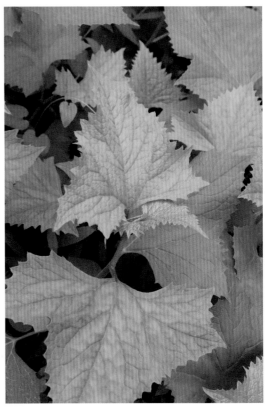

【形态特征】多年生直立草本。茎粗壮，中空，无毛，具粗厚块状根状茎及多数纤维状根。基部及下部茎叶具柄；中部茎叶叶片三角形或五角形，上面深绿色，下面浅绿色；最上部叶卵状三角形，具短柄。头状花排成顶生复圆锥状花序；总苞圆柱形；花冠黄色。瘦果圆柱形，长约 3mm，具 4 肋；冠毛白色。花期 7~8 月，果期 10 月。

【适宜生境】生于山坡、林缘、灌丛、草丛。

【资源状况】分布于低山区、中山区、高山区。常见。

【入药部位】根茎。

【功能主治】祛风除湿，活血通络。用于风湿瘫痪，半身不遂，头疮白秃。

华蟹甲
羊角天麻、羽裂掌裂蟹甲草
Sinacalia tangutica (Maxim.) B. Nord.

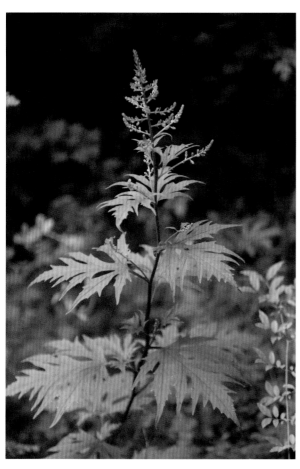
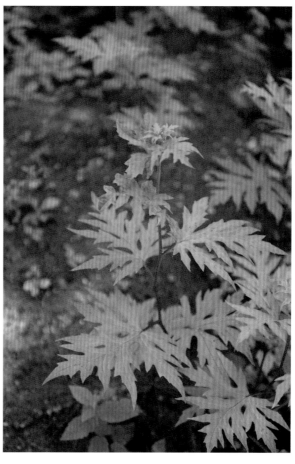

【形态特征】多年生草本，被腺状短柔毛。根状茎块状，直径 1~1.5cm，具多数纤维状根。叶厚纸质，卵形或心形，羽状深裂，侧裂片长圆形，边缘具小尖齿，羽状脉明显。头状花序小，排成多分枝宽塔状复圆锥花序；总苞圆柱状；总苞片 5，条状长圆形；舌状花 2~3 朵，黄色，檐部漏斗状，裂片长圆状卵形。瘦果圆柱形；冠毛白色。花期 7~8 月，果期 10 月。

【适宜生境】生于山坡、林缘、灌丛、草丛。

【资源状况】分布于中山区、高山区。少见。

【入药部位】根茎。

【功能主治】祛风，化痰，平肝。用于头痛眩晕，风湿关节痛，瘫痪，咳嗽痰喘。

蒲儿根

黄花草、蒲耳根

Sinosenecio oldhamianus (Maxim.) B. Nord.

【标本采集号】511423140616140LY

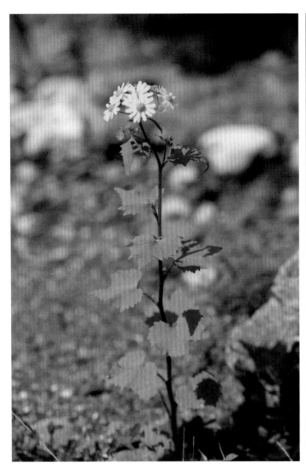
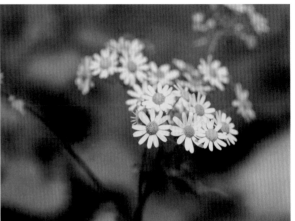
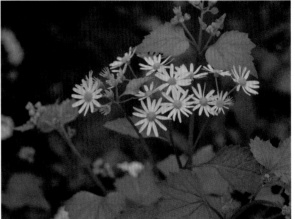

【形态特征】多年生或二年生草本，高 30~80cm，被白色蛛丝状毛和疏长柔毛。基生叶丛生，叶具柄，卵形，顶端尖，基部心形或楔形，边缘具重锯齿，掌状 5 脉。头状花序多数，排成顶生复伞房状花序；总苞宽钟状；舌状花约 13，黄色，长圆形。瘦果圆柱形，具纵棱；管状花冠毛白色。花期 1~12 月。

【适宜生境】生于路边、草丛、林缘等处。

【资源状况】分布于低山区、中山区。常见，可以大量开发利用。

【入药部位】全草。

【功能主治】清热解毒，利湿，活血。用于肺痈咳嗽，皮肤瘙痒，跌打损伤，痈肿疮毒。

万寿菊 *Tagetes erecta* L.

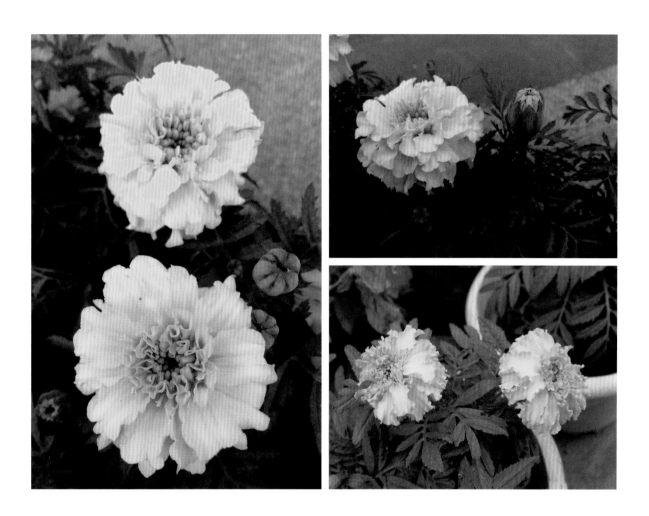

【形态特征】一年生草本，高 50~150cm。茎粗壮，有分枝。叶羽状分裂，裂片长圆形或披针形，
　　　　　边缘具锐锯齿。头状花序大，单生，直径 5~8cm；花序梗顶端棍棒状膨大；总苞杯
　　　　　状；舌状花黄色或暗橙色，管状花黄色；聚药雄蕊 5，着生于花冠管上；子房下位。
　　　　　瘦果条形；冠毛二型，长芒状或短鳞片状。花期 6~10 月。

【适宜生境】栽培。

【资源状况】分布于坝区、低山区。常见，可以开发利用。

【入药部位】花或根。

【功能主治】止咳化痰，止呕，止痛。用于目疾，小儿高热，目赤肿痛，迎风流泪，乳痈，疟腮，
　　　　　上呼吸道感染，百日咳，支气管炎。

蒲公英 灯笼草
Taraxacum mongolicum Hand.-Mazz.

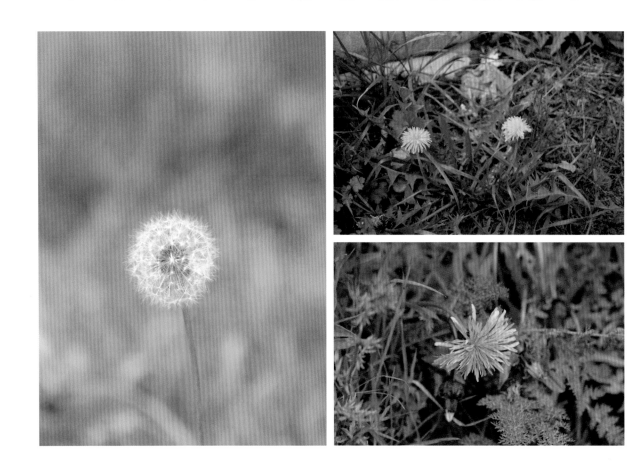

【形态特征】多年生草本，高 10~25cm，全株具白色乳汁，被白色疏软毛。叶基生，呈莲座状，叶片披针形，边缘具波状齿或羽状深裂。花葶 1 至数个，上部紫红色，密被蛛丝状白色长柔毛；总苞钟状，淡绿色；总苞片披针形，先端增厚或具角状突起；舌状花黄色。瘦果上部具小刺，下部具小瘤，顶端着生白色冠毛。花期 4~9 月，果期 5~10 月。

【适宜生境】生于荒坡、路旁、田边、地坎。

【资源状况】分布于坝区、低山区。常见，可以开发利用。

【入药部位】全草。

【功能主治】清热解毒，散结。用于乳痈肿痛，急性乳腺炎，瘰疬，肺痈，痈疽，黄疸性肝炎，扁桃体炎，结膜炎，泌尿系统感染，痈疖疔疮，感冒发热，风火牙痛。

款　冬
冬花
Tussilago farfara L.

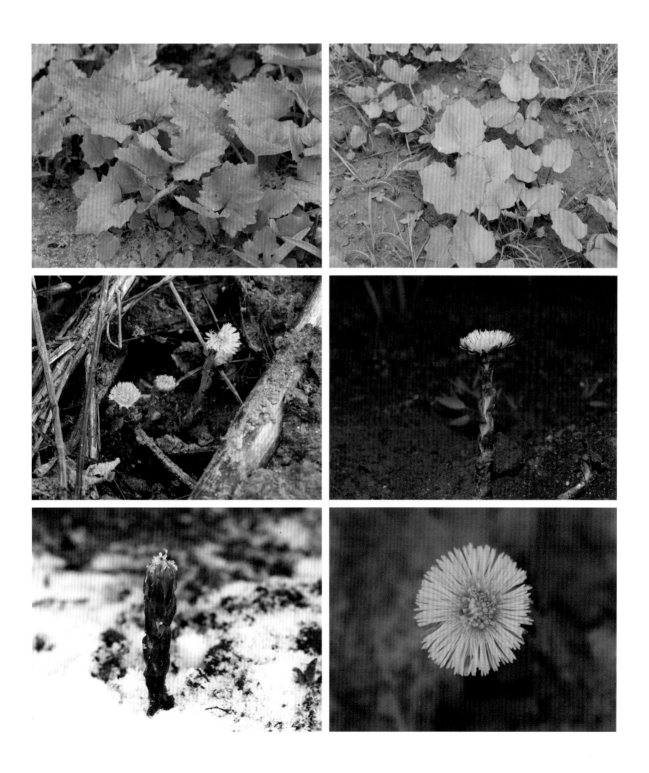

【形态特征】多年生草本，高 5~10cm。茎具鳞片状紫色苞叶。叶圆心形，边缘波状，下面密生白色茸毛。花冬季先叶开放；单个头状花序顶生，稍下垂；舌状花雌性，多层，辐射状。瘦果圆柱形；冠毛白色。花、果期 3~8 月。

【适宜生境】栽培。

【资源状况】分布于中山区。常见。

【入药部位】花蕾。

【功能主治】润肺下气，化痰止咳。用于肺热咳嗽，痰稠，肺痿，肺结核咳痰吐血，咳逆喘息，喉痹，支气管炎。

斑鸠菊　鸡菊花
Vernonia esculenta Hemsl.

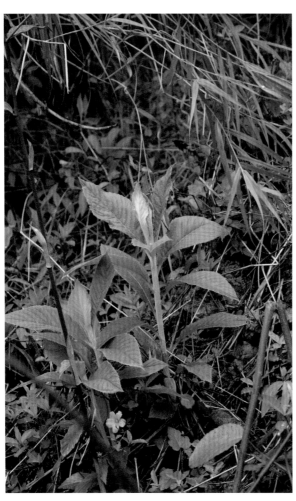
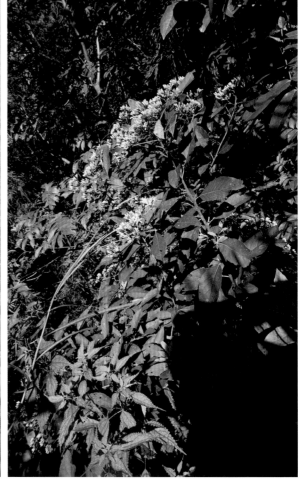

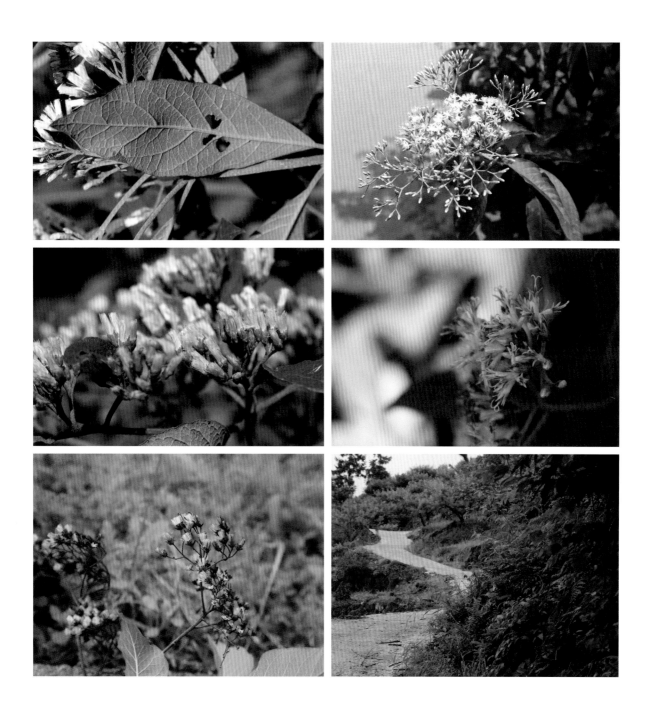

【形态特征】灌木或小乔木，高 2~6m，小枝、叶柄、叶背均密被灰白色绒毛。叶具柄，硬纸质，
　　　　　长圆状披针形或披针形，侧脉 9~13 对。头状花序多数，排成宽圆锥花序；总苞倒圆
　　　　　锥状；总苞片革质，暗绿色；小花 5~6 朵，淡红紫色。瘦果近圆柱状；冠毛 2 层，白
　　　　　色或污白色，内层糙毛状。花期 7~12 月。

【适宜生境】生于荒坡或灌木林中。

【资源状况】分布于低山区。常见，可以开发利用。

【入药部位】根、叶。

【功能主治】清热解毒，生肌敛疮。用于阑尾炎，疮疖，烫火伤。

苍 耳 *Xanthium sibiricum* Patrin ex Widder

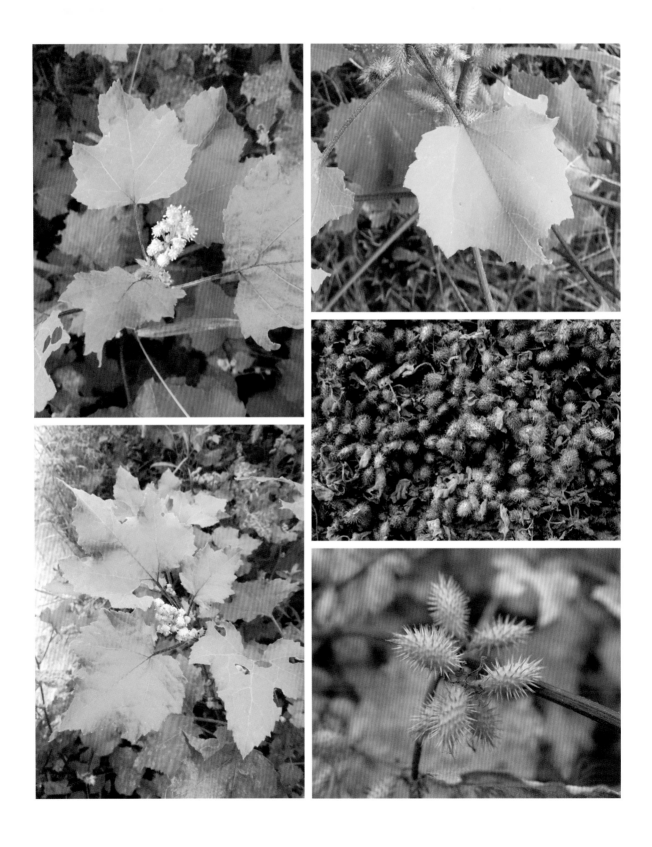

【形态特征】一年生草本，高 20~90cm。茎上部有纵沟，被白色糙伏毛。叶具长柄，三角状卵形或心形，具基出 3 脉，脉上密被糙伏毛，下面苍白色，被糙伏毛。雄性头状花序球形；雌性头状花序椭圆形，结合成囊状，宽卵球形或椭圆体形，成熟时坚硬，上端有 1~2 个坚硬的喙，外面具钩状直刺。瘦果 2，倒卵形，内含种子 1 粒；无冠毛。花期 7~8 月，果期 9~10 月。

【适宜生境】生于荒坡或耕地内。

【资源状况】分布于坝区、低山区。常见，可以大量开发利用。

【入药部位】成熟带总苞的果实（苍耳子）。

【功能主治】散风，解毒。用于鼻渊，风寒头痛，鼻塞流涕，齿痛，鼻窦炎，疟疾。

评　　述　叶为六神曲的原料之一。

黄鹌菜 *Youngia japonica* (L.) DC.

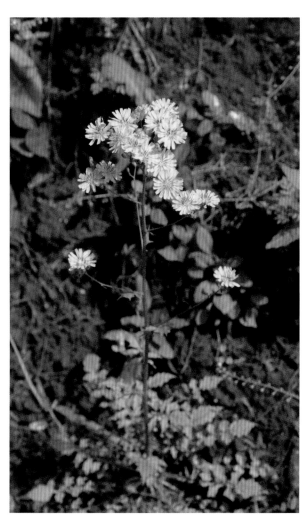
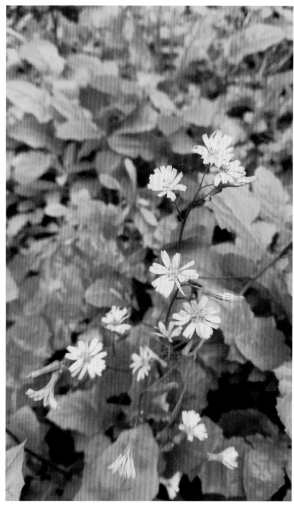

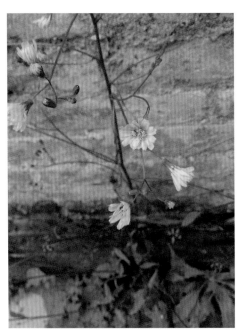
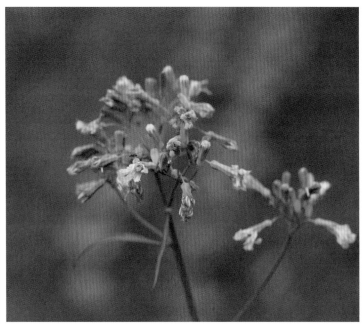

【形态特征】一年生草本，有乳汁，高 15~80cm。茎被疏毛，无叶或具 1~2 叶。基生叶莲座状，倒披针形、椭圆形或宽条形，大头羽状分裂，被皱波状柔毛。头状花序少数或多数，排成伞房花序；总苞圆柱状；舌状花 10~20 朵，黄色。瘦果纺锤形，褐色，具多数纵棱；冠毛白色。花、果期 4~10 月。

【适宜生境】生于荒坡或灌丛林中。

【资源状况】分布于坝区、低山区。常见，可以大量开发利用。

【入药部位】全草或根。

【功能主治】清热解毒，消肿止痛。用于感冒咽痛，乳腺炎，阑尾炎，痢疾，肠炎，结膜炎，小便不利，肝硬化腹水。

泽泻科

泽泻 川泽泻
Alisma plantago-aquatica Linn.

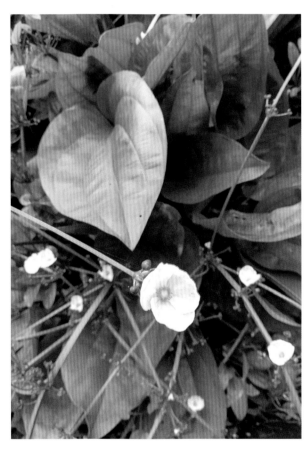

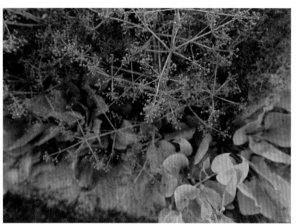

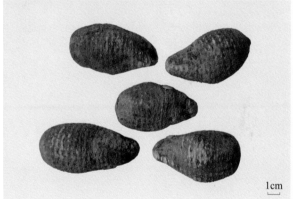

1cm

【形态特征】多年生水生草本。地下有球形块茎，直径 1~3.5cm，或更大，外皮褐色，密生须根。叶全部基生，挺水叶窄椭圆形或卵形。圆锥花序具 3~8 轮分枝；花两性；外轮片宽卵形，内轮花瓣近圆形，白色或浅紫色，边缘具不规则粗齿；心皮排列整齐。瘦果椭圆形或近矩圆形，果喙自腹侧伸出，喙基部凸起，膜质。花、果期 5~10 月。

【适宜生境】栽培。

【资源状况】分布于坝区、低山区。常见，可以大量开发利用。

【入药部位】块茎（泽泻）。

【功能主治】渗湿热，利小便。用于小便不利，水肿胀满，呕吐，泄泻尿少，痰饮眩晕，急性肠炎，热淋涩痛，高脂血症。

评　述　川产道地药材，主产于眉山市（彭山）。

矮慈姑 小箭
Sagittaria pygmaea Miq.

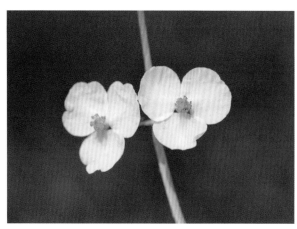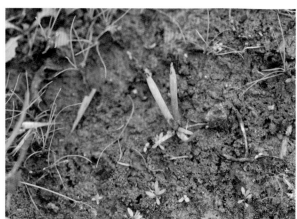

【形态特征】一年生水生草本。叶基生，带形或近匙形。总状花序，高 5~35cm，花 2~3 轮；花单性，最下一轮具雌花 1（2）朵；萼片倒卵形，宿存；花瓣白色。瘦果倒卵球形，扁，具翅，背翅具鸡冠状齿裂，喙侧生。花、果期 5~11 月。

【适宜生境】生于水田或池沼中。

【资源状况】分布于坝区、低山区。常见。

【入药部位】全草。

【功能主治】行血，解毒。用于蛇咬伤。

慈 姑 剪刀草
Sagittaria trifolia L. var. *sinensis* (Sims) Makino

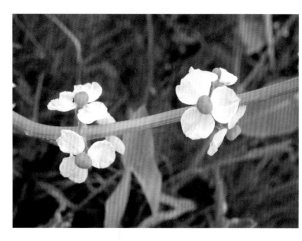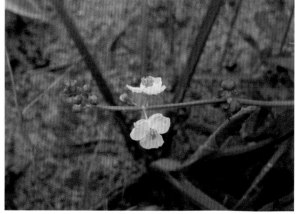

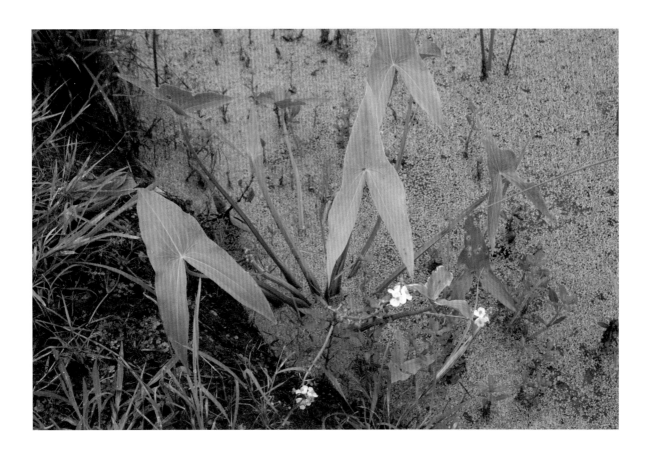

【形态特征】水生草本，高 50~100cm。茎分为短缩茎、匍匐茎和球茎 3 种，球茎高 3~5cm，横截面直径 3~4cm，由 2~3 节组成，卵形或近球形，肉白色或淡蓝色，顶端具有顶芽。叶箭形，长 25~40cm，宽 10~20cm，叶柄长，组织疏松，着生在短缩茎上。开花植株从叶腋间抽出花梗 1~2 枝；总状花；雌雄异花；花白色，花萼、花瓣各 3 枚；雄花雄蕊多数；雌花心皮多数，集成球形。瘦果扁平，斜倒卵形，有翼。

【适宜生境】生于水田或池沼中。

【资源状况】分布于坝区、低山区。常见。

【入药部位】球茎及全草。

【功能主治】解毒，消肿。用于蛇咬伤，痈疮，蜂蜇伤，疮毒。

水鳖科

水 鳖 天泡草
Hydrocharis dubia (Bl.) Backer

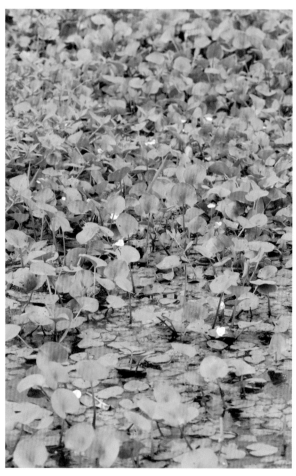

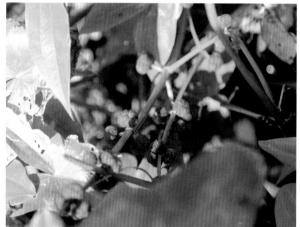

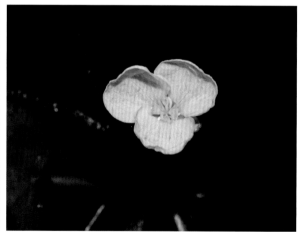

【形态特征】多年生水生漂浮植物。匍匐茎发达，节间长 3~15cm，直径约 4mm，顶端生芽。叶心形或圆形，具 5~7 脉，基部心形。花单性，雌雄同株；雄花序腋生，佛焰苞 2 枚，苞内雄花 5~6 朵，花瓣 3，黄色，最内轮 3 枚雄蕊退化；雌佛焰苞小，苞内雌花 1 朵，花大，白色，基部黄色，退化雄蕊 6 枚。果实肉质，球形或倒卵球形。种皮上有许多毛状突起。花、果期 8~10 月。

【适宜生境】生于水田或池沼中。

【资源状况】分布于坝区、低山区。少见。

【入药部位】全草。

【功能主治】清热利湿。用于湿热带下。

龙舌草 水车前
Ottelia alismoides (L.) Pers.

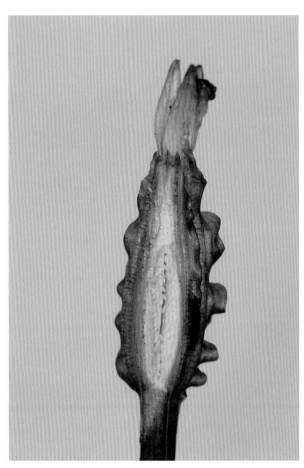
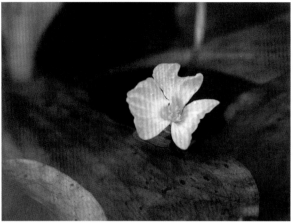
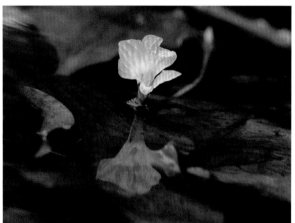

【形态特征】淡水草本。根状茎短，须根丛生。叶的形状与大小多变，沉水叶狭窄或矩圆形，浮水叶宽卵圆形或矩圆形。花两性；佛焰苞先端 2 或 3 裂，具 3~6 纵翅；花单生，无柄；花瓣白色、稍紫色或淡蓝色；子房近球形，具 3~9（10）心皮。蒴果有 5~6 条膜翅。种皮上有白毛。花、果期 4~10 月。

【适宜生境】生于水田或池沼中。

【资源状况】分布于低山区。常见。

【入药部位】全草。

【功能主治】清热化痰，利尿解毒。用于肺热喘咳，咯痰黄稠，水肿，小便不利，烫火伤，痈肿。

眼子菜科

鸡冠眼子菜 小叶眼子菜
Potamogeton cristatus Regel. et Maack.

【形态特征】一年生或多年生水生草本。通常在开花前全部沉没水中。根状茎无或不明显。叶二型；花期前全部为沉水型叶，无柄，条形至线形；近花期或开花时出现浮水叶，具柄，叶柄长 1~1.5cm，椭圆形、矩圆形或矩圆状卵形。穗状花序具 3~5 轮对生的花；花序梗稍膨大，略粗于茎。果实倒卵球形，上面具突起，呈鸡冠状。花、果期 5~9 月。

【适宜生境】生于水田或池沼中。

【资源状况】分布于低山区。少见。

【入药部位】全草（眼子菜）、根（眼子菜根）。

【功能主治】全草清热解毒，利湿通淋，止血，驱蛔。用于湿热痢疾，黄疸，热淋，带下病，鼻衄，痔疮出血，蛔虫病，疮痈肿毒。根理气和中，止血。用于气痞腹痛，腰痛，痔疮出血。

眼子菜 水案板
Potamogeton distinctus A. Benn.

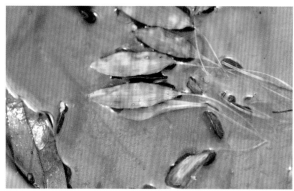

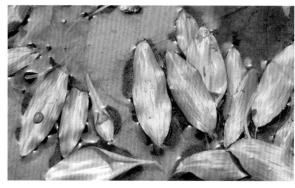

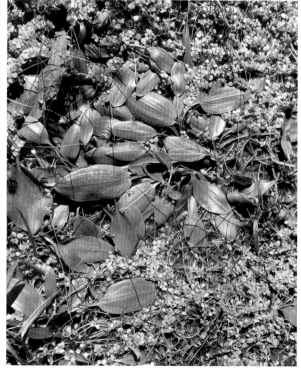

【形态特征】多年生水生草本。根状茎发达，白色；茎圆柱形，通常不分枝。叶二型；沉水叶狭披针形至披针形，草质；浮水叶具柄，革质，叶柄长为叶的 0.5~2.3 倍。穗状花序具紧密排列的花，花小，绿色；心皮（1）2（3）。果实宽倒卵球形，先端短喙下陷。花、果期 5~10 月。

【适宜生境】生于水田或池沼中。

【资源状况】分布于坝区、低山区。常见，可以开发利用。

【入药部位】全草（眼子菜）、根（眼子菜根）。

【功能主治】全草清热解毒，利湿通淋，止血，驱蛔。用于湿热痢疾，黄疸，热淋，带下病，鼻衄，痔疮出血，蛔虫病，疮痈肿毒。根理气和中，止血。用于气痞腹痛，腰痛，痔疮出血。

竹叶眼子菜 *Potamogeton malaianus* Miq.

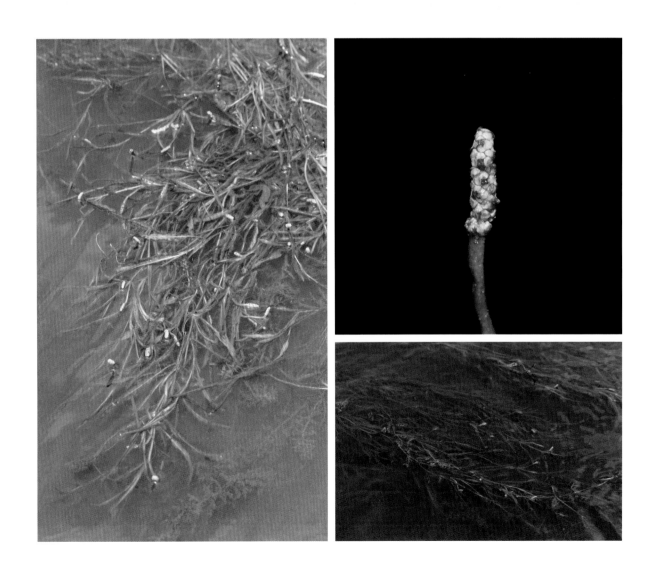

【形态特征】多年生沉水草本。根状茎圆柱状，发达，白色，节处生有须根，粗壮或纤细。沉水叶披针形或狭披针形，先端尖，具明显中脉，自基部至中部发出 6 至多条与之平行、并在顶端连接的次级叶脉，三级叶脉清晰可见。穗状花序密具花，具多轮对生花。果实倒卵球形，两侧稍扁，背部明显 3 脊，中脊狭翅状，侧脊锐。花、果期 7~9 月。

【适宜生境】生于池沼。

【资源状况】分布于低山区。少见。

【入药部位】全草。

【功能主治】清热解毒，利尿，消积。用于急性结膜炎，痢疾，黄疸，淋病，蛔虫病。

百合科

无毛粉条儿菜 光叶肺筋草
Aletris glabra Bur. et Franch.

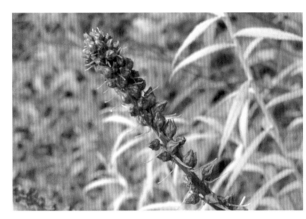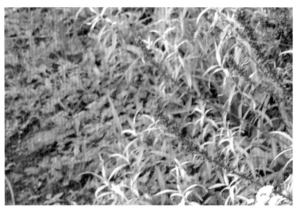

【形态特征】多年生草本，具细长的纤维根，全株无毛。总状花序有黏性分泌物；苞片2枚，条形或窄披针形，其中1枚位于花梗基部，比花长；花被黄绿色或乳白色，裂片直立中脉上具绿色或绿褐色，筒部坛形，先端急收缩。蒴果倒卵球形或近球形。花期5~8月，果期8~11月。

【适宜生境】生于荒坡草丛。

【资源状况】分布于低山区。常见，可以开发利用。

【入药部位】根或全草（光肺筋草）。

【功能主治】清热，润肺，止咳。用于肺热咳嗽，经闭，乳痈。

粉条儿菜 一炷香、肺筋草
Aletris spicata (Thunb.) Franch.

【形态特征】多年生草本。须根细长，其上生有多数细块根，色白似蛆。叶多数，密丛生，条形，长10~25cm，宽3~4mm。花葶高40~70cm，有棱，密生柔毛，中下部有几枚长1.5~6.5cm的苞片状叶；总状花序疏具花10~80朵；花序轴密具柔毛；花近无柄；苞片长4~8mm，短于花。蒴果倒卵形，顶端有宿存花被。花期4~5月，果期6~7月。

【适宜生境】生于山坡或草坪向阳处。

【资源状况】分布于低山区。常见，可以开发利用。

【入药部位】全草。

【功能主治】清肺热，止咳，杀蛔虫。用于风寒咳嗽，支气管炎，肺热咳嗽，燥咳，阴虚久咳，咳嗽吐血，百日咳，哮喘，肺痈，腮腺炎。

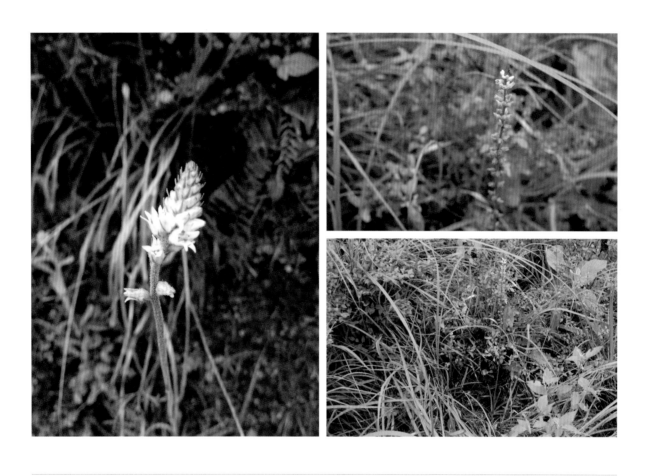

薤 头 薤白、薤
Allium chinense G. Don

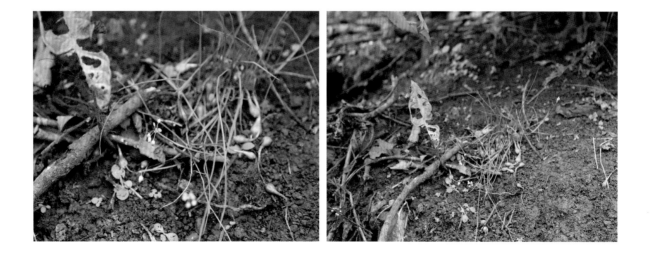

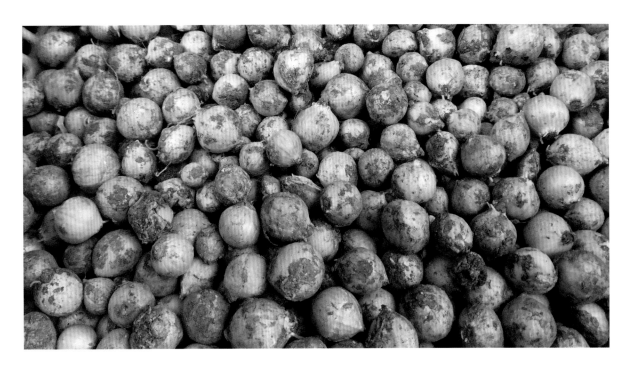

【形态特征】多年生草本，高达80cm。须根多数。鳞茎簇生，狭卵球形；鳞茎外皮膜质，白色，全缘。叶3~5棱，中空。花葶侧生；伞形花序近半球形，疏具花；花被浅紫色至暗紫色；花丝等长，内轮者基部扩大，扩大部分每侧各具1齿；子房倒卵球形，腹缝线基部具有帘的凹陷蜜腺。蒴果球形。花、果期10~11月。

【适宜生境】栽培，生于荒坡、地坎。

【资源状况】分布坝区、低山区。常见，可以大量开发利用。

【入药部位】鳞茎（薤白）。

【功能主治】通阳散结，行气导滞。用于胸痹心痛，脘腹痞满胀痛，泻痢后重。

葱 大葱
Allium fistulosum L.

【形态特征】多年生草本，全株具强烈辛味。鳞茎单生或簇生，圆柱形；鳞茎外皮白色，膜质至薄革质，全缘。叶宽0.5~1.5cm。花葶圆柱状，中空，高30~50（~100）cm，约于1/3以下处被叶鞘；总苞2瓣裂，宿存；伞形花序球形，多花；花被白色；子房倒卵球形，腹缝线基部具不明显的蜜腺，花柱超出花被。花、果期4~8月。

【适宜生境】栽培。

【资源状况】分布于峨眉山各地。常见，可以大量开发利用。

【入药部位】鳞茎（葱白）。

【功能主治】发汗解表，通阳，利尿。用于伤寒寒热头痛，阴寒腹痛，虫积内阻，二便不通，痢疾，痈肿。

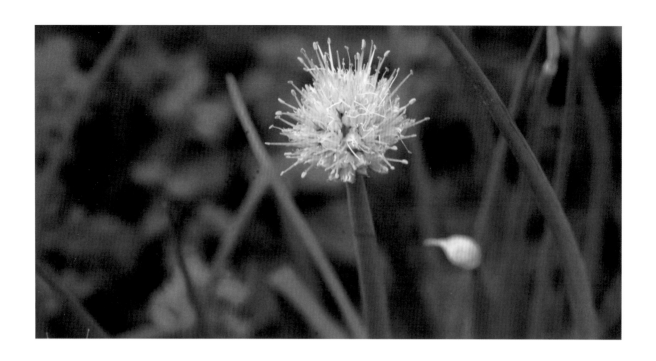

宽叶韭 韭菜
Allium hookeri Thwaites

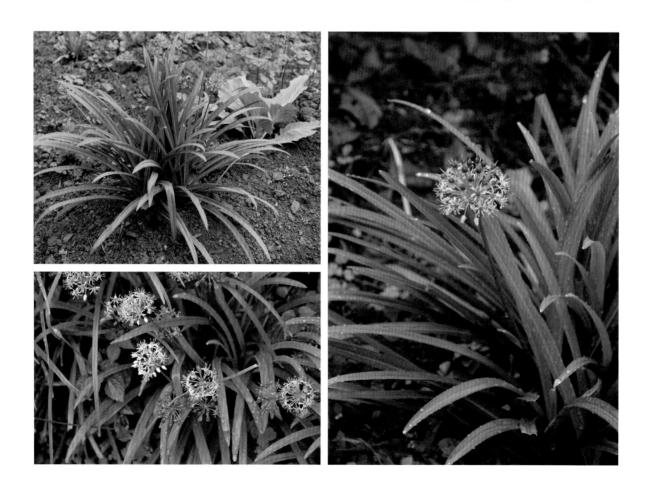

【形态特征】多年生草本。根肉质，粗壮。鳞茎簇生，圆柱形；鳞茎外皮膜质，全缘。叶条形至阔条形，宽 0.5~1cm。花葶侧生，高达 60cm，生于鳞茎基部，无叶鞘，有时生于外层叶鞘内，下部被叶鞘；总苞 2 裂，常早落；伞形花序球状或半球状，具多花；花梗近等长，长为花被片的 2~3（4）倍，无小苞片；花白色，花被片披针形，先端渐尖，有时不等 2 裂；花丝锥形，比花被片稍短或近等长，基部合生且与花被片贴生。花、果期 7~10 月。

【适宜生境】栽培或生于岩石缝中潮湿处。

【资源状况】分布于中山区。常见，可以开发利用。

【入药部位】全草。

【功能主治】补肾，温中行气，散瘀，解毒。用于肾虚阳痿，里寒腹痛，噎膈反胃，胸痹疼痛，衄血，吐血，尿血，痢疾，痔疮，疮痈肿毒，漆疮，跌打损伤。

薤 白 小根蒜、苦藠
Allium macrostemon Bunge

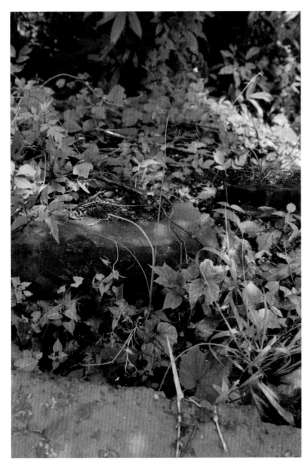
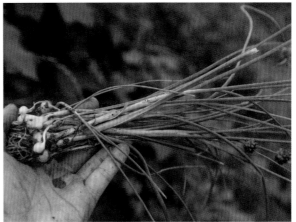
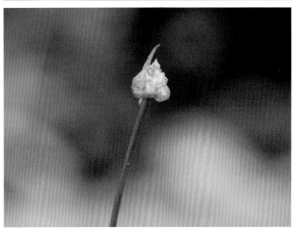

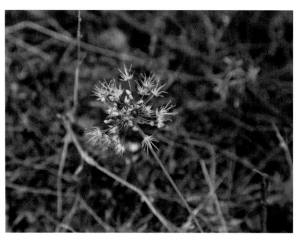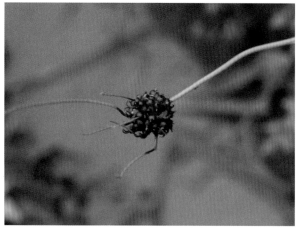

【形态特征】多年生草本。鳞茎单生，近球形，常于基部具小鳞茎，须根多数；鳞茎外皮黑色，纸质或膜质，全缘。叶半圆柱形或三棱状圆柱形，下面强烈具1棱，中空，上面具槽。花葶高 30~60（~90）cm；伞形花序半球形至球形；花多数，密集；花被浅紫色至浅红色。蒴果倒卵形，先端凹陷。花、果期 5~7 月。

【适宜生境】生于海拔 1200m 以下的荒坡或草坪，亦有栽培。

【资源状况】分布于坝区、低山区。常见，可以大量开发利用。

【入药部位】鳞茎。

【功能主治】理气，通阳，宽胸，散结。用于胸痹心痛，脘痞不舒，咳喘痰多，慢性支气管炎，心绞痛。

北 葱 细香葱
Allium schoenoprasum L.

【形态特征】多年生草本。鳞茎通常簇生，卵状圆柱形，直径 0.5~1cm；鳞茎外皮灰褐色或带黄色。叶稍短于花葶，圆柱形。花葶高 10~40（~60）cm，圆柱形；伞形花序近球形，具密集多花；花被紫红色至淡红色；子房近圆球形，腹缝线基部具小蜜穴，花柱不伸出。花、果期 7~9 月。

【适宜生境】栽培。

【资源状况】分布于低山区。罕见。

【入药部位】全草。

【功能主治】散寒解毒。用于感冒头痛；外用于痈肿疮毒。

韭

细韭菜

Allium tuberosum Rottl. ex Spreng.

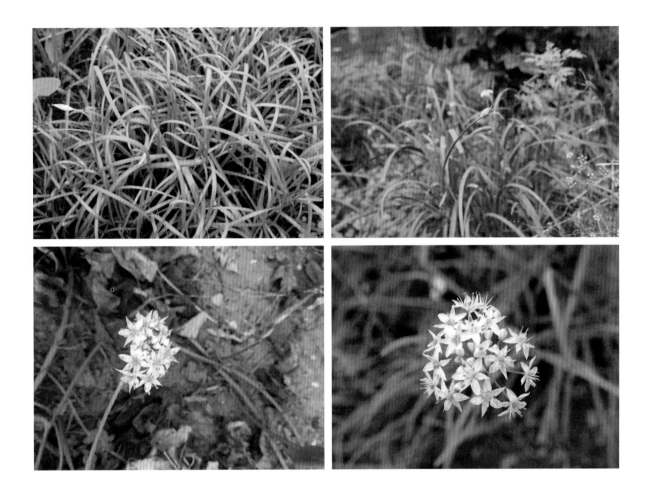

【形态特征】多年生草本。鳞茎簇生，圆柱状；鳞茎外皮暗黄色至黄褐色，破裂成纤维状，呈网状或近网状。叶条形，短于花葶，扁平，实心，边缘光滑。花葶常2棱；总苞2或3瓣裂，宿存；伞形花序半球形至近球形，疏具多花；花被片白色，裂片常具绿色或黄绿色中脉；子房倒圆锥状球形，具3圆棱，外壁具细的疣状突起。花、果期7~9月。

【适宜生境】栽培。

【资源状况】分布于坝区、低山区。常见，可以大量开发利用。

【入药部位】种子（韭菜子）、叶（韭菜）。

【功能主治】种子补肝肾，暖腰膝，助阳，固精。用于阳痿，遗精，遗尿，小便频数，腰膝酸软、冷痛，白带过多。叶补肾，温中行气，散瘀，解毒。用于肾虚阳痿，里寒腹痛，噎膈反胃，胸痹疼痛，衄血，吐血，尿血，痢疾，痔疮，疮痈肿毒，漆疮，跌打损伤。

多星韭 *Allium wallichii* Kunth

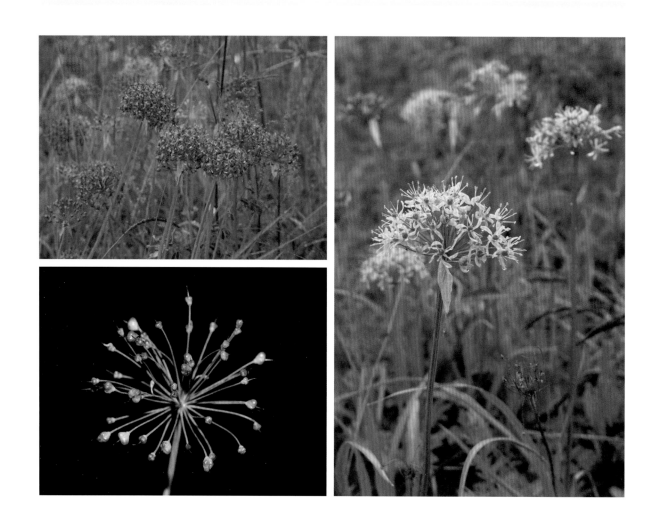

【形态特征】多年生草本。鳞茎单生或成簇，圆柱状，不显著；鳞茎外皮黄褐色，撕裂状或纤维状至近网状。叶条形至长圆状披针形或披针形。总苞 1 或 2 瓣裂；伞形花序半球形，疏或密具花；花被星状开展，花后反折，浅红色、红色或紫色至黑紫色；子房倒卵状球形，具 3 圆棱，花柱长于子房。花、果期 7~10 月。

【适宜生境】生于荒坡、地坎。

【资源状况】分布于中山区。常见。

【入药部位】全草（山韭菜）。

【功能主治】活血散瘀，祛风止痒。用于跌打损伤，荨麻疹，牛皮癣，漆疮。

芦荟
中华芦荟

Aloe vera L. var. *chinensis* (Haw.) Berg.

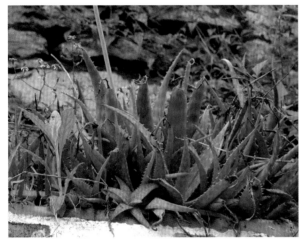 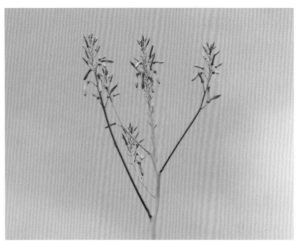

【形态特征】多年生草本，多肉。叶近基生，呈螺旋排列或者对称排列；叶肥厚，条状披针形，上具白色粉末，边缘具皮刺。总状花序直立，长 60~90cm，具多花；苞片白色，阔披针形；花被浅黄色，带红色斑点，稍一侧膨大，裂片先端稍外弯。蒴果三角形。花期 10~11 月。

【适宜生境】栽培。

【资源状况】分布于坝区、低山区。常见，可以开发利用。

【入药部位】叶的汁液浓缩干燥物（芦荟）。

【功能主治】泻下通便，清肝泻火，杀虫，疗疳。用于热结便秘，惊痫抽搐，小儿疳积；外用于癣疮，烫火伤。

天门冬
天冬

Asparagus cochinchinensis (Lour.) Merr.

【形态特征】多年生攀缘草本。块根肉质，丛生，纺锤形。茎长 1~2m，基部稍木质。叶枝通常 2~4 个丛生，叶状枝常 3 个簇生，近镰形，扁平或稍具 3 棱，鳞片状叶有时具刺。雌雄异株；花序腋生；雌雄花均成对着生，大小相似；花丝离生。浆果球形，熟时红色。花期 5~6 月，果期 9 月。

【适宜生境】栽培或生于海拔 3000m 以下的灌木丛中。

【资源状况】分布于坝区、低山区、中山区。常见，可以开发利用。

【入药部位】块根（天冬）。

【功能主治】养阴润燥，清肺生津。用于肺燥干咳，顿咳痰黏，腰膝酸痛，骨蒸潮热，内热消渴，热病津伤，咽干口渴，肠燥便秘。

评　述　川产道地药材，主产于内江市、泸州市（古蔺）、资阳市（安岳）。

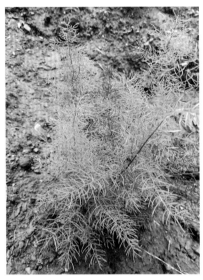 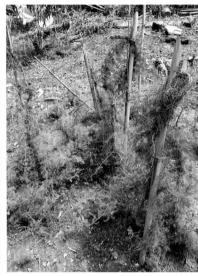 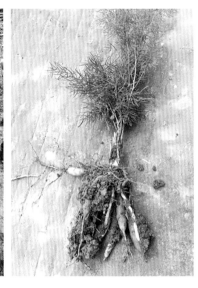

羊齿天门冬　土百部

Asparagus filicinus Ham. ex D. Don

【标本采集号】511423140622883LY

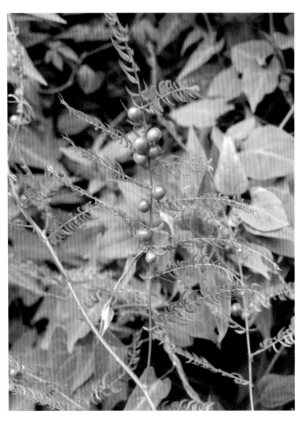 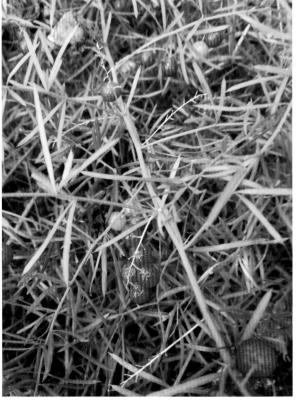

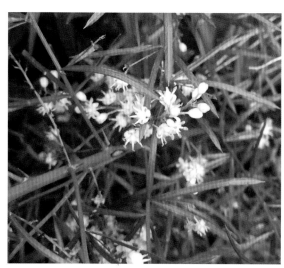
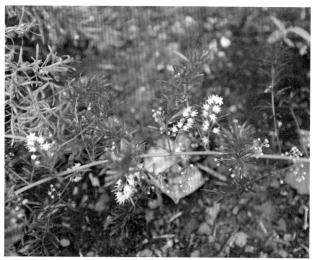

【形态特征】多年生草本，高 30~70cm。纺锤状根成簇，肉质。茎直立，无刺，分枝通常具棱。叶状枝 5~8 成束，条形，镰状；鳞片状叶，不具刺。雌雄异株；花序与叶状枝同时生出或稍后生出；雄花花被浅绿色或有时带浅紫色，钟形；花丝离生。浆果球形，深绿色。种子 2~3 粒。花期 5~6 月，果期 7~8 月。

【适宜生境】生于灌木丛中阴湿处。

【资源状况】分布于坝区、低山区。常见，可以开发利用。

【入药部位】块根（羊齿天冬）。

【功能主治】润肺止咳，杀虫止痒。用于阴虚肺燥，肺痨久咳，咯痰不爽，痰中带血，疥癣瘙痒。

短梗天门冬 三百棒
Asparagus lycopodineus Wall. ex Baker

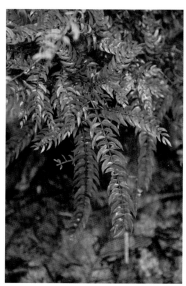
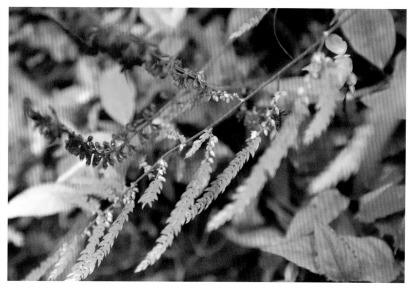

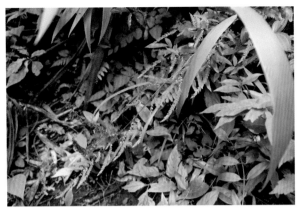
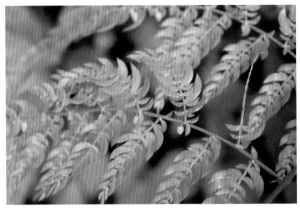

【形态特征】草本，高 45~100cm。茎平滑或略有条纹，上部有时具翅，分枝全部有翅。叶状枝 3 个簇生，条形，镰状，扁平；鳞片状叶。雌雄异株；花序晚于叶状枝后发出；雄花与雌花单生或 2~4 个成簇；花梗长 1~1.5mm 或更短。浆果直径 5~6mm，有种子 2 粒。花期 5~6 月，果期 7~8 月。

【适宜生境】生于灌木丛中阴湿处。

【资源状况】分布于中山区。常见。

【入药部位】块根（云南山百部）。

【功能主治】止咳祛痰，平喘。用于咳嗽痰多，气喘；外用于灭虱。

石刁柏 小白部
Asparagus officinalis L.

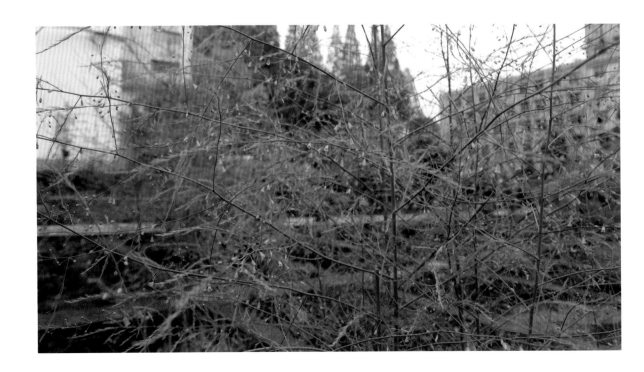

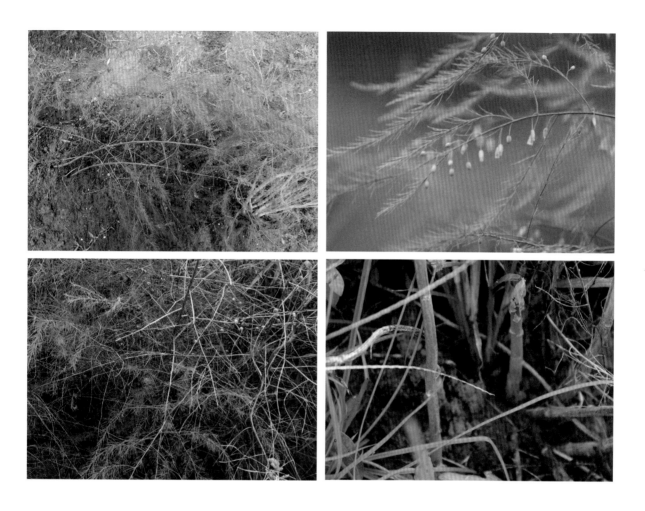

【形态特征】多年生草本，高达 1m。根较细长，稍肉质。茎近直立，分枝柔软。叶状枝 3~6 枚簇生，近圆柱状，稍扁平，不规则具槽；鳞片状叶稍具刺或不明显。雌雄异株；花单生或 2~4 朵簇生。浆果红色。种子黑色。花期 5~6 月，果期 8 月。

【适宜生境】栽培。

【资源状况】分布于坝区。常见。

【入药部位】嫩茎和块根。

【功能主治】润肺镇咳，祛痰杀虫。用于肺痨咳嗽，骨蒸劳热，蛔虫腹痛，疳虫。

大百合　荞麦叶贝母
Cardiocrinum giganteum (Wall.) Makino

【形态特征】多年生草本。茎绿色，高 1.5~3m。叶片卵状心形。总状花序具 10~16 花；苞片脱落；花狭喇叭形，白色，里面具淡紫红色条纹，花被片上部具紫色条纹，下面绿色。蒴果近球形，先端具喙。种子呈扁钝三角形，红棕色，周围具淡红棕色半透明的膜质翅。花期 6~7 月，果期 9~10 月。

【适宜生境】生于灌木丛中阴湿处。

【资源状况】分布于中山区。常见。

【入药部位】鳞茎、果实。

【功能主治】止咳祛痰，清热。用于肺结核，痰多气喘，肺炎，肺结核咯血，肺热咳嗽，小儿
高热。

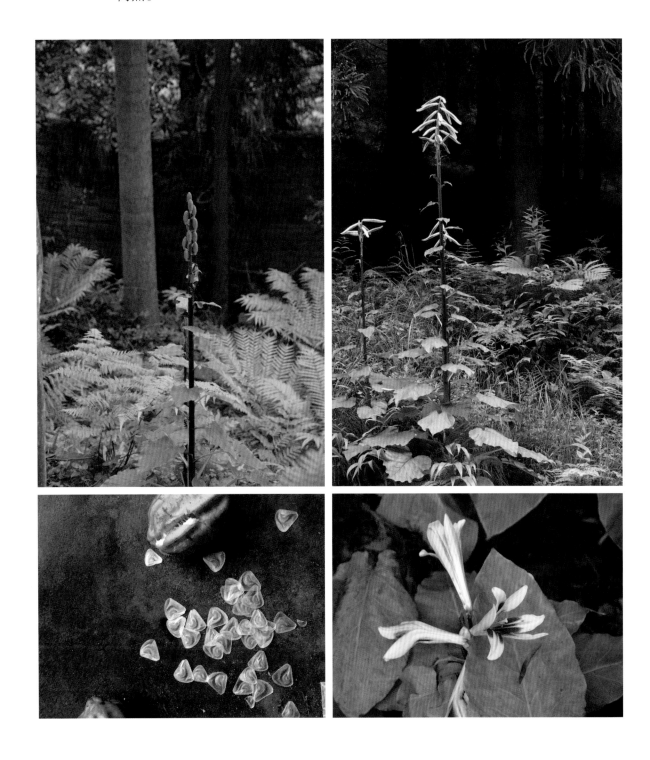

七筋姑 *Clintonia udensis* Trautv. et Mey.

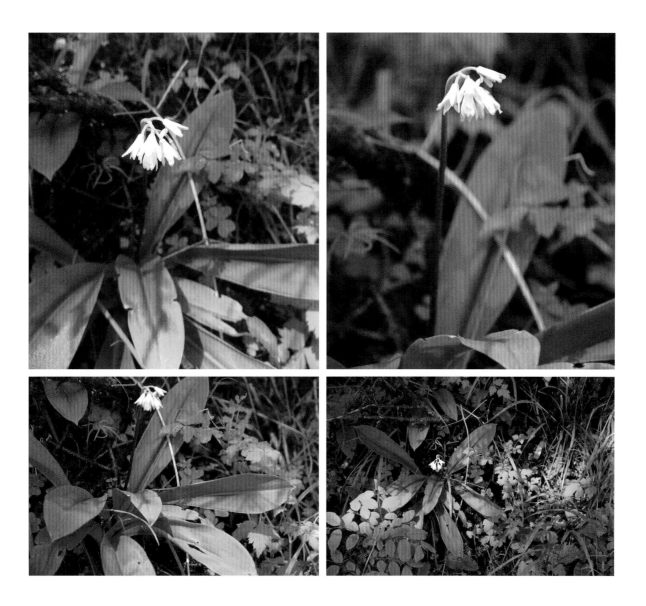

【形态特征】多年生草本。根状茎短，坚硬，具纤维鞘，簇生多数细瘦须根，先端残存撕裂状的纤维枯死叶鞘。叶较大，3~4 枚，倒卵形、椭圆状倒卵形或倒披针形。花葶无叶，密具白色柔毛；总状花序具 3~12 花；花白色，花被片 6；苞片早落。浆果球形或椭圆体形，蓝色或蓝黑色。花期 5~6 月，果期 7~10 月。

【适宜生境】生于灌木丛中阴湿处。

【资源状况】分布于高山区。常见。

【入药部位】全草。

【功能主治】有小毒。伸筋，疏络，散瘀。用于血滞经闭，痛经，跌打损伤，瘀滞肿痛。

散斑竹根七
散斑假万寿竹、大玉竹

Disporopsis aspera (Hua) Engl. ex Krause

【标本采集号】511423140512510LY

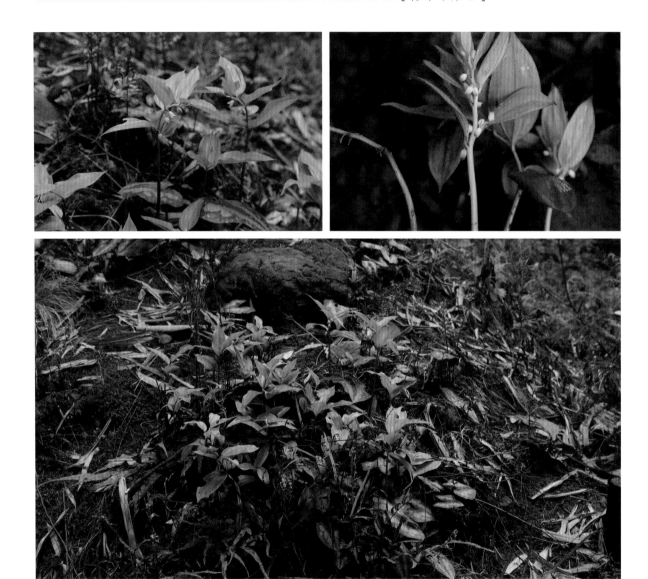

【形态特征】多年生草本。根状茎圆柱形。叶卵状披针形至卵状椭圆形，基部常稍心形至截形。花单生或成对；副花冠裂片膜质，与花被片互生；花被黄绿色，带黑紫色斑点，俯垂；雌蕊长约 5mm，花柱与子房近等长。成熟浆果蓝紫色，近球形。花期 5~6 月，果期9~10 月。

【适宜生境】生于灌木林中阴湿处。

【资源状况】分布于低山区。常见，可以开发利用。

【入药部位】根。

【功能主治】养阴润肺，化瘀止痛。用于肺胃伤阴，燥热咳嗽，风湿疼痛，跌打损伤。

距花万寿竹

狗尾巴参

Disporum calcaratum D. Don

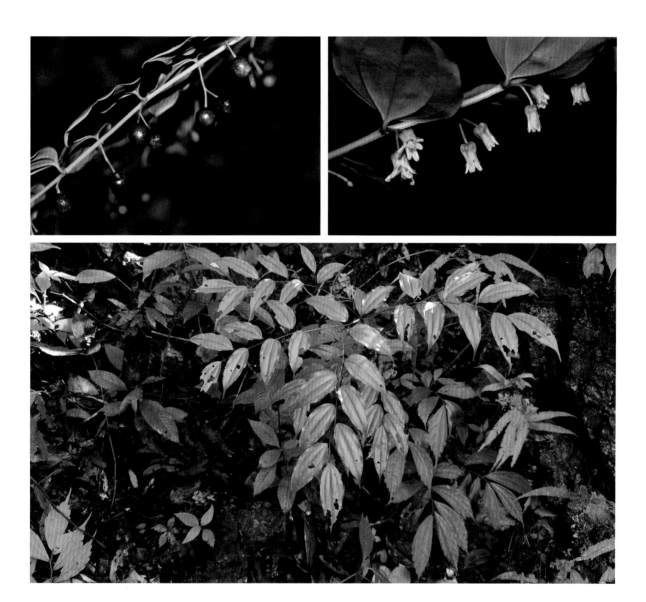

【形态特征】多年生草本。根质地较硬，直径 2~3mm。根状茎曲折，横出。叶片椭圆形至卵状披针形。伞形花序假侧生，具 3~10 花；花被片常紫色，有时粉色至深红色，基部具长距；花柱连同 3 裂柱头比子房长 2~3 倍；雌、雄蕊均不伸出花被之外。浆果近球形，黑色。花期 6~7 月，果期 8~11 月。

【适宜生境】生于山地灌木林潮湿处。

【资源状况】分布于低山区。少见。

【入药部位】根茎及根（狗尾巴草）。

【功能主治】养阴润肺，止咳祛痰。用于肺热咳嗽，阴虚盗汗，白带异常。

万寿竹

竹叶参、竹林消

Disporum cantoniense (Lour.) Merr.

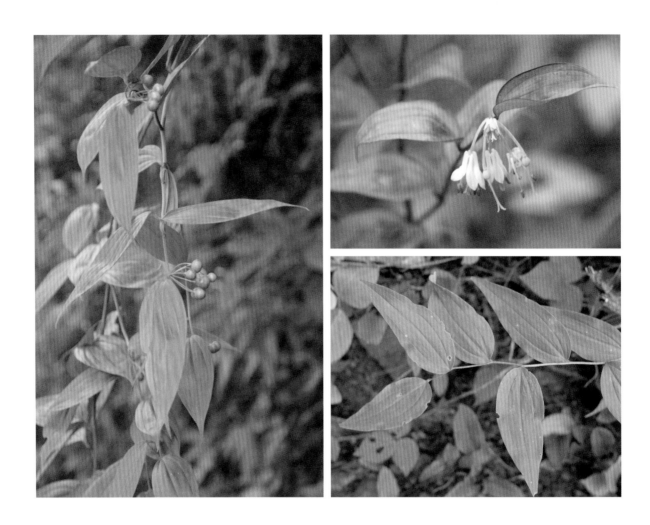

【形态特征】多年生草本。根粗长，肉质。根状茎横出，质地硬，呈结节状。叶片披针形至狭长圆状披针形。伞形花序顶生或假侧生；花被淡紫色，倒披针形，边缘有乳头状突起，基部具距。浆果。种子暗棕色。花期 5~6 月，果期 8~10 月。

【适宜生境】生于灌木林中阴湿处。

【资源状况】分布于低山区、中山区。常见，可以开发利用。

【入药部位】根及根茎。

【功能主治】清热，化痰，补虚，健脾。用于肺胃燥热，高热不退，肺结核咳嗽咯血，食欲不振，胸腹胀满，筋骨疼痛，腰腿痛，虚劳骨蒸，津液受伤。

川贝母

卷叶贝母
Fritillaria cirrhosa D. Don

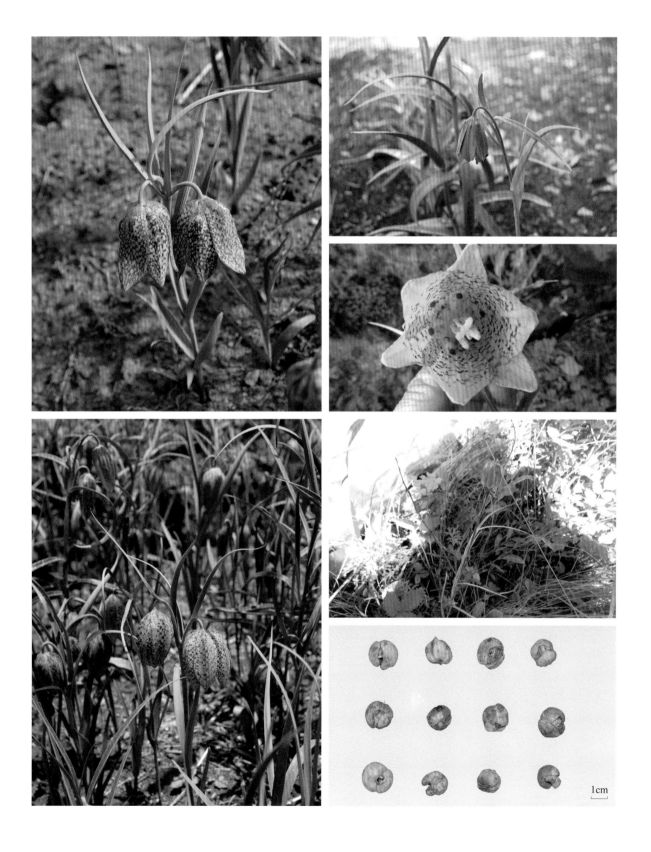

【形态特征】多年生草本。鳞茎卵圆形，由2枚鳞片组成。叶片条形至条状披针形。花序具1（~3）花；苞片3，先端弯曲或卷曲；花下垂，钟形或狭钟形；花被黄色或黄绿色，稍或强烈具紫色斑点或小方格。蒴果棱上具1~1.5mm的狭翅。花期5~7月，果期8~10月。

【适宜生境】生于海拔3000~3099m的山坡、草丛、灌丛中。

【资源状况】分布于高山区。少见，应加以保护。

【入药部位】鳞茎。

【功能主治】清热润肺，化痰止咳，散结消痈。用于肺热咳嗽，干咳少痰，阴虚劳咳，瘰疬，肺痈，乳痈。

【评　述】川产道地药材，主产于甘孜藏族自治州（康定、理塘、雅江、九龙、丹巴、稻城、得荣、乡城）、凉山彝族自治州（木里、西昌）、雅安市（宝兴）、阿坝藏族羌族自治州（小金、金川）。

黄花菜 黄花
Hemerocallis citrina Baroni

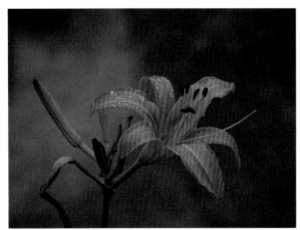

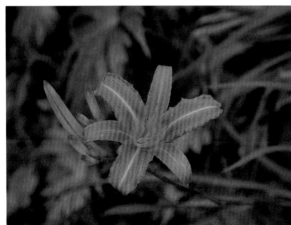

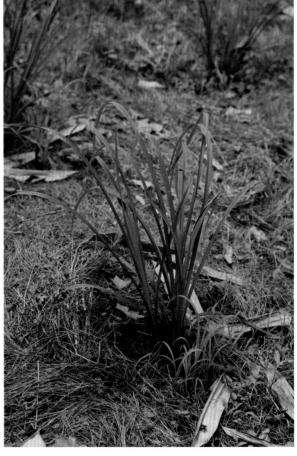

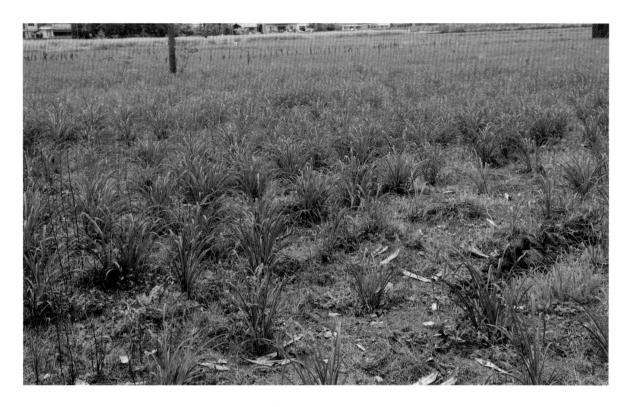

【形态特征】多年生草本。根簇生，较粗壮，肉质，近先端具膨大的块状部分。叶条形。花葶无明显主轴；螺形聚伞花序 3~5 或更多；花被柠檬色；花丝长 7~8cm，花药黄色。蒴果椭圆体形，革质。种子黑色光亮。花、果期 5~9 月。

【适宜生境】生于草坡、沟边潮湿处。

【资源状况】分布于坝区、低山区。常见，可以大量开发利用。

【入药部位】根、嫩苗、花、种子。

【功能主治】根清热利湿，凉血止血，解毒消肿。用于黄疸，水肿，淋浊，带下病，衄血，便血，崩漏，乳痈。嫩苗清热利湿。用于胸膈烦热，黄疸，小便短赤。花利水渗湿，清热止渴，解郁宽胸。用于小便赤涩，烦热口渴，胸闷忧郁。种子驱虫，消痔。用于肠寄生虫病，小儿疳积。

萱　草 ^{黄花}
Hemerocallis fulva (L.) L.

【形态特征】多年生草本。根肉质，多数，具肉质纤维根。叶基生，2 列，下面背白粉。花橘红色，筒部长 2~4cm，花被片裂片长圆形，顶部卷曲，裂片具紫色或橙红色的斑块，内轮裂片宽于外轮裂片；子房上位，花柱细长。花、果期 5~7 月。

【适宜生境】生于草坡、沟边潮湿处。

【资源状况】分布于坝区、低山区。常见，可以开发利用。

【入药部位】根、嫩苗、花、种子。

【功能主治】根清热利湿，凉血止血，解毒消肿。用于黄疸，水肿，淋浊，带下病，衄血，便血，崩漏，乳痈。嫩苗清热利湿。用于胸膈烦热，黄疸，小便短赤。花利水渗湿，清热止渴，解郁宽胸。用于小便赤涩，烦热口渴，胸闷忧郁。种子驱虫，消疳。用于肠寄生虫病，小儿疳积。

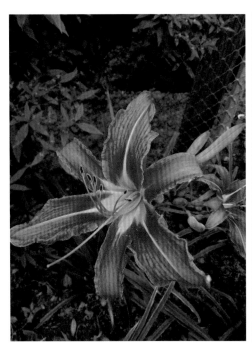
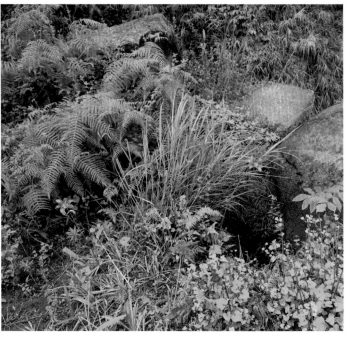

小黄花菜 *Hemerocallis minor* Mill.

【形态特征】多年生草本。根较细，绳索状，有时纤维状，无膨大部分。叶条形。花序短，具 1~2（3）花；花傍晚开放，可持续 1~2 天，芳香，筒部常淡绿色，短，1~2.5（~3）cm，花被柠檬色，花被裂片长 4.5~6cm，内三片宽 1.5~2.3cm；花丝长约 4cm。蒴果椭圆形或矩圆形。花期 5~6 月，果期 7 月。

【适宜生境】生于草坡、沟边潮湿处。

【资源状况】分布于坝区、低山区。少见。

【入药部位】根、花。

【功能主治】根清热利湿，凉血止血，解毒消肿。用于黄疸，水肿，淋浊，带下病，衄血，便血，崩漏，乳痈。花利水渗湿，清热止渴，解郁宽胸。用于小便赤涩，烦热口渴，胸闷忧郁。

华肖菝葜

老君须

Heterosmilax chinensis Wang

【标本采集号】511423140622872LY

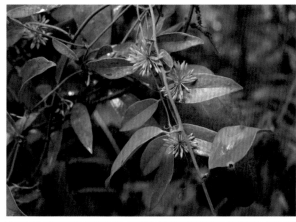
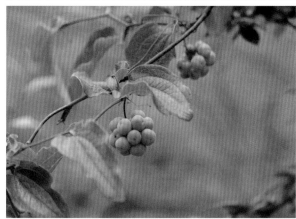
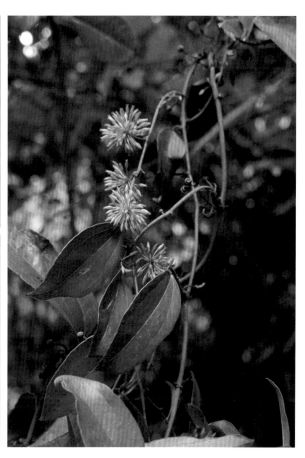

【形态特征】攀缘藤本。茎及分枝具柔毛，稀最终渐无毛；小枝有棱。叶长圆形至披针状卵形；叶柄长 0.5~2.5cm，在下部 1/3 处有卷须和狭鞘。伞状花序具 10~30 花；雄花花被长圆状卵球形，具长约 1mm 的齿，雄蕊 3；雌花花被筒卵形，长 2.5~3mm，顶端 3 齿明显，内有 3 枚退化雄蕊。浆果近球形。花期 5~6 月，果期 9~12 月。

【适宜生境】生于灌丛草坡。

【资源状况】分布于低山区。可以开发利用。

【入药部位】根茎。

【功能主治】清热除湿，解毒。用于梅毒，筋骨挛痛，瘰疬痈肿，钩端螺旋体病。

玉 簪

鱼鳔花
Hosta plantaginea (Lam.) Aschers.

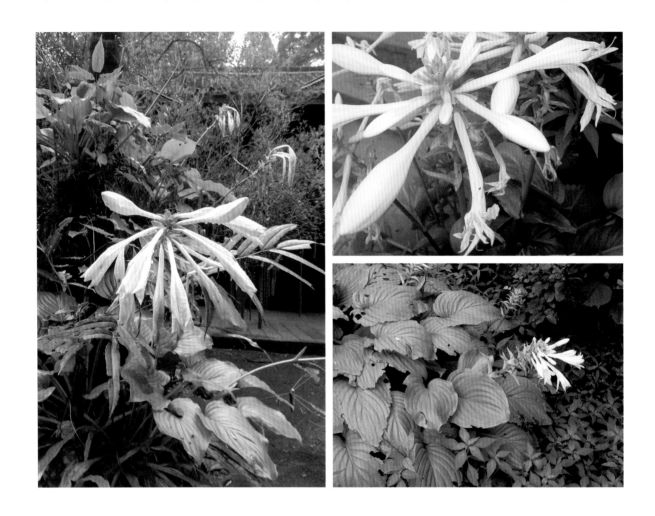

【形态特征】多年生草本。叶基生成丛，叶柄长 20~40cm；叶卵状心形、圆形或卵形，脉 6~10 对，
基部心形。总状花序数花至 10 余朵花；每花由 2 苞片所托；花大白色，芳香；雄蕊 6，
与花被等长或略短。蒴果圆柱形，长 5~7cm。花、果期 8~10 月。

【适宜生境】生于沟边或荒坡灌丛中。

【资源状况】分布于坝区、低山区。常见，可以大量开发利用。

【入药部位】根（玉簪）、花（玉簪花）、全草（玉簪）。

【功能主治】根清热解毒，消骨鲠。用于痈肿疮疡，乳痈，瘰疬，骨鲠。花清热解毒，利水通经。
用于乳痈，痈肿疮疡，瘰疬，毒蛇咬伤。全草清热解毒，利水通经。用于咽喉肿痛，
疮痈肿痛，小便不利，经闭。

紫萼

红鱼鳔花
Hosta ventricosa (Salisb.) Stearn

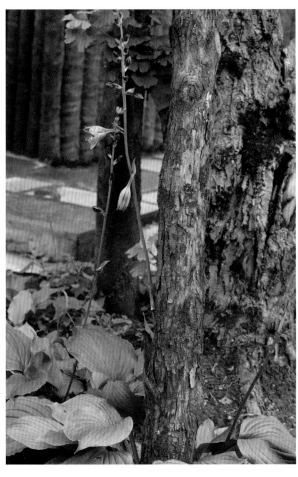
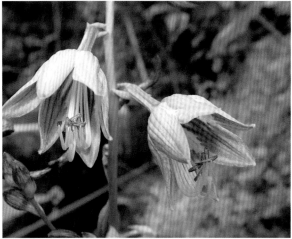
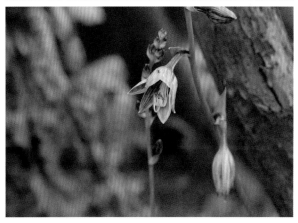

【形态特征】多年生草本，高 60~70cm。根状茎粗壮，须根多。叶柄长 6~30cm；叶卵状心形、圆形或卵形，脉 7~11 对，基部近心形或近截形。总状花序具 10~30 花；每花具 1 苞片；花单生，不芳香；花被 6，紫红色，漏斗形。蒴果圆柱状，长 2.5~4.5cm，宽6~7mm。种子黑色，有光泽。花、果期 6~9 月。

【适宜生境】生于沟边或荒坡灌丛中。

【资源状况】分布于坝区、低山区。常见，可以开发利用。

【入药部位】根（紫玉簪根）、叶（紫玉簪叶）、花（紫玉簪）。

【功能主治】根清热解毒，散瘀，止痛，止血，消骨鲠。用于咽喉肿痛，痈肿疮疡，骨鲠，跌打损伤，胃痛，牙痛，吐血，崩漏。叶凉血止血，解毒。用于崩漏，湿热带下，疮肿，溃疡。花凉血止血，解毒。用于崩漏，湿热带下，咽喉肿痛。

渥 丹 山丹、红百合
Lilium concolor Salisb.

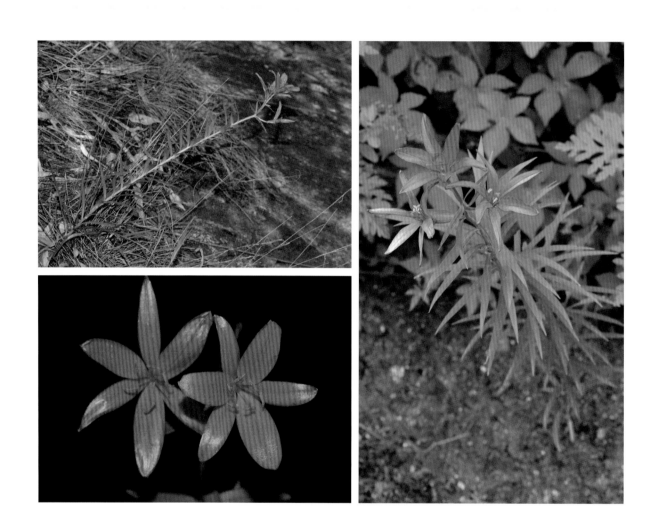

【形态特征】多年生草本。鳞茎卵球形，高 2~3.5cm；鳞片卵形或卵状披针形，白色，鳞茎上方茎上有根；茎具乳头状突起。叶散生，无柄，条形。花 1~5 朵组成近伞形花序或总状花序，直立；花深红色，无斑点，花被片长 2.2~4cm，宽 4~7mm，蜜腺两边具乳头状突起；雄蕊向中心靠拢。蒴果长圆状。花期 5~7 月，果期 8~9 月。

【适宜生境】生于沟边、林下、石缝、灌丛。

【资源状况】分布于低山区、中山区。罕见。

【入药部位】鳞茎。

【功能主治】清热宁心，润肺止咳。用于热病生津，劳伤咳嗽，除烦，吐衄。

川百合 四川百合、老鸦花
Lilium davidii Duchartre

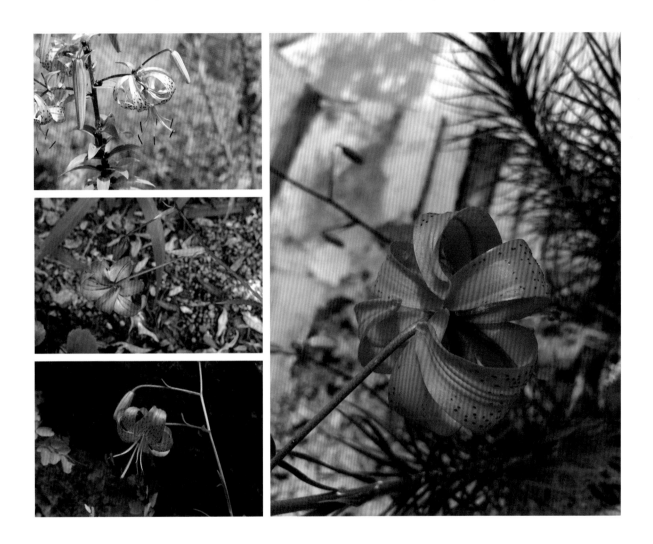

【**形态特征**】多年生草本。鳞茎扁球形或宽卵形；鳞片白色，宽卵形至卵状披针形；茎密具乳突。叶散生，相对集中生于茎中部，条形，腋处有时具白色绵毛。花单生或 2~8 朵组成总状花序；花被片橙色，下面 2/3 具深紫色斑点，内轮花被片比外轮花被片稍宽，蜜腺两边有乳头状突起，在其外面的两边有少数流苏状的乳突；花柱长为子房的 2 倍以上，柱头膨大，3 浅裂。蒴果。花、果期 6~9 月。

【**适宜生境**】栽培。

【**资源状况**】分布于坝区、低山区。常见，可以开发利用。

【**入药部位**】鳞茎。

【**功能主治**】润肺止咳，清热宁心，滋阴。用于肺结核咳嗽，痰中带血，神经衰弱，心烦不安，脚气浮肿，神志恍惚。

宝兴百合 *Lilium duchartrei* Franch.

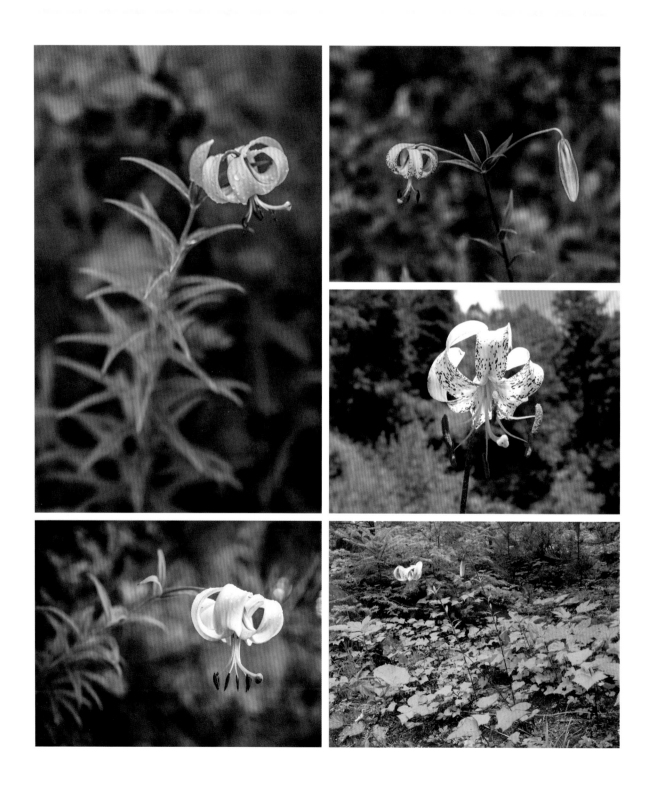

【形态特征】多年生草本。鳞茎，具走茎；鳞片卵形至宽披针形，白色；茎高 40~90cm，有淡紫色条纹。叶片披针形至长圆状披针形，下面和边缘具乳突，腋处具一簇白毛，叶脉在上面不凸起。花被片反卷，白色，具紫色小斑点，蜜腺两边有乳头状突起。种子具翅。花期 7~8 月，果期 9 月。

【适宜生境】生于沟边、林下、灌木林。

【资源状况】分布于中山区。常见，可以开发利用。

【入药部位】鳞茎。

【功能主治】清热宁心，润肺止咳。用于热病伤津，虚劳咳嗽，除烦，吐衄，惊悸。

山 丹 细叶百合
Lilium pumilum DC.

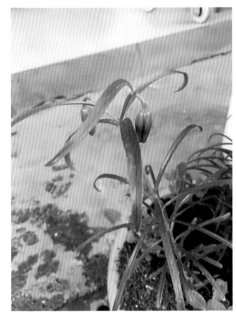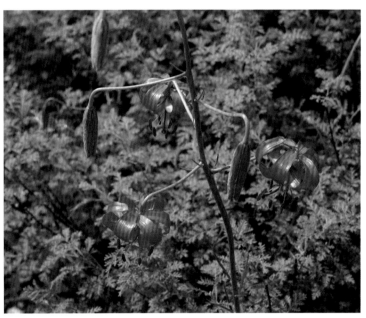

【形态特征】多年生草本，高 30~60cm。鳞茎圆锥形或长卵形。叶在茎近中部散生，线形。花 1 或数朵成总状，下垂；花被片反卷，亮红色或紫红色，常无斑点，偶于基部具少量斑点，上面不具乳突，蜜腺两面具乳突；花药具近红色花粉。蒴果近球形。花期 7~8 月，果期 9~10 月。

【适宜生境】生于海拔 400~3000m 的山坡草地或林缘，有栽培。

【资源状况】分布于峨眉山各地。少见。

【入药部位】鳞茎。

【功能主治】润肺止咳，清热宁心，滋阴。用于肺痨久咳，咳唾痰血，热病后余热未清，虚烦惊悸，失眠，疮痈肿毒，天疱疮。

大理百合 川百合
Lilium taliense Franch.

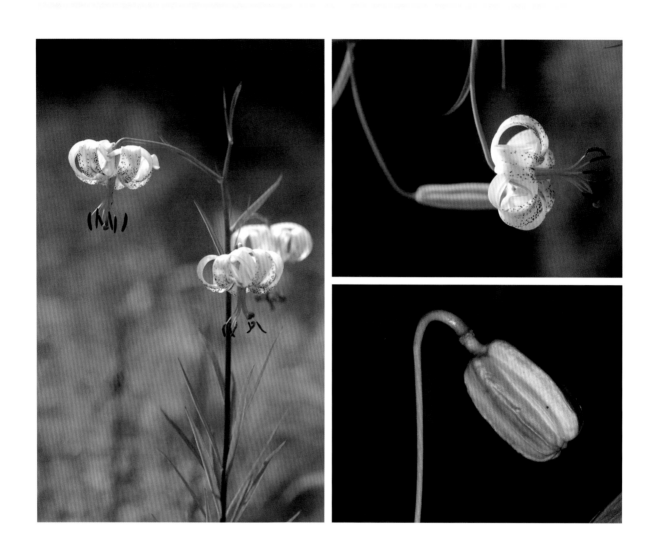

【形态特征】多年生草本。鳞片披针形，白色。叶散生，条形或条状披针形，长 8~10cm，宽 6~8mm，具单脉。花 2~5（~13）朵组成总状花序，下垂；花被片反卷，内轮花被片较外轮稍宽，白色，有紫色斑点，蜜腺两边无流苏状突起；花柱近等长或稍长于子房。花期 7~8 月，果期 9 月。

【适宜生境】生于沟边、林下、灌林。

【资源状况】分布于低山区。罕见。

【入药部位】鳞茎。

【功能主治】清热宁心，润肺止咳。用于热病伤津，虚劳咳嗽，除烦，吐衄，惊悸。

阔叶山麦冬　麦葱子、麦粽子

Liriope platyphylla Wang et Tang

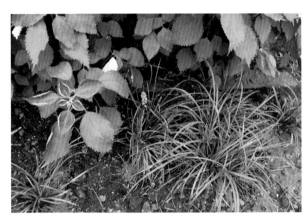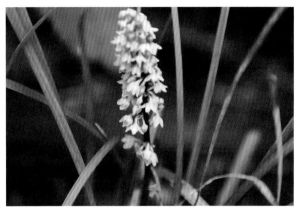

【形态特征】多年生草本。小块根长达 3.5cm，宽 7~8mm，肉质。叶密集成丛，革质，条形至狭条形，长（12~）25~65cm，宽（0.2~）0.8~2（~3.5）cm，坚硬。花序长（12~）25~45cm，多花；花（3 或）4~8 簇生；花梗长（2~）4~5mm，近中部膝曲；花被片紫色或淡紫色。种子球形，成熟时变黑紫色。花期 7~8 月，果期 9~10 月。

【适宜生境】生于灌木丛中阴湿处。

【资源状况】分布于坝区、低山区。少见。

【入药部位】块根。

【功能主治】清心，润肺，泻热，生津止咳。用于肺热咳嗽，肺痿，痈肿。

山麦冬　*Liriope spicata* (Thunb.) Lour.

【标本采集号】511423140422415LY

【形态特征】多年生草本。根尖部位通常具有肉质块根。叶片狭条形。花序具多花；花每簇（2）3~5 朵；花梗长约 4mm，关节生于中部以上或近顶端；花被片淡紫色或淡蓝色；花药长约 2mm。花期 5~7 月，果期 8~10 月。

【适宜生境】生于山坡、林下、灌丛阴湿处。

【资源状况】分布于坝区、低山区。少见。

【入药部位】块根。

【功能主治】清心，润肺，泻热，生津止咳。用于肺燥咳嗽，吐血，咯血，肺痿，肺痈，虚劳烦热，消渴，热病伤津。

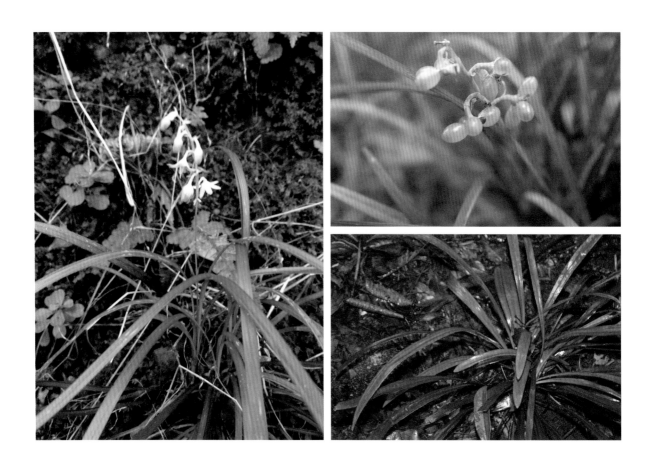

假百合 大白米

Notholirion bulbuliferum (Lingelsh.) Stearn

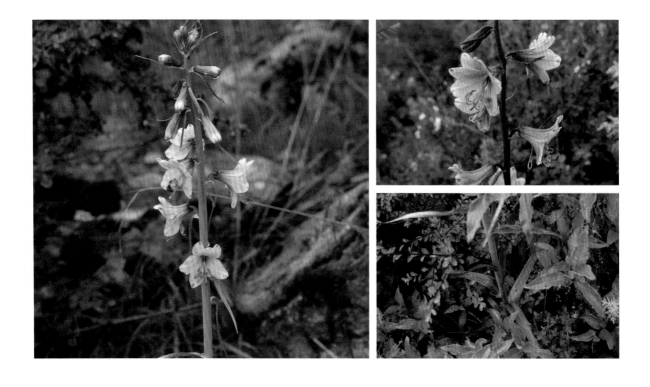

【形态特征】多年生草本。鳞茎窄卵形或近圆筒形，须根极多，其上生有多数小鳞茎；茎高60~150cm。基生叶带状；茎生叶条状披针形，长10~18cm，宽1~2cm。总状花序具10~24朵疏散排列的花；苞片叶状，条形；花被片通常淡紫色或蓝紫色。蒴果有钝棱。花期7月，果期8月。

【适宜生境】生于山坡草地、针叶林下、高山草丛、灌丛。

【资源状况】分布于中山区、高山区。少见。

【入药部位】鳞茎（太白米）。

【功能主治】宽胸理气，健胃，止咳止痛。用于心胃气痛，崩漏，血淋，痹痛，跌打损伤，胸闷，咳嗽，呕吐。

沿阶草

野麦冬
Ophiopogon bodinieri Lévl.

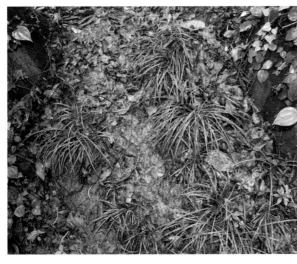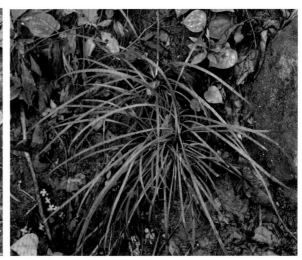

【形态特征】多年生草本。根纤细，有时具膨大成纺锤形的小块根。叶基生成丛，禾叶状。花序为退化圆锥状，长1~7cm，具数至多花；苞片淡黄色，条形；花单生或成对；花被片白色、淡紫色或淡黄色，带淡红色。种子近球形或椭圆形。花期6~8月，果期8~10月。

【适宜生境】生于灌木林阴湿地。

【资源状况】分布于中山区。常见。

【入药部位】全草。

【功能主治】清热，润肺止咳，养阴生津。用于肺热咳嗽，肺痈咳吐脓血。

间型沿阶草 野麦冬
Ophiopogon intermedius D. Don

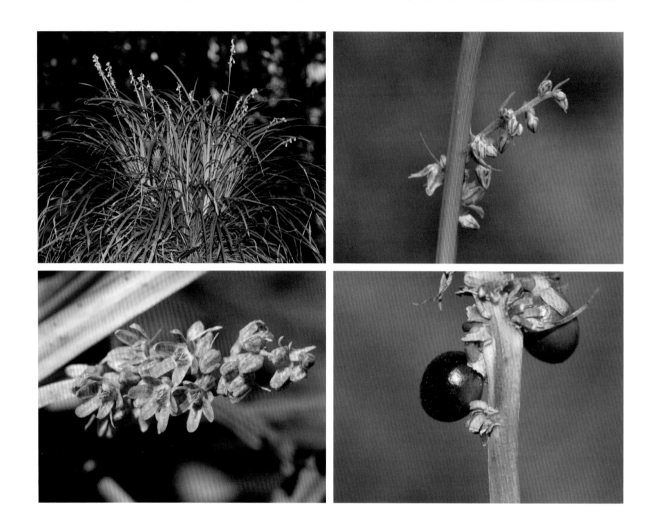

【形态特征】多年生草本。根细长，分枝多，常在近末端处膨大成椭圆形或纺锤形的小块根。叶基部，丛生，无柄，禾草状。花序为退化圆锥状，具多花。花2或3成簇或有时单生；花梗长 4~7mm，下部或中部有节；苞片钻形或披针形，最下面的长可达 2cm；花被片白色或淡紫色；花柱长 3~4mm。花期5~8月，果期8~10月。

【适宜生境】生于灌木林阴湿地。

【资源状况】分布于中山区。常见，可以开发利用。

【入药部位】块根。

【功能主治】清热，润肺止咳，养阴生津。用于肺热咳嗽，肺痈咳吐脓血。

麦 冬

沿阶草

Ophiopogon japonicus (L. f.) Ker-Gawl.

【标本采集号】511423140622956LY

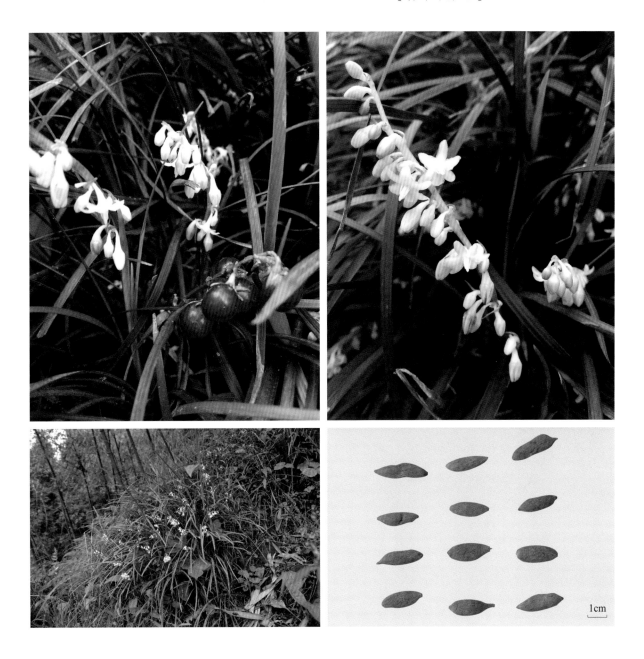

【形态特征】多年生草本。须根细长，末端膨大，呈纺锤形肉质块根。根状茎粗短，有较长的匍匐茎，其上有膜质鳞片。叶基生，丛生，无柄，禾草状。花葶从叶丛中抽出；花序为退化圆锥状，长 2~5cm，具数花至 10 花；花单生或成对，常下垂；花梗近中部膝曲；花被片白色或淡紫色。浆果球形，蓝黑色。花期 5~8 月，果期 8~9 月。

【适宜生境】生于湿润肥沃的山坡林下。

【资源状况】分布于峨眉山各地。常见，人工栽培技术成熟，可以大量开发利用。

【入药部位】块根（麦冬）。

【功能主治】养阴生津，润肺清心。用于肺燥干咳，阴虚劳咳，喉痹咽痛，津伤口渴，内热消渴，心烦失眠。

评述　川产道地药材，主产于绵阳市（三台）。

球药隔重楼　重楼
Paris fargesii Franch.

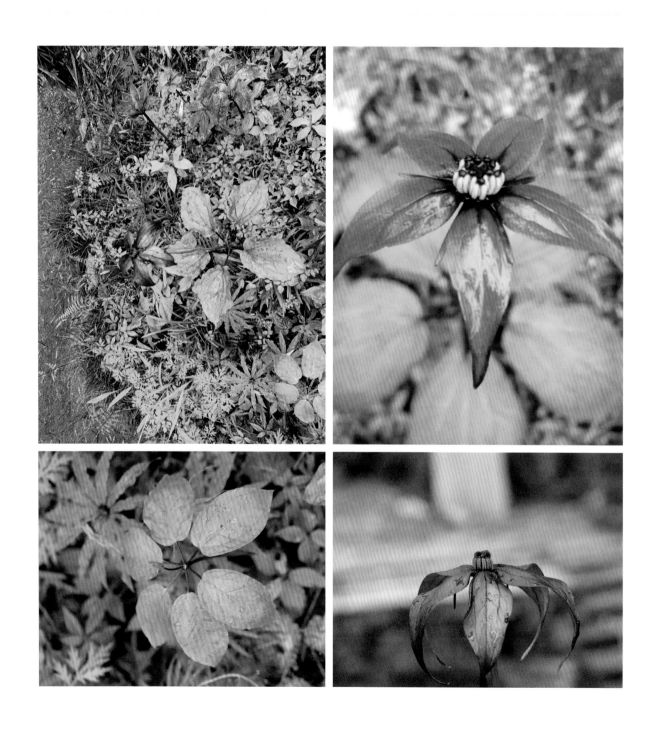

【形态特征】多年生草本，高 50~100cm。根状茎直径 1~2cm。叶（3）4~6（7）枚，卵形或卵状长圆形。外轮花被片 4 或 5（6），绿色；子房 1 室，具侧膜胎座；药隔突出部分紫黑色，横向椭圆体形、近球形或短圆锥形，肉质。蒴果卵状球形。花期 4~6 月，果期 7~9 月。

【适宜生境】生于海拔 2500m 以下的灌木林中或竹林中阴湿处。

【资源状况】分布于峨眉山各地。少见。

【入药部位】根茎。

【功能主治】清热解毒，散结消肿。用于痈肿疮毒，瘰疬，咽喉肿痛，蛇虫咬伤，跌打损伤。

七叶一枝花 <small>重楼</small>
Paris polyphylla Sm.

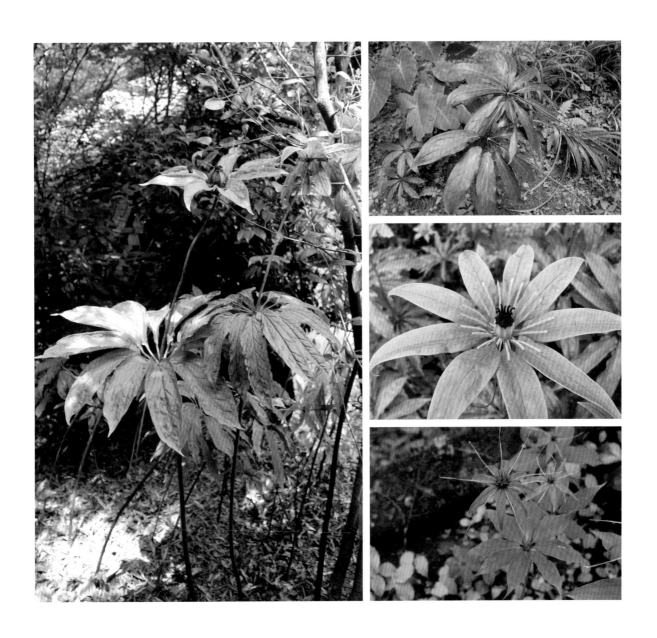

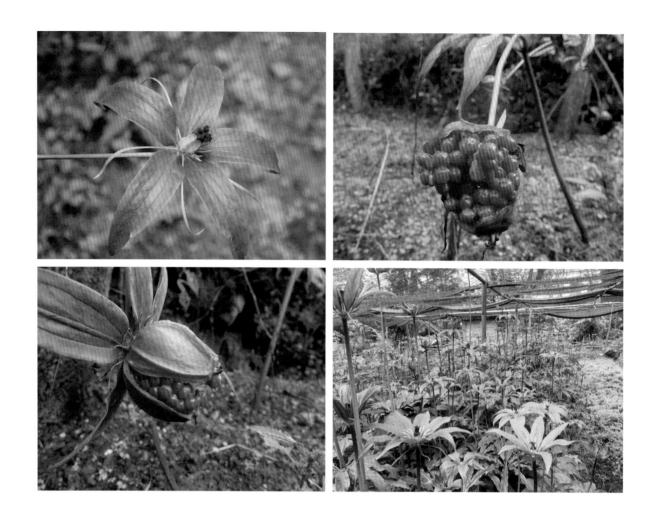

【形态特征】多年生草本。植株高可达 1m。叶 5~7（~10），叶长圆形、倒卵状长圆形或倒披针形，宽 2.5~5cm。外轮花被片（3）4~6，绿色，内轮花被片，丝状，长于或等于外轮花被片，常黄绿色，宽约 1mm；药隔突出部分长 0.5~1mm。花、果期 3~11 月。

【适宜生境】生于海拔 2500m 以下的灌木林中或竹林中阴湿处。

【资源状况】分布于峨眉山各地。少见，应加以保护。

【入药部位】根茎（重楼）。

【功能主治】清热解毒，散结消肿。用于痈肿疮毒，瘰疬，咽喉肿痛，蛇虫咬伤，跌打损伤。

华重楼 七叶一枝花
Paris polyphylla Sm. var. *chinensis* (Franch.) Hara

【形态特征】多年生草本，高 35~100cm。根状茎粗大，密生多数环节和须根。叶 5~8 枚轮生，通常 7 枚，长圆形、长披针形、披针形或倒披针形。花瓣狭条形，短于外轮花被片，反折；雄蕊 8~10 枚，花药长为花丝的 3~4 倍。蒴果近球形，室背开裂。种子外皮鲜红色。花期 5~7 月，果期 8~10 月。

【**适宜生境**】生于海拔 800~1750m 的林下阴湿处。

【**资源状况**】分布于低山区、中山区。野生资源由于无序采挖，迅速减少，应加强保护。人工栽培
比较多。

【**入药部位**】根茎（重楼）。

【**功能主治**】清热解毒，消肿止痛，凉肝定惊。

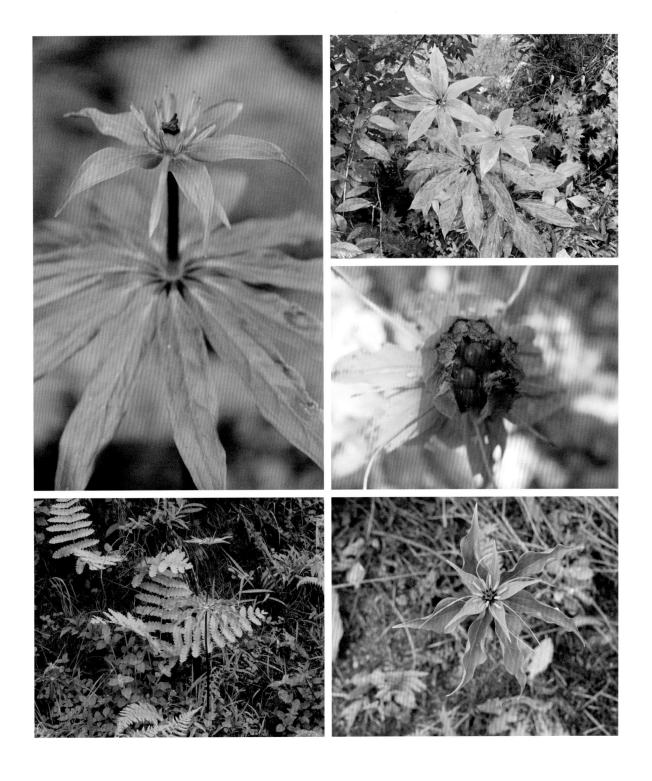

长药隔重楼 重楼

Paris polyphylla Sm. var. *thibetica* (Franch.) Hara

【标本采集号】511423140512533LY、511423140704916LY

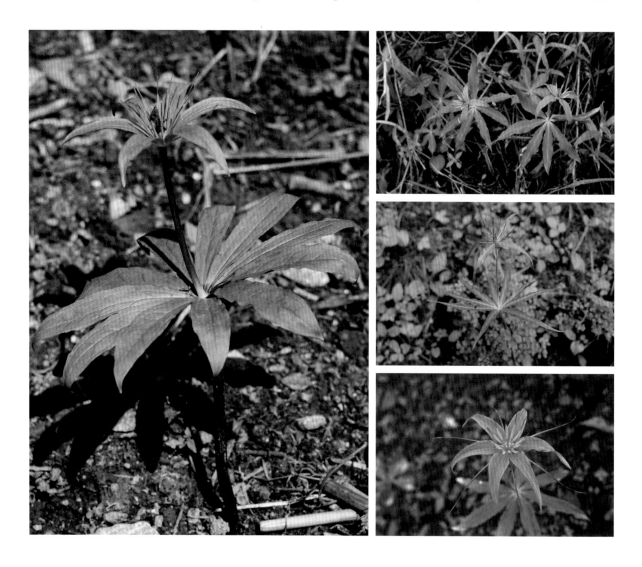

【形态特征】植株高 35~90cm。根状茎直径达 2cm。叶 7~12 枚，披针形至倒披针形，先端具短尖头或渐尖，基部楔形，通常近无柄。内轮花被片 5 枚，条形，长 3.5~4.5cm，与外轮花被片近等长或超过；雄蕊 10~12 枚，花丝远比花药短，药隔突出部分长达 6~16mm，呈条状钻形，极少短至 3mm。花期 5 月。

【适宜生境】生于灌木林中或竹林中阴湿处。

【资源状况】分布于低山区、中山区。少见。

【入药部位】根茎。

【功能主治】清热解毒，散结消肿。用于痈肿疮毒，瘰疬，咽喉肿痛，蛇虫蛟伤，跌打损伤。

卷叶黄精 <small>老虎姜</small>

Polygonatum cirrhifolium (Wall.) Royle

【标本采集号】511423140622827LY

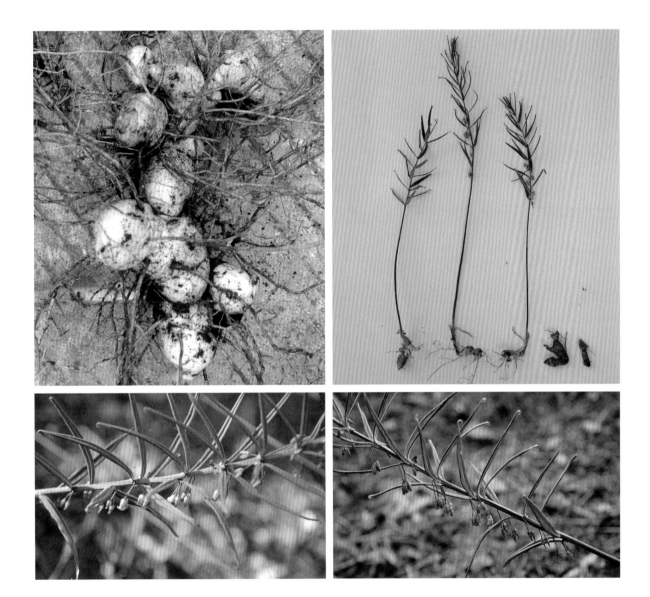

【形态特征】多年生草本，高 100~180cm。根状茎圆柱形，呈不规则的连珠状。叶 3~6 枚轮生，狭条形至条状披针形，先端拳卷。花序轮生，通常具 2 花；苞片长 1~2mm；花被片白色、淡绿色或淡紫色；子房长约 2.5mm，花柱长约 2mm。浆果红色或紫红色。花期 5~7 月，果期 9~10 月。

【适宜生境】生于海拔 1100~3000m 的竹林或灌木林中。

【资源状况】分布于低山区、中山区、高山区。常见，可以开发利用。

【入药部位】根茎与花。

【功能主治】补中益气，养阴润肺。用于消渴，气短，肺燥咳嗽，病后脾胃虚弱，乳汁不足。

多花黄精 黄精
Polygonatum cyrtonema Hua

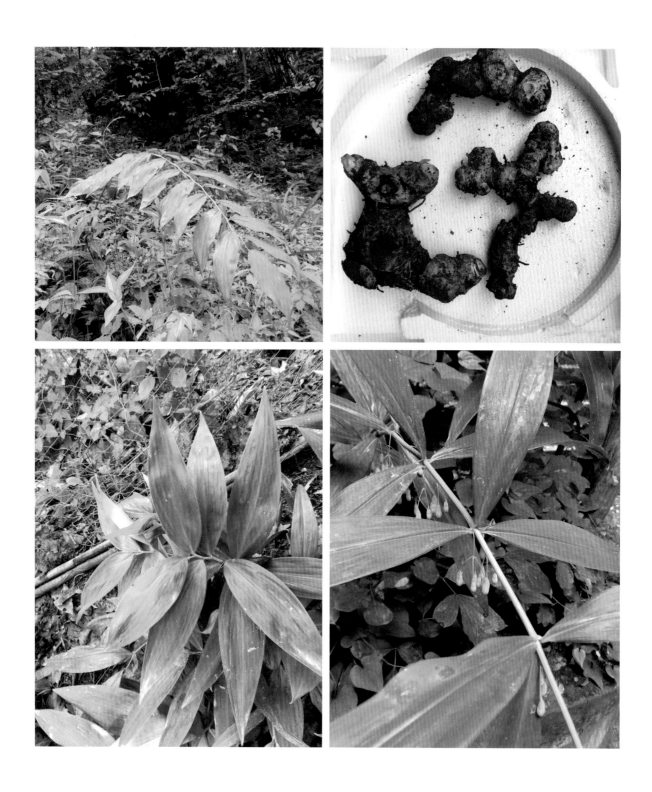

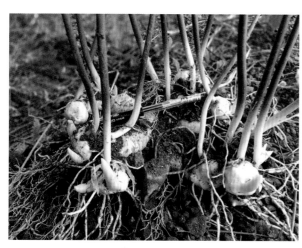
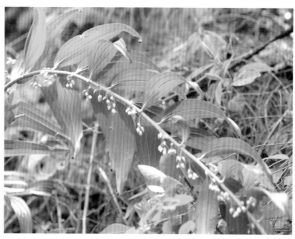

【形态特征】多年生草本。根状茎横生，肥厚，稍呈串珠状。叶 10~15；叶柄短；叶椭圆形至长圆
状披针形。花序腋生，呈伞状，具（1）2~7（~14）花；花序梗长 1~4（~6）cm；苞
片生花梗基部；花被黄绿色，钟状圆柱形；花柱长为子房的 2~3 倍。成熟浆果黑色。
花期 5~6 月，果期 8~10 月。

【适宜生境】生于竹林、荒坡或灌木林中。

【资源状况】分布于坝区、低山区。常见，可以大量开发利用。

【入药部位】根茎（黄精）。

【功能主治】补气养阴，健脾，润肺，益肾。用于脾胃气虚，体倦乏力，胃阴不足，口干食少，肺
虚燥咳，劳嗽咳血，精血不足，腰膝酸软，须发早白，内热消渴。

评　述　川产道地药材，主产于遂宁市（蓬溪）、南充市（营山）、广安市（武胜、岳池）。

滇黄精　老黄姜
Polygonatum kingianum Coll. et Hemsl.

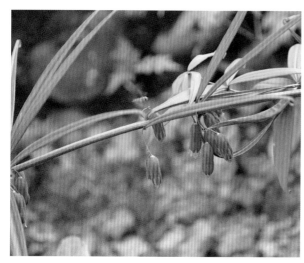
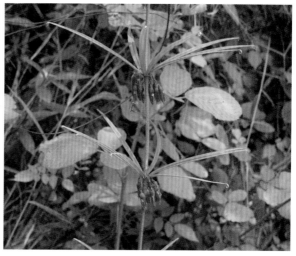

【形态特征】多年生粗壮草本，高达 2m。根状茎肥厚，横走，近圆柱形，呈块状膨大或近念珠状。叶 3~10 轮生，无柄，叶片条形至披针形。花序具（1）2~4（~6）花；花序梗长 1~2cm，下垂；花被粉色或白色，圆柱状钟形；花柱极长。浆果近球形，熟时橙红色或黑色。花期 3~5 月，果期 9~10 月。

【适宜生境】生于荒坡或灌木林中。

【资源状况】分布于中山区。常见。

【入药部位】根茎（黄精）。

【功能主治】补气养阴，健脾，润肺，益肾。用于脾胃气虚，体倦乏力，胃阴不足，口干食少，肺虚燥咳，劳嗽咳血，精血不足，腰膝酸软，须发早白，内热消渴。

评　述　川产道地药材，主产于凉山彝族自治州、攀枝花市。

玉 竹 *Polygonatum odoratum* (Mill.) Druce

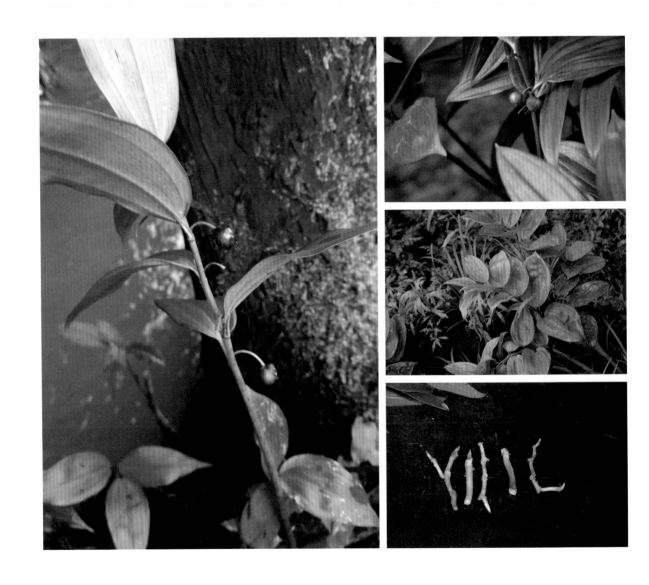

【形态特征】多年生草本，高 30~60m。根状茎横生，肥厚，黄白色，节间长，密生多数须根。叶互生，椭圆形至卵状矩圆形，先端尖，下面带灰白色，下面脉上平滑至呈乳头状粗糙。花序具 1~4 花；总花梗长 1~1.5cm；无苞片或有条状披针形苞片；花被黄绿色至白色，花被筒较直；花丝丝状，近平滑至具乳头状突起。浆果蓝黑色，具 7~9 粒种子。花期 5~6 月，果期 7~9 月。

【适宜生境】生于海拔 500~3000m 林下或山野阴坡。

【资源状况】分布于低山区、中山区、高山区。常见，可以开发利用。

【入药部位】根茎（玉竹）。

【功能主治】养阴润燥，除烦止渴，降血糖，清肺润燥。用于热病阴伤，咳嗽烦渴，虚劳发热，消谷易饥，小便频数，骨蒸盗汗，糖尿病，虚热津少。

点花黄精 树刁

Polygonatum punctatum Royle ex Kunth

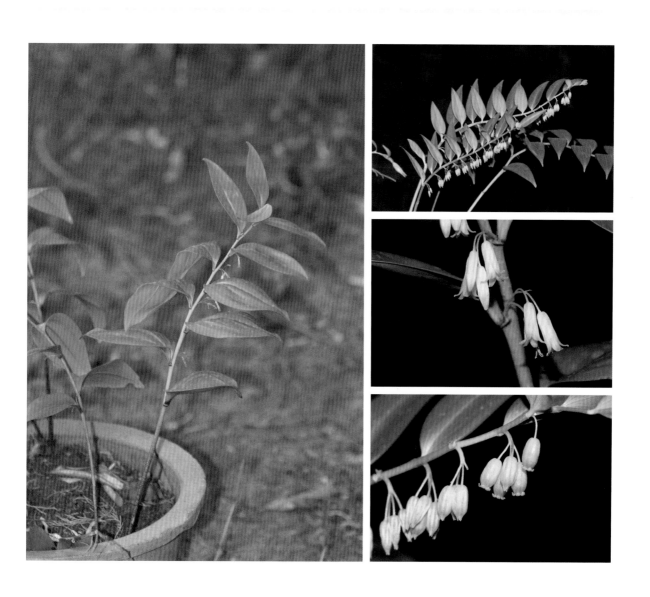

【形态特征】多年生草本，高 30~70m。根状茎肥厚，念珠状，直径 1~1.5cm。叶卵形至披针形，先端稍渐尖且具钝头。花序总状，具 2~6（~8）花；花序梗长 5~12mm；花被白色，有时淡绿色，带紫色斑点，稍坛状。浆果红色，具 8~10 粒种子。花期 4~6 月，果期 9~11 月。

【适宜生境】生于灌木林下岩石上或附生于树上。

【资源状况】分布于低山区。少见。

【入药部位】根茎或全草（树刁）。

【功能主治】补脾益血，解毒消痈。用于脾虚血少，头昏少食，倦怠乏力，痈疽肿毒。

吉祥草
观音草
Reineckia carnea (Andr.) Kunth

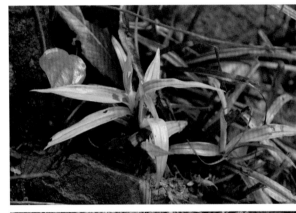
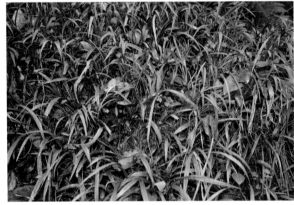
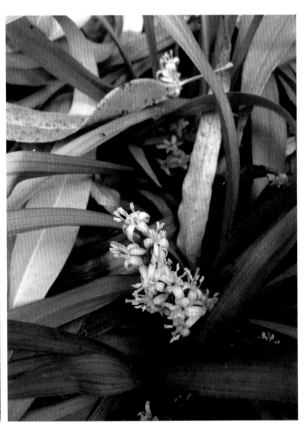

【形态特征】多年生草本。根状茎匍匐生长，圆柱状，伸长，分节，节上生根，直径 2~4mm。叶丛生，叶片狭倒披针形或披针形。花芳香，花被片粉红色或浅玫瑰色，裂片反折，稍肉质；花药近长圆形，长 2~2.5mm，两面凹缺。浆果熟时红色，近圆形。花、果期 7~11 月。

【适宜生境】生于灌木林下阴处。

【资源状况】分布于低山区。常见。

【入药部位】全草。

【功能主治】清肺止咳，凉血止血，解毒利咽。用于肺热咳嗽，咯血，吐血，衄血，便血，咽喉肿痛，目赤翳障，痈肿疮疖。

万年青 <small>老蛇莲</small>
Rohdea japonica (Thunb.) Roth

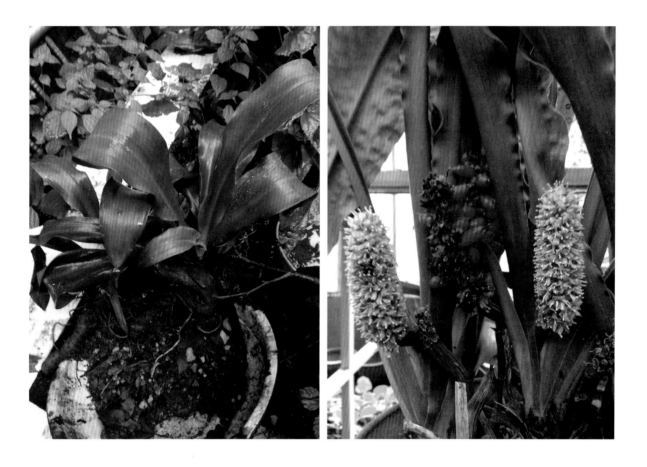

【形态特征】多年生常绿草本。根状茎近直立，黄白色，有节，节上生多数粗的纤维根。叶披针状长圆形、倒披针形或披针形，两侧渐狭。穗状花序近长圆形，密具多花；花被淡黄色，裂片小，质厚。成熟浆果红色，球形，内含种子 1 粒。花期 5~6 月，果期 9~10 月。

【适宜生境】生于灌木林下阴湿处。

【资源状况】分布于低山区。常见，可以开发利用。

【入药部位】根茎及全草。

【功能主治】清热解毒，强心利尿，凉血止血。用于咽喉肿痛，白喉，疮疡肿毒，心力衰竭，蛇虫咬伤，水肿，臌胀，咯血，吐血，崩漏。

管花鹿药 假黄精
Smilacina henryi (Baker) Wang et Tang

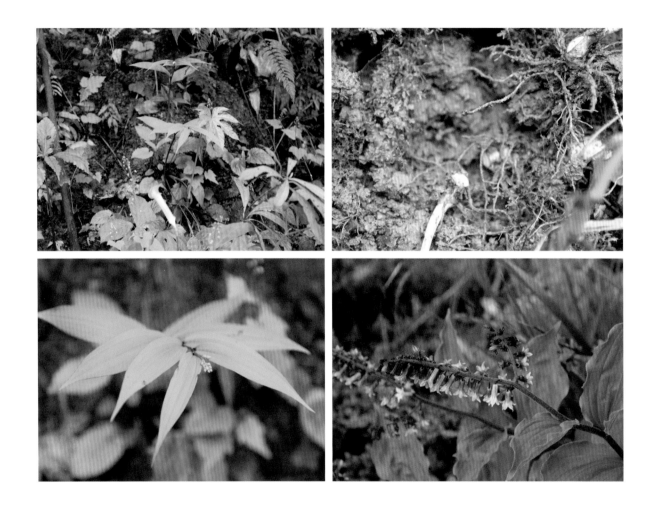

【形态特征】多年生草本，高 50~80cm。根状茎近念珠状，有时具膨大结节。叶片 5~8，椭圆形、卵形或长圆形。花序总状或有时圆锥状；花被黄绿色至白色，漏斗形，裂片形成一长管，管长 6~10mm；花柱长 2~3mm，稍长于子房，柱头 3 裂。成熟浆果红色。花期 5~6 月，果期 8~10 月。

【适宜生境】生于灌木林下阴湿处。

【资源状况】分布于高山区。常见。

【入药部位】根茎和根（鹿药）。

【功能主治】补肾壮阳，活血祛瘀，祛风止痛。用于肾虚阳痿，月经不调，头痛，风湿痹痛，痈疽肿毒，跌打损伤。

鹿　药

假黄精

Smilacina japonica A. Gray

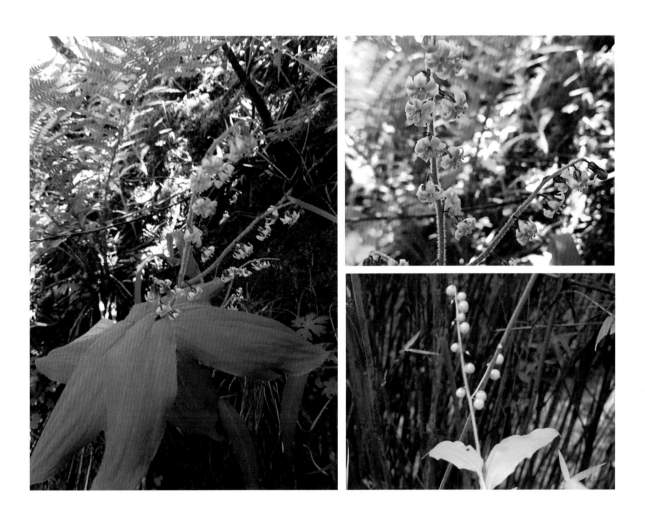

【形态特征】多年生草本，高 30~60cm。根状茎匍匐，近圆柱状或近念珠状；茎中部以上具短毛。叶 4~9，具短柄，卵状椭圆形、椭圆形或长圆形。花序圆锥状，具 3~5 分枝，10~25 花；花被白色；花柱与子房近等长，柱头儿不裂。浆果红色。花期 5~6 月，果期 8~9 月。

【适宜生境】生于灌木林下阴湿处。

【资源状况】分布于高山区。常见，可以开发利用。

【入药部位】根茎和根（鹿药）。

【功能主治】补肾壮阳，活血祛瘀，祛风止痛。用于肾虚阳痿，月经不调，头痛，风湿痹痛，痈疽肿毒，跌打损伤。

窄瓣鹿药 假黄精

Smilacina paniculata (Baker) Wang et Tang

【标本采集号】511423140512525LY

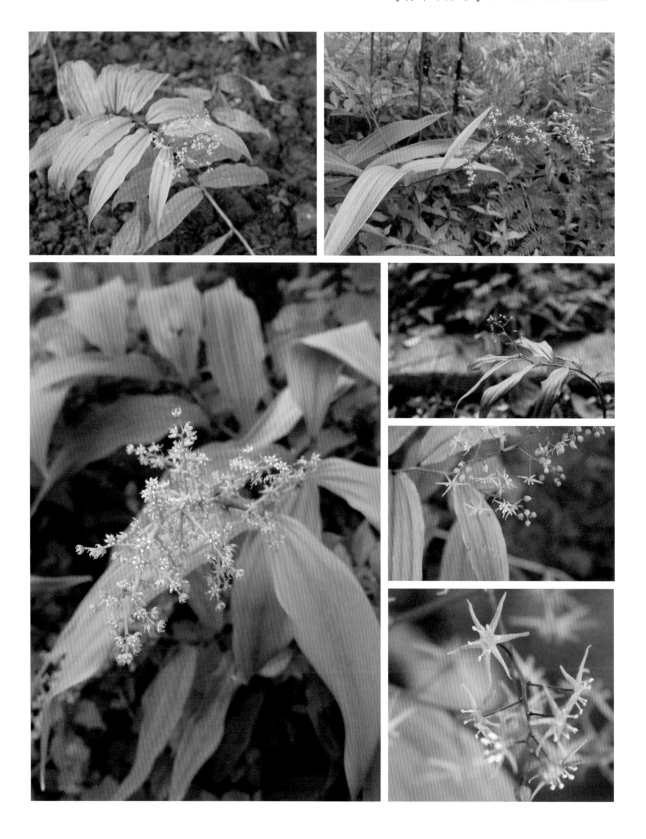

【形态特征】多年生草本。根状茎近块状或稍念珠状。叶 6~8，具短柄，卵状、长圆状披针形或近椭圆形。花序圆锥状，有时总状，无毛；花单生；花被绿色或稍带紫色，基部合生，狭披针形；花丝扁平，离生部分稍长于花药或近等长；花柱极短，柱头 3 深裂，子房球形，稍长于花柱。花期 5~6 月，果期 8~10 月。

【适宜生境】生于灌木林下阴湿处。

【资源状况】分布于高山区。常见，可以开发利用。

【入药部位】根和根茎。

【功能主治】补肾壮阳，活血祛瘀，祛风止痛。用于肾虚阳痿，月经不调，头痛，风湿痹痛，痈疽肿毒，跌打损伤。

菝葜 草薢
Smilax china L.

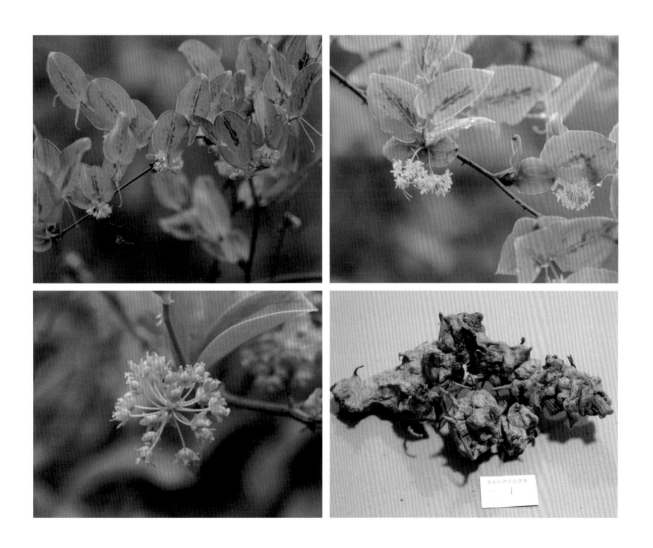

【形态特征】落叶攀缘藤本植物。地下根状茎横生，膨大部分呈不规则的菱角状，木质，坚硬，棕色；茎枝圆形，坚硬，有散生倒刺。叶柄具卷须，叶片纸质或革质，椭圆形至圆形。花序生于幼叶腋部，伞形，具花 10~25 朵，近球形；花绿黄色，外花被片长 3.5~4.5mm，宽 1.5~2mm，内花被片稍狭；雄花中花药比花丝稍宽，常弯曲；雌花有 6 枚退化雄蕊。浆果红色，球形。花期 2~5 月，果期 9~11 月。

【适宜生境】生于灌木林中阴处。

【资源状况】分布于低山区。常见，可以开发利用。

【入药部位】根茎（菝葜）、叶（菝葜叶）。

【功能主治】根茎祛风利湿，解毒消痈。用于风湿痹痛，淋浊，带下病，泄泻，痢疾，痈肿，疮毒，顽癣，烧烫伤。叶祛风，利湿，解毒。用于风肿，疮疖，肿毒，臁疮，烧烫伤，蜈蚣咬伤。

托柄菝葜 *草薢*

Smilax discotis Warb.

【标本采集号】511423140622875LY

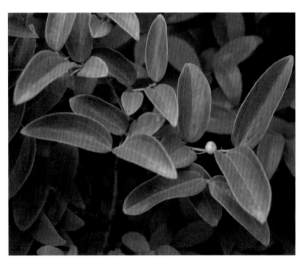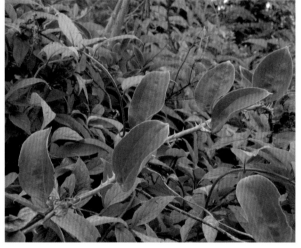

【形态特征】攀缘藤本，长 0.5~3m。茎几无刺或疏被刺。叶柄长 3~5mm，具宽翅，翅覆盖其全长，翅贝壳形，宽 3~5mm；叶通常近椭圆形。伞形花序具数花，基部稍加厚，有时伸长。浆果黑色，球形，具粉霜。花期 4~5 月，果期 10 月。

【适宜生境】生于灌木林中阴处。

【资源状况】分布于低山区。常见。

【入药部位】根茎。

【功能主治】祛风利湿，活血解毒。用于关节酸痛，痢疾，淋病，瘰疬。

长托菝葜

草薢、刺草薢、红草薢
Smilax ferox Wall. ex Kunth

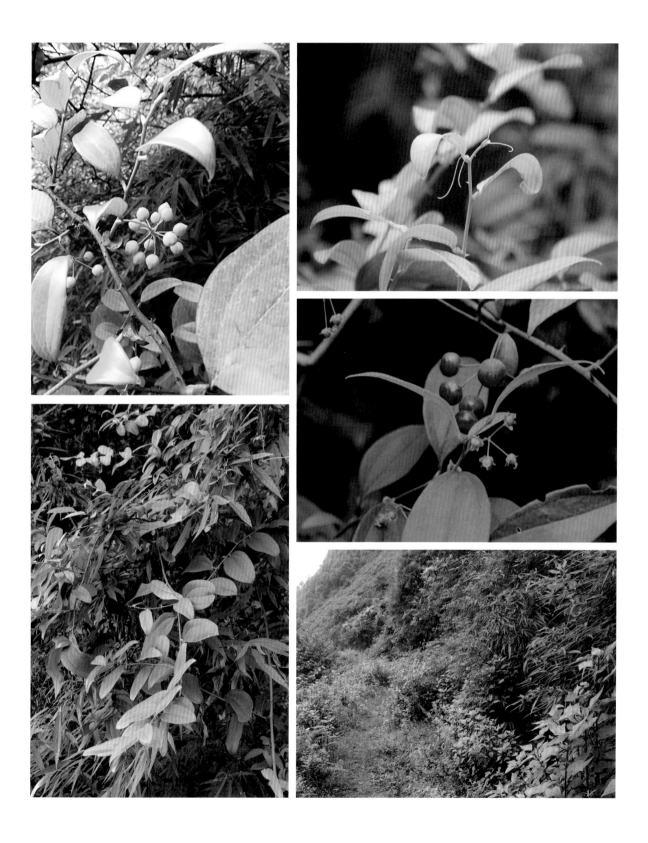

【形态特征】攀缘藤本，长达数米。根状茎肥厚，块状；茎木质，具刺。叶柄 2/3 至全长具翅；叶下面常具白粉，长圆形至长圆状披针形，纸质至革质。雌雄异株；伞形花序具 4~11 花；柱头 3 裂。浆果红色，球形；果序托长 3~4mm。花期 4~5 月，果期 10~12 月。

【适宜生境】生于灌木林中阴处。

【资源状况】分布于低山区。常见。

【入药部位】根茎（刺草薢）。

【功能主治】祛风利湿，活血解毒。用于风湿筋骨疼痛，淋浊，梅毒，臁疮。

土茯苓 光叶菝葜、红土茯苓
Smilax glabra Roxb.

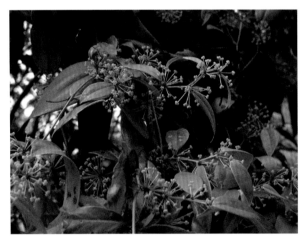 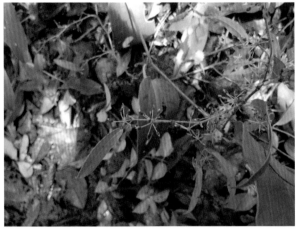

【形态特征】攀缘灌木。根状茎横生于土中，细长，有多数须根，每隔一段有肥大的块状结节，内面肉质粉性，黄白色；茎木质，光滑，无刺。叶椭圆形或卵状披针形。伞形花序通常具 10~30 花；花绿白色，六棱状球形；雄花外花被片近扁圆形，兜状，背面中央具纵槽，内花被片近圆形，边缘有不规则的齿，雄蕊靠合，与内花被片近等长，花丝极短；雌花外形与雄花相似，但内花被片边缘无齿，具 3 枚退化雄蕊。浆果熟时紫红色，外被白粉。花期 7~11 月，果期 11 月至翌年 4 月。

【适宜生境】生于海拔 2400m 以下的灌木林中阴湿处。

【资源状况】分布于坝区、低山区、中山区。常见，可以大量开发利用。

【入药部位】根茎。

【功能主治】清热除湿，解毒散结，祛风，利关节，利筋骨。用于风湿痹痛，小便淋浊，白带异常，月经不调，梅毒，淋浊，筋骨拘挛，杨梅毒疮，湿热痒疹，脚气病，疔疮，痈肿，瘰疬。

评　述　川产道地药材，主产于广元市（剑阁）等地。

牛尾菜 老君须
Smilax riparia A. DC.

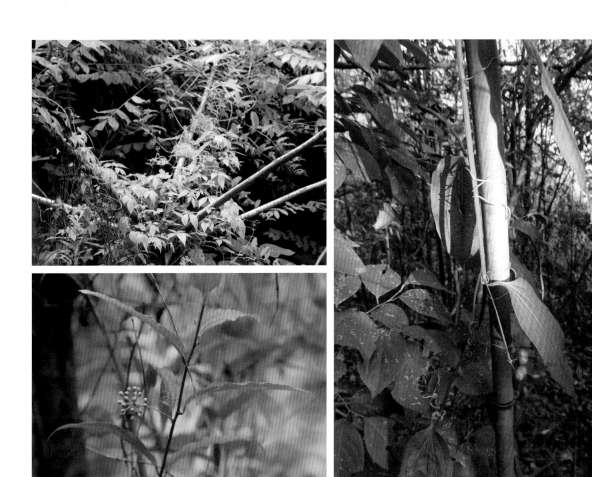

【形态特征】草质藤本，长达 1m。一年生或于中国南方有时多年生，攀缘。根状茎横走，粗而坚硬，密生须根；茎无刺，有条棱。叶通常卵形至椭圆形，草质，下面无毛、具乳突状柔毛或具柔毛。雌雄异株，雌雄花多朵排成伞形花序。浆果球形，黑色。花期 6~7 月，果期 10 月。

【适宜生境】生于灌木林中阴湿处。

【资源状况】分布于中山区。常见，可以开发利用。

【入药部位】根和根茎。

【功能主治】清热利湿，解毒。用于气虚浮肿，筋骨疼痛，偏瘫，头晕，头痛，咳嗽吐血，骨结核。

鞘柄菝葜 草薢
Smilax stans Maxim.

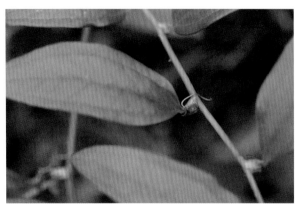 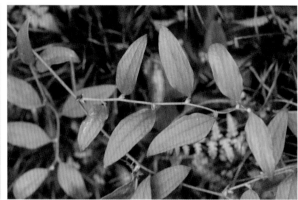

【形态特征】落叶灌木，直立。茎多分枝，具棱，无刺。叶柄下面具脊棱，约 2/3 长具狭翅，脱落
点位于近顶端，翅顶端与叶柄汇合；叶纸质，卵形、卵状披针形或近圆形，下面具白
粉。伞形花序具 1~3（~6）花，基部不加厚；花序托不膨大；花绿黄色，有时淡红色。
浆果黑色，球形，被白粉。花期 3~5 月，果期 10~11 月。

【适宜生境】生于灌木林中阴湿处。

【资源状况】分布于低山区。常见，可以开发利用。

【入药部位】根茎和根。

【功能主治】祛风除湿，活血理气，清热利湿，解毒，活络止痛。用于风湿疼痛，跌打损伤，外伤
出血，鱼骨鲠喉。

小花扭柄花 高山竹林消
Streptopus parviflorus Franch.

【标本采集号】511423140622875LY

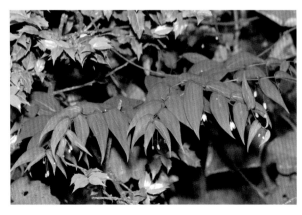 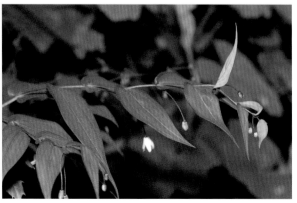

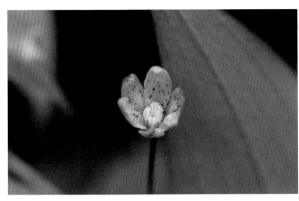 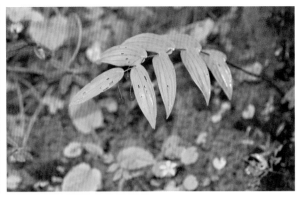

【形态特征】多年生草本。根状茎粗短，具多数根。叶片披针形至卵状披针形，薄纸质。总花梗无毛，不具关节或膝曲，具 1 或 2 花；花下垂；花被片白色，披针形，长 6.5~8mm，宽 1~2mm；花丝长 1.8~2.2mm，花药长约 1mm。种子多数，矩圆形，弯曲。花期 6 月，果期 8~9 月。

【适宜生境】生于灌木林中阴湿处。

【资源状况】分布于高山区。常见。

【入药部位】根。

【功能主治】健脾利湿，消食。用于风湿关节疼痛，全身浮肿，食积。

延龄草　三叶一枝花
Trillium tschonoskii Maxim.

【标本采集号】511423140622835LY

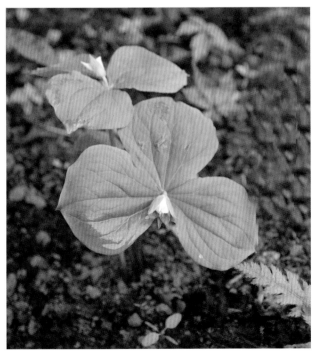 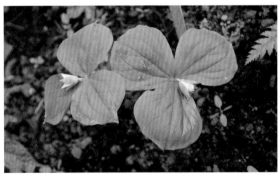 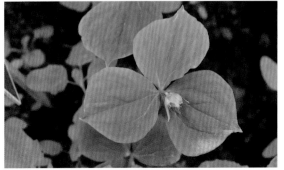

【形态特征】多年生草本，高 15~50cm。根状茎短而粗，基部有褐色的膜质叶鞘；茎丛生。叶无柄，3 枚，菱状圆形或宽菱形。外轮花被片 3，绿色，狭卵形至卵状披针形，内轮花被片 3，白色，卵状披针形；雄蕊 6，花丝长 4~5mm，花药长 3~4mm。浆果圆球形。种子多数。花期 4~6 月，果期 7~8 月。

【适宜生境】生于海拔 2200~3000m 的灌木林中阴湿处。

【资源状况】分布于中山区、高山区。少见，应加以保护。

【入药部位】根茎及根（头顶一颗珠）。

【功能主治】止血，镇痛，生肌，祛风，解毒。用于热毒疮痈，跌打损伤，创伤出血，外感发热，咽喉肿痛，蛇虫咬伤。

齿瓣开口箭 *Tupistra fimbriata* Hand.-Mzt.

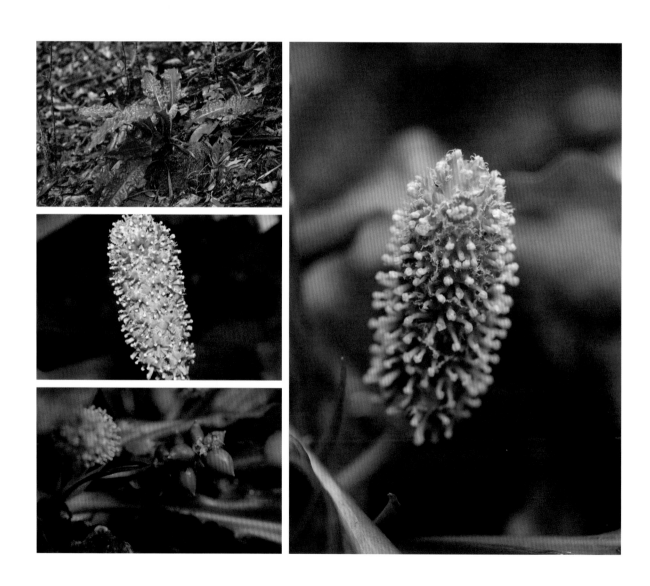

【形态特征】多年生草本。根状茎圆柱状，节密集，黄褐色。叶 3~6（~8）基生，叶片条状披针形或倒披针形。穗状花序密具多花；花被钟形，裂片绿色阔卵形，肉质，边缘白色，膜质，具不规则锯齿或流苏状。浆果椭圆形，熟时橙色。花期 5 月，果期 11 月。

【适宜生境】生于灌木林中阴湿处。

【资源状况】分布于低山区。常见。

【入药部位】根茎（云南铁扁担）。

【功能主治】清肺热。用于肺痈咳嗽，咽喉肿痛，跌打损伤。

峨眉开口箭 竹节兰

Tupistra emeiensis Z. Y. Zhu

【形态特征】多年生草本。根状茎匍匐，黄褐色，细圆柱形。叶 5~6 枚，纸质或近革质，椭圆形或卵形；叶柄基部扩大，呈鞘状。穗状花序，花 6~9，黄绿色。

【适宜生境】海拔 1800~2500m 的灌丛潮湿处。

【资源状况】分布于中山区、高山区。少见。

【入药部位】全草。

【功能主治】祛风除湿，活血通络，解毒，祛痰，止血，止咳。用于中风瘫痪，风湿痹痛，癫痫。

碟花开口箭 小赶山鞭

Tupistra tui (Wang et Tang) Wang et Liang

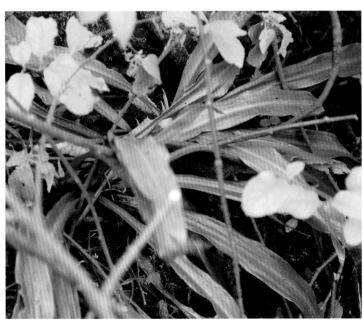
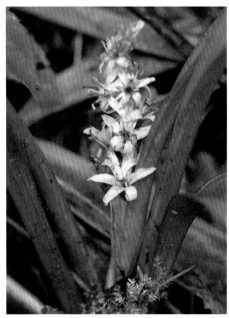

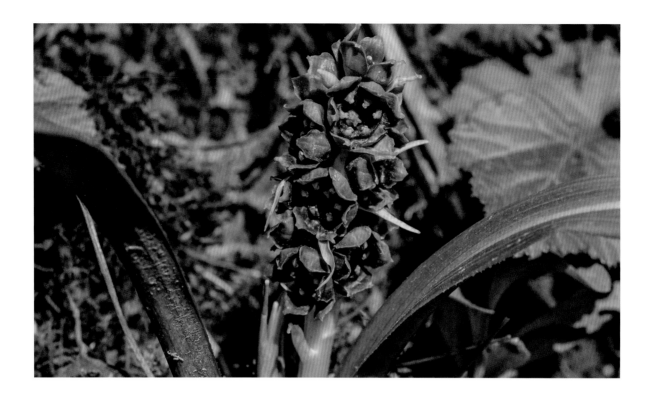

【形态特征】多年生草本。根状茎稍伸长，圆柱状，节密集，黄褐色。叶 4~6，基生或近基生，叶片条状披针形。穗状花序具密集多花；花被喉部具 1 垫状、环形、肉质具乳突的附属物，花被筒上面具褐色斑点；雄蕊着生于花被筒上，花丝很短；花柱很短。花期 6 月。

【适宜生境】生于灌木林中阴湿处。

【资源状况】分布于中山区。少见。

【入药部位】全草。

【功能主治】益气，活血，解毒，清肺热。用于中风瘫痪，风湿痹痛，癫痫。

毛叶藜芦 *Veratrum grandiflorum* (Maxim.) Loes. f.

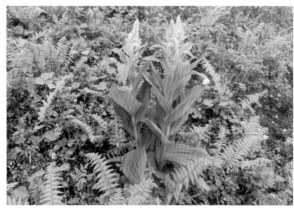 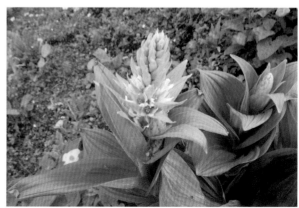

【形态特征】多年生草本，高达 1.5m，基部围以棕状纤维束（无网眼）。叶基部抱茎，下部的叶较大，长约 15cm，最长可达 26cm，通常宽 6~9（~16）cm，下面密被黄色或灰色柔毛。复圆锥花序长 20~50cm，顶生总状花序长约为侧生花序的 2 倍；花被片绿白色，基部稍具爪，边缘裂齿状；子房长圆锥状，密生短柔毛。蒴果。花、果期 7~8 月。

【适宜生境】生于灌木林下或草丛。

【资源状况】分布于中山区、高山区。少见。

【入药部位】根和根茎。

【功能主治】祛风，行瘀，消肿，催吐，祛痰。用于风痰涌吐，风痫癫疾，黄疸，久泻，泻痢。

藜 芦 人头发
Veratrum nigrum L.

【标本采集号】511423140622909LY

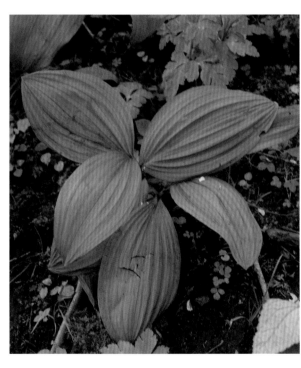
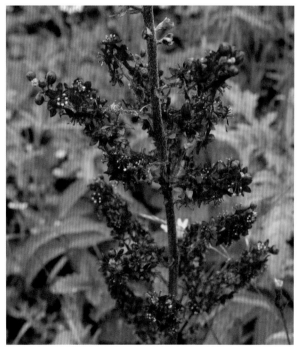

【形态特征】多年生草本，植株粗壮，高达 1m，基部具叶鞘解体后形成的黑色网状纤维。茎直立，上部密生白毛。叶茎生，阔椭圆形至阔卵状披针形，长 22~25cm，宽约 10cm。圆锥花序多花；花被片黑紫色。蒴果卵状三角形，3 裂。种子多数。花、果期 7~9 月。

【适宜生境】生于灌木林下或草丛。

【资源状况】分布于高山区。常见，可以开发利用。

【入药部位】根和根茎。

【功能主治】吐风痰，杀虫毒。用于中风痰壅，喉痹不通，久痢，癫痫；外用于疥癣秃疮。

丫蕊花 *Ypsilandra thibetica* Franch.

【标本采集号】511423140512442LY

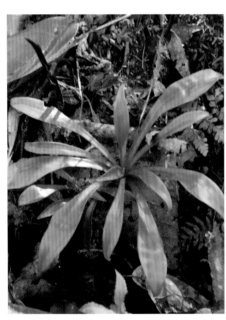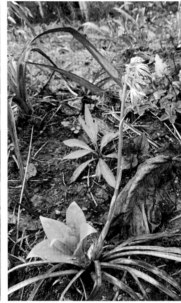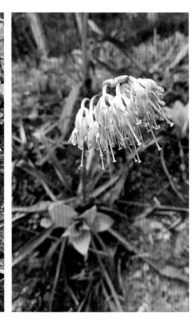

【形态特征】多年生草本。根状茎粗。叶倒披针形，基部渐狭成叶柄。花葶通常比叶长；总状花序具花几朵至 20 余朵；花梗长 6~10mm，与花被近等长；花被片白色、粉红色或紫色；子房顶端深 3 裂，裂片长为子房的 1/3~2/5。蒴果阔卵球形。种子细梭状，两端有长尾。花期 3~4 月，果期 5~6 月。

【适宜生境】生于灌木林中岩石上。

【资源状况】分布于中山区。少见。

【入药部位】全草。

【功能主治】解毒，利尿。用于肾炎。

百部科

百部 <small>蔓生百部</small>
Stemona japonica (Bl.) Miq.

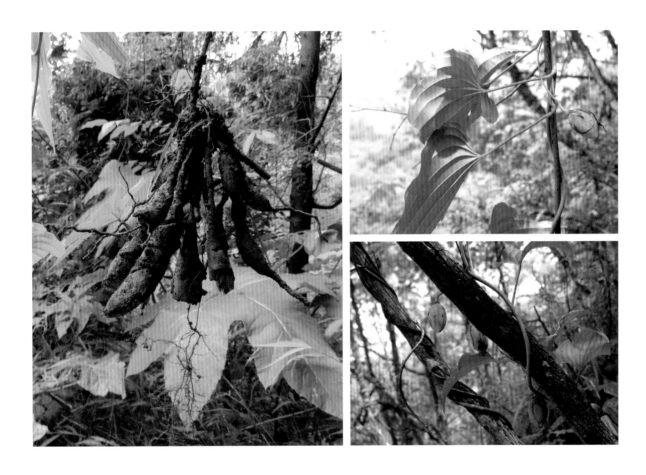

【形态特征】藤本植物，高 60~90cm。块根肉质，黄白色，纺锤形，数个簇生。茎基部木质。叶 2~4（5）轮生；叶柄长 1~4cm，细弱；叶卵形、卵状披针形或卵状长圆形。聚伞花序，具 1 至数花；总花梗或花梗生于叶片中脉。蒴果广卵形，暗褐色。种子深紫褐色。花期 5~7 月，果期 8 月。

【适宜生境】生于草丛、灌木林中。

【资源状况】分布于坝区、低山区。常见，可以开发利用。

【入药部位】块根（百部）。

【功能主治】润肺，止咳，驱虫。用于虚热久咳，肺结核，百日咳，蛔虫腹痛，疥癣风湿。

大百部

Stemona tuberosa Lour.

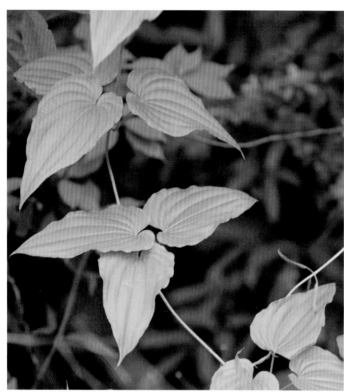
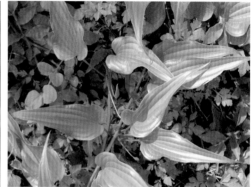
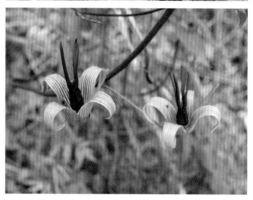

【形态特征】多年生藤本植物。块根常纺锤形，数十个相连。茎常分枝，基部木质。叶对生或轮生，稀互生；叶柄长 3~10cm；叶卵形至卵状披针形。花葶直立；花单生或总状花序具 1 至 3 花；总花梗或花梗腋生或稀生于叶柄上；花被片 4，黄绿色带紫色脉纹；雄蕊紫红色。蒴果卵状长圆形，光滑。花期 4~7 月，果期（5~）7~8 月。

【适宜生境】生于海拔 1000m 以下的灌木林中。

【资源状况】分布于坝区、低山区。常见，可以适度开发利用。

【入药部位】块根（百部）。

【功能主治】润肺，止咳，驱虫。用于风寒咳嗽，劳热久咳，风湿，百日咳，肺结核，支气管炎，老年咳喘，阿米巴痢疾，蛔虫病，蛲虫病。

石蒜科

龙舌兰 *Agave americana* L.

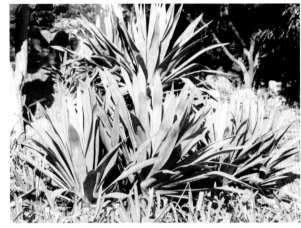
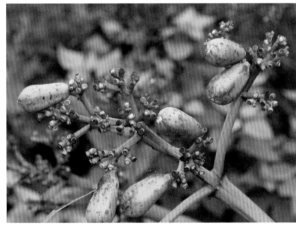
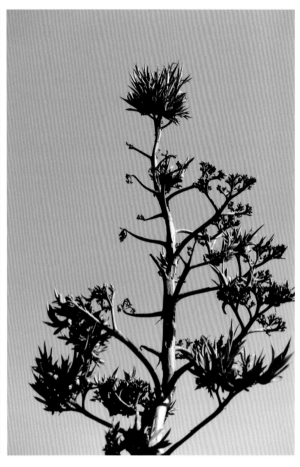

【形态特征】多年生高大草本。叶大型，30~40枚，呈莲座状排列；叶片倒披针形，肉质，边缘具刺，先端反曲且形成一个具深褐色长 1.5~2.5cm 的刺。圆锥花序多分枝，长 6~12m；花被黄绿色，花被管长约 1.2cm，花被裂片长 2.5~3cm；雄蕊长约为花被的 2 倍。蒴果。

【适宜生境】栽培。

【资源状况】分布于坝区、低山区。常见，可以开发利用。

【入药部位】叶。

【功能主治】通淋，利湿。用于虚劳咳嗽，肺燥咳嗽，气喘咳嗽，咳吐脓血，胃肠出血，淋病。

文殊兰 *Crinum asiaticum* L. var. *sinicum* (Roxb. ex Herb.) Baker

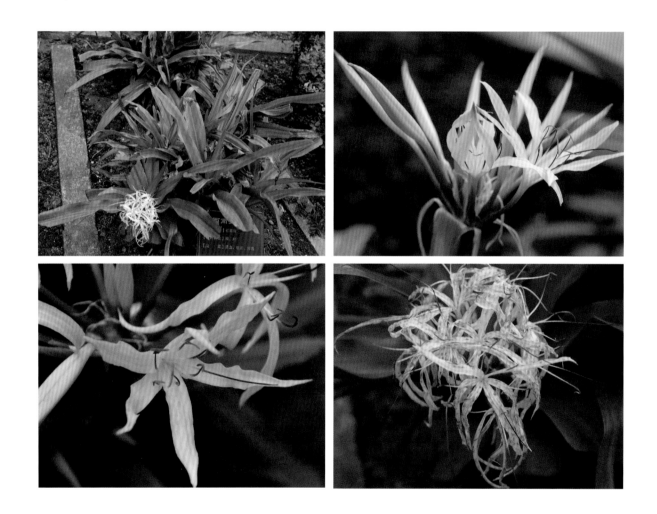

【形态特征】多年生粗壮草本。鳞茎粗壮，圆柱形；茎粗大，肉质，高达 1m。叶肉质，20~30 枚，深绿色，条状披针形，长可达 100cm，宽 7~12cm，边缘波状。肉质花葶从叶腋间抽出；伞形花序具 10~24 花；花芳香，高脚碟状，花被管绿白色，伸直，裂片白色，条形；雄蕊淡红色。果实近球形。花期夏季。

【适宜生境】栽培于农家房前屋后。

【资源状况】分布于坝区、低山区。常见。

【入药部位】叶或鳞茎。

【功能主治】活血，祛瘀，解毒。用于扁桃体炎，咽喉炎，疮毒，跌打骨折，头痛，关节痛，带状疱疹，子宫脱垂，痈疽肿毒，乳腺癌。

大叶仙茅 耙叶
Curculigo capitulata (Lour.) O. Kuntze

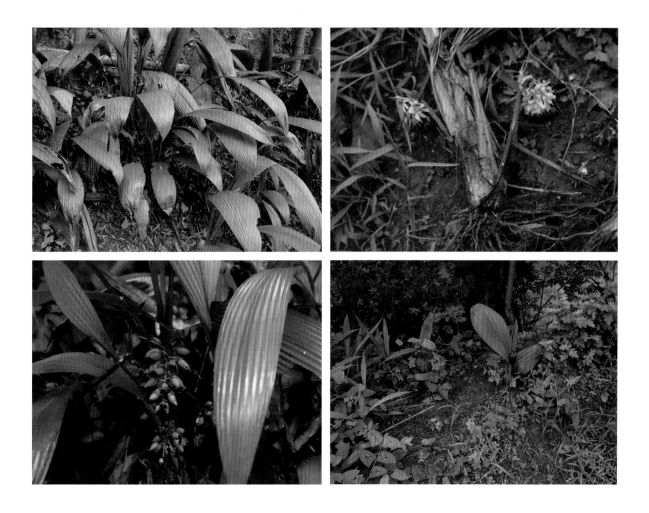

【形态特征】多年生草本。根状茎肥厚，肉质，顶端在叶丛下生出多数白色须根。叶基生，常4~7，长圆状披针形至近长圆形。花茎长（10~）15~30cm，被褐色长柔毛；花序下垂，头状至近卵状，长2.5~5cm，多花密集；花被片黄色。浆果白色，球形，无喙，长4~5mm。花期5~6月，果期8~9月。

【适宜生境】栽培或野生于灌丛中阴处。

【资源状况】分布于低山区。常见，可以大量开发利用。

【入药部位】根和根茎。

【功能主治】润肺化痰，止咳平喘，镇静，健脾，补肾固精。用于肾虚喘咳，腰膝酸痛，带下病，遗精。

仙 茅 *Curculigo orchioides* Gaertn.

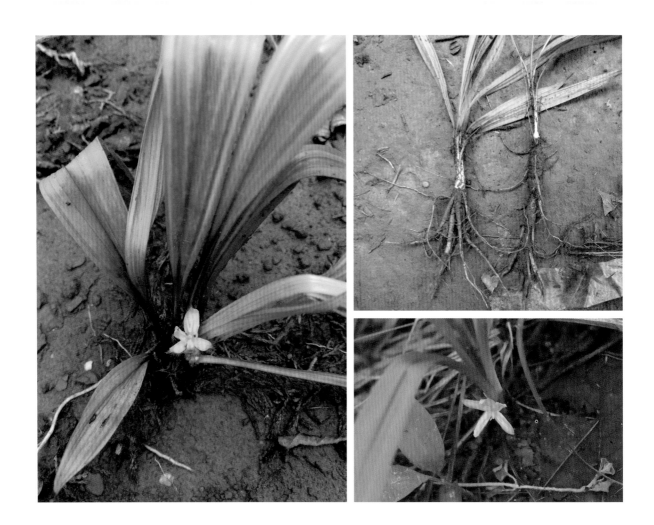

【**形态特征**】多年生草本。根状茎直立，近圆柱状，粗厚，直径约 1cm，长可达 10cm。叶无柄或具短柄；叶披针形至条形，通常长 10~45（~90）cm，宽 0.5~2.5cm。花序为伞状总状花序，具 4~6 花；花黄色；子房狭长，顶端具长喙。浆果近纺锤形，长 1.2~1.5cm，宽约 0.6cm；顶端有长喙。种子表面具纵凸纹。花、果期 4~9 月。

【**适宜生境**】生于灌木丛中阴处。

【**资源状况**】分布于坝区、低山区。常见，可以开发利用。

【**入药部位**】根茎。

【**功能主治**】有毒。补肾阳，强筋骨，祛寒湿。用于心肾不交，肾虚精薄，阳痿，精冷，小便失禁，崩漏，心腹冷痛，胃寒腹痛，更年期高血压，牙痛，脾虚食少，腰膝冷痹。

小金梅草 *Hypoxis aurea* Lour.

【形态特征】多年生小草本。根状茎球状至圆柱状，肉质，外面有老叶柄的纤维状残迹，下部具多数须根。叶基生，4~12 枚，条形，具黄色疏长毛，基部膜质，先端狭锐尖。花茎长 2.5~10cm 或更长，纤细；花序具 1 或 2 花；花黄色。蒴果棍棒状，3 瓣裂，内有多数球形种子。花期 5~7 月，果期 7~9 月。

【适宜生境】生于灌木林下阴处。

【资源状况】分布于低山区。常见。

【入药部位】全草。

【功能主治】温肾，调气。用于阳虚，疝气。

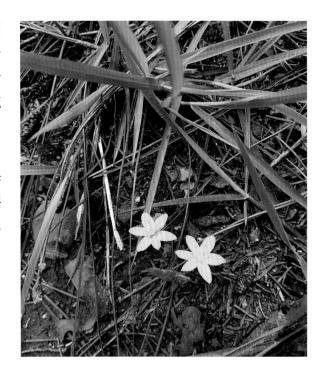

忽地笑　　岩大蒜
Lycoris aurea (L'Her.) Herb.

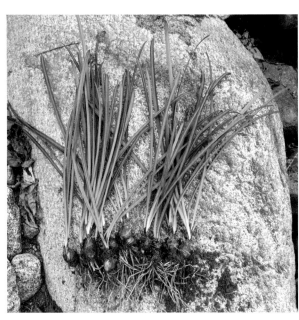

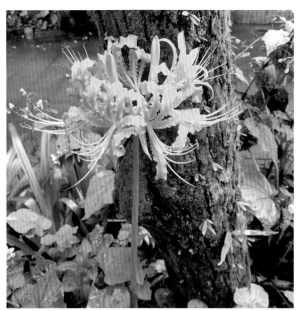

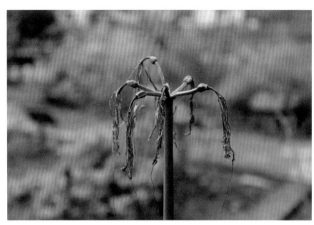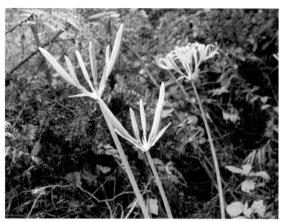

【形态特征】多年生草本。秋季出叶，叶剑形，长约 60cm，宽 1.7~2.5cm，先端和基部渐尖。伞形花序具花 4~8 朵；花黄色，花被裂片倒披针形，长约 6cm，强度反卷，边缘强烈波状；雄蕊伸出于花被外，比花被长 1/6 左右，花丝黄色；花柱上部玫瑰红色。蒴果具 3 棱，室背开裂。种子少数，近球形，黑色。花期 8~9 月，果期 10 月。

【适宜生境】生于沟边或路旁潮湿处。

【资源状况】分布于坝地、低山区。常见，可以开发利用。

【入药部位】鳞茎。

【功能主治】解毒，消肿。用于痈肿，疔疮，淋巴结结核，烫火灼伤，蛇虫咬伤。

石 蒜 老鸦蒜
Lycoris radiata (L'Her.) Herb.

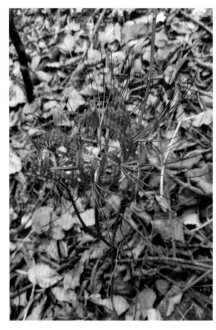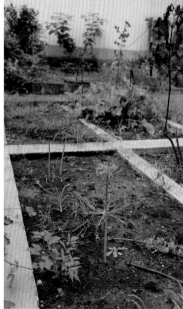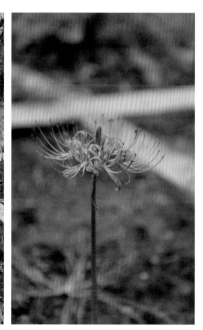

【形态特征】多年生草本。鳞茎近球形。秋季出叶，<u>丛生</u>，狭带形，中间有粉绿色带。总苞片 2 枚；伞形花序具花 4~7 朵；花亮红色，花被筒绿色，花被裂片强烈反卷，狭倒披针形，边缘强烈波状；雄蕊明显伸出。蒴果背裂。种子多数。花期 8~9 月，果期 10 月。

【适宜生境】生于海拔 1200m 以下的沟边或路旁潮湿处。

【资源状况】分布于坝区、低山区。少见，可以适度开发利用。

【入药部位】鳞茎。

【功能主治】有毒。催吐祛痰，消肿止痛。用于喉风，伤寒身痛，骨髓炎，头疖，癣疗，无名肿毒，烫火伤，水肿，痈疽肿毒，疔疮，瘰疬。

韭 莲 风雨花、韭菜莲、肝风草
Zephyranthes grandiflora Lindl.

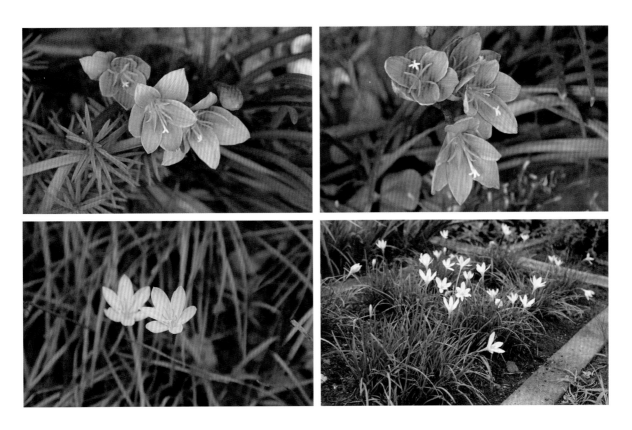

【形态特征】多年生草本。鳞茎球形，表皮膜质，褐色。叶几个簇生，条形，扁平，长 15~30cm，宽 6~8mm。花单生于花茎顶端；花玫瑰红色至粉色，冠筒长 1~2.5cm，裂片倒卵形。蒴果近球形。种子近扁平，黑色。花期夏、秋二季。

【适宜生境】生于荒坡、沟边或栽培。

【资源状况】分布于坝区、低山区。常见。

【入药部位】全草。

【功能主治】解毒消肿，活血凉血。用于跌打损伤，痈疽肿毒，跌打红肿，毒蛇咬伤。

薯蓣科

黄　独　母猪苓、黄药子
Dioscorea bulbifera L.

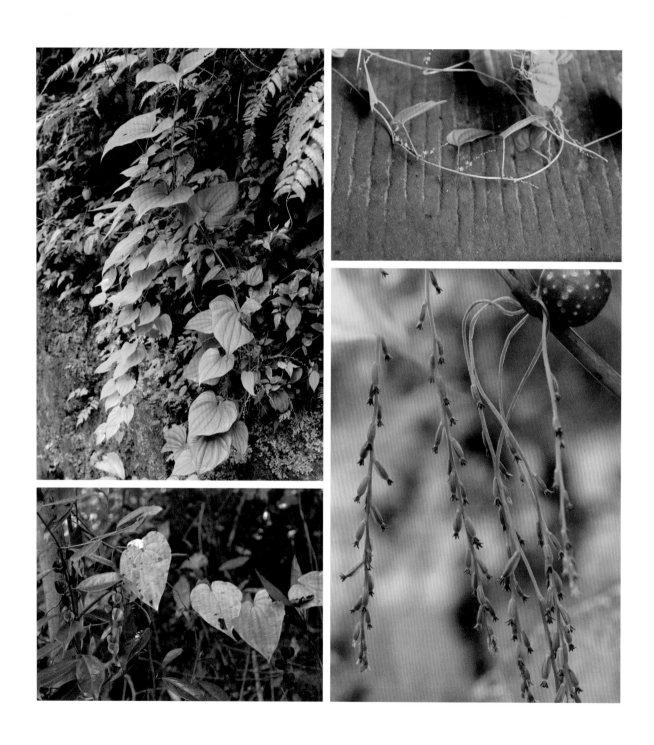

【形态特征】多年生草质缠绕藤本。块茎单生，肥大而多肉，每年由去年的块茎顶端抽出。珠芽紫棕色，球形或卵圆形。叶片宽卵状心形或卵状心形。雄花序穗状，下垂，雄花单生，花被片紫色；雌花序与雄花序相似。蒴果反折下垂，成熟时草黄色，表面密被紫色小斑点。种子深褐色，通常两两着生于每室中轴顶部，种翅一面有翅，深褐色，向种子基部延伸成长圆形。花期 7~10 月，果期 8~11 月。

【适宜生境】生于荒坡或灌木边。

【资源状况】分布于坝区、低山区。常见。

【入药部位】块茎（黄药子）、叶腋内生长的珠芽（黄独零余子）。

【功能主治】块茎凉血，降火，解毒，消瘿。用于吐血，咯血，衄血，喉痹，瘿气，疔疮痈肿，瘰疬，风寒湿痹，毒疮痈肿，痈疽久不收口。叶腋内生长的球芽用于百日咳，头痛。

薯 莨

绛头、红孩儿

Dioscorea cirrhosa Lour.

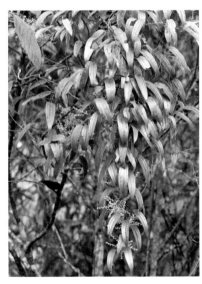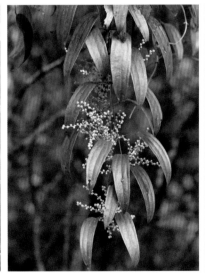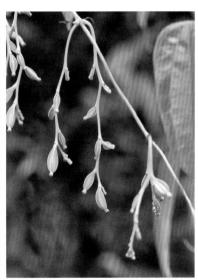

【形态特征】多年生草质缠绕藤本，长达 20m。块茎为卵形、卵状、圆柱状、长圆形或葫芦状，外皮黑褐色；断面血红色，有网状花纹。叶片上面深绿色，下面粉绿色。雄花序为穗状花序，排成腋生圆锥花序，雄花的外轮花被片为宽卵形或卵圆形；雌花序为穗状花序。蒴果不反折，顶端钝，近三棱状扁圆形。种子着生于每室中轴中部，四周有膜质翅。花期 4~6 月，果期 7 月至翌年 1 月。

【适宜生境】生于灌木林中阴湿处。

【资源状况】分布于低山区。常见。

【入药部位】块茎。

【功能主治】收敛固精，理气镇痛，止血。用于产后腹痛，月经不调，崩漏，内伤吐血，风湿关节痛，痢疾，疮疖，蛇咬伤。

叉蕊薯蓣
黄山药
Dioscorea collettii Hook. f.

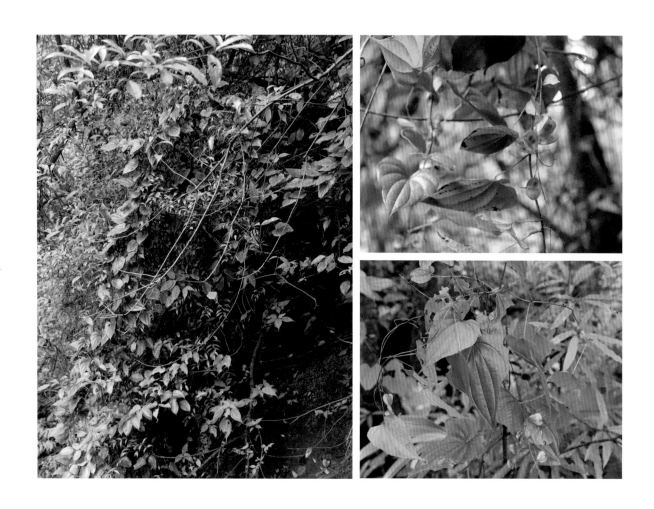

【形态特征】多年生缠绕植物，长 2~3m。根状茎肥厚，横生，有不规则短分枝，似姜；茎长圆柱形。单叶互生。花单性，雌雄异株；雄花无梗，雄蕊 3，花开放后药隔变宽，呈短叉状；雌花序穗状。蒴果宽倒卵状或椭圆状，有 3 翅。种子扁卵圆形，成熟时四周有薄膜状翅。花期 5~8 月，果期 6~10 月。

【适宜生境】生于海拔 1000~3099m 的河谷、杂木林中、灌丛下。

【资源状况】分布于低山区、中山区、高山区。常见。

【入药部位】块茎（九子不离母）。

【功能主治】祛风利湿。用于风湿痹痛，腰膝疼痛，小便不利，淋浊，遗精，湿热疮毒。

三角叶薯蓣　*Dioscorea deltoidea* Wall.

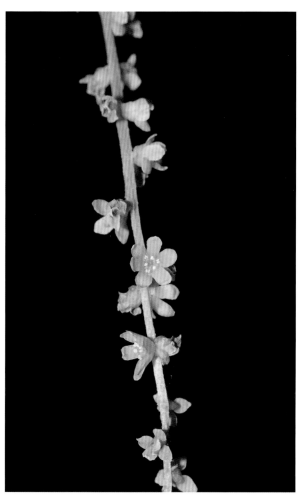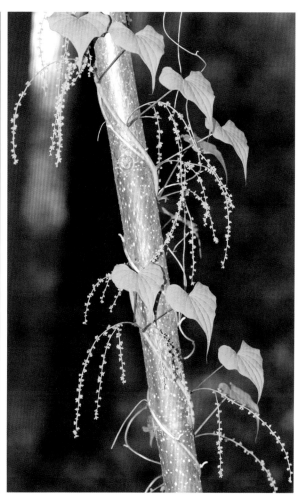

【形态特征】多年生缠绕植物。茎具槽。叶互生，三角形或三角状卵形，通常 3 裂。蒴果反卷，
球形或长圆状倒卵形。种子着生于果实中轴中部，四周有翅。花期 5~6 月，果期
6~9 月。

【适宜生境】栽培。

【资源状况】分布于坝区。少见。

【入药部位】块茎。

【功能主治】祛风利湿，补肺益肾，健脾止泻，生津止渴，涩精，止痛。用于糖尿病，脾虚腹泻，
肾虚遗精，白带异常，风湿痹痛，湿热疮毒。

日本薯蓣 野山药
Dioscorea japonica Thunb.

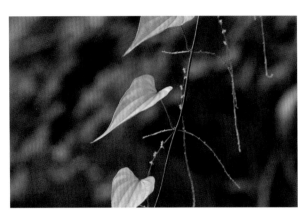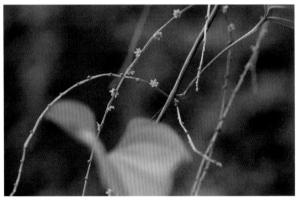

【形态特征】多年生草质缠绕藤本。块茎长圆柱形，垂直生长；茎绿色，有时带淡紫红色，右旋。叶单生，变异大，通常为三角状披针形；叶腋内有各种大小形状不等的珠芽。雄花序为穗状花序，雄花绿白色或淡黄色，花被片有紫色斑纹；雌花序为穗状花序，雌花具6枚退化雄蕊。蒴果不反折，三棱状扁圆形或三棱状圆形。种子着生于果实中轴中部，四周有膜质翅。花期5~10月，果期7~11月。

【适宜生境】生于灌木林中。

【资源状况】分布于坝区、低山区。常见，可以开发利用。

【入药部位】块茎、果实。

【功能主治】块茎补脾肺，益气，固精。用于虚劳咳嗽，脾虚消渴，泄泻，遗精。果实用于耳鸣。

穿龙薯蓣 *Dioscorea nipponica* Makino

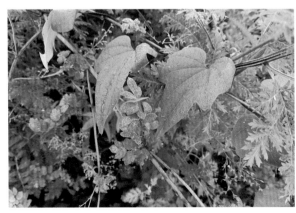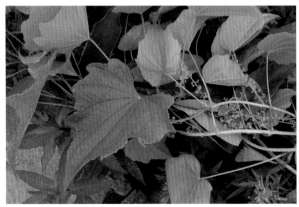

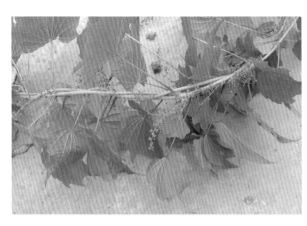 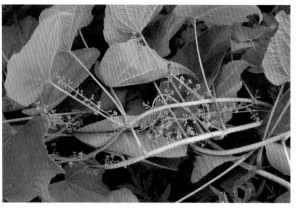

【形态特征】多年生缠绕植物。根状茎横走，坚硬，多分枝，外皮黄褐色，常呈片状脱落；地上茎细长，有纵沟纹。单叶互生，有光泽，掌状 3~7 浅裂，基部心形。成熟蒴果反卷，淡褐色，椭圆状倒披针形。种子四周有不等宽的薄膜状翅，基部及两侧的翅很窄。花期 6~8 月，果期 8~10 月。

【适宜生境】生于灌木林中。

【资源状况】分布于低山区。少见。

【入药部位】块茎。

【功能主治】祛风除湿，活血通络，消肿止痛，舒筋，祛痰截疟，止咳。用于风湿痹痛，风湿性关节炎，消化不良，肢体麻木，大骨节病，咳嗽痰喘，胸痹心痛，慢性支气管炎，跌打损伤，疟疾，痈肿疮毒。

薯 蓣

山药

Dioscorea opposita Thunb.

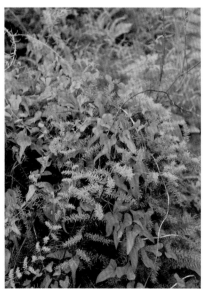 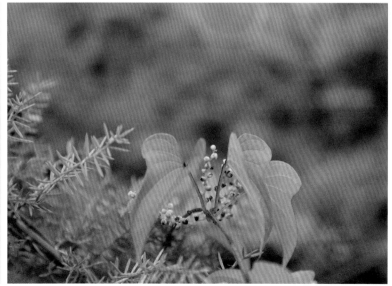

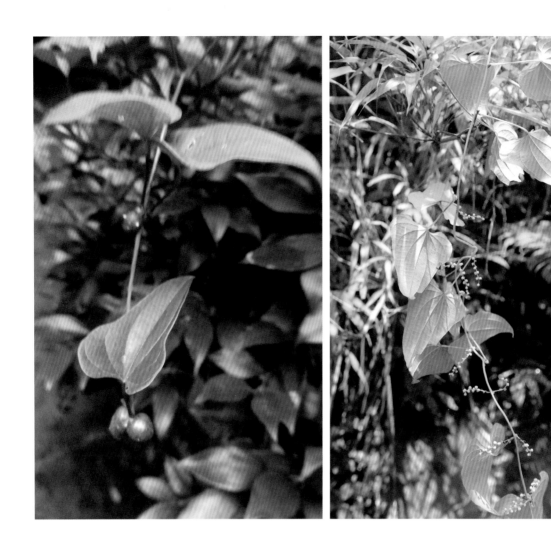

【形态特征】多年生草质缠绕藤本。根长圆柱形，肉质肥厚，垂直生长，质脆，断面白色，带黏性。单叶，在茎下部的互生，中部以上的对生；叶腋内常有珠芽。雄花序为穗状花序，2~8 个着生于叶腋，偶尔呈圆锥状排列；花序轴明显地呈"之"字状曲折；苞片和花被片有紫褐色斑点；雄花的外轮花被片为宽卵形，内轮卵形，较小；雄蕊 6。雌花序为穗状花序，1~3 个着生于叶腋；花乳白色，花被片 6。蒴果不反折，有 3 棱，扁球形或球状，外面有白粉。种子着生于果实中轴中部，扁圆形，四周有翅。花期 6~9 月，果期 7~11 月。

【适宜生境】生于海拔 2700m 以下的向阳沟边、林缘、阳坡、竹林中，有栽培。

【资源状况】分布于峨眉山各地。常见，可以大量开发利用。

【入药部位】块茎（山药）、珠芽（零余子）。

【功能主治】块茎清热解毒，补脾养胃，补肺，固肾，益精，益气。用于脾虚，泄泻，久痢，虚劳咳嗽，内热消渴，遗精，带下病，小便频数，盗汗，食少腹泻，夜尿，糖尿病；外用于毒蛇咬伤，乳腺炎，疮疖。珠芽补虚，强腰膝，晒干功效强于薯蓣。

黄山药 *Dioscorea panthaica* Prain et Burkill

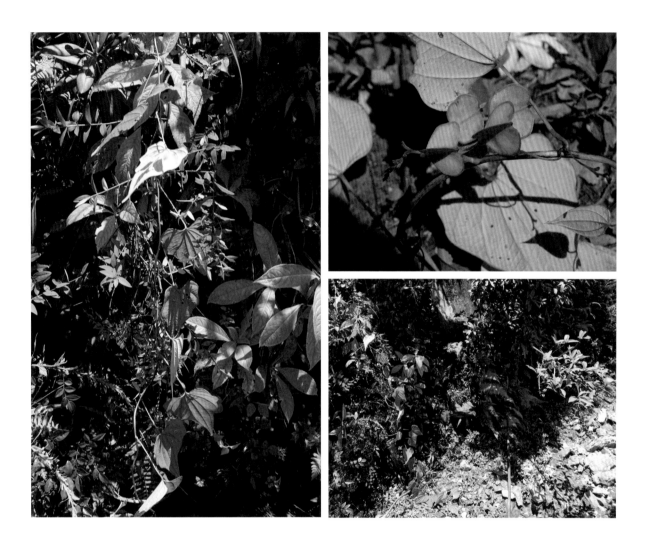

【形态特征】多年生缠绕植物。根状茎横生，质较硬，疏生须状根；茎左旋，草黄色。单叶互生。雄花黄绿色，花被碟形，雄蕊6。蒴果具3翅，密布淡紫褐色斑点。种子着生于中轴的中部。花期5~7月，果期7~9月。

【适宜生境】生于灌木林中。

【资源状况】分布于低山区、中山区。常见，可以开发利用。

【入药部位】根茎。

【功能主治】理气止痛，解毒消肿。用于胃痛，吐泻腹痛，跌打损伤；外用于疮痈肿毒，瘰疬痰核。

毛胶薯蓣 粘狗苕、毛狗苕
Dioscorea subcalva Prain et Burkill

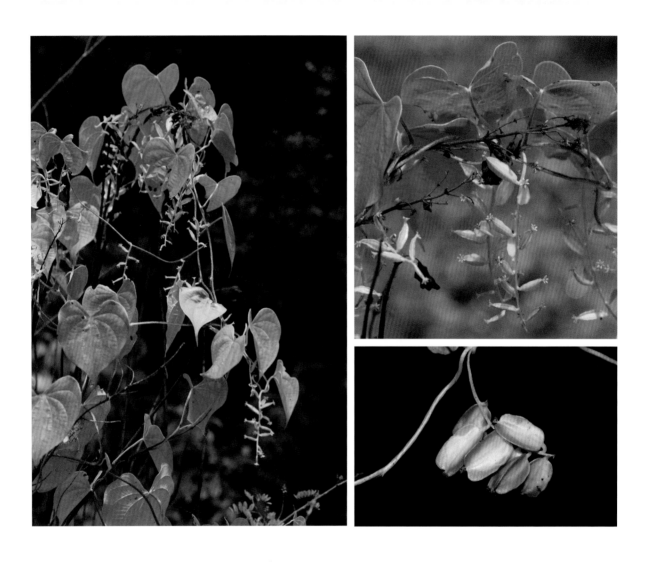

【形态特征】多年生草质缠绕藤本。块茎肥大，圆柱形，断面有黏液；茎有曲柔毛。叶片卵状心形或圆心形。雄花 2~6 朵组成小聚伞花序，雄蕊 6，花药背着；雌花序穗状，花被裂片狭卵形或长圆形。蒴果有 3 翼，边缘浅波状，两端微凹。种子 2 粒，着生于每室中轴中下部，种翅薄膜质，向蒴果顶端延伸成宽翅。花期 7~8 月，果期 9~10 月。

【适宜生境】生于灌木林中。

【资源状况】分布于坝区、低山区。常见。

【入药部位】块茎。

【功能主治】收敛，生肌。用于脾虚食少，咳嗽，泄泻，消渴，肺结核，脚裂口。

盾叶薯蓣 野茗

Dioscorea zingiberensis C. H. Wright

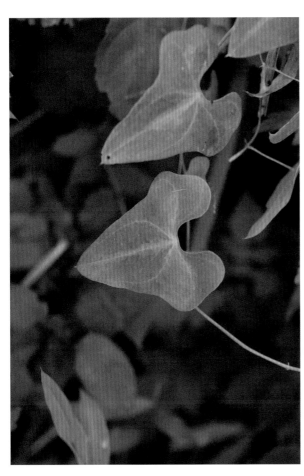

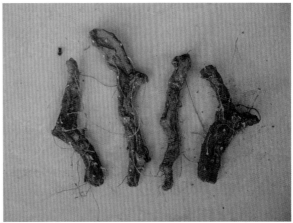

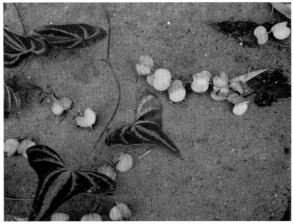

【形态特征】多年生缠绕植物。根状茎横走，指状，有时不规则分枝，近圆柱状，形似姜；茎无毛，光滑，有棱角。叶互生，三角状盾形，厚纸质。蒴果反卷，倒卵形，干后变蓝黑色。种子着生于每室中轴顶部，四周有翅。花期 5~8 月，果期 9~10 月。

【适宜生境】栽培。

【资源状况】分布于坝区、低山区。常见，可以开发利用。

【入药部位】根茎（火头根）。

【功能主治】清肺止咳，利水通淋，通络止痛，解毒消肿。用于肺热咳嗽，湿热淋痛，风湿腰痛，痈肿恶疮，跌打损伤，蜂蜇虫咬。

雨久花科

凤眼蓝 凤眼莲、水葫芦
Eichhornia crassipes (Mart.) Solms

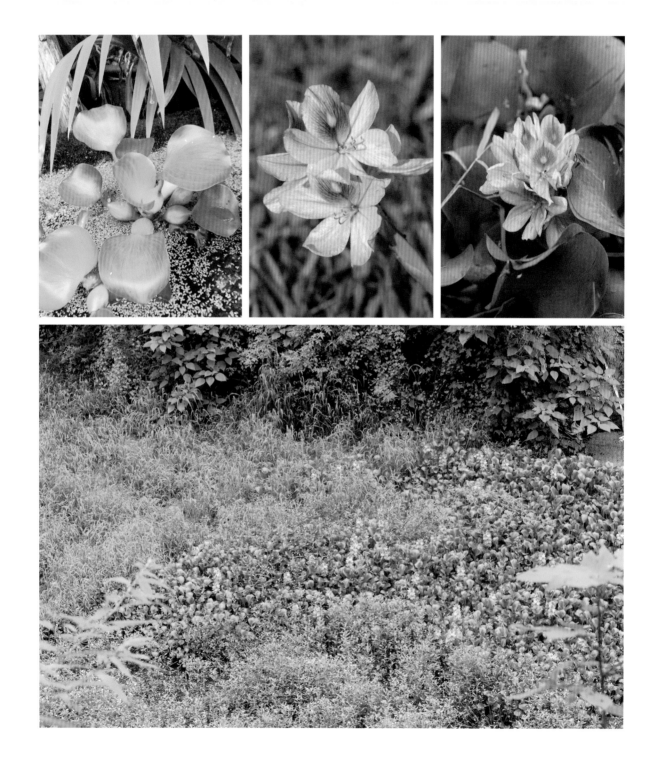

【形态特征】多年生浮水草本。根状茎短，密生多数细长须根。叶基生成丛；叶圆形、宽卵形或菱形；叶柄膨大成葫芦状或纺锤状。花序具螺旋状排列的7~15花；花被裂片花瓣状，蓝色，上部较大者近轴面中央具黄色斑块；雄蕊6，3枚较长，3枚较短。种子卵形，有纵棱。花期7~10月，果期8~11月。

【适宜生境】生于池塘或水沟里。

【资源状况】分布于坝区、低山区。常见，可以开发利用。

【入药部位】全草（凤眼兰）。

【功能主治】止痛，接骨。用于跌打损伤。

鸭舌草 水芋荷
Monochoria vaginalis (Burm. f.) Presl

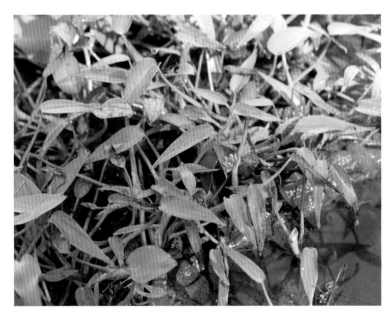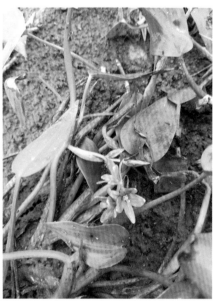

【形态特征】水生草本。叶基生和茎生，狭心形、阔或狭卵形或披针形，先端锐尖至渐尖。花茎长12~35cm；总状花序花后反折，具花3~8（~12）朵；花瓣裂片淡紫色。蒴果卵球形至椭圆体形，基部有1轮宿存花被，先端有短喙。花期8~9月，果期9~10月。

【适宜生境】生于水田或沟边。

【资源状况】分布于坝区、低山区。常见，可以开发利用。

【入药部位】全草。

【功能主治】降火止痛，散瘀。用于跌打。

鸢尾科

射 干 <small>寸干</small>
Belamcanda chinensis (L.) DC.

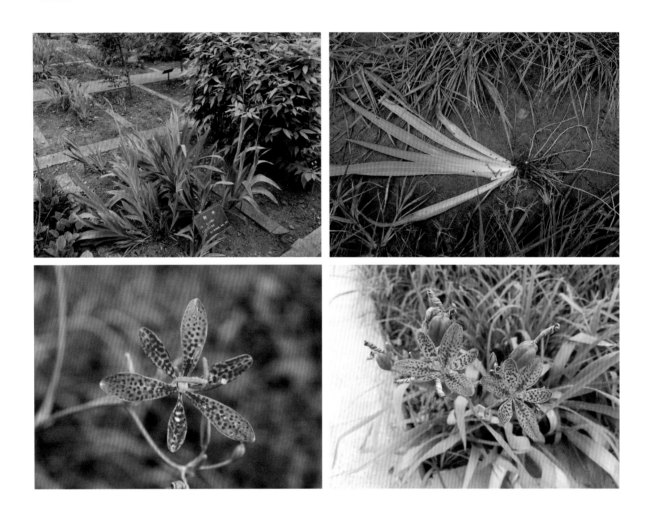

【形态特征】多年生草本，高 50~150cm。根状茎鲜黄色，呈不规则结节状，多须根。叶中脉不明显，顶端渐尖。花红橙色且具黑色斑点；花柱与花被片等长。蒴果顶端无喙，三角状倒卵形。种子黑色，有光泽。花期 6~8 月，果期 7~9 月。

【适宜生境】栽培。

【资源状况】分布于坝区。少见。

【入药部位】根茎（射干）。

【功能主治】清热解毒，消痰，利咽。用于喉痹咽痛，腮腺炎，扁桃体炎，支气管炎，牙痛，乳腺炎，肺热咳嗽，音哑，咳逆上气。

唐菖蒲 十三太保
Gladiolus gandavensis Van Houtte

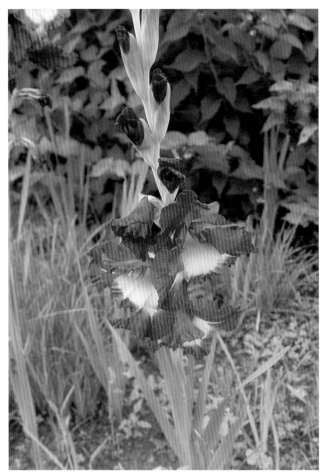
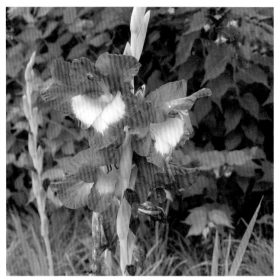
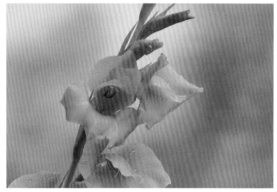

【形态特征】多年生草本。球茎扁球形，有多数膜质鳞片。叶互生，剑形，中脉明显。花茎高50~80cm，由叶丛中抽出；花序穗状，花部分至全部排列成 1 列或近 2 列；佛焰苞大型，苞片 2，含 1 花；花红色、黄色、白色、粉红色等；雄蕊通常偏向一侧。蒴果椭球形至倒卵形，有翅。花期 7~9 月，果期 8~10 月。

【适宜生境】栽培。

【资源状况】分布于坝区、低山区。常见，可以开发利用。

【入药部位】球茎（标杆花）。

【功能主治】清热解毒，活血，滋阴。用于腮腺炎，跌打损伤，痈肿疮毒，咽喉肿痛，毒蛇咬伤，咽炎。

蝴蝶花 扁竹叶、豆豉草
Iris japonica Thunb.

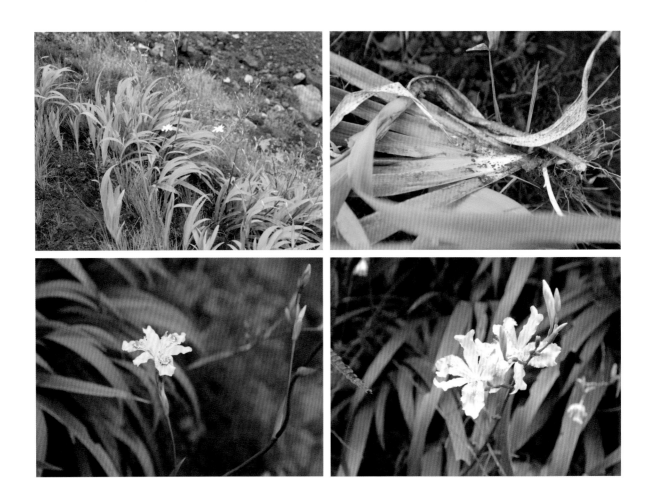

【形态特征】根状茎两型，近直立者粗壮，匍匐者长而纤细，黄褐色。叶剑形，无中脉。花茎直立，近顶端有 5~12 个短而细弱的分枝；苞片 3~5 枚，含 2~4 花；花淡蓝色；外花被鸡冠状附属物黄色，边缘细齿裂，内花被平展，且倾斜。蒴果椭圆状圆柱形。种子圆球形。花期 3~4 月，果期 5~6 月。

【适宜生境】生于路旁、荒坡、沟边。

【资源状况】分布于坝区、低山区。常见，可以开发利用。

【入药部位】根茎或根（扁竹根）。

【功能主治】清热解毒，消食，活血，杀虫。用于肝炎，肝脾肿大，肝痛，咽喉痛，扁桃体炎，燥咳不止，燥咳失音，湿热黄疸，慢性胃痛，食积饱胀。

小花鸢尾 *Iris speculatrix* Hance

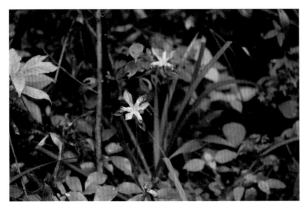 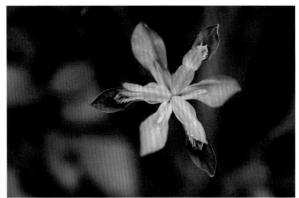

【形态特征】多年生草本，高 30~40cm，植株基部有棕褐色的老叶鞘纤维及披针形的鞘状叶。根较粗壮。根状茎横生，匍匐，褐色，环节明显。叶条形，3~5 脉。花茎高 12~25cm；苞片 2~3 枚，含 1~2 花；花蓝紫色或淡蓝色；外花被中心有 2 裂的白色斑纹，鸡冠状附属物黄色，内花被直立。蒴果狭椭球形，与果梗成 90° 角。种子多面体，棕褐色。花期 5 月，果期 7~8 月。

【适宜生境】生于荒坡、地坎、潮湿地。

【资源状况】分布于坝区、低山区。常见。

【入药部位】根和根茎。

【功能主治】活血散瘀，止痛。用于跌打损伤，蛇虫咬伤。

鸢 尾 土知母、蛇头知母、川射干
Iris tectorum Maxim.

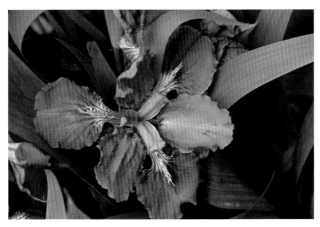 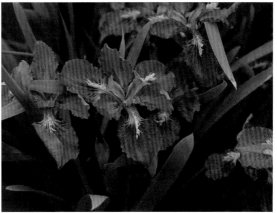

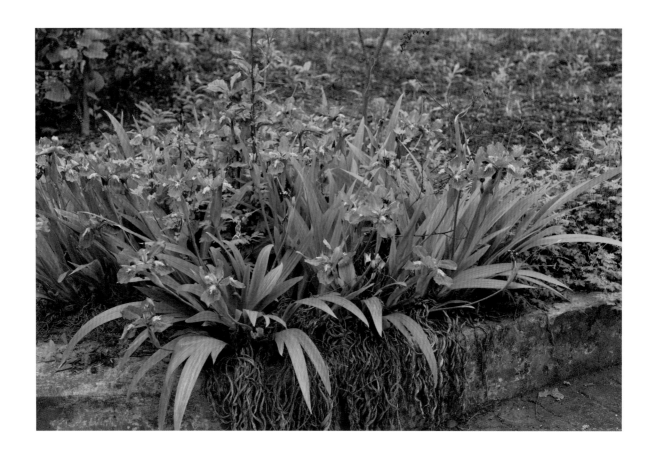

【形态特征】多年生草本。根状茎肥厚，粗壮。叶宽剑形，弯曲。花茎 1~2 分枝，高 20~40cm；苞片 2 或 3，含 1~2 花；花蓝紫色；花被片 6，排成 2 轮，外花被片周边深色斑点明显，鸡冠状附属物白色，不整齐状裂。蒴果椭球形或倒卵形，有 6 棱，表面有网纹。花期 4~5 月，果期 6~8 月。

【适宜生境】栽培。

【资源状况】分布于中山区。常见，可以开发利用。

【入药部位】根茎（川射干）。

【功能主治】清热解毒，祛痰，利咽。用于热毒痰火郁结，咽喉肿痛，痰涎壅盛，咳嗽气喘。

【评　　述】川产道地药材，主产于甘孜藏族自治州、阿坝藏族羌族自治州、绵阳市。

灯心草科

小灯心草 *Juncus bufonius* L.

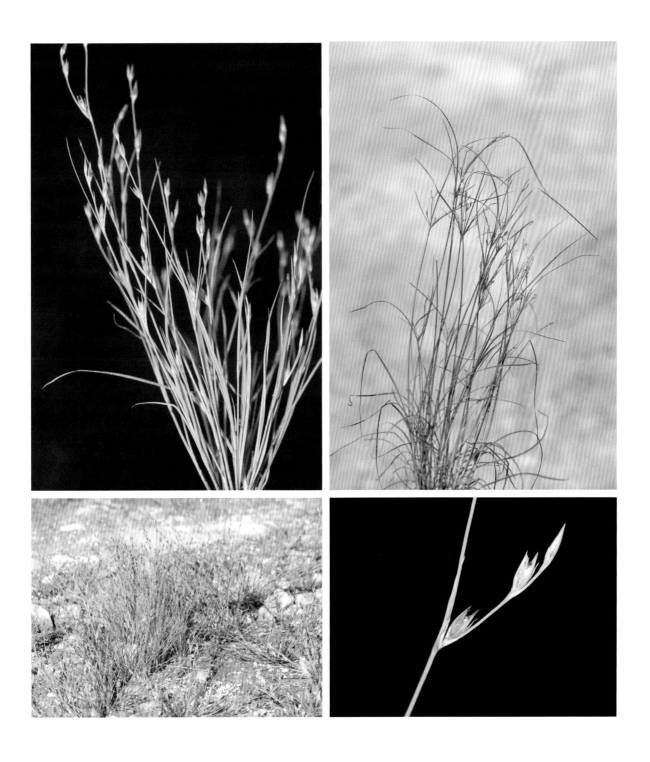

【形态特征】一年生草本。茎常多数丛生，直立或斜升，基部常红褐色。叶基生和茎生。花序具疏散数花；花被片披针形，外轮中央绿色，具宽白色膜质边缘，先端锐尖，内轮几乎全膜质，先端稍尖；雄蕊 6，花药长圆形，淡黄色。种子基部和先端常尖。花期 5~7 月，果期 6~9 月。

【适宜生境】生于海拔 400~3099m 的潮湿处。

【资源状况】分布于峨眉山各地。常见，可以开发利用。

【入药部位】全草。

【功能主治】利尿通淋，安神。用于宿食内停，小便赤涩，尿路感染。

灯心草 <small>灯草、席草</small>
Juncus effusus L.

【标本采集号】511423140422428LY

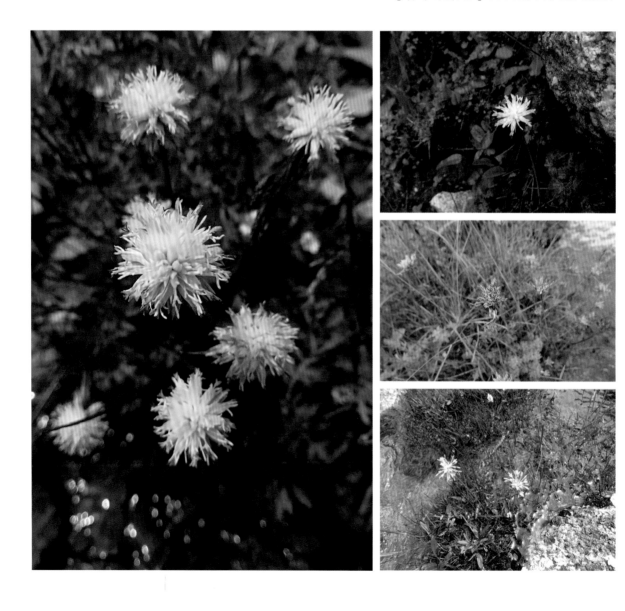

【形态特征】多年生草本，高 40~100cm。根状茎粗壮，横走，黑褐色；茎圆柱状，直立，丛生，高 25~90cm，内部充满白色的髓，髓心连续。叶全部为低出叶，呈鞘状或鳞片状。花序假侧生，排列密至疏，具多花；花被片条状披针形，不等大，外部者稍长于内部者；雄蕊 3。蒴果卵球形至长圆形，3 瓣裂。花期 4~7 月，果期 6~9 月。

【适宜生境】生于河边、水田、水沟、沼泽。

【资源状况】分布于峨眉山各地。常见，可以大量开发利用。

【入药部位】茎髓。

【功能主治】降心火，利小便，安神。用于咽喉肿痛咳嗽，流行性感冒，麻疹，高血压头痛，急性结膜炎，角膜溃疡，青光眼，大便秘结，痈疖疮疡，热淋，湿热口疮，水肿。

野灯心草 水灯心草、铁灯草
Juncus setchuensis Buchen.

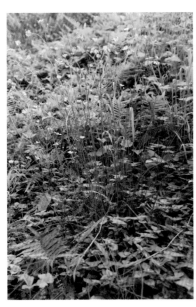 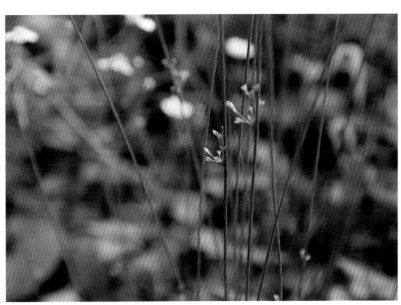

【形态特征】多年生草本。根状茎短而横走，具黄褐色须根；茎丛生，有明显纵棱，高 25~65cm。叶片退化成刺芒状。聚伞花序假侧生；花被片等大，淡绿色，卵状披针形；雄蕊 3。蒴果球形至卵球形，常较花被长，3 瓣裂。种子斜倒卵形，棕褐色。花期 6~9 月，果期 10 月。

【适宜生境】生于沟边或路旁潮湿处。

【资源状况】分布于坝区、低山区。常见，可以大量开发利用。

【入药部位】地上部分（川灯心草）、根和根茎（秧草根）。

【功能主治】地上部分利水通淋，清热，安神，凉血止血。用于小便赤涩，热淋，肌胀浮肿，心烦失眠，口舌生疮，衄血，尿血。根和根茎清热解表，凉血止血，利尿通淋，清心除烦。用于风热感冒，崩漏带下，小便淋涩，心烦失眠。

羽毛地杨梅 *Luzula plumosa* E. Mey.

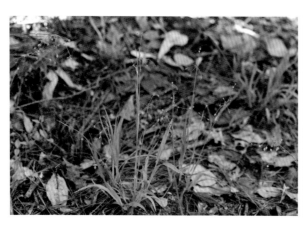 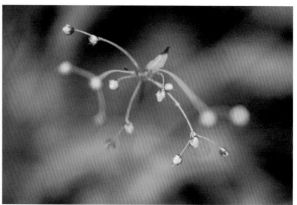

【形态特征】多年生草本，高 8~25cm。须根纤细，褐色。根状茎横走；茎丛生，圆柱形。基生叶线状披针形，茎生叶较小；叶鞘具密而长的毛。伞状或伞房状复聚伞花序；基部总苞叶状；花单生；花被片淡褐色，具芒尖；雄蕊 6 枚，花药狭长圆形，长约 1mm，黄色。蒴果三棱状卵球形，黄绿色。花期 3~4 月，果期 5~6 月。

【适宜生境】生于灌丛、疏林等潮湿处。

【资源状况】分布于中山区、高山区。少见。

【入药部位】全草。

【功能主治】清热，利尿通淋。用于肺热咳嗽，小便淋涩。

鸭跖草科

鸭跖草
竹叶菜
Commelina communis Linn.

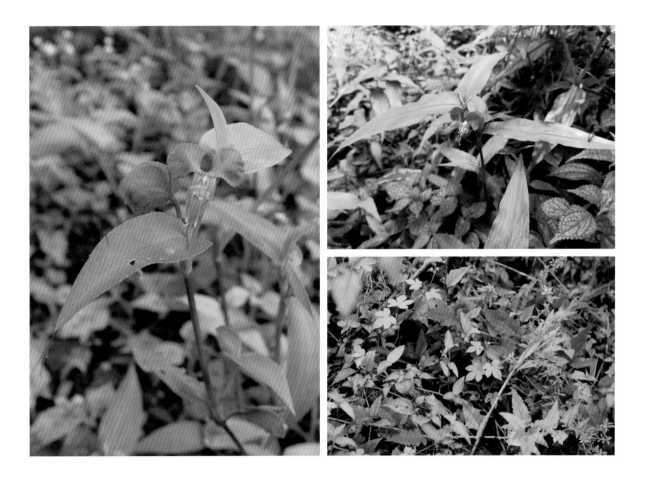

【形态特征】一年生草本，高 30~60cm。茎肉质，多分枝，下部匍匐状，有明显的节，节上生根。叶披针形至卵状披针形，长 3~9cm，宽 1.5~2cm。总苞与叶对生，心形，对折，常具粗毛状纤毛，先端锐尖；花生于佛焰苞内，深蓝色，形如蝴蝶；雄蕊 6，3 枚发育。蒴果椭圆形，2 室，每室具 2 粒种子。种子有皱纹，灰褐色。花期 8~9 月。

【适宜生境】生于沟边、田边潮湿处。

【资源状况】分布于坝区、低山区。常见，可以大量开发利用。

【入药部位】地上部分（鸭跖草）。

【功能主治】清热，利尿，解毒，润肺。用于水肿，小便不利，感冒，丹毒，腮腺炎，黄疸，肝炎，热痢，热淋，扁桃体炎，肠炎，痔疮，肺热咳嗽，疟疾，鼻衄，咽喉肿痛，痈疽疔疮。

杜 若 竹叶菜
Pollia japonica Thunb.

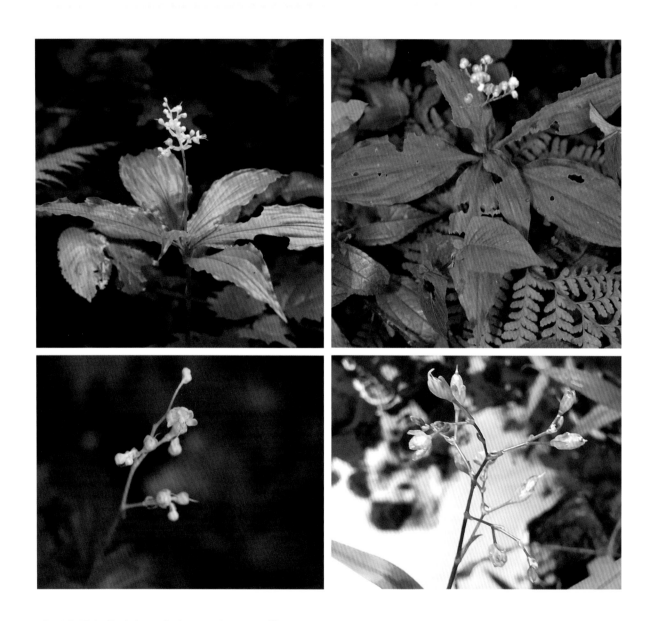

【形态特征】多年生草本。根状茎长而横走。叶无柄或基部渐狭成翅状柄。蝎尾状聚伞花序多数，常形成间距较远的数轮，有时圆锥状，被微柔毛；花序总梗长 15~30cm，花序远远地伸出叶子，各级花序轴和花梗被相当密的钩状毛；花瓣白色，倒卵状匙形。果实球形。花期 7~9 月，果期 9~10 月。

【适宜生境】生于灌丛下阴湿处。

【资源状况】分布于低山区。常见。

【入药部位】全草、根茎。

【功能主治】散寒，祛湿，益精明目，温中。用于肾虚腰疼，跌打损伤，胸胁气痛，胃痛，腰痛，头痛。

竹叶子 竹叶菜、竹叶花
Streptolirion volubile Edgew.

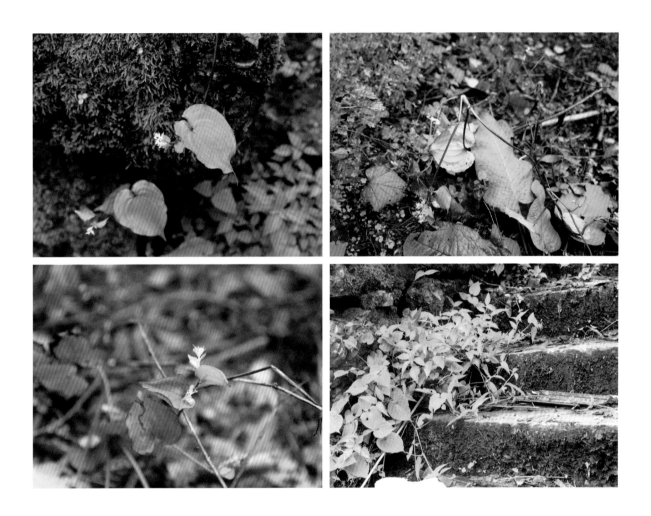

【形态特征】多年生攀缘草本。茎长 0.5~6m。叶片心形，具长柄，上面稍具柔毛。蝎尾状聚伞花序具 1 至数花，集成圆锥状；近轴苞片叶状；花瓣起初白色或淡紫色，后变为白色，条形。蒴果具喙。种子褐灰色。花期 7~8 月，果期 9~10 月。

【适宜生境】生于海拔 3200m 以下的山谷、林下、疏林、沟边、阴湿处。

【资源状况】分布于峨眉山各地。常见。

【入药部位】全草。

【功能主治】清热解毒，利湿，利水消肿。用于肺热咳嗽，小便淋涩。

谷精草科

谷精草 *Eriocaulon buergerianum* Koern.

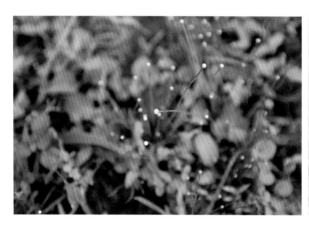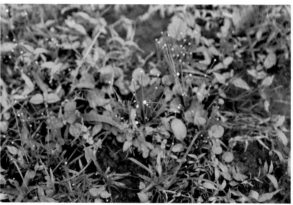

【形态特征】一年生水生草本，高 10~30cm。须根细软，稠密。叶丛生，条形，叶脉 7~12（~18）条。花葶多数；头状花序顶生，禾秆色，近球形；花托常密具长柔毛；总苞圆形至倒卵形，渐无毛；雄蕊 6，花药黑色。蒴果 3 裂。种子表面具"T"字形刺。花、果期 7~12 月。

【适宜生境】生于沟边、沼泽、田边阴湿处。

【资源状况】分布于峨眉山各地。常见。

【入药部位】带花茎的头状花序（谷精草）。

【功能主治】疏散风热，明目退翳。用于风热目赤，肿痛羞明，眼生翳膜，风热头痛。

禾本科

看麦娘 *Alopecurus aequalis* Sobol.

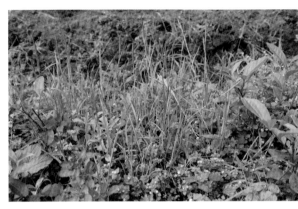 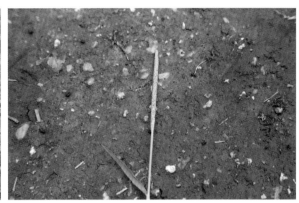

【形态特征】一年生草本，高 15~40cm。秆少数丛生，细弱，节处常膝曲。叶舌膜质。圆锥花序圆柱状；小穗椭圆形或长圆形，长 2~3mm，具 1 花；芒藏于小穗或伸出达 1.2mm，直伸；花药橙色，长 0.5~0.8mm。颖果长约 1mm。花、果期 4~8 月。

【适宜生境】田间杂草，生于田边或沟边潮湿处。

【资源状况】分布于坝区、低山区。常见，可以大量开发利用。

【入药部位】全草（看麦娘）。

【功能主治】利水，消肿，解毒。

芦 竹 *Arundo donax* L.

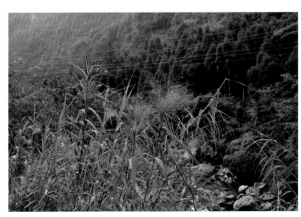 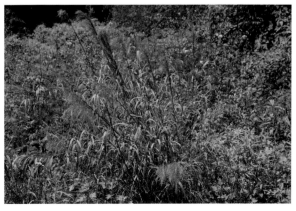

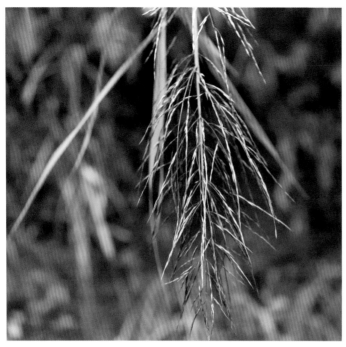 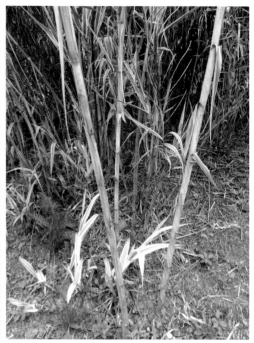

【形态特征】多年生粗壮草本，高 2~5m。根状茎粗大，干后黄棕色；秆丛生，直立，粗壮。叶鞘长于节间，常无毛或口部具长柔毛。圆锥花序顶生，大型，长 30~60cm；小穗初时紫色，后变紫白色。颖片条状披针形，长 8~11mm，具 3~7 脉，背部毛长 5~6mm。花、果期 10~12 月。

【适宜生境】生于沟边潮湿处。

【资源状况】分布于坝区、低山区。常见，可以大量开发利用。

【入药部位】根茎及嫩苗。

【功能主治】清热退火。用于热病烦渴发狂，肺痈咳嗽，虚劳骨蒸，火淋，小便不利，潮热，风火牙痛。

野燕麦 *Avena fatua* L.

【形态特征】一年生草本。秆直立或基部膝曲，高 50~150cm，具 2~4 节。叶鞘松弛；叶舌透明膜质。圆锥花序狭至阔金字塔形，下垂，分枝粗糙；小穗具花 2~3 朵；外稃革质，自近中部具芒，顶端具 2~4 短齿。颖果被淡棕色柔毛。花、果期 4~9 月。

【适宜生境】生于荒坡草丛中。

【资源状况】分布于坝区、低山区。常见，可以开发利用。

【入药部位】茎叶（燕麦草）。

【功能主治】温补，止汗。用于妇科红崩。

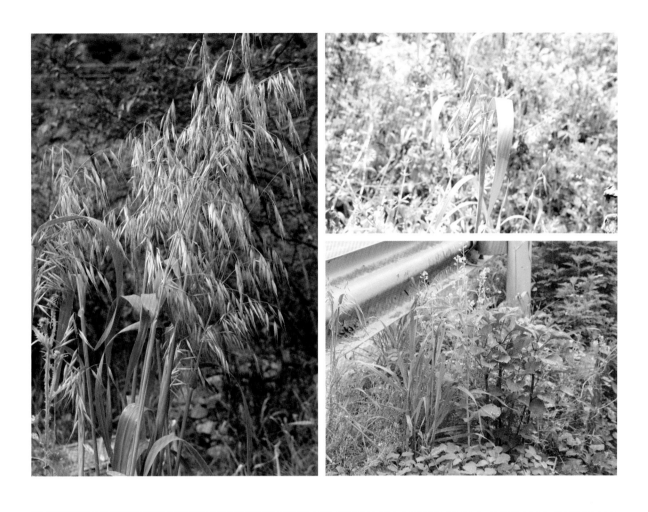

薏苡 川谷、尿珠子
Coix lacryma-jobi L.

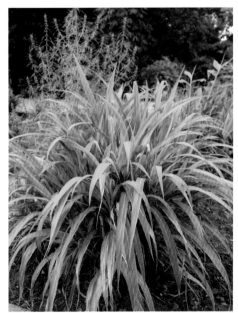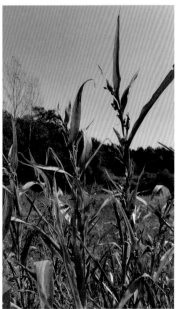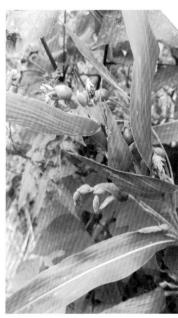

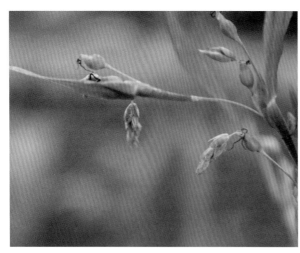 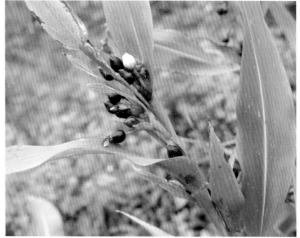

【形态特征】一年生草本。秆直立，粗壮，高 1~3m，多于 10 节间，具分枝。叶条状披针形，宽 1.5~7cm。花序总状；小穗单性，雄性小穗长圆状卵形，覆瓦状排列，雌小穗包藏于骨质总苞内。胞果卵球形至圆柱状，常骨质，硬，光亮，白色、淡蓝色或灰褐色。花、果期 6~12 月。

【适宜生境】栽培。

【资源状况】分布于坝区、低山区。常见。

【入药部位】种仁（薏苡仁）。

【功能主治】健脾补肺，清热渗湿。用于水肿，脚气病，小便不利，脾虚泄泻，肺痈，肠痈，湿痹，癌症。

评　述　药食两用之品，可以开发利用。

狗牙根　铁线草
Cynodon dactylon (L.) Pers.

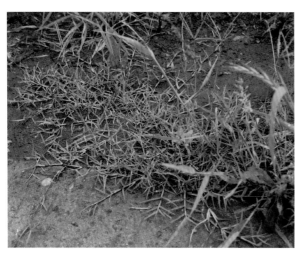 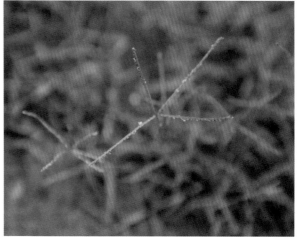

【形态特征】多年生草本。根状茎细长横走，竹鞭状；秆纤细，高 10~40cm，匍匐地面。叶鞘光滑或稀具柔毛，鞘口常具须毛；叶条形。总状花序指状，（2）3~6 枚，长 2~6cm；小穗长度的 1/2~2/3 重叠；雄蕊 3，花药长于 1mm；子房上位，有 2 条羽状长花柱。花、果期全年。

【适宜生境】生于荒坡、草坪。

【资源状况】分布于坝区、低山区。常见，可以大量开发利用。

【入药部位】全草及根茎（铁线草）。

【功能主治】解热生肌。用于跌打，吐血。

稗　*Echinochloa crusgalli* (L.) Beauv.

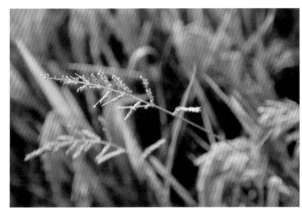
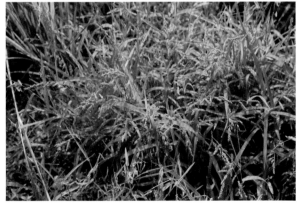
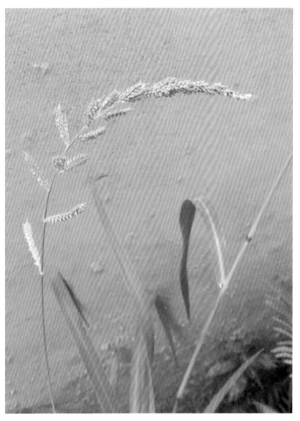

【形态特征】一年生草本。秆高 50~150cm。叶鞘疏松裹秆，下部者长于节间，而上部者短于节间；叶片条形，长 10~40cm，宽 0.5~2cm。花序直立，金字塔形，长 6~20cm；小穗疏松或紧密簇生，绿色或淡紫色，卵形，长 2.5~4mm，沿脉具刺毛；第一外稃不育，草质，渐尖或延伸为一长达 3cm 的芒；第二外稃椭圆形，光亮，成熟后变硬，顶端具小尖头，尖头上有一圈细毛，边缘内卷，包着同质的内稃。花、果期夏、秋二季

【适宜生境】生于水田、沟边。

【资源状况】分布于坝区、低山区。常见，可以大量开发利用。

【入药部位】全草、根。

【功能主治】清热解毒，活血散瘀。用于跌打损伤，金疮出血。

牛筋草 *Eleusine indica* (L.) Gaertn.

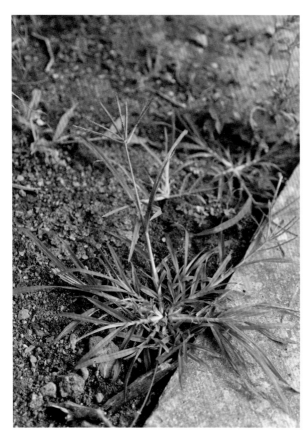
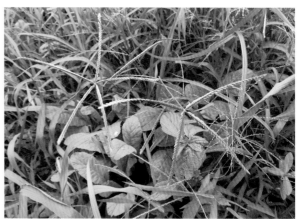
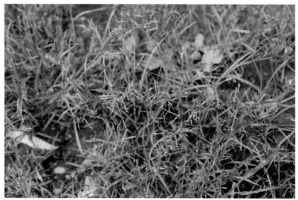

【形态特征】一年生草本。秆丛生，基部膝曲，高 10~90cm。叶鞘两侧压扁而具脊，松弛，无毛或疏生疣毛；叶片条形，呈扇状。花序指状，总状花序（1）2~7 个，条形，斜升，有 1 个总状花序总生于其他之下；小穗椭圆形，具小花 3~9；第一外稃长 3~4mm，卵形，膜质，具脊，脊上有狭翼。囊果黑色，长圆形或卵形。花、果期 6~10 月。

【适宜生境】生于路旁或山坡。

【资源状况】分布于坝区、低山区。常见，可以大量开发利用。

【入药部位】全草。

【功能主治】清热解毒，散瘀消肿，祛风除湿。用于伤暑，发热，小儿急惊，黄疸，痢疾，淋病，风湿性关节炎，跌打损伤。

知风草 *Eragrostis ferruginea* (Thunb.) Beauv.

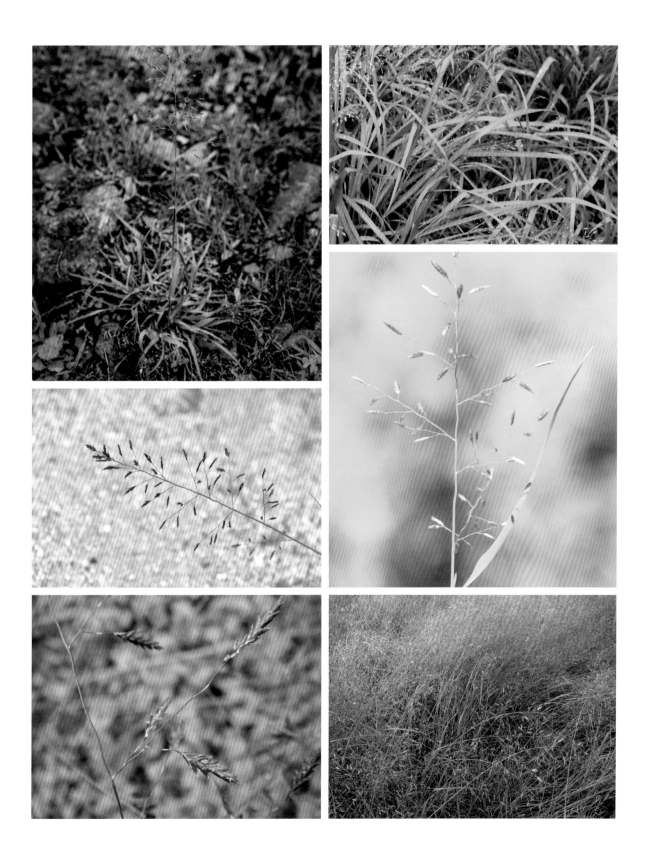

【形态特征】多年生草本。秆单一或丛生，直立或基部膝曲，高 30~110cm。叶鞘两侧极压扁，鞘口有毛，脉上有腺体；叶舌退化成 1 圈短毛；叶条状披针形。圆锥花序，每节具 1~3 分枝；小穗含（4~）7~12 小花；外稃卵状披针形，先端稍钝，侧脉明显而突出。颖果矩状棱镜形，上面具一浅且狭的沟，侧扁，近具条纹，红褐色。花、果期 8~12 月。

【适宜生境】生于路旁或荒坡。

【资源状况】分布于中山区。少见。

【入药部位】根。

【功能主治】舒筋散瘀。用于跌打损伤。

黑穗画眉草

露水草

Eragrostis nigra Nees ex Steud.

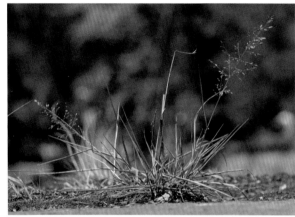
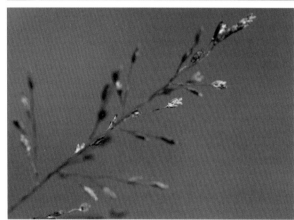
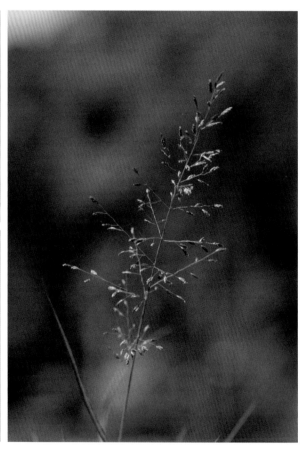

【形态特征】多年生草本。秆丛生，直立或基部稍膝曲，高 30~90cm。叶片条形，长 2~25cm。圆锥花序长 10~24cm；小穗长 3~6mm，宽 1~1.5mm，含 3~8 小花；外稃卵状长圆形，先端膜质，下部外稃长 2~2.2mm。颖果椭圆形，长约 1mm。花、果期 4~9 月。

【适宜生境】生于荒坡、草地。

【资源状况】分布于坝区、低山区。常见。

【入药部位】全草或根。

【功能主治】清热解毒，止咳祛痰。用于百日咳，四时感冒，头痛身热。

拟金茅　蓑草根
Eulaliopsis binata (Retz.) C. E. Hubb.

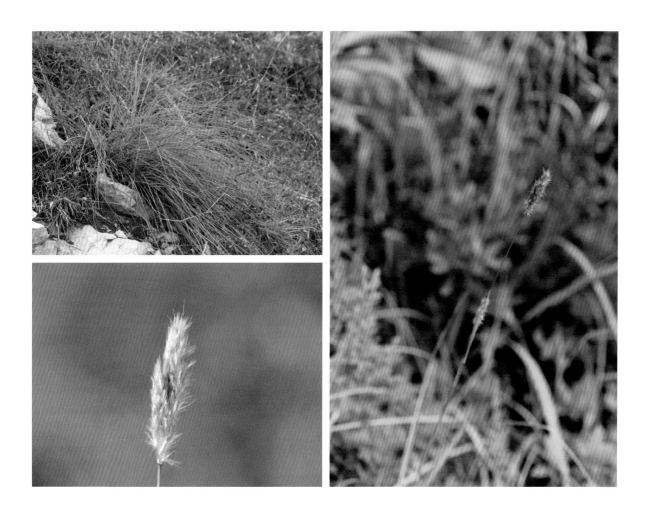

【形态特征】多年生草本。秆密丛生，直立，高 40~70cm。基部叶鞘具乳黄色长毛，叶鞘无毛，喉部具毛；叶片质硬，内卷。总状花序 2~4，具淡黄褐色长柔毛；小穗黄色；第二颖稍长于下颖片；下方外稃狭长圆形，与第一颖等长。5 月抽穗。

【适宜生境】生于荒坡或悬岩上。

【资源状况】分布于坝区。常见。

【入药部位】全草。

【功能主治】清热，行气，破血，平胆明目。用于闭经，风湿骨节痛，病后体虚，月经不调。

大　麦　麦芽、饭麦

Hordeum vulgare L.

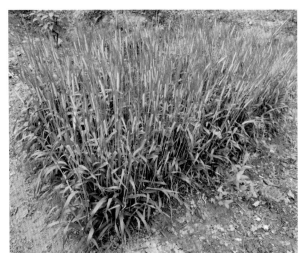

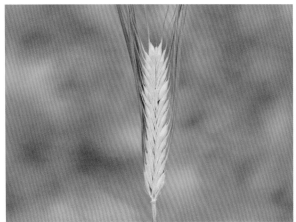

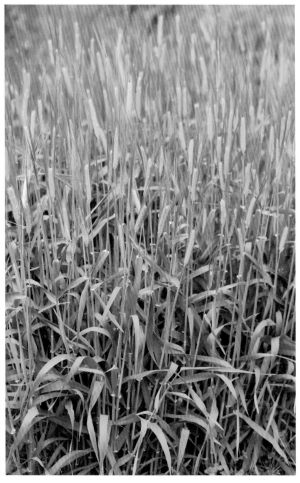

【形态特征】一年生草本。秆直立，高 50~100cm。叶鞘常无毛；叶耳存在；叶舌长 1~2mm，膜质。穗状花序密集，轴具柔韧性；小穗均无柄，可育且相似；外稃顶端具 8~15cm 长的芒。颖果紧贴外稃和内稃，两端狭尖，略呈梭形，背面浑圆，为外稃所包围，具 5 脉。花、果期 6~8 月。

【适宜生境】栽培。

【资源状况】分布于坝区、低山区。少见。

【入药部位】发芽颖果（麦芽）。

【功能主治】开胃，消积，下气。用于食滞，泄泻，小便淋沥，水肿，烫火伤。

白 茅

丝茅草、茅根

Imperata cylindrica (L.) Beauv.

【标本采集号】511423140419335LY

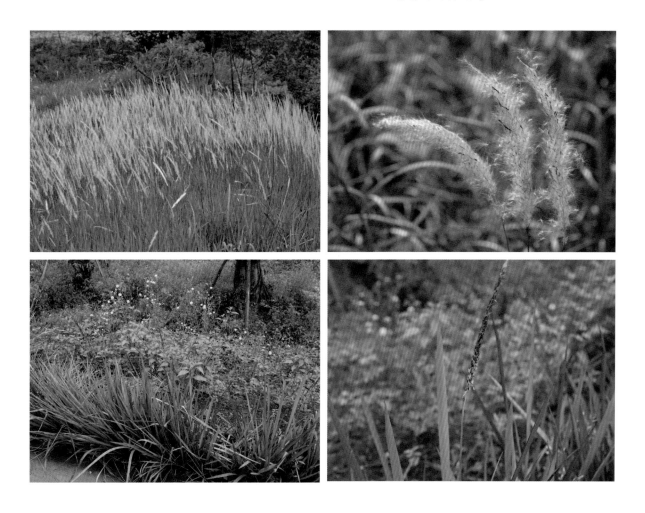

【形态特征】多年生草本。根状茎白色，横走于地下，密集，节上生有鳞片，先端尖，有甜味；秆单生或丛生，高 25~120cm，具 1~4 节。叶扁平或内卷，宽 0.8~2cm。圆锥花序圆柱状，密具毛，分枝密集；小穗长 2.5~6mm；基盘具 12~16mm 长的丝状毛。花、果期 4~8 月。

【适宜生境】生于海拔 2500m 以下的干燥向阳的草坡、路旁、荒地。

【资源状况】分布于峨眉山各地。常见，可以大量开发利用。

【入药部位】根茎（白茅根）。

【功能主治】清热凉血，止血，利尿。用于热病烦渴，肺热喘咳，内脏出血，咯血，牙龈出血，尿血，吐血，衄血，胃热，秽逆，泌尿系统感染，高血压。

李氏禾 游草
Leersia hexandra Swartz.

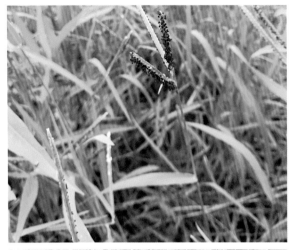

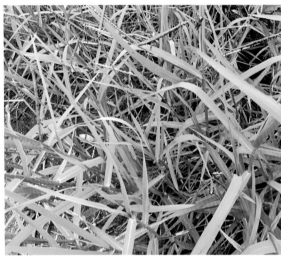

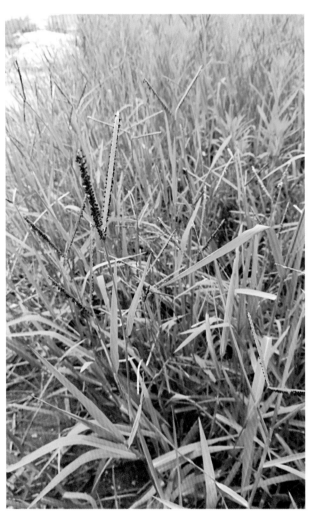

【形态特征】多年生草本。具发达匍匐茎和细瘦根状茎；秆倾卧地面，节处生根，直立部分高50cm以上。叶鞘短于节间；叶扁平或有时内卷；叶舌长 1~3mm，截形。圆锥花序披针状长圆形，直升，长 4~5cm，具角棱，分枝细弱，圆柱状或三棱状；小穗狭椭圆形至椭圆状长圆形，长 3~4mm；外稃 5 脉，具刺状纤毛。花、果期 5~12 月。

【适宜生境】生于田边、沟边潮湿处。

【资源状况】分布于坝区、低山区。常见，可以大量开发利用。

【入药部位】全草。

【功能主治】散寒解表，通经络。用于外感风寒，风湿筋骨疼痛，小便灼痛，疟疾，白带异常，牙痛，牙龈炎。

淡竹叶 竹叶
Lophatherum gracile Brongn.

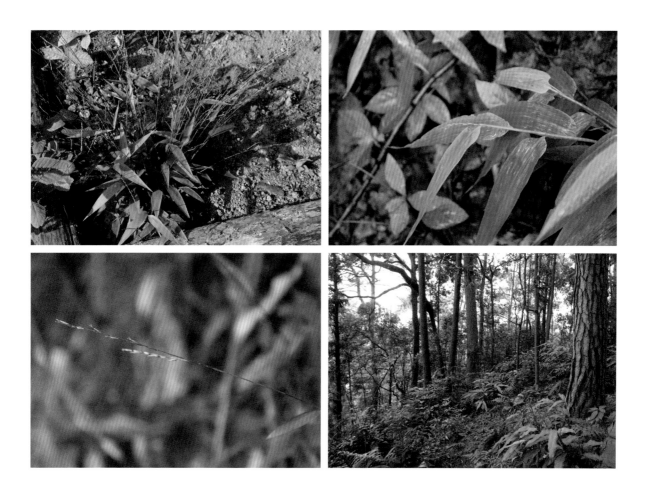

【形态特征】多年生草本。须根中部膨大成纺锤形小块根。秆直立，丛生，高60~150cm。叶片披针形；
叶舌褐色，背面具硬毛。花序长10~25cm；总状花序少，疏松圆锥状；小穗狭披针形，
具极短柄；雄蕊2枚。颖果长椭圆形。花、果期6~9月。

【适宜生境】生于海拔1000m以下的荒坡或灌木林中。

【资源状况】分布于坝区、低山区。常见，可以大量开发利用。

【入药部位】茎叶（淡竹叶）。

【功能主治】清热利尿，解毒。用于热病口渴，心烦，小便赤涩灼痛，喉痛，伤风感冒，淋浊，口
糜舌疮，牙龈肿痛。

芒 巴茅

Miscanthus sinensis Anderss.

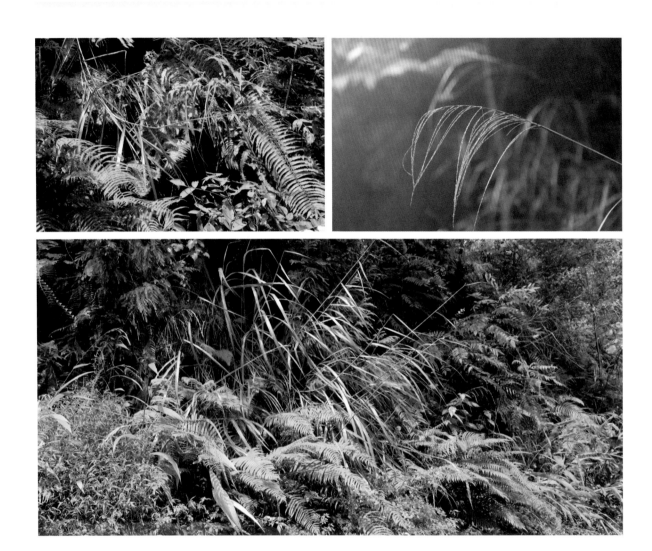

【形态特征】多年生草本，高 1~2m。根状茎短。叶鞘长于节间，鞘口有长柔毛；叶舌钝圆；叶基生或茎生，条形。圆锥花序直立，长 15~40cm；主轴无毛，延伸至花序的中部以下，节与分枝腋间具柔毛；分枝较粗硬，直立，不再分枝或基部分枝具第二次分枝；小穗披针形，基盘具白色至黄褐色丝状毛；第一颖顶具 3~4 脉，边脉上部粗糙，顶端渐尖，背部无毛；第二颖常具 1 脉，粗糙，上部内折之边缘具纤毛；第一外稃长圆形，膜质，边缘具纤毛；第二外稃明显短于第一外稃。花、果期 7~12 月。

【适宜生境】生于荒坡或灌木林边。

【资源状况】分布于低山区。常见，可以大量开发利用。

【入药部位】根茎（芒茎）、含寄生虫的幼茎（芒气笋子）。

【功能主治】根茎调气，补肾，生精。用于风邪，咳嗽，淋病，妇女干病。含寄生虫的幼茎调气，补肾，生精。

慈 竹 竹叶心

Neosinocalamus affinis (Rendle) Keng f.

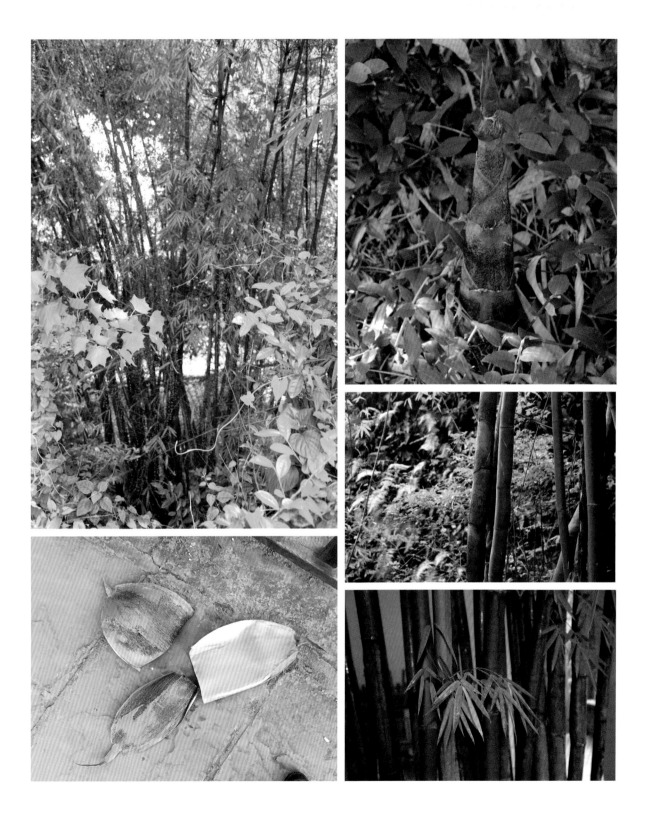

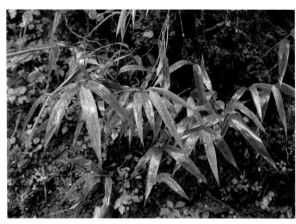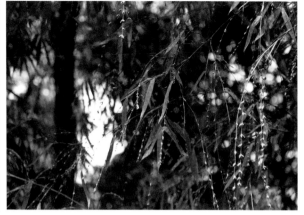

【形态特征】竿高 5~10m，梢端细长作弧形向外弯曲或幼时下垂如钓丝状。箨鞘早落，革质，背面具白色短柔毛和棕黑色刺毛，鞘口下凹；箨耳小或无；箨舌呈流苏状；箨片反折或横生，两面均具硬毛。叶片窄披针形，大多长 10~30cm，宽 1~3cm。果实纺锤形，黄棕色。笋期 6~9 月，花期 7~9 月。

【适宜生境】生于海拔 1500m 以下的地区，多为栽培。

【资源状况】分布于坝区、低山区、中山区。常见，可以大量开发利用。

【入药部位】叶或叶卷心（慈竹）、茎秆的干燥中间层（竹茹）、未长大的根茎（阴笋）。

【功能主治】叶或叶卷心清心热，下乳，祛风。用于头昏，温病初起，咽喉肿痛。茎秆的干燥中间层清热凉血，除烦止呕，化痰。用于胃热呕逆，上焦烦热，吐衄，崩中，胎动不安，肺热咳嗽，咳吐黄痰，痰热郁结，烦闷不安。未长大的根茎清热解毒，止血。用于消渴。

稻 谷芽
Oryza sativa L.

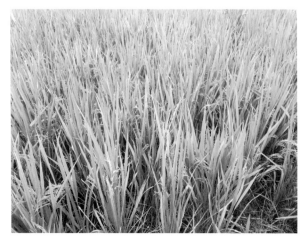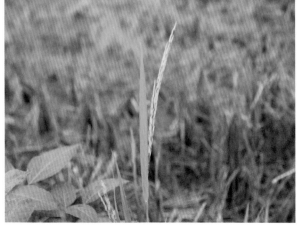

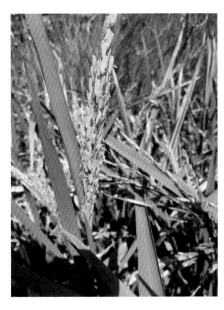 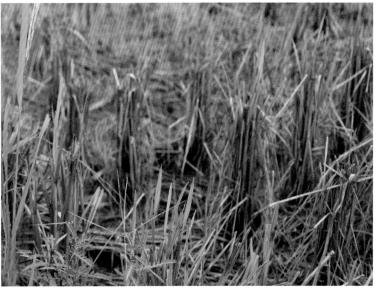

【形态特征】一年生水生草本，高 0.5~1.5m。叶具叶鞘，叶鞘下部稍膨大；叶耳镰形；叶舌膜质，长 10~40cm。圆锥花序大型，疏展；小穗长圆形至长圆状披针形，宿存；花药长 1~3mm。颖果，胚较小，果穗通常下垂。

【适宜生境】栽培于水田。

【资源状况】分布于坝区、低山区。常见，可以大量开发利用。

【入药部位】果实经过发芽干燥的炮制加工品（谷芽）、陈年种仁（陈仓米）。

【功能主治】果实经过发芽干燥的炮制加工品助消化，健脾开胃，消积，理脚气。用于食积消化不良，脚气病。陈年种仁养胃暖脾，补中益气，消食。用于诸虚亏损，身体虚弱，脾虚泄泻，久痢肠癖等。

狼尾草 狗尾草
Pennisetum alopecuroides (L.) Spreng.

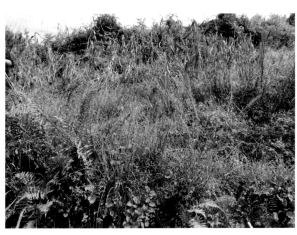 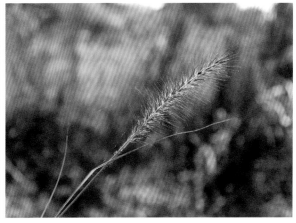

【形态特征】多年生草本。秆丛生，粗壮，高 30~120cm。叶边缘常内卷；叶鞘纸质。圆锥花序直立，长 5~25cm；花序条形，花序以下常密生柔毛；总苞通常只含 1 小穗，稀 2，基部具长 2~3mm 的柄；刚毛粗糙，淡绿色或紫色；小穗披针形，长 5~8mm；第二颖长为小穗的 1/3~2/3。颖果扁平，长圆形。花、果期夏、秋二季。

【适宜生境】生于路边、荒坡或河边。

【资源状况】分布于坝区、低山区。常见，可以开发利用。

【入药部位】根和根茎（狼尾草根）、全草（狼尾草）。

【功能主治】根和根茎清肺止咳，解毒，明目，通经络。用于肺热咳嗽，疮毒，风火眼。全草清热解毒，明目，散血。用于目赤肿痛。

显子草

岩高粱

Phaenosperma globosa Munro ex Benth.

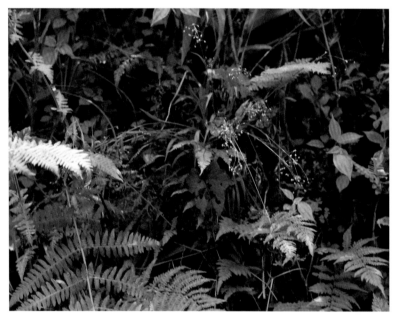
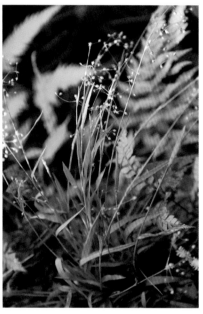

【形态特征】多年生草本。秆粗壮，单生或丛生，高 1~1.5（~3）m，不分枝，具 4~5 节。叶长 10~50cm，上表面绿色，先端渐尖。圆锥花序长 15~40cm，成熟后显著开展；小穗起初狭椭圆状长圆形，成熟后有缺刻；外稃狭卵形。颖果倒卵球形，黑褐色，表面具皱纹。花、果期 5~9 月。

【适宜生境】生于荒坡、岩坎。

【资源状况】分布于坝区、低山区。常见，可以开发利用。

【入药部位】全草（显子草）。

【功能主治】活血调经，健脾养胃。用于大病体虚，脾胃虚弱，月经不调。

芦 苇 *Phragmites australis* (Cav.) Trin. ex Steud.

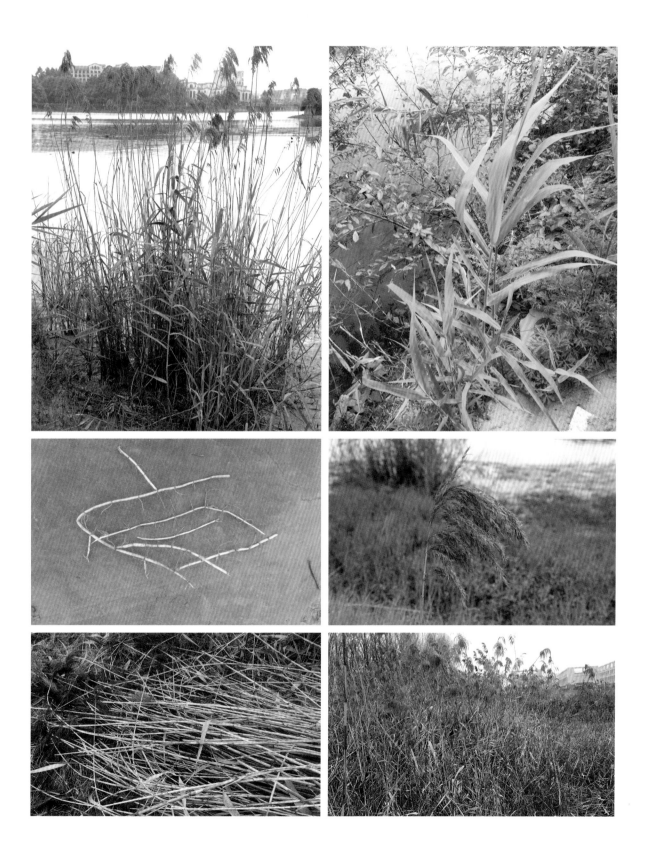

【形态特征】多年生高大草本。根状茎十分发达，粗壮，横走，节间中空，节上生多数须根；秆高 2m 或更高。叶鞘浅绿色，无毛或具微毛；叶常下垂。圆锥花序，分枝常穗状；小穗长 10~18mm，含小花 2~5 朵；颖片锐尖，第二颖长 6~9mm。颖果椭圆形，与内稃和外稃分离。花、果期 7~11 月。

【适宜生境】栽培于房前屋后。

【资源状况】分布于坝区。常见，可以开发利用。

【入药部位】新鲜或干燥根茎（芦根）、茎。

【功能主治】新鲜或干燥根茎清热泻火，生津止渴，除烦，止呕，利尿。用于热病烦渴，肺热咳嗽，肺痈吐脓，胃热呕哕，热淋涩痛。茎清热解毒，止咳排脓。用于肺痈吐脓，肺热咳嗽，痈疽。

卡开芦 大芦
Phragmites karka (Retz.) Trin. ex Steud.

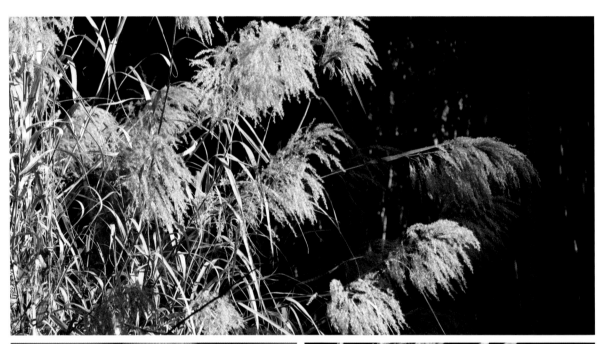

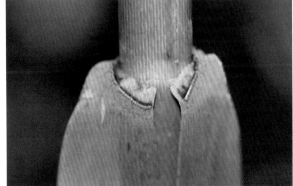
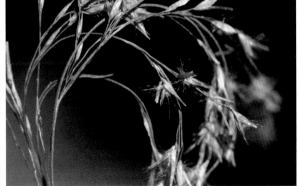

【形态特征】多年生草本。根状茎粗短；节间较短；秆常木质，高 4~6m。圆锥花序长 30~50cm；
最下轮近基部分枝，稀具小穗；小穗长 10~12mm，含 4~6 小花；颖片披针状椭圆形，
钝至锐尖；第一外稃长 6~9mm，不孕；第二颖长 3.5~5mm。花、果期秋季。

【适宜生境】栽培于房前屋后。

【资源状况】分布于低山区。常见。

【入药部位】根茎。

【功能主治】清热止呕，利尿。用于大热证发狂，热泻。

桂 竹 刚竹、斑竹
Phyllostachys bambusoides Sieb. et Zucc.

【形态特征】多年生竹类。竿高可达 20m；幼竿节间长达 40cm，无毛。竿环稍高于箨环。箨鞘背
面黄褐色，有时带绿色或紫色，有较密的、大小各异的紫褐色斑块与小斑点和脉纹，
无毛或疏生脱落性淡褐色直立刺毛；箨耳小型或大型而呈镰状，有时无箨耳。小穗轴
呈针状，延伸于最上孕性小花的内稃后方；花柱较长，柱头 3，羽毛状。笋期 5 月下旬。

【适宜生境】栽培。

【资源状况】分布于低山区。常见。

【入药部位】根、壳、花。

【功能主治】除湿热，祛风寒。用于气喘咳嗽，肺痿咳嗽，四肢顽痹，四肢麻木，筋骨疼痛。

紫 竹 黑竹
Phyllostachys nigra (Lodd. ex Lindl.) Munro

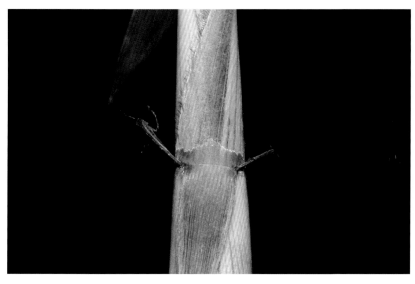
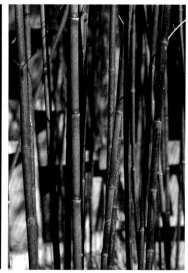

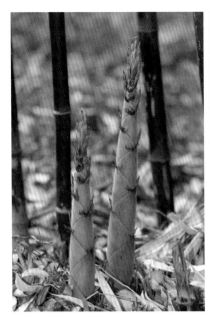 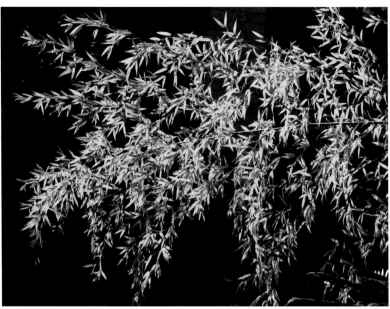

【形态特征】多年生竹类。竿高 4~8（~10）m，幼竿绿色，密被细柔毛及白粉，一年生的竿逐渐先
出现紫斑，最后全部变为紫黑色，无毛。箨鞘红褐色，有时带绿色，具褐色糙毛；箨
耳发育较好，紫黑色；箨舌紫色，耳状至锐耳状，具长纤毛。箨片三角形至三角状披
针形，绿色，但脉为紫色，舟状。末级小枝具叶 2 或 3 枚。小穗披针形，长 1.5~2cm，
具小花 2 或 3 朵；花药长约 8mm；柱头 3，羽毛状。笋期 4 月末，花期 5 月。

【适宜生境】栽培。

【资源状况】分布于坝区。少见。

【入药部位】根茎。

【功能主治】行气，破积，清肝经风热。用于肺痿咳嗽，四肢顽痹，风湿痹痛，经闭，癥瘕，狂犬咬伤。

金丝草 *Pogonatherum crinitum* (Thunb.) Kunth

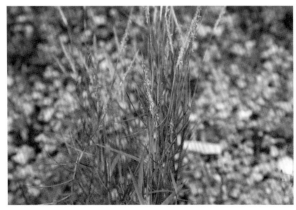 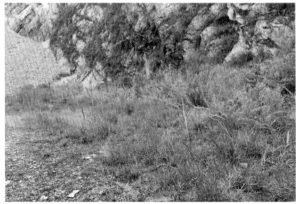

【形态特征】多年生草本，高 10~30cm。秆丛生，非常纤细，高 10~30cm，节上生白毛。穗形总状花序单生于秆顶，淡黄色；花乳白色，无柄小穗长 1.3~2mm；雄蕊 1；第二外稃芒基部以上强烈反折。颖果卵状长圆形。花、果期 5~9 月。

【适宜生境】生于荒坡、草坝。

【资源状况】分布于坝区、低山区。常见。

【入药部位】全草。

【功能主治】利水通淋，清热凉血。用于尿路感染，中暑，肾炎水肿，感冒高热，热病烦渴，泄泻，黄疸性肝炎，糖尿病。

甘 蔗 *Saccharum officinarum* Linn.

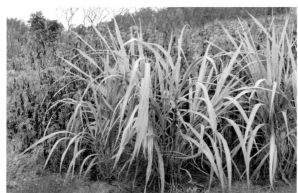
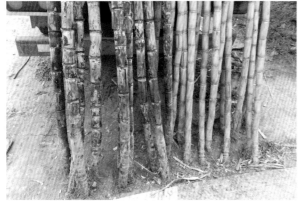
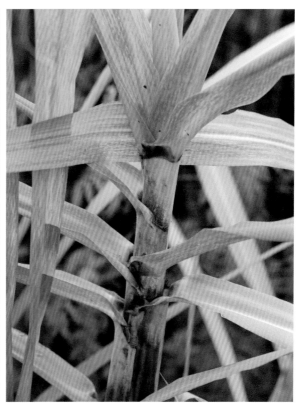

【形态特征】多年生草本，高约 3m。秆直立，粗壮，高 3~6m，具 20~40 节，实心，秆在花序以下有白色丝状毛。叶宽 4~6cm。圆锥花序大型，长达 50cm，总状花序多数轮生，稠密；小穗线状长圆形，长 3.5~4mm，先端稍膨大；基盘具长于小穗 2~3 倍的丝状柔毛；第一颖脊间无脉，不具柔毛；第二颖具 3 脉，中脉成脊，粗糙，无毛或具纤毛；第一外稃膜质，与颖近等长，无毛；第二外稃微小，无芒或退化；第二内稃披针形，鳞被无毛。花、果期秋季。

【适宜生境】栽培。

【资源状况】分布于坝区、低山区。常见，可以开发利用。

【入药部位】秆或汁。

【功能主治】润燥生津，解热和中。用于虚劳咳嗽，小儿脱肛，热病伤津，心烦口渴，反胃呕吐，肺燥咳嗽，大便燥结。

金色狗尾草 *Setaria glauca* (L.) Beauv.

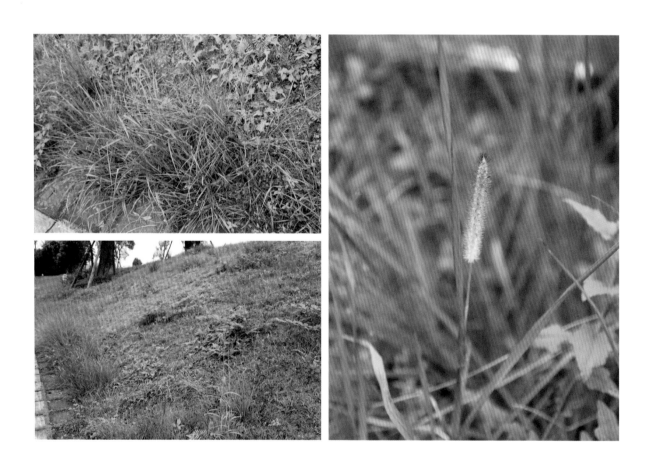

【形态特征】一年生草本。秆直立或基部膝曲，高 20~90cm，近地面节可生根，光滑无毛，仅花序下面稍粗糙。叶片条形。圆锥花序紧密，呈圆柱状，长 3~17cm；小穗长（2.2~）2.5~3.5mm；下部小花常雄性，内稃卵形，与上部小花等宽；第二外稃具糙皱纹。谷粒两端尖，成熟的具横皱纹，背部隆起。花、果期 6~10 月。

【适宜生境】生于荒坡或耕地内。

【资源状况】分布于低山区。常见，可以开发利用。

【入药部位】全草。

【功能主治】清热明目，止泻。用于目赤红肿，痈疔。

狗尾草 光明草
Setaria viridis (L.) Beauv.

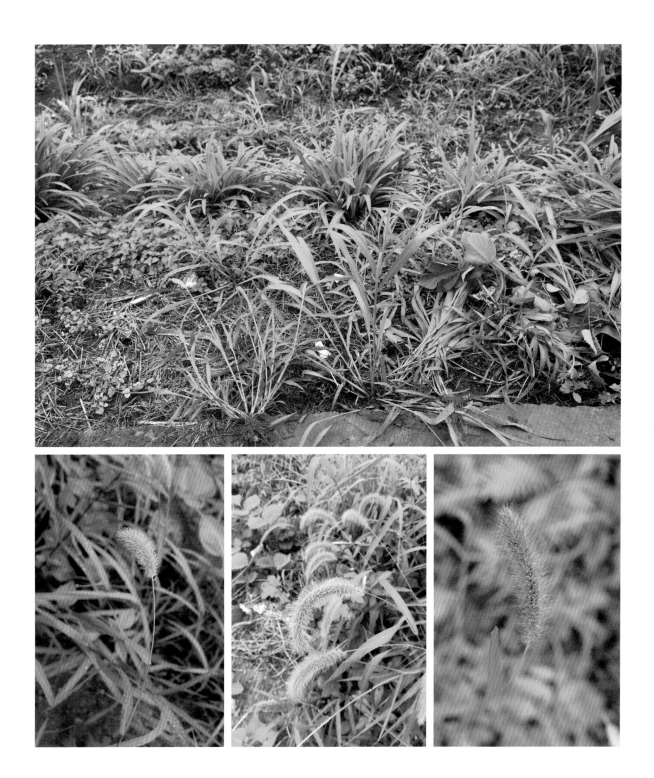

【形态特征】一年生草本。秆高达 70（~150）cm。叶互生，叶片条形至条状披针形。圆锥花序紧密，通常呈圆柱状，常向上渐狭；小穗长 2~2.5mm；第一颖长为小穗的 1/4~1/3，常钝。颖果顶端钝，具细点状皱纹。花、果期 5~10 月。

【适宜生境】生于荒坡或耕地内。

【资源状况】分布于坝区、低山区。常见，可以大量开发利用。

【入药部位】全草。

【功能主治】祛风，清热明目，退翳，消炎利尿，除热，祛湿，消肿。用于风热感冒，目赤肿痛，眼雾羞明，睫毛倒拳，小儿疳积，小儿发热，牙痛，腮腺炎，目赤红肿，痈疔。

高　粱 蜀黍
Sorghum bicolor (L.) Moench

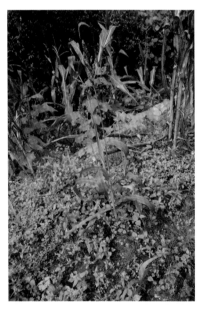
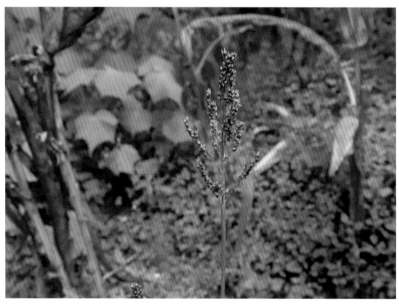

【形态特征】一年生草本。秆直立，粗壮，高 3~5m，自基部的节生粗壮的根。圆锥花序变化较大，疏松，圆柱状或金字塔状至倒卵形；总状花序成熟后坚硬；无柄小穗卵形至近圆形，长 3.5~6mm。颖果熟时赤褐色。花、果期 6~9 月。

【适宜生境】栽培。

【资源状况】分布于坝区、低山区。常见，可以开发利用。

【入药部位】种子。

【功能主治】益中利气，止泻，祛湿热。

　评　述　主要用于酿酒。

菰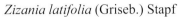
菱笋、菱白

Zizania latifolia (Griseb.) Stapf

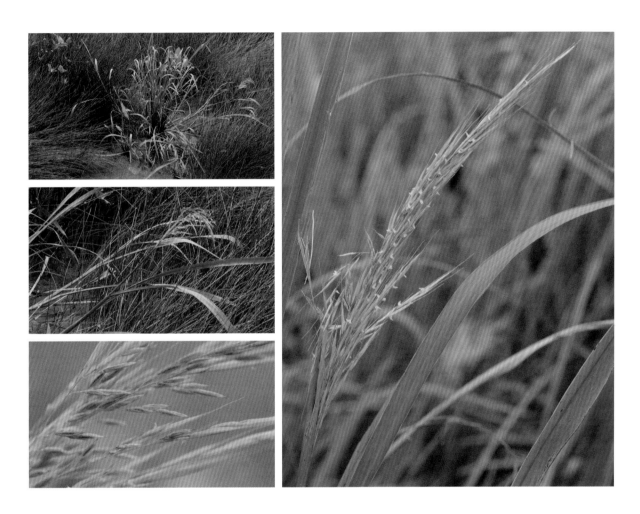

【形态特征】多年生水生草本。根状茎粗短肥厚，长达 15cm 以上；嫩茎被黑粉菌寄生而肥大成菱白；秆直立，下部节处生根，高 1~2.5m。叶鞘长于节间，肥厚，下部叶鞘变细；叶舌三角形，长 1~1.5cm。花序圆锥状，下部分枝具雄穗状花序，上部分枝具雌穗状花序，中部分枝混杂。颖果圆柱形。花、果期 6~9 月。

【适宜生境】栽培。

【资源状况】分布于坝区、低山区。常见。

【入药部位】根和根茎（菰根）、嫩茎秆被菰黑粉刺激而形成的纺锤形肥大的部分（菱白）、果实（菰米）。

【功能主治】根和根茎除烦止渴，清热解毒。用于消渴，心烦，小便不利，黄疸，鼻衄，烫火伤，小儿麻疹高热不退。嫩茎秆被菰黑粉刺激而形成的纺锤形肥大的部分解热毒，除烦渴，利二便。用于烦热，消渴，黄疸，痢疾，二便不利，乳汁不通，疮疡。果实除烦止渴，和胃利肠。用于心烦，口渴，二便不通，小儿泄泻。

棕榈科

鱼尾葵 *Caryota ochlandra* Hance

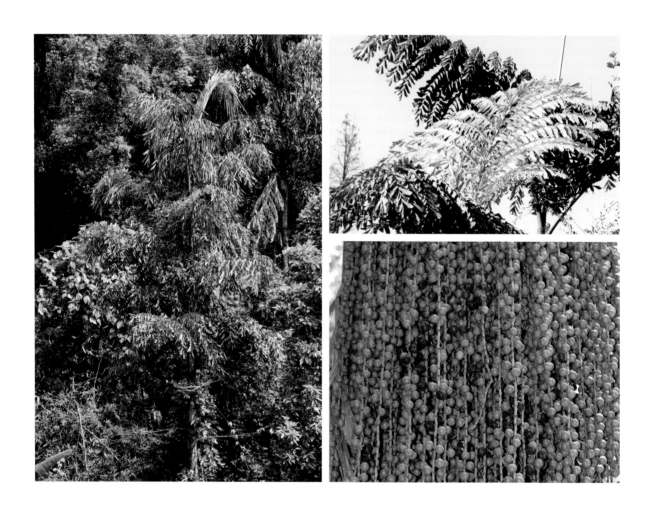

【形态特征】乔木，高 10~15（~20）m。茎单生，胸径 15~35cm，绿色，具明显的叶环痕。叶大型，二回羽状全裂，叶片厚，革质，大而粗壮，上部有不规则齿状缺刻，先端下垂，酷似鱼尾。植株一次性开花结果，从上至下开花，花序一回分枝，长达 4.5m；雄花花瓣淡黄色。果实暗红色，球形，有种子 1~2 粒。

【适宜生境】栽培。

【资源状况】分布于坝区。常见。

【入药部位】叶鞘纤维、根。

【功能主治】活血祛痰，强筋壮骨。用于腰膝酸软，风湿痹痛。

蒲 葵 <small>扇叶葵</small>
Livistona chinensis (Jacq.) R. Br.

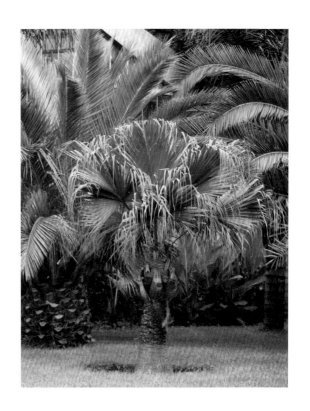

【形态特征】乔木状，高可达 20m。茎单生，胸
　　　　　径可达 30cm，有密集环纹。叶大，
　　　　　掌状分裂，叶身几圆形，两面绿色，
　　　　　规则开裂至中部，裂片 50~90，裂片
　　　　　先端分裂并下垂；叶柄中下部具分
　　　　　离、弯曲的刺或无；叶鞘纤维宿存。
　　　　　花序分枝。果实椭圆形（如橄榄状），
　　　　　长 18~2.2cm，直径 1~1.2cm，黑褐色。
　　　　　花、果期 4 月。
【适宜生境】栽培。
【资源状况】分布于坝区。常见。
【入药部位】根、果实。
【功能主治】根用于哮喘，异常子宫出血。果实
　　　　　清热解毒，凉血止血。用于癌肿，
　　　　　白血病。

刺 葵
Phoenix hanceana Naud.

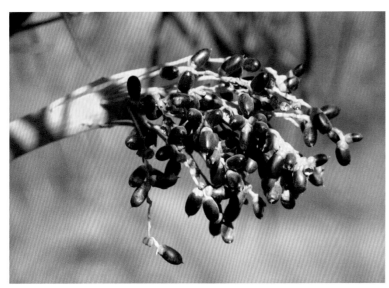

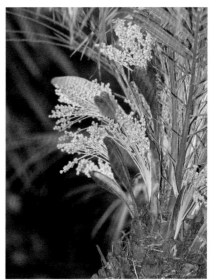

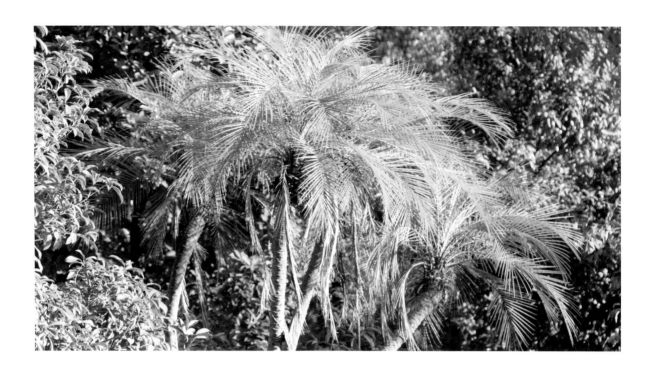

【形态特征】灌木状。茎单生或丛生，高 2~5m，直径可达 35cm，粗糙，具菱形叶基，有时矮小而具地下茎。叶羽状分裂，内向折叠，长达 2m；叶轴每侧羽片 40~130，线形，不规则排列且以不同平面开展，基部的羽片特化为刺。佛焰苞长 15~20cm，褐色，不开裂；雌雄异株；花序梗长 60cm 以上；雄花近白色。果实长圆形，成熟时紫黑色，基部具宿存的杯状花萼。

【适宜生境】栽培。

【资源状况】分布于坝区。常见。

【入药部位】根皮。

【功能主治】清热凉血止血，破癥瘕。用于便血，下痢，血崩，白带异常，劳伤吐衄，血淋。

棕　竹　箭头竹
Rhapis excelsa (Thunb.) Henry ex Rehd.

【形态特征】灌木状。茎丛生，高达 3m，上部叶鞘纤维宿存，下部叶环痕显著。叶掌状分裂，叶身不裂至基部，裂片 4~10，不均等，裂片具肋脉 2~5，先端锯齿状；叶鞘具粗的马尾状网状纤维。肉穗花序分枝；花小，淡黄色，极多，单性，雌雄异株；花冠 3 裂，裂片三角形；花丝粗，上部膨大具龙骨突起。果实白色，球状倒卵形。花期 6~7 月。

【适宜生境】栽培。

【资源状况】分布于坝区、低山区。常见，可以开发利用。

【入药部位】根、叶鞘纤维。

【功能主治】根活血祛瘀，止血。用于劳伤吐血，血淋，产后血崩，血痢。叶鞘纤维用于鼻衄，咯血，产后血崩。

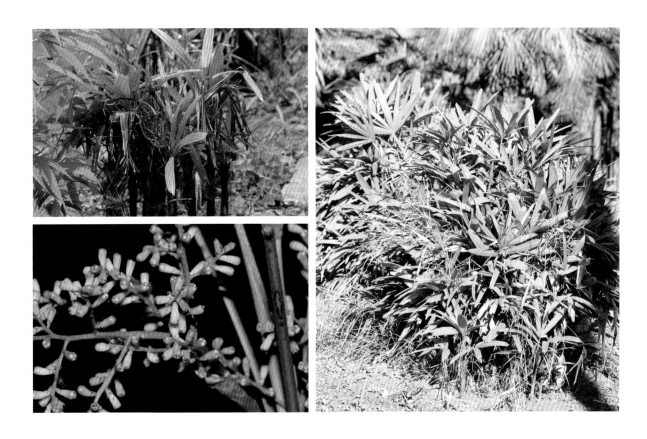

棕　榈

棕树
Trachycarpus fortunei (Hook.) H. Wendl.

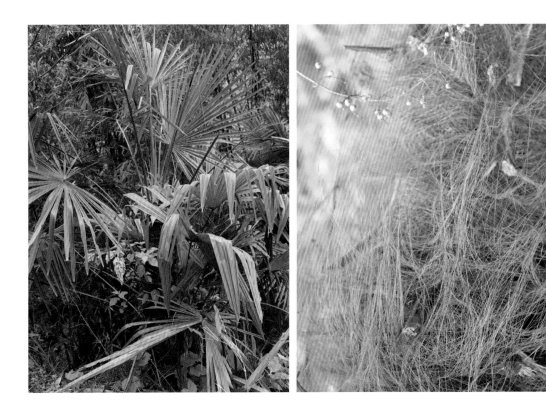

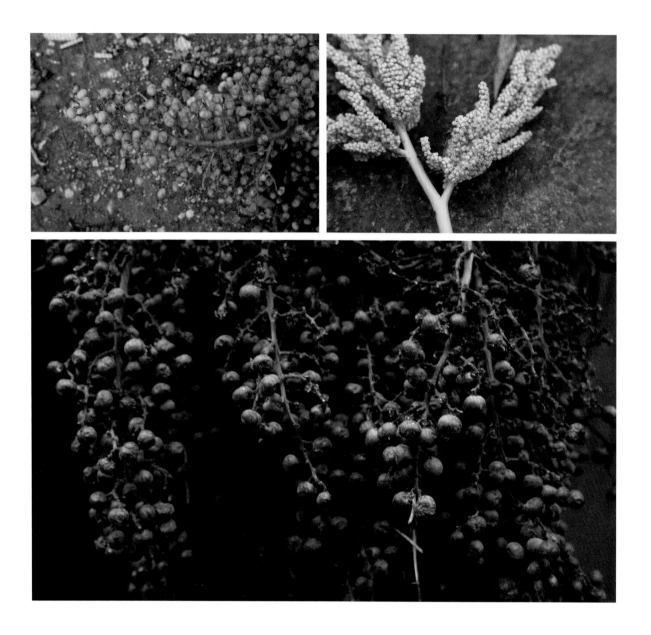

【形态特征】乔木状，高可达 15m。茎单生，胸径可达 15cm，有环纹。叶丛生于树顶，掌状分裂，叶片呈 3/4 圆形或近圆形，深裂成 30~50 片，坚挺；叶柄长达 0.6m，边缘具细齿；叶鞘纤维宿存。花序分枝。果实肾形，宽 1.1~1.2cm，高 0.7~0.9cm，成熟时由黄色变为淡蓝色，具白粉。种子 1 粒，灰蓝色。花期 4 月，果期 12 月。

【适宜生境】栽培。

【资源状况】分布于坝区、低山区。常见。

【入药部位】根、叶鞘纤维、叶、叶柄、花、果实。

【功能主治】根收敛止血，祛湿消肿，涩肠止痢，解毒。用于吐血，便血，血崩，带下病，痢疾，淋浊，关节痛，水肿，瘰疬，跌打损伤。叶鞘纤维收敛止血。用于吐血，鼻衄，便血，血淋，尿血，血崩，外伤出血。叶收敛，止血，降血压。用于吐血，劳伤，高血压。叶柄收敛止血。用于吐血，衄血，尿血，便血，崩漏。花止血，止泻，活血，散结。用于血崩，带下病，肠风，泻痢，瘰疬。果实收敛止血。用于吐血，衄血，尿血，便血，痢疾。

天南星科

菖 蒲
水菖蒲
Acorus calamus L.

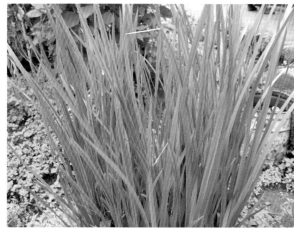
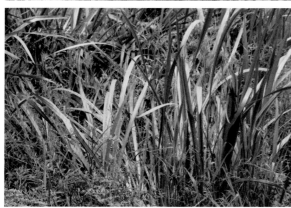
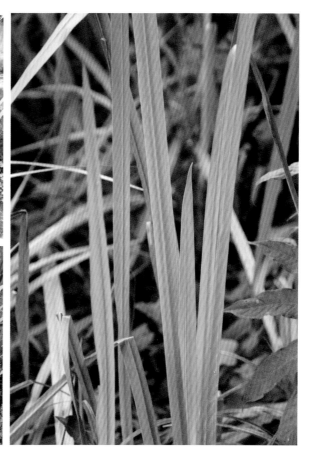

【形态特征】多年生挺水草本。根状茎肉质，横走，稍扁，分枝，芳香。叶数枚，剑形，长（60~）70~100（~150）cm，宽（0.7~）1~2（~2.5）cm；中脉在两面明显。佛焰苞叶状；肉穗花序狭锥状圆柱形；花黄绿色；子房长圆柱形。种子长圆状椭球形至卵球形；种被稍孔穴状。花期（2~）6~9月，果期10月。

【适宜生境】栽培于水田、池塘边、湿地。

【资源状况】分布于坝区、低山区。常见，可以大量开发利用。

【入药部位】根茎（水菖蒲）。

【功能主治】开窍，逐痰，益智，祛风，开胃。用于癫痫，惊悸，健忘，神志不清，湿滞痞胀，泄泻痢疾，风湿疼痛，痈肿疥疮。

评 述 中国传统文化中可防疫驱邪的灵草，端午节与陈艾一起挂于门边，避邪。

金钱蒲
钱蒲、随手香、细叶菖蒲、石菖蒲
Acorus gramineus Soland.

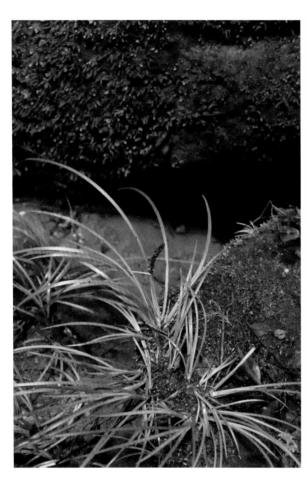
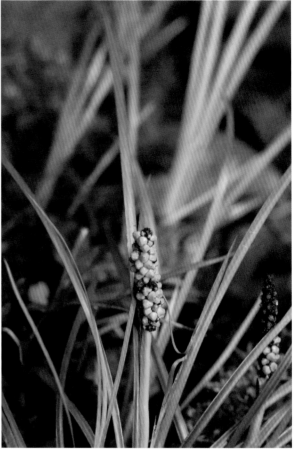

【形态特征】多年生草本，高 20~30cm。根肉质，多数，长可达 15cm。根状茎较短，长 5~10cm，
　　　　　芳香，节间长 1~5mm，根状茎上部多分枝，呈丛生状。叶基对折，两侧膜质叶鞘棕色，
　　　　　下部宽 2~3mm，上延至叶片中部以下，渐狭，脱落；叶片线形，长 20~30cm，极狭，
　　　　　宽不足 6mm。叶状佛焰苞短，长 3~9（~14）cm，为肉穗花序长的 1~2 倍，稀比肉穗
　　　　　花序短，狭，宽 1~2mm；肉穗花序黄绿色，长 3~9.5cm，直径 3~5mm。果序直径达
　　　　　1cm，果实黄绿色。花期 5~6 月，果熟期 7~8 月。

【适宜生境】生于海拔 2500m 以下的水边湿地、石上、乱石堆中。

【资源状况】分布于峨眉山各地。常见，可以开发利用。

【入药部位】全草或根茎。

【功能主治】开窍，逐痰，益智，祛风，开胃。用于湿痰蒙窍，癫痫，惊悸，健忘，神志不清，湿
　　　　　滞痞胀，泄泻痢疾，风湿疼痛，腰腿痛，咳嗽失音。

石菖蒲 *Acorus tatarinowii* Schott

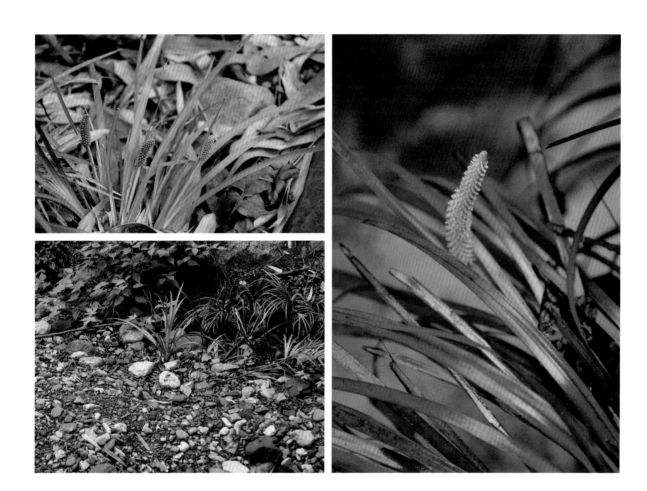

【形态特征】多年生草本。根肉质，具多数须根。根状茎芳香，节间长 3~5mm，根状茎上部分枝甚密，植株因而成丛生状，分枝常被纤维状宿存叶基。叶无柄，基部两侧膜质叶鞘宽可达 5mm；叶片暗绿色，线形，长 20~30（~50）cm，基部对折，中部以上平展，宽 7~13mm。花序柄腋生，长 4~15cm，三棱形；佛焰苞长 13~25cm，为肉穗花序长的 2~5 倍或更长；肉穗花序圆柱状，长（2.5~）4~6.5（~8.5）cm；花白色。成熟果序长 7~8cm，直径可达 1cm；果实成熟时黄绿色或黄白色。花、果期 2~6 月。

【适宜生境】生于海拔 2600m 以下的水边湿地、石上、乱石堆中。

【资源状况】分布于峨眉山各地。比较常见，可以开发利用。

【入药部位】全草或根茎。

【功能主治】开窍豁痰，化湿开胃，醒神益智。用于癫痫，痰厥，热病神昏，健忘，气闭耳聋，心胸烦闷，胃痛，腹痛，风寒湿痹，痈疽肿毒，跌打损伤。

评　述　川产道地药材，主产于雅安市、眉山市（洪雅）、乐山市（峨眉山）。

尖尾芋 假海芋、独角芋

Alocasia cucullata (Lour.) Schott

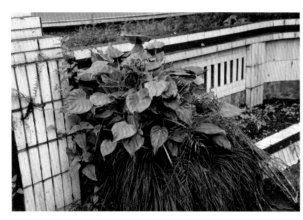 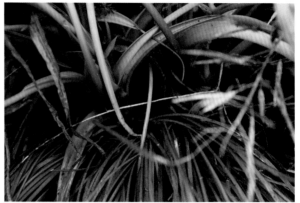

【形态特征】多年生草本,高可达1m。根状茎粗壮,直立且基部多分枝,有明显叶痕和膜质叶鞘残留物。叶宽卵状心形,先端锐尖;叶柄横切面稍呈"D"字形。佛焰苞绿色,长9~15cm,檐部狭船形;附属器绿色或黄绿色,狭圆锥形。浆果肉质,朱红色至紫红色。花期5月。

【适宜生境】栽培。

【资源状况】分布于低山区。常见。

【入药部位】根茎。

【功能主治】解毒散结,去腐生肌。用于流行性感冒高热,中暑,钩端螺旋体病,肠伤寒,支气管炎,肺结核,瘰疬,痈疽,疥疮。

海 芋 独角芋

Alocasia macrorrhiza (L.) Schott

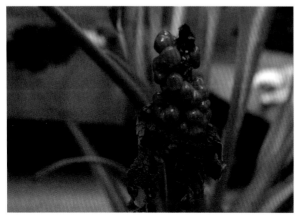 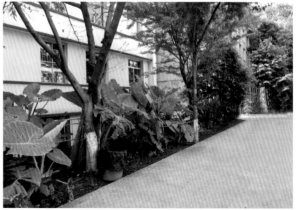

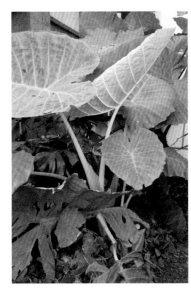 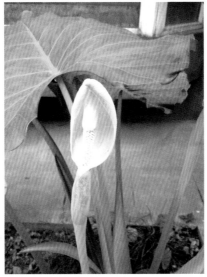 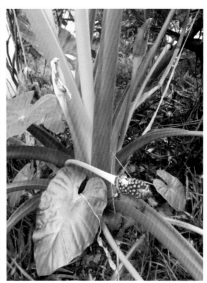

【形态特征】大型常绿肉质草本，稍具乳汁，高达 5m。茎直立，具短匍匐枝。叶数枚至极多簇生于较大植株的茎顶；叶极大，盾形、心状箭形或心状卵形；叶柄长 60~90cm。肉穗花序芳香，雌花序白色，能育雄花序淡黄色；附属器圆锥状。浆果近球形，密排于肉穗果序上，红色。花期全年。

【适宜生境】生于灌木丛或沟边潮湿处。

【资源状况】分布于坝区、低山区。常见。

【入药部位】根茎或茎。

【功能主治】解毒散结，去腐生肌。用于瘰疬，疟疾，痰核，急剧吐泻，肠伤寒，风湿痛，疝气，赤白带下，痈疽肿毒，萎缩性鼻炎，疔疮。

白苞南星 天南星
Arisaema candidissimum W. W. Sm.

【形态特征】多年生草本。块茎扁球形，顶部密生肉质须根。叶单生，具 3 小叶；小叶卵形或近圆形，纸质。佛焰苞白色或白绿色，具绿色或紫色条纹，管部圆柱状，喉部边缘反卷；檐部卵形至卵状披针形，先端具一长 2~3cm 的尾尖；子房倒卵形，柱头近无柄，扁圆形，撕裂状；附属器细长，直立或下倾，长 3.2~3.7cm，直径 2~3mm，基部渐狭成柄状，顶部直径约 1mm，呈纺锤形。花期 5~6 月。

【适宜生境】生于阴湿树林下。

【资源状况】分布于低山区。罕见。

【入药部位】块茎。

【功能主治】燥湿化痰，祛瘀。用于中风瘫痪，半身不遂，痈肿，瘰疬。

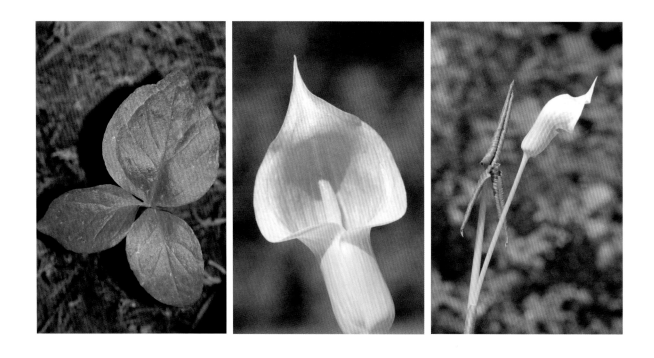

一把伞南星
天南星

Arisaema erubescens (Wall.) Schott

【标本采集号】511423140625947LY

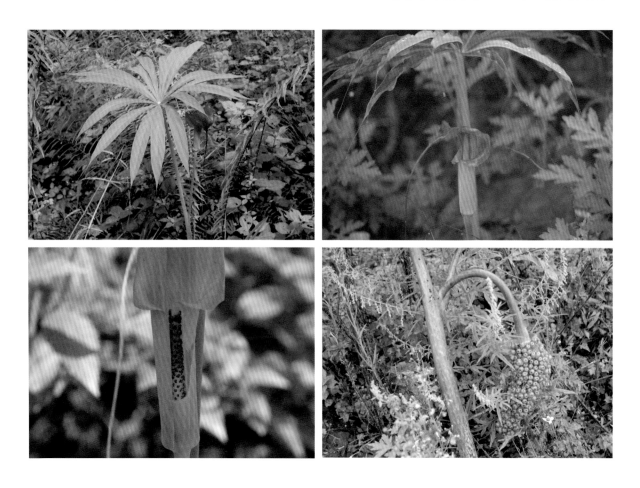

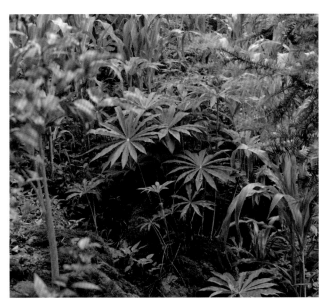
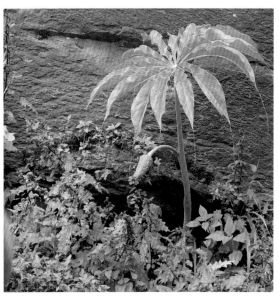

【形态特征】多年生草本。块茎扁球形。鳞叶紫红色或绿白色，间有紫褐色斑块。叶单生，放射状分裂，裂片 8~14。佛焰苞绿色，背面有清晰的白色条纹，或呈淡紫色至深紫色而无条纹，管部圆柱状，喉部具耳且反折；檐部深绿色，有时外部边缘带紫色。浆果红色。种子淡褐色。花期 6~7 月。

【适宜生境】生于海拔 3099m 以下的灌丛、林地边、河滩潮湿处。

【资源状况】分布于峨眉山各地。常见，可以适度开发利用。

【入药部位】块茎（天南星）。

【功能主治】燥湿化痰，祛风定惊，消肿散结，镇痉。用于中风痰壅，口眼㖞斜，半身不遂，手足麻痹，风痰眩晕，癫痫，小儿惊风，破伤风，风痰眩晕，喉痹，痈肿，瘰疬，跌扑折伤，蛇虫咬伤，破伤风，下肢静脉曲张。

天南星 异叶天南星、分裂天南星
Arisaema heterophyllum Blume

【标本采集号】511423140515646LY

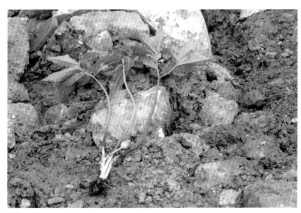
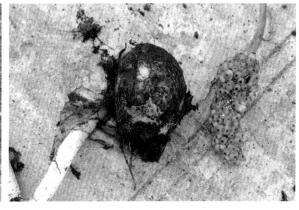

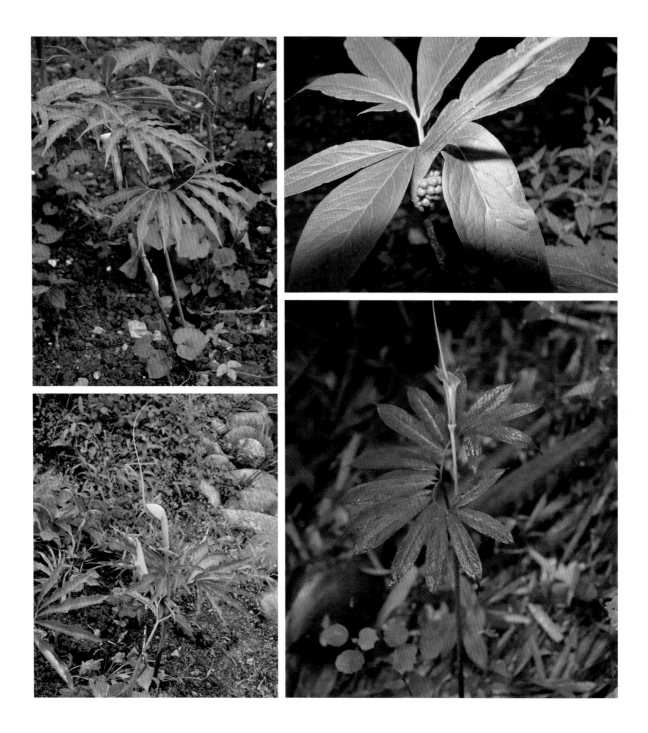

【形态特征】多年生草本，高 40~90cm。块根扁球形，外皮黄褐色。叶常单生，鸟足状分裂；小叶 11~19（~21）枚，倒披针形、长圆形或条状长圆形，中央小叶常短于侧生小叶。佛焰苞管外面灰绿色，里面淡绿色；附属器基部白色。浆果黄红色、红色。花期4~5月，果期7~9月。

【适宜生境】生于海拔 2700m 以下的阴湿林下、灌丛。

【资源状况】分布于峨眉山各地。常见，可以适度开发利用。

【入药部位】块茎（天南星）。

【功能主治】燥湿化痰，祛风定惊，消肿。用于中风瘫痪，半身不遂，肿痛，瘰疬。

评　述　川产道地药材，主产于宜宾市、乐山市、雅安市、成都市等盆地周围山区。

高原南星　土半夏
Arisaema intermedium Blume

【形态特征】多年生草本。块茎扁球形，直径 2~4cm。鳞叶 2~3，线状披针形，内面的长 16~20cm，下部绿色，上部紫色。叶 1 或 2，具 3 小叶。佛焰苞绿色或暗紫色，具绿色或白色条纹，管部阔圆筒状，不具耳，檐部深紫色、黄绿色或绿色，先端渐狭成一长 2~5cm 的尾尖；附属器暗紫色，长鞭状，长 15~45cm，下部增粗成纺锤形或圆锥形。花期 5~9 月。

【适宜生境】生于山区阴湿的坡地、林缘。

【资源状况】分布于高山区。罕见。

【入药部位】块茎（中南星）。

【功能主治】燥湿化痰，祛风止咳，散结消肿。用于顽痰咳嗽，风痰眩晕，中风痰壅，口眼㖞斜，半身不遂，癫痫。

花南星　浅裂天南星
Arisaema lobatum Engl.

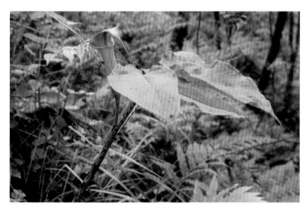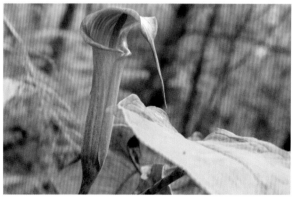

【形态特征】多年生草本。块茎外部蓝绿色，近球形，直径 1~4cm。鳞叶膜质，线状披针形，最上面的长 12~15cm。叶 1 或 2，具 3 小叶，上面绿色，带浅绿色脉。佛焰苞浅紫色或淡橄榄绿色，带紫纹，管部漏斗状；檐部内折或近直立，里面常具白色条纹；肉穗花序单性，雌雄异株；附属器直立。果序下垂；浆果有种子 3 枚。花期 4~7 月。

【适宜生境】生于灌木林中阴湿处。

【资源状况】分布于低山区。常见，可以开发利用。

【入药部位】块茎。

【功能主治】燥湿化痰，祛风定惊，消肿。用于咳嗽气喘，慢性支气管炎，中风痰壅，口眼㖞斜，半身不遂，手足麻痹，风痰眩晕，癫痫，破伤风，喉痹，痈肿，瘰疬。

画笔南星 顶刷南星、天南星
Arisaema penicillatum N. E. Brown

【形态特征】块茎球形，直径 1~2（~3）cm。鳞叶线状披针形，长约8cm。叶 2，具 3 小叶。花序柄常比叶柄短；佛焰苞管部绿色，近圆柱形；檐部长圆形，顶端渐尖，具尾状尖头；肉穗花序单性；雄花附属器线形，长 4~5cm；雌花序长 1cm，花密，附属器中部以下有星散的、长 3mm 的线形中性花，上部密生较短的中性花。花、果期 4~6 月。

【适宜生境】生于山区阴湿的坡地、林缘。

【资源状况】分布于低山区、中山区。罕见。

【入药部位】块茎。

【功能主治】燥湿化痰，祛风定惊，消肿散结，止痉。用于中风痰壅，口眼㖞斜，半身不遂，手足麻痹，风痰眩晕，癫痫，痈肿，瘰疬，跌扑折伤，蛇虫咬伤。

雪里见 烂屁股
Arisaema rhizomatum C. E. C. Fischer

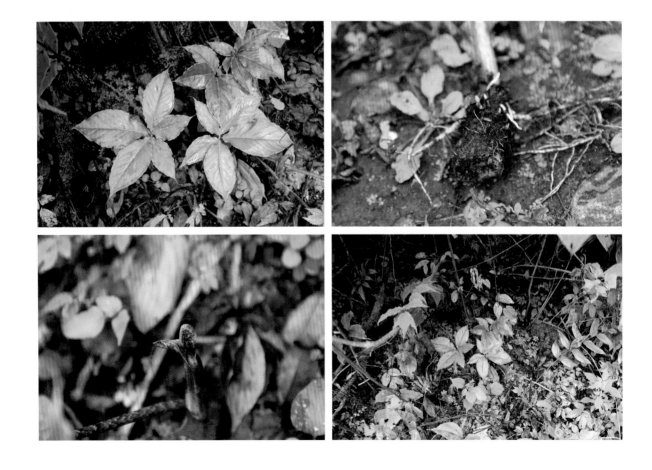

【形态特征】多年生草本。根状茎圆柱状，长可达 9cm，直径可达 2.5cm，节上生根，尾部腐烂。叶 2，鸟足状分裂，裂片 5，表面绿色，背面常有紫色斑块。佛焰苞黄绿色、黄色、淡红色，常具深紫色或黑色斑点，管部圆柱状，基部白色，檐部深绿色，先端线形长尾长 6~10cm，向前弯曲；肉穗花序单性；雄花较疏，雌花密集。附属器稍伸出喉外，暗紫色，有黑斑，基部截形，直径 7mm，中部以上缢缩为颈状，直径 3mm，先端棒状，顶部有肉质钻形突起。浆果倒卵形。花期 8~11 月，果熟期 1~2 月。

【适宜生境】生于海拔 1500~1900m 的竹林或灌木丛中阴处。

【资源状况】分布于中山区。常见，可以适度开发利用。

【入药部位】根茎。

【功能主治】解毒止痛，祛风除湿。用于中风痰壅，口眼㖞斜，半身不遂，手足麻痹，无名肿毒，喉痹，痈肿，瘰疬。

普陀南星 油跋、黑南星
Arisaema ringens (Thunb.) Schott

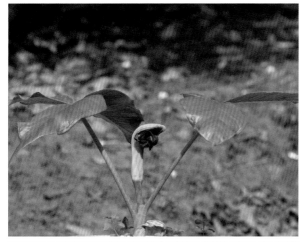

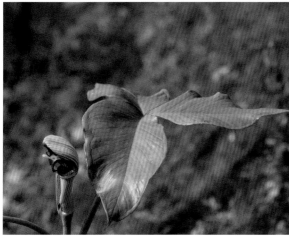

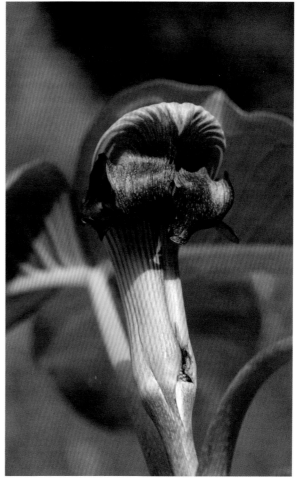

【形态特征】多年生草本。块茎扁球形。鳞片向上渐狭，内面的长约 12cm。叶 1 或 2，叶柄绿色，长 15~30cm；叶片 3 全裂，裂片无柄。佛焰苞管部绿色，宽倒圆锥形，喉部多少具宽耳，檐部下弯；肉穗花序单性，雌雄异株；雄花序无柄，圆柱形，长 1.5cm，直径 8mm，雄花规则地螺旋状排列，每花花药 2，具短柄；附属器直立，白色，长圆锥状。花期 4 月。

【适宜生境】生于竹林或灌木丛中阴处。

【资源状况】分布于高山区。罕见。

【入药部位】块茎。

【功能主治】解毒止痛，祛风除湿。用于中风痰壅，口眼㖞斜，半身不遂，手足麻痹，无名肿毒，喉痹，痈肿，瘰疬。

川中南星 黑南星
Arisaema wilsonii Engl.

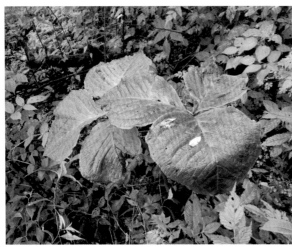

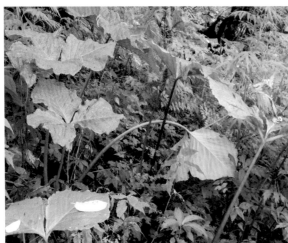

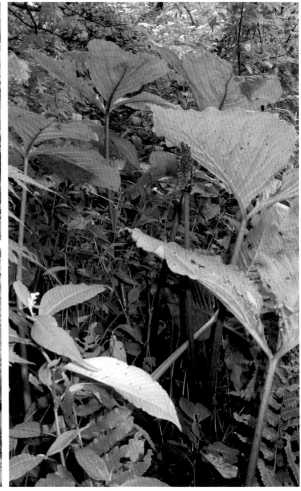

【形态特征】多年生草本。块茎扁球形，大。鳞叶宽线状披针形，长10~30cm。叶1或2，具3小叶。花序柄长于叶柄，长50cm以上，直径约5mm。佛焰苞紫色，具苍白色条带，管部圆柱状，喉部边缘略外卷，檐部先端锐尖或长渐尖，具一长3~4cm的内弯长尾；肉穗花序单性；附属器粗壮，长可达23cm，渐狭或鞭状。花期5月，果期6月。

【适宜生境】生于山坡阴湿处、林下。

【资源状况】分布于低山区。少见。

【入药部位】块茎。

【功能主治】燥湿化痰，祛风定惊，消肿散结，镇痉。用于中风痰壅，口眼㖞斜，半身不遂，手足麻痹，无名肿毒，喉痹，痈肿，瘰疬。

芋 芋头
Colocasia esculenta (L). Schott

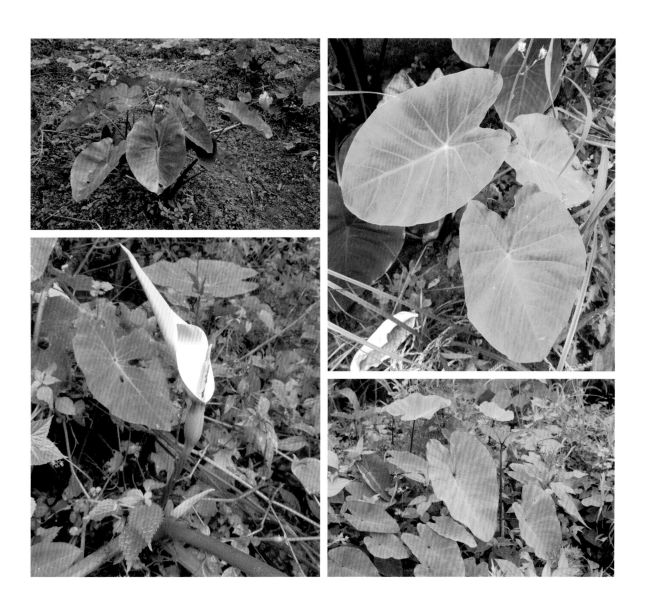

【形态特征】草本。块茎卵形，具多数小块茎，直径 3~5cm 或更大（达 15cm）。叶 2~3 枚或更多，上面具蜡质白粉层且隔水，长圆状卵形至近圆形；叶柄肉质，长 20~90cm。花序梗常单生；佛焰苞管部绿色，檐部乳白色至金黄色；雄花序位于上部，先端骤狭；附属器钻形。浆果绿色。花期 7~9 月。

【适宜生境】栽培。

【资源状况】分布于坝区、低山区。常见，可以大量开发利用。

【入药部位】块茎（芋头）。

【功能主治】消痈散结，破气，除烦止痒，解毒止痛。用于瘰疬，赘疣，乳腺炎，疔疮，内外痔，吐血，小儿脱肛。

滴水珠 心叶半夏
Pinellia cordata N. E. Brown

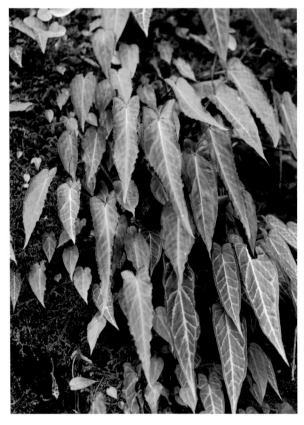
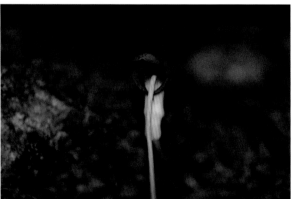
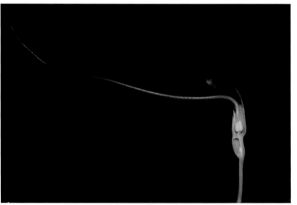

【形态特征】多年生草本，高 15~20cm。块茎扁球形，多须根。叶 1，几乎无鞘，箭状长圆形、心状卵形，基部深心形；芽鳞生叶柄和叶片基部（叶柄先端），卵球形。佛焰苞绿色、紫黄色或紫罗兰色。浆果长圆状卵形。花期 3~6 月，果期 5~9 月。

【适宜生境】生于林下、石壁等阴湿处。

【资源状况】分布于坝区、低山区。常见。

【入药部位】块茎。

【功能主治】燥湿化痰，降逆止咳。用于痰饮，喘咳。

虎　掌　掌叶半夏、狗爪半夏
Pinellia pedatisecta Schott

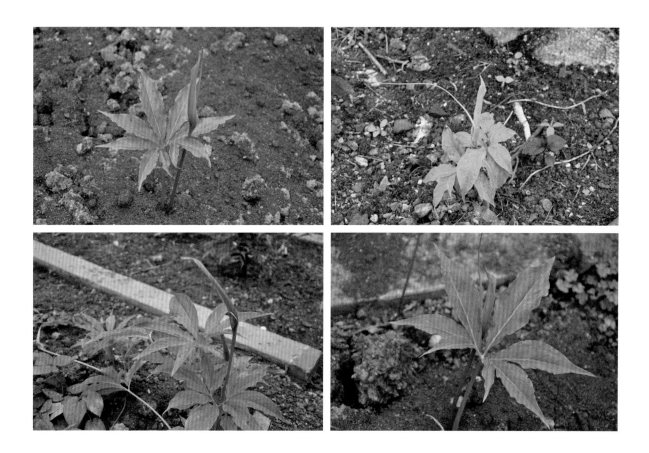

【形态特征】多年生草本。根密集，肉质，长 5~6cm。块茎近圆球形，直径可达 4cm，四旁常生若干小球茎。叶 1~3 或更多，鸟足状分裂，裂片 6~11，披针形；无芽鳞。花序柄长 20~50cm，直立；佛焰苞外面绿色，里面淡绿色至近白色，管部长圆形，长 2~4cm，直径约 1cm，向下渐收缩，檐部长披针形，锐尖，长 8~15cm，基部展平，宽 1.5cm；附属器黄绿色。浆果卵圆形，绿色至黄白色，小，藏于宿存的佛焰苞管部内。花期 5~6 月，果期 7~9 月。

【适宜生境】生于墙角下或灌木林下。

【资源状况】分布于低山区。常见，可以开发利用。

【入药部位】块茎。

【功能主治】燥湿化痰，降逆止呕。用于痰饮，慢性支气管炎，头痛，恶心呕吐，梅核气，瘰疬。

半 夏 <small>麻芋子</small>
Pinellia ternata (Thunb.) Breit.

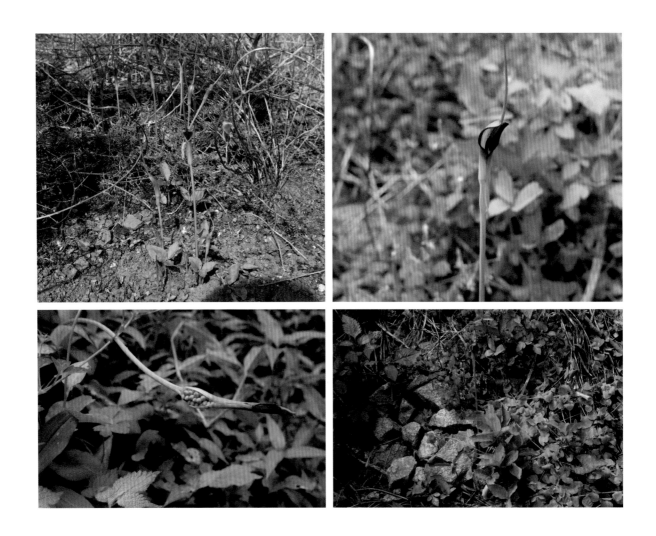

【形态特征】多年生草本，高 15~30cm。块茎圆球形，具须根。叶柄基部具鞘；叶 2~5，老株叶片 3 全裂，裂片长圆状椭圆形或披针形。芽鳞生于叶鞘、叶柄中上部及叶片基部。佛焰苞淡绿色或绿白色，稍收缩；管部狭圆柱状；檐部绿色，边缘常青紫色；附属器青紫色。浆果卵圆形，黄绿色。花期 5~7 月，果期 7~9 月。

【适宜生境】生于荒坡或农耕地内。

【资源状况】分布于峨眉山各地。常见，可以大量开发利用。

【入药部位】块茎（半夏）。

【功能主治】燥湿化痰，降逆止呕。用于痰多咳喘，湿痰冷饮，痰饮眩悸，头晕不眠，痰厥头痛，呕吐反胃。

评　述　川产道地药材，主产于南充市、广安市等地。

大　藻
大浮萍、水浮莲
Pistia stratiotes L.

【形态特征】水生漂浮草本。须根多数，在水中下垂，白色羽毛状。无茎。叶莲座状簇生，倒卵状楔形至倒卵状长圆形，稍海绵状，长 1.3~10cm，宽 1.5~6cm。佛焰苞白色，长 5~12mm；花单性，裸露。浆果有多粒种子。花期 5~11 月。

【适宜生境】生于池塘、水沟中，有栽培。

【资源状况】分布于坝区、低山区。常见，可以开发利用。

【入药部位】叶（大藻）。

【功能主治】祛风发汗，利水解毒。用于荨麻疹，丹毒，水臌，湿疮，跌打损伤，无名肿毒。

石柑子
藤桔、石气柑
Pothos chinensis (Raf.) Merr.

【形态特征】附生常绿藤本，以气生根攀附于石上。茎亚木质，具纵条纹，多分枝。叶卵形至椭圆形或披针形，长 3~20.5cm，宽 1.5~20.5cm；叶柄具宽翅，长 5~14cm，宽 0.4~2cm。佛焰苞绿白色或绿色；总花梗直立；肉穗花序具柄，椭圆体形、卵球形或近球形，长 7~8

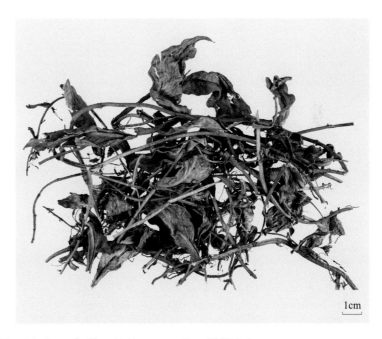

（~11）mm。浆果黄绿色至红色，卵形，长约 1cm。花、果期全年。

【适宜生境】附生于岩石上。

【资源状况】分布于中山区。少见。

【入药部位】全草。

【功能主治】行气，消积，止咳。用于风寒咳嗽，咳嗽气喘，小儿疳积，心胃气痛，疝气，脚气病，气痛。

犁头尖 土半夏

Typhonium divaricatum (L.) Decne.

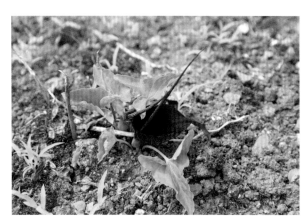 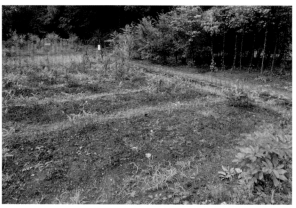

【形态特征】多年生草本，高 10~20cm。块茎近球形、头状或椭圆形，粉质，断面白色。叶全缘，心状戟形、卵形或三角状。佛焰苞基部卷曲，绿色，椭圆体形至卵球形；退化雄蕊斜升或弯曲，黄色或基部淡红色，狭纺锤形。浆果倒卵形。花期 5~7 月。

【适宜生境】生于农家房前屋后或耕地内。

【资源状况】分布于坝区、低山区。常见。

【入药部位】块茎或全草。

【功能主治】解毒。用于跌打损伤，湿痢，外伤出血，乳痈，疔疮，瘰疬，疥癣，蛇咬伤。

浮萍科

浮 萍 青萍
Lemna minor L.

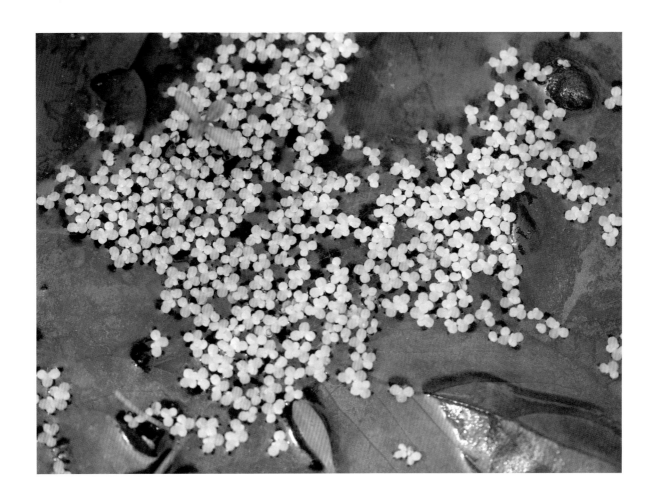

【形态特征】漂浮植物。根鞘不具翅。叶状体 2~4 个为小组靠合，亮绿色，倒卵形至椭圆形，有时上表面淡红色，平，全缘。花绿色，生于叶状体边缘。果实圆形，侧边向顶端具翅。种子具 10~16 条明显的肋。花期 5~9 月。

【适宜生境】生于水田、池沼内。

【资源状况】分布于坝区、低山区。常见，可以开发利用。

【入药部位】全草。

【功能主治】发汗，利湿，消肿。用于感冒发热，麻疹不透，风疹不透，水肿。

紫 萍 *Spirodela polyrrhiza* (L.) Schleid.

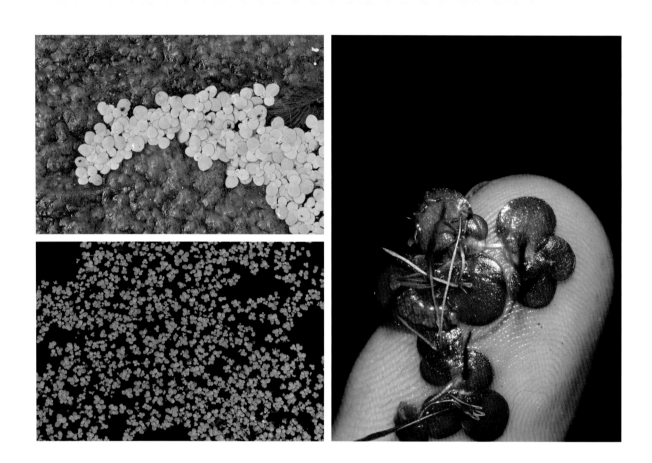

【形态特征】水生漂浮草本。叶状体倒卵形至圆形，下面紫色，长为宽的 1~1.5 倍，具 7~16（~21）脉，具（5~）7~21 根，扁平，稀稍凸起。背面中央生 5~11 条根，根长 3~5cm，白绿色，根冠尖，根基附近的一侧囊内形成圆形新芽。花单性；佛焰苞袋状。果实近顶端侧向具翅。花期 6~9 月。

【适宜生境】生于水田、池沼内。

【资源状况】分布于坝区、低山区。常见，可以开发利用。

【入药部位】全草。

【功能主治】解表，利水，祛风湿，通经络。用于风热头痛，时行热病，斑疹不透，风热瘾疹，皮肤瘙痒，风湿初起，麻疹，湿疹，口舌生疮，水肿，癃闭。

黑三棱科

黑三棱 <small>三棱</small>
Sparganium stoloniferum (Graebn.) Buch. -Ham. ex Juz.

【形态特征】多年生水生或沼生草本，高 60~100cm。根状茎圆柱形，横走于泥中；块茎膨大。叶丛生，叶上部扁平，下部背面呈龙骨状突起或呈三棱形。圆锥花序长 20~60cm，具 3~7 个侧枝，每个侧枝具 7~11 个雄头状花序和 1~2 个雌头状花序；雄花花被片膜质，具 3 枚雄蕊；子房无柄。果实核果状，倒圆锥形，具棱角。花、果期 5~10 月。

【适宜生境】栽培于海拔 2800m 以下的池沼及水沟中。

【资源状况】分布于峨眉山各地。常见。

【入药部位】块茎（三棱）。

【功能主治】破瘀，行气，消积散结，止痛，通经下乳。用于癥瘕积聚，气血凝滞，心腹疼痛，胁下胀痛，血瘀经闭，腹中包块，产后瘀血腹痛，瘰疬，跌打损伤，疮肿坚硬，肝脾肿大。

香蒲科

宽叶香蒲 蒲黄
Typha latifolia Linn.

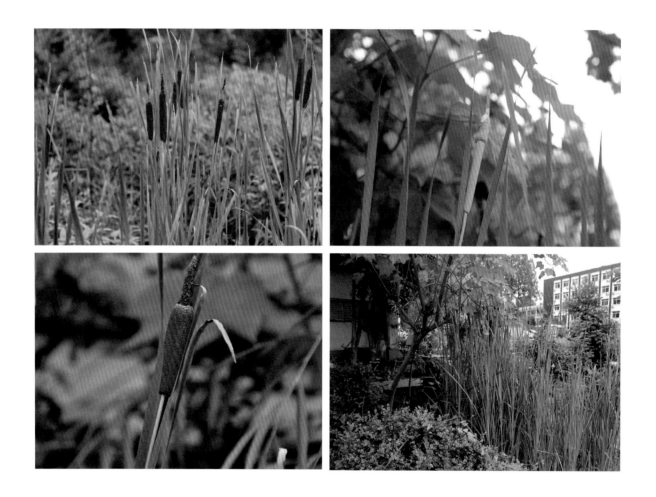

【形态特征】多年生水生或沼生草本。根状茎乳黄色，先端白色；地上茎粗壮，高 1~2.5m，粗壮。叶长 45~95cm。雌雄花序紧密连接；花期时雄花序长 3.5~12cm，具 1~3 早落叶状苞片；雌花无小苞片，柱头披针形，长 1~1.2mm，子房柄上的毛短于花柱。小坚果披针状。种子褐色，椭圆形。花、果期 5~8 月。

【适宜生境】栽培或半野生。

【资源状况】分布于坝区、低山区。少见。

【入药部位】花粉。

【功能主治】凉血，活血，祛瘀。用于吐血，衄血，咯血，崩漏下血，外伤出血，经闭，痛经。

莎草科

浆果薹草 浆果苔草、山稗子、山高粱
Carex baccans Nees

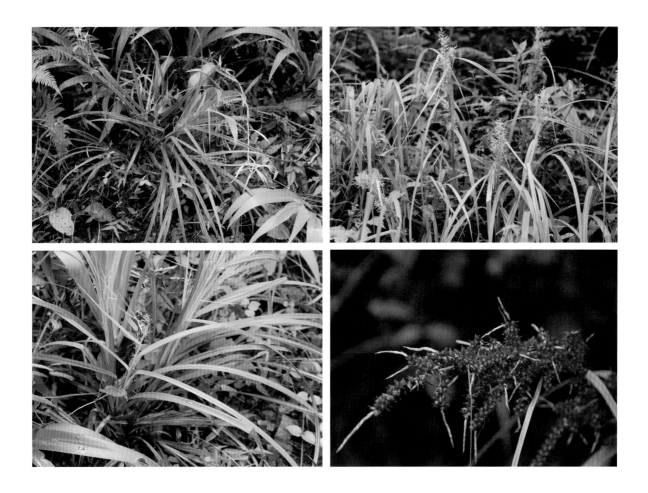

【形态特征】多年生草本，高达 1m。根状茎粗壮，木质；秆粗壮，丛生，三棱形。叶秆生，条形，革质。圆锥花序复出；穗状花序极多数；雌花鳞片宽卵形，顶端具芒。果囊成熟时红色至紫红色，光亮，膨大。小坚果椭圆形，三棱形，外围以红色囊胞。花、果期8~12 月。

【适宜生境】生于荒坡或灌丛中。

【资源状况】分布于低山区。常见，可以开发利用。

【入药部位】全草或种子（山稗子）。

【功能主治】透表，止咳，补中利水，止血，调经。用于月经不调，消化道出血。

大披针薹草
披针叶苔草、羊胡子草
Carex lanceolata Boott

【形态特征】多年生草本，高 10~30cm。根状茎短，木质，须根多；秆丛生，扁三棱形，上部粗糙。叶与秆等长或稍长于秆，扁平。穗状花序 3~6，顶生者雄性，侧生者雌性，花疏生；雌花鳞片卵状长圆形，先端急尖或呈芒状，花柱短，基部增大，柱头 3。果囊倒卵球形，钝三棱状，密被短柔毛；小坚果倒卵球椭圆形，三棱状，棱面凹。花、果期 4~5 月。

【适宜生境】生于林下、山坡或路边。

【资源状况】分布于低山区。常见。

【入药部位】全草。

【功能主治】收敛，止痒。用于湿疹，黄水疮，小儿羊须疮。

镜子薹草
镜子苔草、三楞草
Carex phacota Spreng.

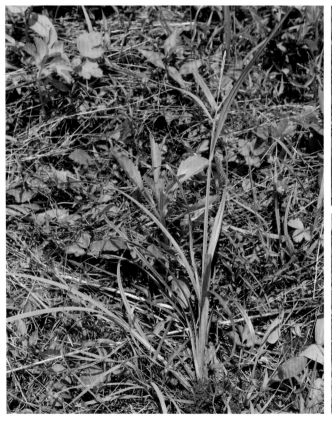
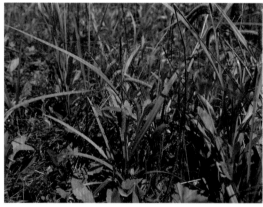
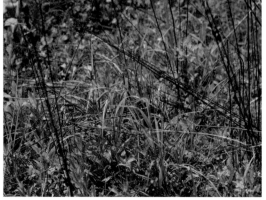

【形态特征】多年生草本。根状茎短，木质；秆丛生，锐三棱形。叶平张，与秆近等长，边缘反卷。穗状花序 3~5，密生花，顶生者雄性，侧生穗状花序雌性，有时顶部有少数雄花；雌花鳞片长圆形，顶端截形或微凹，具粗糙芒尖。果囊长于鳞片，宽卵球形或椭圆球形，双凸状，密生乳头状突起；小坚果近圆球形或宽卵球形，双凸状。花、果期 3~5 月。

【适宜生境】生于荒坡或灌丛中。

【资源状况】分布于低山区。罕见。

【入药部位】全草。

【功能主治】解表，透疹，催生。用于难产，小儿痧疹。

异型莎草 王母钗
Cyperus difformis L.

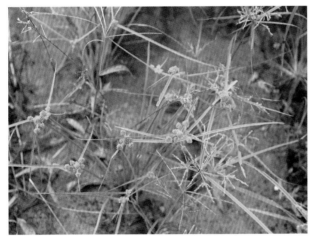 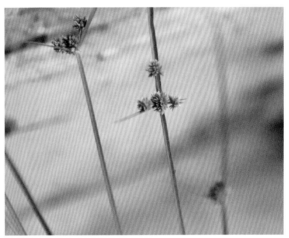

【形态特征】一年生草本。根纤维状。秆丛生，高可达 65cm，扁三棱状。叶基生，短于秆。长侧枝聚伞花序简单或稀复出，辐射枝 3~9 个；小穗多数，紧密，聚集成头状；鳞片顶端圆，中间淡黄色，两侧深红紫色或栗色，边缘白色。小坚果淡黄色，倒卵状椭球形。花、果期 7~10 月。

【适宜生境】生于海拔 2000m 以下的荒坡、草地、稻田。

【资源状况】分布于坝区、低山区、中山区。少见。

【入药部位】全草。

【功能主治】行气止痛，活血通经，通淋，利小便。用于热淋，小便不通，跌打损伤，吐衄。

碎米莎草 三楞草

Cyperus iria L.

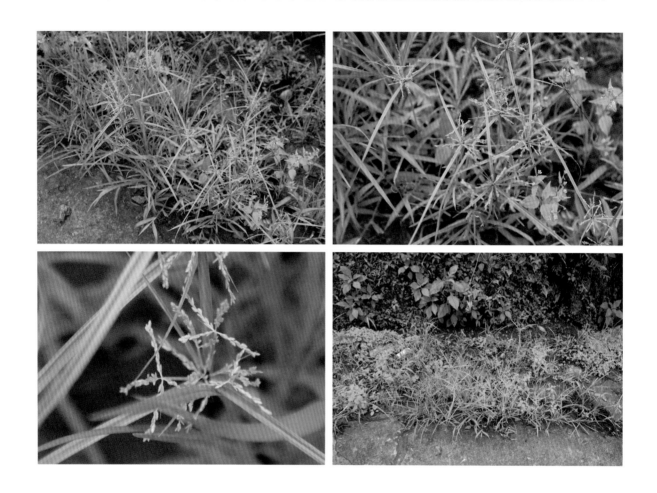

【形态特征】一年生草本，高 10~85cm。无根状茎，具须根；秆纤细至稍粗壮。叶较秆短很多。复出长侧枝聚伞花序；总花梗细长，长达 12cm，辐射枝 4~9；小穗疏散排列，狭卵状或长圆形；鳞片钝且先端具极短尖，背面具龙骨状突起，有 3~5 条脉，两侧呈黄色或麦秆黄色，上端具白色透明的边；雄蕊 3，花药短，椭圆形；子房倒卵形。小坚果暗褐色，倒卵球形至近椭圆体形，具密的微突起细点。花、果期 6~10 月。

【适宜生境】生于海拔 3099m 以下的荒坡或潮湿沟边。

【资源状况】分布于峨眉山各地。常见。

【入药部位】根、全草（三楞草）。

【功能主治】根行气，破血，消积止痛。用于慢性子宫炎，经闭，产后腹痛，消化不良。全草活血调经，止痛，除风湿，利尿。用于月经不调，痛经，经闭，风湿筋骨疼痛，跌打损伤。

短叶茳芏
咸水草

Cyperus malaccensis Lam. var. *brevifolius* Bocklr.

【形态特征】多年生丛生草本，高 80~150cm。根状茎横走，木质；茎直立，锐三棱形，平滑，基部具长叶鞘。叶鞘具短叶或近无叶；叶片短或非常短。苞片短于花序；小穗条形；小穗轴无毛；鳞片椭圆形至长圆形。小坚果狭长圆状三棱形，熟时黑褐色。花、果期 6~11 月。

【适宜生境】生于荒坡或潮湿沟边。

【资源状况】分布于坝区、低山区。常见。

【入药部位】根或根茎（席草）。

【功能主治】清热，凉血，止血。用于肝气郁结，月经不调，吐血，尿血，风火牙痛，小便不利，经闭。

旋鳞莎草
旋颖莎草、护心草

Cyperus michelianus (L.) Link

【形态特征】一年生草本，高 2~25cm。根多数，纤维状。秆密丛生，少叶，扁三棱形。叶鞘紫红色，短；叶片宽 1~2.5mm。苞片 3~6，叶状；花序头状、金字塔状卵球形、卵球形或近球形；小穗卵球形至狭长圆状卵球形，长 3~4mm，宽约 1.5mm；鳞片螺旋状排列。小坚果狭长圆形，有 3 棱。花、果期 6~9 月。

【适宜生境】生于荒草坡。

【资源状况】分布于低山区。常见。

【入药部位】全草。

【功能主治】养血调经，行气止痛。用于月经不调，经行腹痛。

香附子
莎草

Cyperus rotundus L.

【形态特征】多年生草本，高 10~95cm。匍匐根具肥大椭圆形的块茎。秆单生，三棱形，稀 2。叶等长于或短于秆。花序为简单或复出长侧枝聚伞花序，轮廓陀螺状；小穗线形，疏散排列成倒三角状的穗状；鳞片深血红色，卵形至长圆状卵形。小坚果状瘦果，三棱形。花、果期 5~11 月。

【适宜生境】生于海拔 2100m 以下的荒坡或潮湿沟边。

【资源状况】分布于坝区、低山区、中山区。常见，可以大量开发利用。

【入药部位】根茎。

【功能主治】理气，解郁，调经，止痛。用于肝郁气滞，肝胃不和，气郁不舒，胸腹胁肋胀痛，胸闷，呕吐吞酸，腹痛，肝痛，月经不调，崩漏带下，痛经。

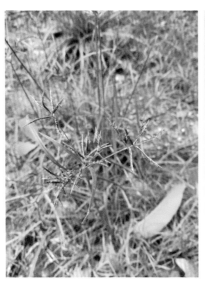
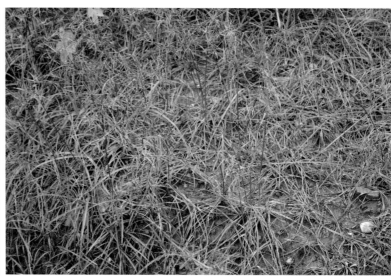

丛毛羊胡子草 牦毛毡
Eriophorum comosum Nees

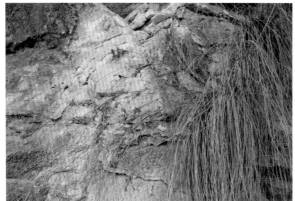
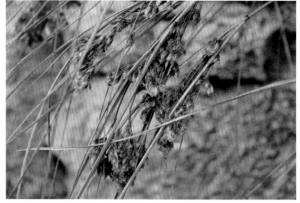

【形态特征】多年生草本，高 15~80cm。根状茎短且粗壮；秆密丛生，钝三棱形或稀圆柱形，基部具宿存的黑色或褐色叶鞘。基生叶多数，丛生，长于花序；叶片条形。总苞片叶状，长于花序；小穗多数，单生或 2~3 个成簇；鳞片褐色，卵状披针形；刚毛多数。小坚果长圆形，扁三棱，先端锐尖，有喙，深褐色。花、果期 5~11 月。

【适宜生境】生于石壁、路边、荒地。

【资源状况】分布于低山区。常见，可以大量开发利用。

【入药部位】花、全草（岩梭）。

【功能主治】清热解毒，祛风除湿。用于痈肿疮毒，风湿骨痛。

水虱草 鹅草
Fimbristylis miliacea (L.) Vahl

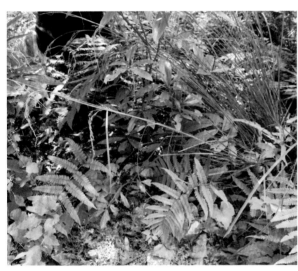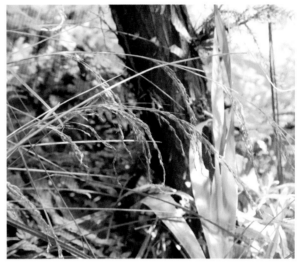

【形态特征】一年生或多年生草本。无根状茎；秆丛生，扁四棱形，具条纹，基部有 1~3 个无叶片
的鞘。叶剑形，侧向压扁。总苞片 2~4，基部膨大；花序具多数小穗，具辐射枝 3~6 个；
小穗单生，球形或近球形；鳞片长 1~1.3mm。小坚果三棱状倒卵形，褐黄色，表面有
横长圆形网纹和疏少的小疣状突起。花、果期 5~10 月。

【适宜生境】生于海拔 2500m 以下的溪边草地、沼泽、水田、荒坡草地。

【资源状况】分布于峨眉山各地。常见，可以开发利用。

【入药部位】全草。

【功能主治】清热利尿，解毒消肿，祛痰，平喘，活血。用于暑热少尿，支气管炎，尿赤，胃肠炎，
小腿劳伤肿痛，劳伤咳嗽。

荸荠 <small>慈姑</small>
Heleocharis dulcis (Burm. f.) Trin. ex Henschel

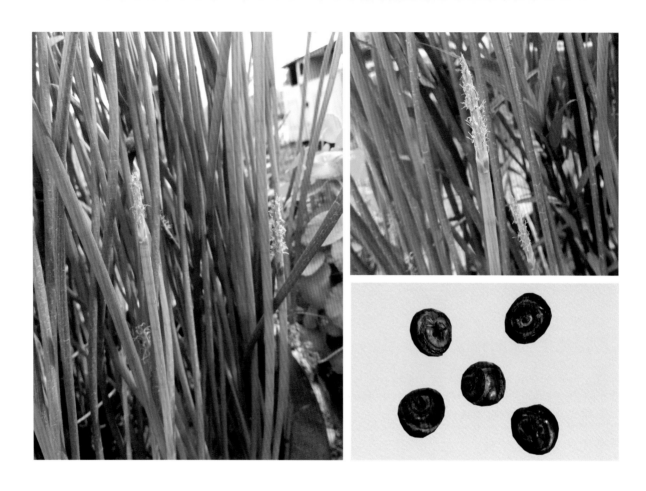

【形态特征】多年生草本。匍匐根状茎纤细，顶端常具块茎；秆多数，丛生，高 15~60cm。小穗浅绿色，圆柱形，基部具 2 枚中空无花的鳞片，可育鳞片长圆形至卵状长圆形。小坚果宽倒卵球形，被六角形网纹，成熟时棕色。花、果期 5~10 月。

【适宜生境】栽培。

【资源状况】分布于坝区、低山区。常见，可以大量开发利用。

【入药部位】球茎及地上部分。

【功能主治】化痰，解热，健脾，凉血，解毒。用于温病消渴，黄疸，热淋，痞积，目赤红肿，咽喉肿痛，赘疣，热病伤津烦渴，高血压。

砖子苗 大三棱草
Mariscus umbellatus Vahl

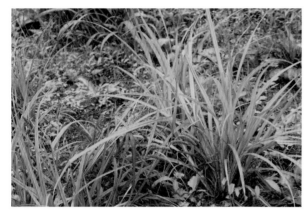 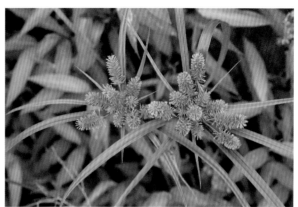

【形态特征】多年生草本，高 10~50cm。根状茎粗短；秆疏丛生，锐三棱形。叶鞘褐色至红褐色；叶片宽 3~6（~8）mm。叶状苞片 5~8，斜向开展，叶状；长侧枝聚伞花序简单或稍复出；穗状花序圆柱状；雄蕊 3，花药线形，药隔稍突出。小坚果三棱形，宽约 0.5mm。花、果期 4~12 月。

【适宜生境】生于沟边、田坎边。

【资源状况】分布于坝区、低山区。常见，可以开发利用。

【入药部位】全草或根。

【功能主治】祛风除湿，化痰。用于感冒，子宫内膜炎，皮肤瘙痒，月经不调，血崩，产后腹痛，跌打损伤。

百球藨草 马草
Scirpus rosthornii Diels

【形态特征】多年生草本。根状茎短；秆坚硬，三棱形，有节，节间长，具秆生叶。花序为多回长侧枝聚伞花序；小穗无柄，4~15 个头状簇生；鳞片具绿色 3 脉，两侧脉间黄绿色，其余为麦秆黄色或棕色，后来变为深褐色；刚毛 2~3 条，长于小坚果。小坚果黄色，椭圆形至近圆形。花、果期 5~9 月。

【适宜生境】生于海拔 600~2400m 的林下、山坡、路旁、溪边、潮湿处。

【资源状况】分布于低山区、中山区。常见。

【入药部位】全草。

【功能主治】清热解毒，凉血，利尿。用于肺痨咳嗽，风火牙痛，白带异常。

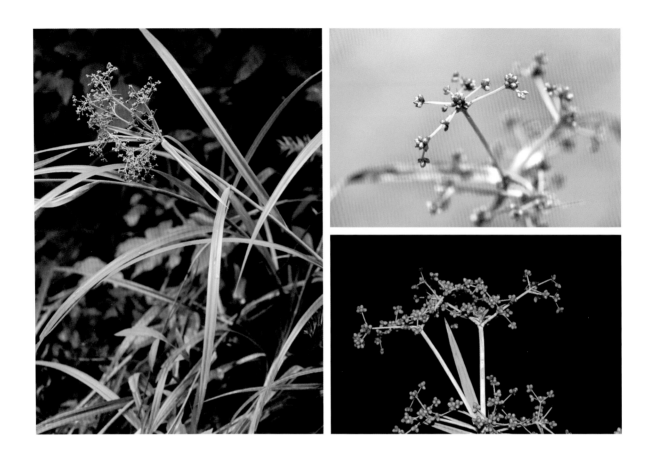

水毛花 *Scirpus triangulatus* Roxb.

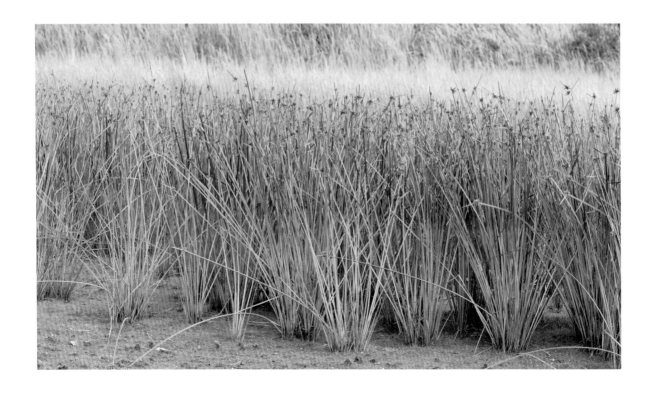

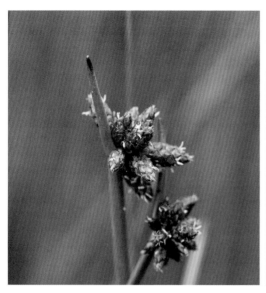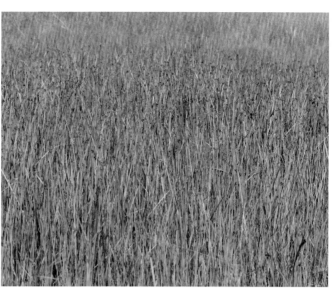

【形态特征】多年生草本，高 60~100cm。根状茎短，须根细长；秆丛生，基部具 2~4 叶鞘。无叶片。花序为假侧生半球形的头状花序，具（2~）5~20 小穗；下位刚毛 6 条，有倒刺，长为小坚果的 1.5 倍，或与之等长，或较之稍短。成熟小坚果黑褐色，倒卵球形至宽倒卵球形，有光泽，具不明显皱纹。花、果期 5~11 月。

【适宜生境】生于沟边、田坎。

【资源状况】分布于坝区、低山区。常见。

【入药部位】根或全草（蒲草根）。

【功能主治】行气，止痛，利尿。用于肺痨咳嗽，风火牙痛，白带异常。

芭蕉科

芭 蕉 *Musa basjoo* Sieb. et Zucc.

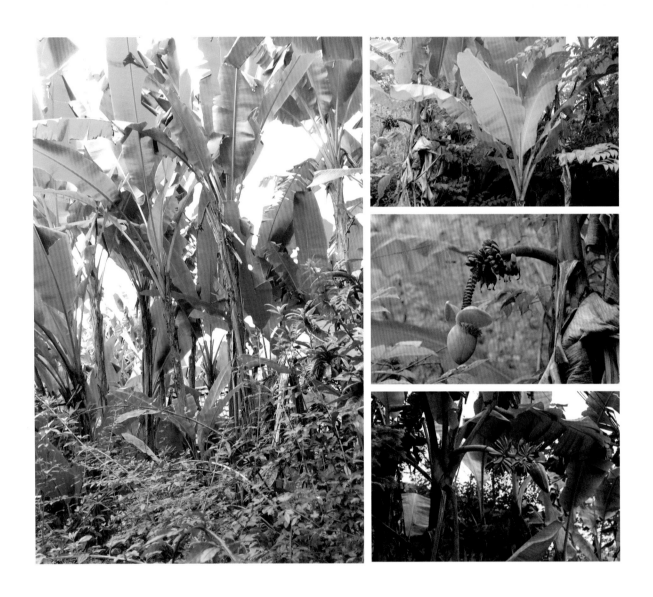

【形态特征】多年生草本，高 3~6m。根状茎肥大。叶基部扩大成鞘，层层包裹构成粗大圆柱形主干。叶矩圆形，不对称。花序下垂；苞片红棕色至紫色；花单性，淡黄色。浆果近无柄，三棱状矩圆形或有时具 5 棱，直而不弯。花、果期全年。

【适宜生境】栽培。

【资源状况】分布于坝区、低山区。常见，可以开发利用。

【入药部位】花蕾（芭蕉花）、根茎（芭蕉根）、叶（芭蕉叶）。

【功能主治】花蕾化痰软坚，平肝，化瘀，通经。用于胸膈饱胀，脘腹痞疼，头目昏眩，心痛怔忡，妇女经行不畅，胃痛，怔忡。根茎清热解毒，消肿止痛，补心，凉血，平肝定喘，止咳，强心利尿，安胎。用于天行热病，头晕目眩，感冒头痛，哮喘，烦闷，消渴，黄疸，水肿，脚气病，痈肿，疔疮，丹毒，中耳炎，高血压，心胃气痛，内伤咳嗽，胎动不安，外伤，烫火伤。叶清热，利尿，解毒，预防瘟疫。用于热病，中暑，脚气病，痈肿热毒，烫伤。

地涌金莲 *Musella lasiocarpa* (Fr.) C. Y. Wu ex H. W. Li

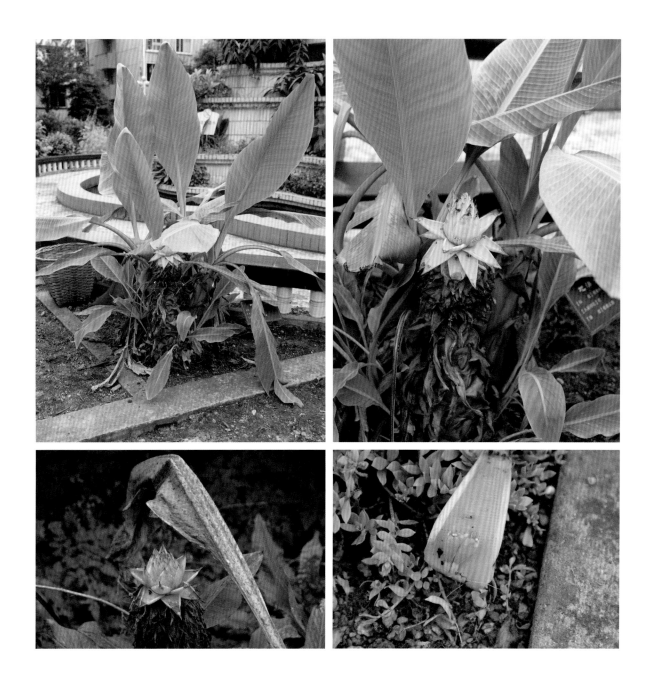

【形态特征】多年生草本，高约 1m。根状茎横走；假茎矮小，高不及 60cm，有多层呈丛集的宿存叶鞘。叶片狭椭圆形。花序密集如穗状；苞片干膜质，黄色。蒴果倒卵形，被短毛。花、果期全年。

【适宜生境】栽培。

【资源状况】分布于坝区、低山区。常见。

【入药部位】花。

【功能主治】祛风，通淋。用于高血压，肺痈，痈肿疮毒，小便短赤，黄疸。

姜　科

山　姜 九节莲
Alpinia japonica (Thunb.) Miq.

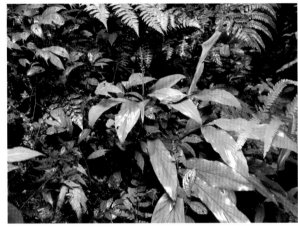
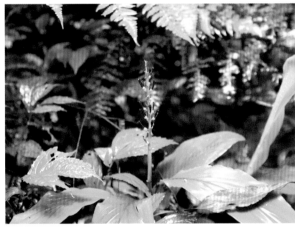
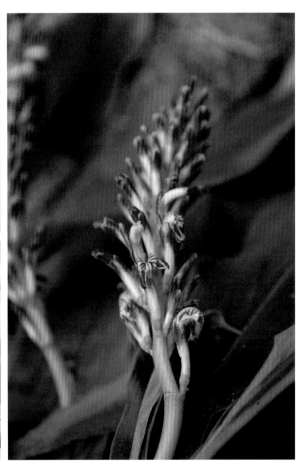

【形态特征】多年生常绿草本，高 40~60cm。根状茎分枝，多节，幼嫩部分红色；茎直立，丛生。叶片披针形、倒披针形或狭长椭圆形。总状花序生于茎顶，密生锈色柔毛，长 15~30cm；花通常在花序轴上成对着生。蒴果球形或椭圆形，成熟时橙红色，表面密生毛。花期 4~8 月，果期 7~12 月。

【适宜生境】生于灌木林中或沟边阴处。

【资源状况】分布于中山区。常见。

【入药部位】根茎。

【功能主治】祛风除湿，散寒止痛，定喘。用于风湿骨痛，胃痛，跌打损伤，牙痛，痛经，痈疽肿毒，劳伤吐血，月经不调，无名肿毒。

高良姜 *Alpinia officinarum* Hance

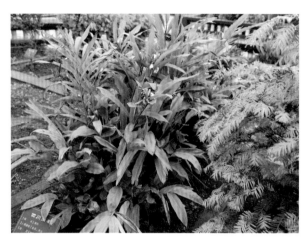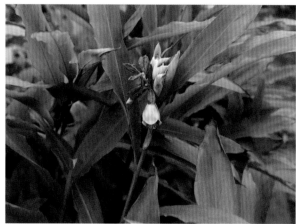

【形态特征】多年生草本，高 30~80cm。根状茎横走，棕红色或紫红色，多节，节处有环形鳞片，节上生根，芳香；茎丛生。叶片线形，长 20~30cm；叶舌全缘。总状花序长 6~10cm；小苞片极小，长不及 1mm；花序轴红棕色；花淡红色。蒴果肉质，不裂，球形，熟时橘红色。花期 4~9 月，果期 5~11 月。

【适宜生境】栽培。

【资源状况】分布于低山区。常见。

【入药部位】根茎。

【功能主治】温胃，行气止痛，祛风除湿。用于脘腹冷痛，风湿痹痛，月经不调。

四川山姜 箭杆风
Alpinia sichuanensis Z. Y. Zhu

【形态特征】多年生草本，高 50~120cm。根状茎分枝，具节。叶片长圆形或长圆状。总状花序顶生；总苞片 2 枚，线形；花萼管状；花黄白色，花冠管与花萼管近等长，唇瓣黄白色。蒴果球形，红色。花期 5~6 月，果期 8~10 月。

【适宜生境】生于海拔 550~900m 的灌木林中或沟边阴处。

【资源状况】分布于低山区。常见，可以适度开发利用。

【入药部位】全株。

【功能主治】祛风除湿，散寒解表，健脾消积。用于外感头痛，周身疼痛，食积不消，脾胃虚弱。

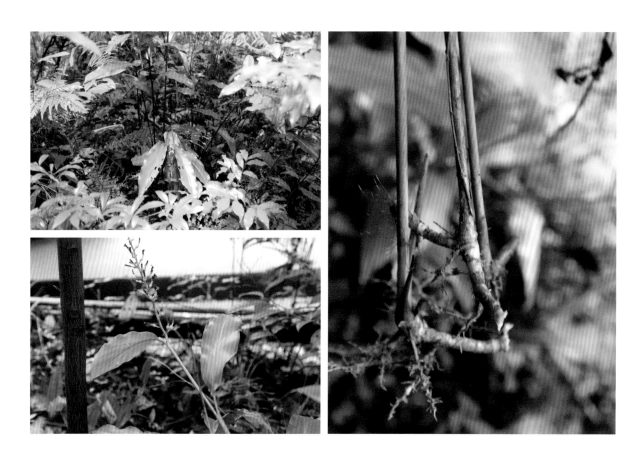

艳山姜 土砂仁
Alpinia zerumbet (Pers.) Burtt. et Smith

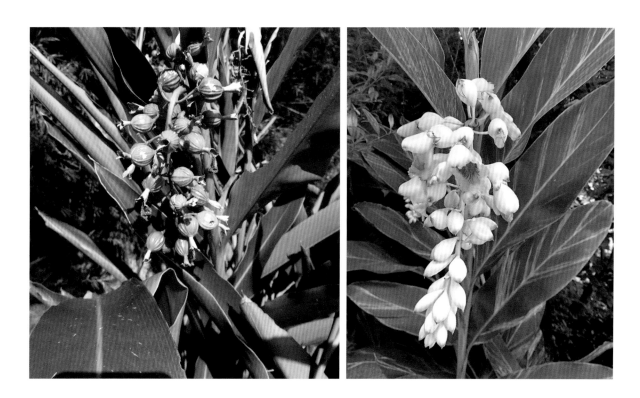

【形态特征】多年生草本，高 2~3m。叶片披针形，长 30~60cm。圆锥花序下垂，长达 30cm，花序轴紫红色，被绒毛；唇瓣黄色，具紫红色条纹。蒴果具显露的条纹，顶端常冠以宿存萼，熟时朱红色。种子有棱角。花期 4~6 月，果期 7~10 月。

【适宜生境】栽培。

【资源状况】分布于坝区、低山区。常见，果实为食用香料，四川省栽培面积大，可以开发利用。

【入药部位】果实。

【功能主治】健脾开胃，燥湿解表。用于湿浊中阻，脾胃虚寒，心腹痛，胸腹胀满，消化不良，呕吐泄泻。

郁 金 *Curcuma aromatica* Salisb.

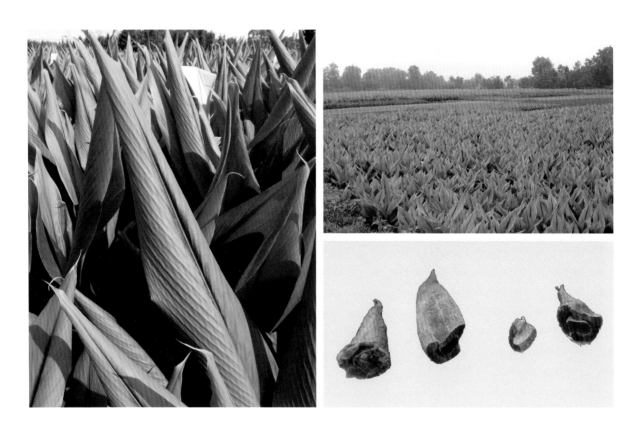

【形态特征】多年生草本。根状茎内面深黄色。叶片长圆形，下面被短柔毛。花葶单独由根状茎抽出；穗状花序圆柱形；花冠裂片白色而带粉红色。花期 4~6 月。

【适宜生境】栽培或野生。

【资源状况】分布于坝区、低山区。少见。

【入药部位】块根。

【功能主治】行气解郁，凉血破瘀。用于气滞血瘀，胸满胁痛，胃痛，腹痛，血热瘀滞，乳房胀痛，热病神昏，癫痫发狂，黄疸尿赤。

姜 黄　黄姜、黄丝金
Curcuma longa L.

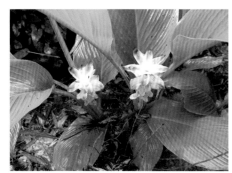
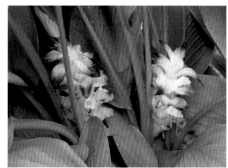
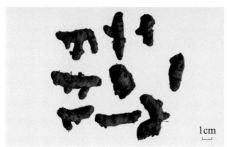
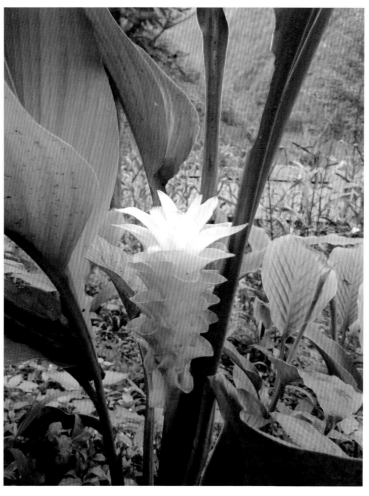

1cm

【形态特征】多年生草本，高达 1.5m。根粗壮，末端或膨大成块茎。根状茎成丛，分枝多，内面深黄色，极香。叶片长圆形或椭圆形。不育苞片白色，边缘淡红色；花冠淡黄色，花冠管漏斗形，淡黄色，喉部密生柔毛。花期 8 月。

【适宜生境】生于沟边或耕地坎边，多为栽培。

【资源状况】分布于坝区、低山区。常见，可以大量开发利用。

【入药部位】根茎（姜黄）、块根（郁金）。

【功能主治】根茎破血行气，除痞破瘀，通经止痛，解郁，凉血。用于心腹痞满胀痛，风湿痹痛，黄疸水肿，痈疽肿毒，妇女血瘀经闭，产后瘀停腹痛，跌扑损伤，血积腹痛，慢性肝炎。块根行气解郁，凉血破瘀。用于胸腹胁肋诸痛，失心癫狂，热病神昏，吐血，衄血，妇女倒经，黄疸。

评　述　川产道地药材，主产于乐山市（犍为）。

莪 术 文术

Curcuma zedoaria (Christm.) Rosc.

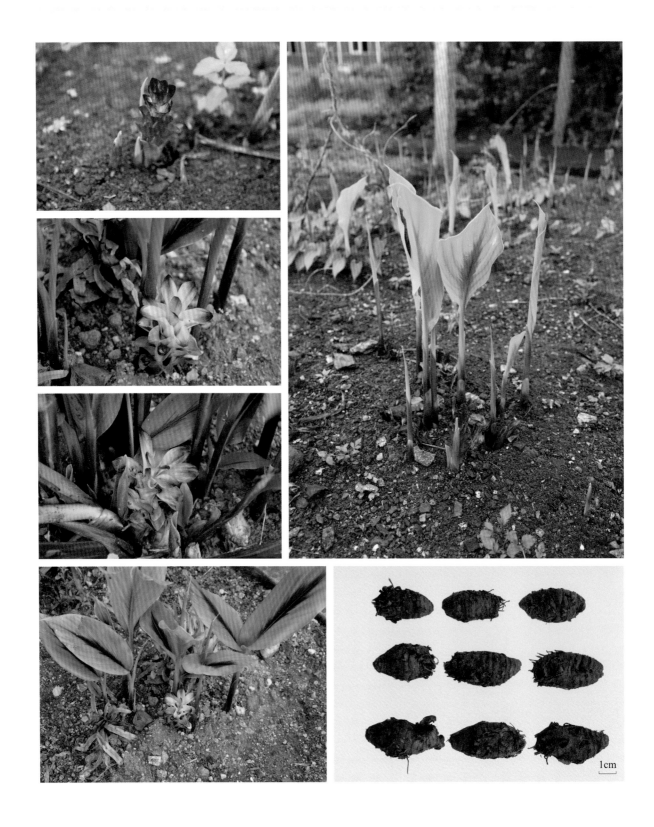

【形态特征】草本，高约 1m。根细长或末端膨大成块根。根状茎圆柱形，肉质，具樟脑般香味。叶片长圆状披针形。穗状花序圆柱状，长 10~18cm; 唇瓣淡黄色，中央深黄色。花期 5 月，果期 6 月。

【适宜生境】栽培。

【资源状况】分布于坝区、低山区。常见，可以开发利用。

【入药部位】根茎。

【功能主治】破血行气，解郁凉血。用于癥瘕积聚，痞块，胸痹心痛，心腹胀痛，积聚，食积不消，妇女血瘀经闭，跌打损伤作痛。

峨眉舞花姜　*望秋子*
Globba emeiensis Z. Y. Zhu

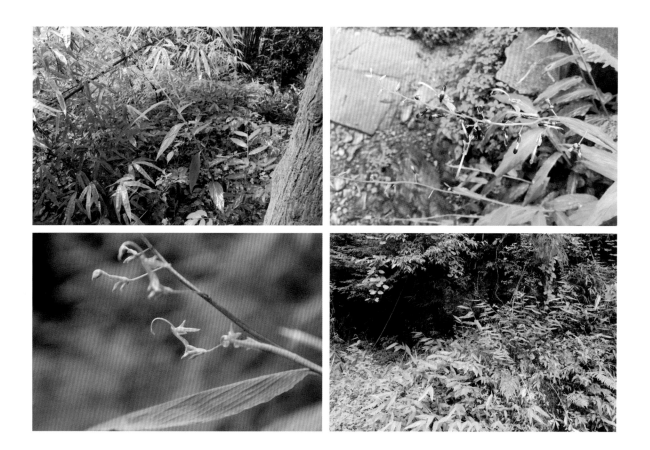

【形态特征】多年生草本，高 60~120cm。根状茎块状。叶片椭圆形或长椭圆状披针形。圆锥花序顶生，花序分枝上的小苞片内具珠芽；花萼 3 裂；花黄色，花冠筒弯曲，裂片、唇瓣均反折。蒴果椭圆形，具疣状突起。花期 6~9 月，果期 7~10 月。

【适宜生境】生于海拔 500~1200m 的沟边灌木林中。

【资源状况】分布于低山区。常见，可以适度开发利用。

【入药部位】全草。

【功能主治】散寒止痛，行气开胃。用于胃寒作痛，食积。

舞花姜
苞谷姜
Globba racemosa Smith

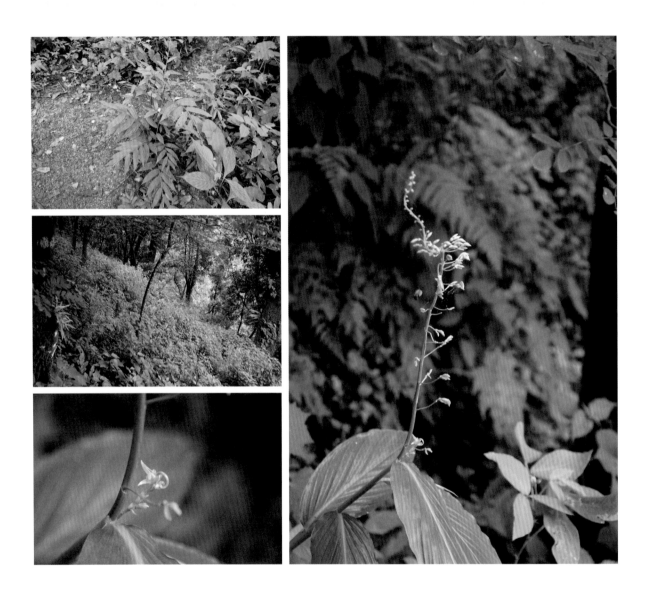

【形态特征】株高 0.6~1m。根稍粗。根状茎纤细，匍匐；茎基膨大。叶片长圆形或卵状披针形。圆锥花序顶生；苞片和小苞片较小；花黄色，具橙色腺斑；花丝长 10~12mm，花药长 4mm。蒴果椭圆形，无疣状突起。花期 6~9 月，果期 9~11 月。

【适宜生境】生于沟边灌木林中。

【资源状况】分布于低山区。常见。

【入药部位】根茎。

【功能主治】发表，散寒。用于劳伤，咳嗽痰喘，腹胀。

姜 花 路边姜、良姜
Hedychium coronarium Koen.

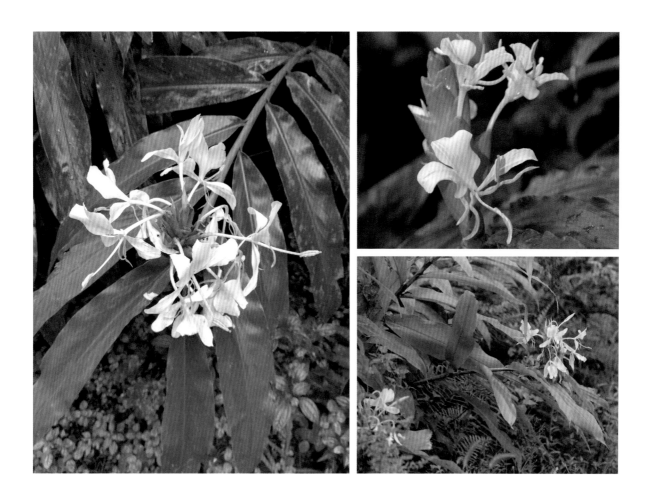

【形态特征】多年生草本，高 1~2m。根状茎块状，味辣如姜。叶片长圆状披针形或披针形。穗状花序顶生，椭圆形；花萼管顶端一侧开裂；花大，白色，芳香；侧生退化雄蕊长圆状披针形。蒴果球形。种子具假种皮。花期 8~12 月。

【适宜生境】生于沟边潮湿处。

【资源状况】分布于低山区。常见。

【入药部位】根茎（路边姜）。

【功能主治】祛风散寒，解表发汗，消食。用于感冒头身疼痛，风湿筋骨疼痛，跌打损伤。

匙苞姜 *Zingiber cochleariforme* D. Fang

【形态特征】根状茎淡黄色,肉质,具浓香味。叶片椭圆状披针形,长35~48cm,宽8~14cm,顶端渐尖,上面密被紫褐色腺点。穗状花序卵形或倒卵形,纤细;苞片楔状匙形或长圆形,紫红色或白色。蒴果成熟时红色。花期8~10月,果期10~11月。

【适宜生境】生于潮湿的林下。

【资源状况】分布于低山区。罕见。

【入药部位】全株。

【功能主治】温中散寒,止呕开胃,行气。用于老年痰多咳嗽,风寒感冒,脘腹冷痛,月经不调。

蘘 荷
阳藿、累心花
Zingiber mioga (Thunb.) Rosc.

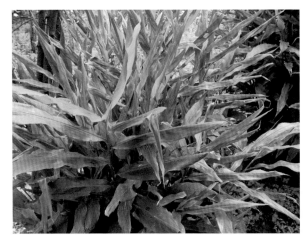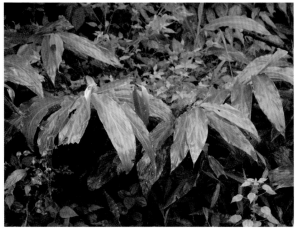

【形态特征】根状茎淡黄色,高达1m。叶片披针状椭圆形或线状披针形;叶舌2裂,膜质。花序椭圆形;苞片覆瓦状排列,红绿色,具紫脉;唇瓣卵形。蒴果倒卵形,3瓣裂。花期8~10月。

【适宜生境】栽培。

【资源状况】分布于坝区、低山区。常见,可以大量开发利用。

【入药部位】根茎。

【功能主治】咳嗽,气喘,收敛。用于月经不调,老年咳嗽,疮肿,瘰疬,目赤,喉痛,支气管炎,牙痛,产后瘀血作痛。

姜 干姜、生姜、白姜
Zingiber officinale Rosc.

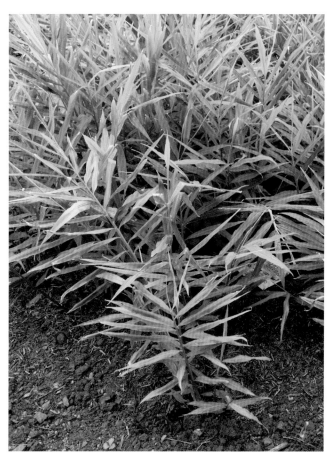
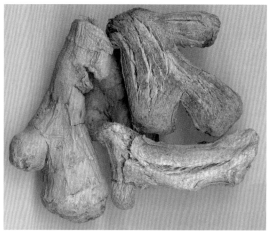
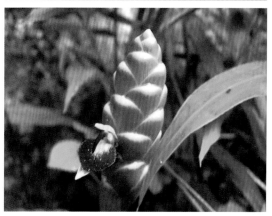

【形态特征】株高 0.5~1m。根状茎肥厚，多分枝，有芳香及辛辣味。叶片披针形或线状披针形，长 15~30cm，宽 2~2.5cm；叶舌膜质，长 2~4mm。总花梗长达 25cm；穗状花序球果状，长 4~5cm；苞片卵形，长约 2.5cm，淡绿色或边缘淡黄色，顶端有小尖头；花冠黄绿色，管长 2~2.5cm，唇瓣中央裂片长圆状倒卵形，短于花冠裂片，有紫色条纹及淡黄色斑点；雄蕊暗紫色，药隔附属体钻状。花期 8~10 月。

【适宜生境】栽培。

【资源状况】分布于坝区、低山区。常见，可以大量开发利用。

【入药部位】根茎。

【功能主治】温中，回阳通脉，发表散寒，止呕，开胃，开痰。用于风寒感冒，胃寒腹痛，恶心呕吐。

阳 荷
地莲花、峨眉姜
Zingiber striolatum Diels

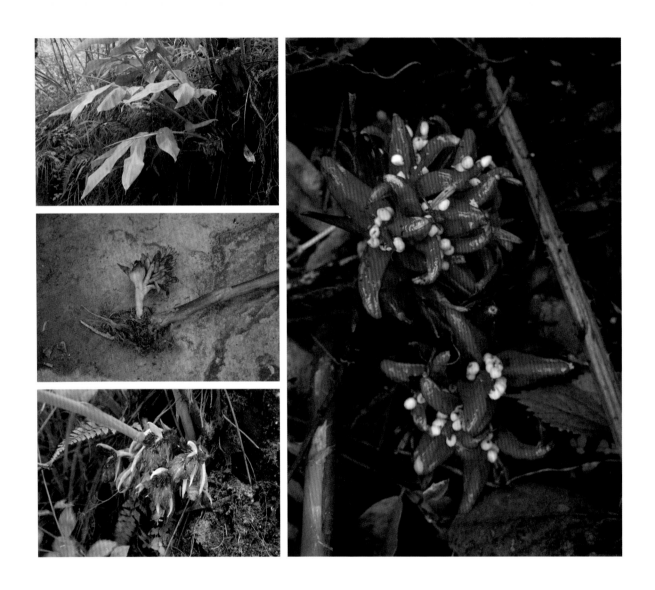

【形态特征】根状茎白色，微有芳香味。叶片披针形或椭圆状披针形；叶舌 2 裂，膜质。花序近卵形，苞片红色；花萼膜质；唇瓣浅紫色。蒴果长 3.5cm，熟时开裂成 3 瓣，内果皮红色。种子黑色，被白色假种皮。花期 7~10 月，果期 9~12 月。

【适宜生境】生于海拔 2000m 以下的次生林下、溪边。

【资源状况】分布于坝区、低山区、中山区。常见，可以开发利用。

【入药部位】根茎。

【功能主治】活血调经，镇咳祛痰，消肿解毒，消积健胃。用于便秘，糖尿病，咳嗽，月经不调等。

团聚姜 _{莲花姜}

莲花姜

Zingiber tuanjuum Z. Y. Zhu

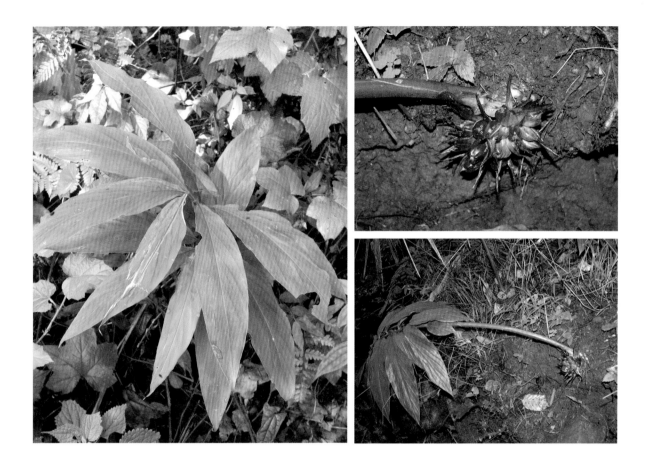

【形态特征】多年生草本，高 80~150cm。根状茎呈不规则分枝状，内面淡黄白色。叶片披针形或长圆状披针形，稀为椭圆形；叶舌 2 裂，膜质，被长柔毛。穗状花序近椭圆形；苞片紫褐色或紫红色；花萼白色，膜质一边开裂；花冠管黄白色，喉部具短柔毛，唇瓣宽卵形，黄色，具褐色条纹；花药披针形，药隔附属体深黄色；子房密被长柔毛。花期 7~9 月。

【适宜生境】生于潮湿的林下。

【资源状况】分布于低山区。少见。

【入药部位】根茎、花。

【功能主治】根茎活血调经，止咳祛痰，平喘，养心润肺。用于老年肺热咳嗽，月经不调，心悸怔忡。花用于咳嗽。

美人蕉科

美人蕉 状元红
Canna indica L.

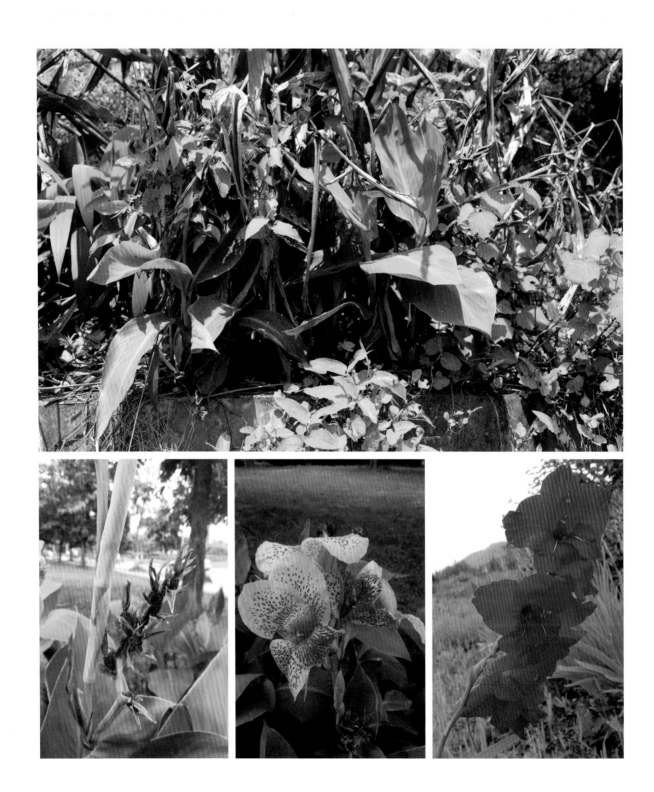

【形态特征】多年生直立草本，高达 1.5m。根状茎多分枝；茎粗壮。叶片大，卵状长圆形至长圆形。总状花序具疏花，略超出于叶片之上；花红色，单生；苞片卵形，绿色，长约 1.2cm；花冠裂片披针形，长 3~3.5cm，绿色或红色，唇瓣披针形，长 3cm，弯曲；外轮退化雄蕊 2~3 枚，鲜红色，发育雄蕊长 2.5cm，花药室长 6mm；花柱扁平，长 3cm，一半和发育雄蕊的花丝联合。蒴果宽卵形，有软刺。果期 9~10 月。

【适宜生境】栽培。

【资源状况】分布于坝区、低山区。常见，可以开发利用。

【入药部位】根茎（美人蕉）、花（美人蕉花）。

【功能主治】根茎健脾益气，补肾，解毒，止带。用于黄疸性肝炎，神经官能症，虚肿，高血压，红崩白带，遗精，白带异常，久痢，月经不调，疮毒，痈肿。花止血。外用于刀伤及其他外伤出血。

兰 科

峨眉金线兰 金线莲

Anoectochilus emeiensis K. Y. Lang

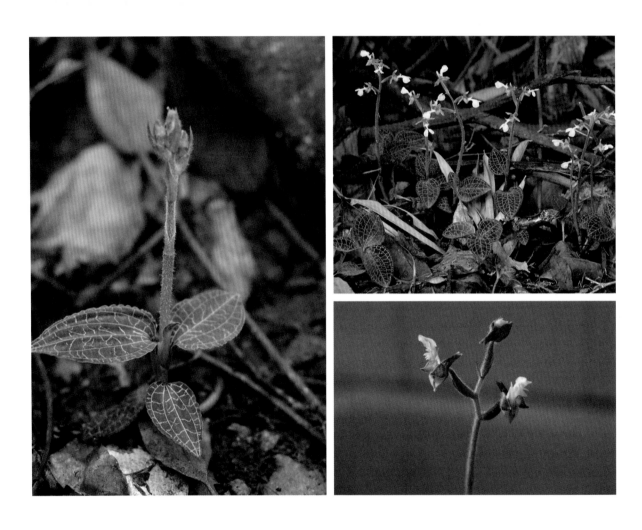

【形态特征】地生，多年生草本，高 10~20cm。根状茎匍匐，肉质，具节，节上生根。叶 3~5，卵形，具金红色绢丝状美丽脉纹，下面带紫红色。总状花序腋生，具 3~4 朵花；花序轴被短柔毛；花冠白色。花期 8~9 月，果期 9~10 月。

【适宜生境】生于海拔 900~1500m 的路旁灌木丛中、林下。

【资源状况】分布于低山区、中山区。罕见，应加强保护。

【入药部位】全草（金线兰）。

【功能主治】清热解毒。用于蛇咬伤。

评　述　野生资源极度濒危，应加强野生抚育与人工驯化。

金线兰 花叶开唇兰、蛇皮兰

Anoectochilus roxburghii (Wall.) Lindl.

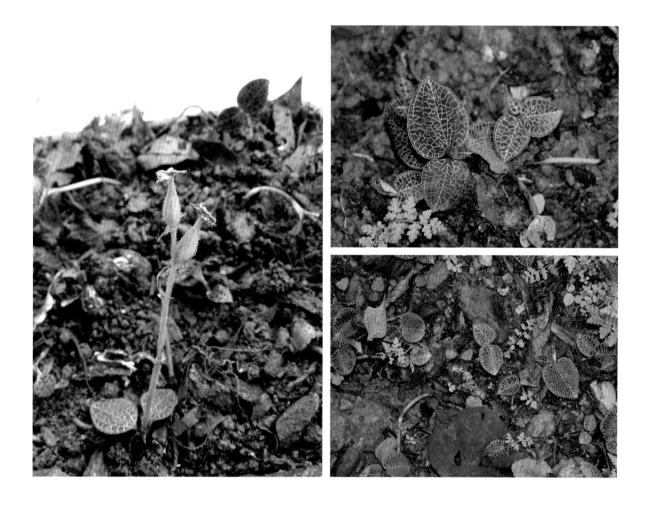

【形态特征】地生，多年生草本，高 4~10cm。茎直立。叶 2~5，卵形至卵状圆形，具金色脉纹。花淡红黄色；唇瓣粉白色，"Y"字形，先端 2 裂。蒴果椭圆形，棕色。花期 8~12 月。

【适宜生境】生于海拔 1200~1800m 的路旁灌木丛中。

【资源状况】分布于中山区。少见，应加强保护。

【入药部位】全草（金线兰）。

【功能主治】清热除湿，凉血解毒。用于肺热咳血，肺结核咯血，尿血，小儿惊风，破伤风，肾炎水肿，风湿痹痛，跌打损伤。

小白及 *Bletilla formosana* (Hayata) Schltr.

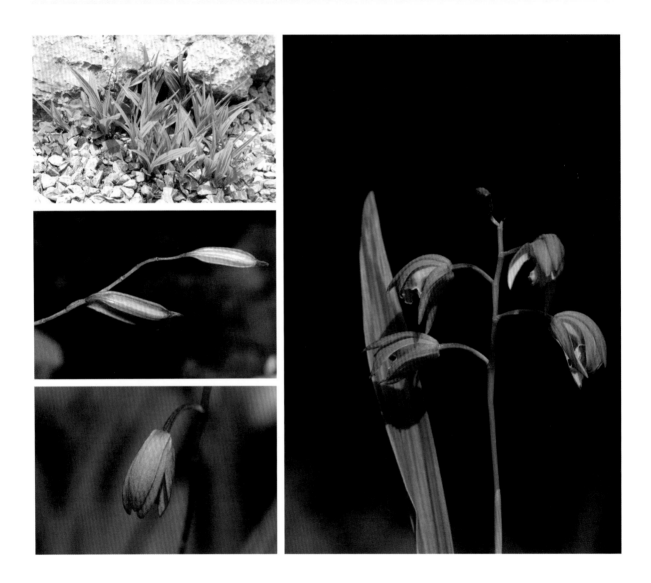

【形态特征】地生，多年生草本。假鳞茎扁卵球形，较小，上面具荸荠似的环带，富黏性；茎纤细或较粗壮，具3~5枚叶。叶线状披针形。总状花序具花（1）2~6朵；花序轴或多或少呈"之"字状曲折；花淡紫色或粉色，稀白色，唇盘上具5条纵脊状褶片。花期4~6月。

【适宜生境】生于岩石上阴湿处。

【资源状况】分布于低山区。常见，可以开发利用。

【入药部位】根。

【功能主治】补肺，生肌收敛。用于肺结核咯血，吐血，衄血，外伤出血，疮疡肿毒，皮肤皲裂。

黄花白及 *Bletilla ochracea* Schltr.

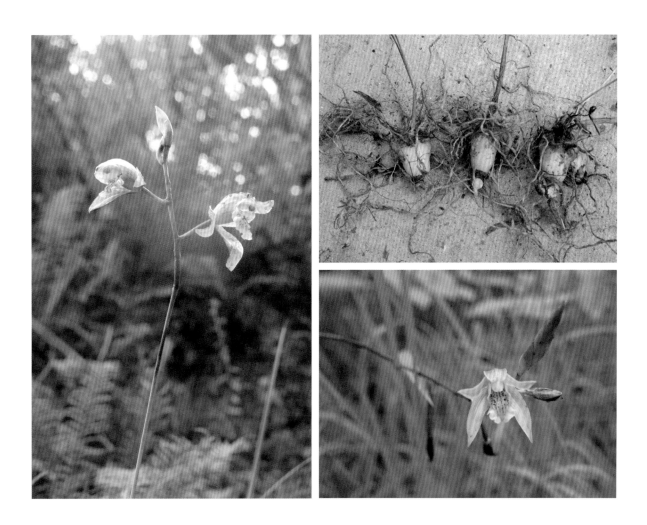

【形态特征】地生,多年生草本。假鳞茎扁斜卵形,较大,上面具荸荠似的环带,富黏性;茎较粗壮,常具4枚叶。叶4,长圆状披针形。萼片和花瓣黄色,有时背部具紫色斑点;唇瓣椭圆形,白色或淡黄色,唇盘上面具5条纵脊状褶片。花期6~7月。

【适宜生境】生于沟边岩石上阴湿处。

【资源状况】分布于低山区、中山区。常见,可以开发利用。

【入药部位】块茎(白及)。

【功能主治】补肺,止血,生肌,收敛。用于肺结核咯血,吐血,衄血,外伤出血,疮疡肿毒,皮肤皲裂。

白 及 *Bletilla striata* (Thunb. ex A. Murray) Rchb. f.

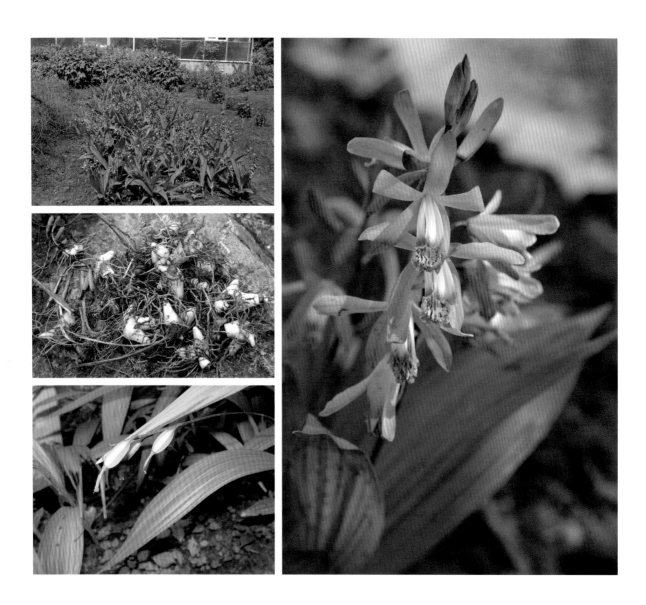

【形态特征】多年生草本，高 30~90cm。假鳞茎近球形或不规则形状。叶 3~6，狭长圆形至披针状椭圆形。花大，紫红或粉色，唇瓣 3 裂，具紫色脉。花期 4~5 月，果期 6~7 月。

【适宜生境】生于海拔 1800m 以下的沟边岩石上阴湿处。

【资源状况】分布于坝区、低山区、中山区。野生资源少见，栽培面积大，产量高，可以大量开发利用。

【入药部位】块茎（白及）。

【功能主治】补肺，止血，生肌，收敛。用于肺结核咯血，吐血，衄血，外伤出血，疮疡肿毒，皮肤皲裂，痈疽肿毒，胃溃疡出血，溃疡疼痛，带状疱疹。

梳帽卷瓣兰 一匹草
Bulbophyllum andersonii (Hook. f.) J. J. Smith

【形态特征】附生，多年生草本。根状茎细长圆柱形，匍匐，节上丛生多数细长须根；假鳞茎膨大，肉质，纺锤形，基部具丝状鞘。叶片肉质，窄长圆形。花葶由假鳞茎基部抽出，细长纤弱，具 2~3 片远离条形苞片；伞状花序顶生，具花数朵；萼片和花瓣近白色，具密的紫红色斑点，唇瓣紫色。花期 2~11 月。

【适宜生境】生于海拔 1400~2000m 的岩石上、树上。

【资源状况】分布于中山区。少见，应加以保护。

【入药部位】全草（一匹草）。

【功能主治】祛风除湿，活血解毒，健脾，止咳。用于肺痨咳嗽，月经不调，风湿。

密花石豆兰 石鸭子、一匹草、果上叶
Bulbophyllum odoratissimum (J. E. Smith) Lindl.

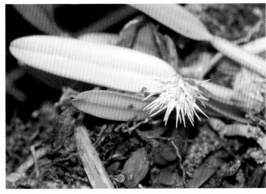
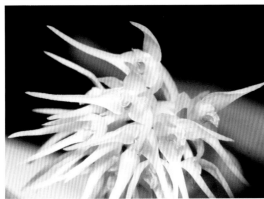
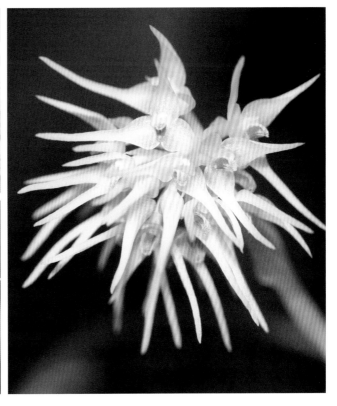

【形态特征】附生，多年生草本。假鳞茎近圆柱状，彼此相距 4~7cm，基部生多数须根。叶单一，近无柄，革质，长圆形。总状花序常下垂，缩短，呈伞形，密生多数花；花白色，后上半部渐变成橙色。蒴果卵形。花期 4~8 月。

【适宜生境】生于岩石上阴湿处。

【资源状况】分布于低山区。少见。

【入药部位】全草（果上叶）。

【功能主治】祛风除湿，活血祛瘀，健脾。用于肺结核，肺痈咳嗽，咽喉肿痛，疝气腹痛，咯血。

泽泻虾脊兰 *Calanthe alismaefolia* Lindl.

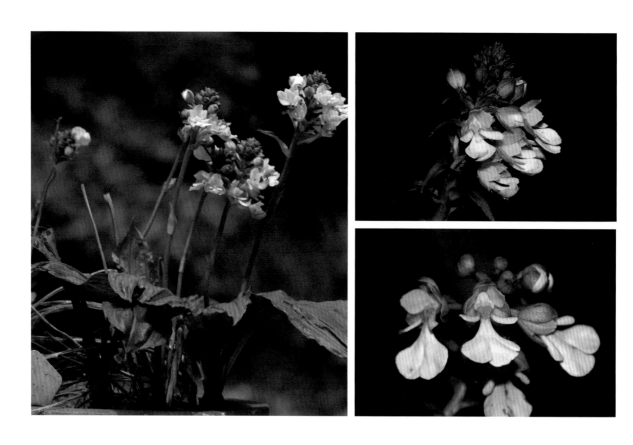

【形态特征】地生，多年生草本。假鳞茎圆柱状，极短，完全被叶鞘所包，具 5~8 枚叶。叶 3~6，基生，椭圆形至卵状椭圆形。花葶出自叶丛中央，长 35~45cm；花白色，有时具蓝紫色斑，唇瓣基部与整个蕊柱翅合生，3 裂，具长爪。花期 6~7 月。

【适宜生境】生于灌木林中阴湿处。

【资源状况】分布于中山区。少见。

【入药部位】全草、根茎。

【功能主治】解毒，活血，祛风。用于瘰疬，风湿痹痛，跌打损伤，骨折。

流苏虾脊兰 九子连环草
Calanthe alpina Hook. f. ex Lindl.

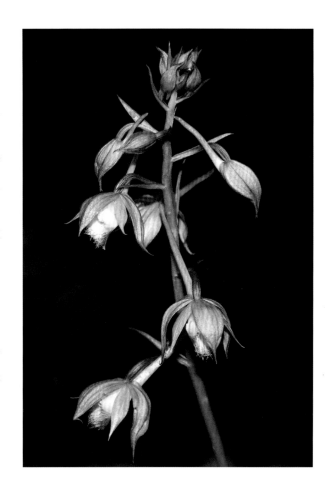

【形态特征】地生，多年生草本。假鳞茎粗短，狭圆锥状，呈横排连生，先端有残存叶鞘纤维，下部生多数须根。叶3，密接互生。总状花序疏生3至10余朵花；中萼片近椭圆形，侧萼片卵状披针形；花瓣狭长圆形至卵状披针形，紫红色，唇瓣与蕊柱中部以下的蕊柱翅合生，不裂。蒴果倒卵状椭圆形。花期6~9月，果期11月。

【适宜生境】生于灌木林中阴湿处。

【资源状况】分布于中山区。少见。

【入药部位】假鳞茎及根（马牙七）。

【功能主治】清胃热，消瘰疬，散结。用于痈肿疮毒，胃热，胃溃疡，慢性肝炎，颈淋巴结结核，慢性咽炎，牙痛，经闭，关节痛，蛇咬伤，跌打损伤。

肾唇虾脊兰 九子连环草
Calanthe brevicornu Lindl.

【形态特征】地生，多年生草本。根状茎通常不明显；假鳞茎粗短，圆锥形，直径约2cm，具3~4枚鞘和3~4枚叶。叶椭圆形或倒卵状披针形。花葶从假茎上端的叶间发出，远高出叶层外，密被短毛；花黄绿色，具粉红色斑纹，花瓣中裂片近肾形或圆形，基部具短爪。花期5~6月。

【适宜生境】生于灌木林中阴湿处。

【资源状况】分布于中山区。少见。

【入药部位】全草。

【功能主治】清热解毒，镇痛，祛风，散瘀。用于风湿痹痛，乳痈，喉痹，瘰疬，多发性脓肿。

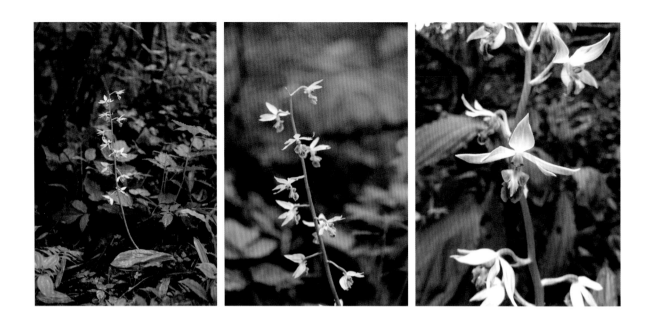

剑叶虾脊兰 *Calanthe davidii* Franch.

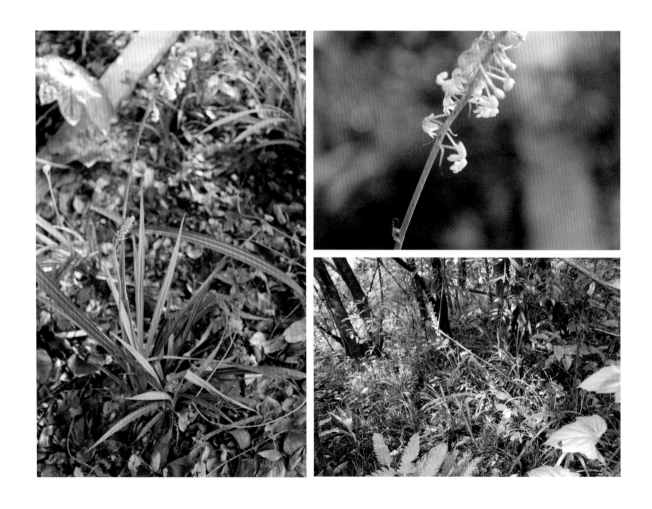

【形态特征】地生，多年生草本。假鳞茎呈横排连生，形如马牙齿，先端有残存叶鞘纤维，须根多。叶 3 或 4，剑形或带状。苞片反卷，狭披针形；唇瓣中裂片先端 2 裂。蒴果卵球形。花期 6~7 月，果期 9~10 月。

【适宜生境】生于灌木林中阴湿处。

【资源状况】分布于中山区。少见。

【入药部位】假鳞茎及根（马牙七）。

【功能主治】清热解毒，散瘀止痛。用于咽喉肿痛，牙痛，脘腹疼痛，腰痛，关节痛，跌打损伤，瘰疬，疮疡，毒蛇咬伤。

虾脊兰　*Calanthe discolor* Lindl.

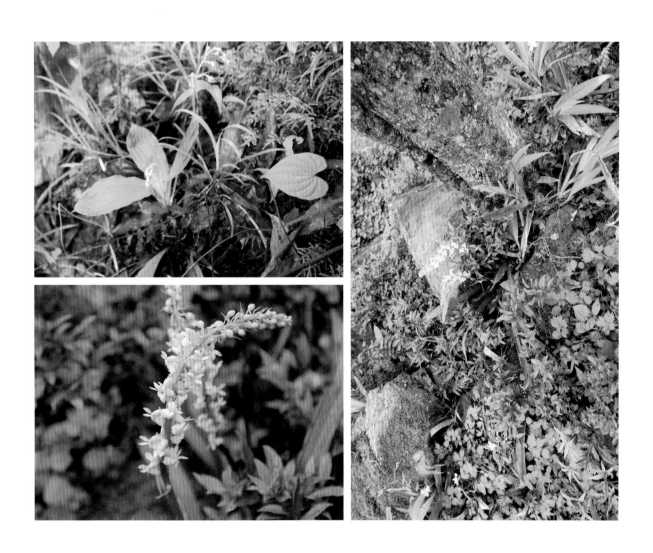

【形态特征】地生，多年生草本。假鳞茎粗短，近圆锥形，节多而密，须根多数，具数枚鞘和3~4枚叶。叶在花期全部展开。总状花序疏生花约10朵；萼片相似，稍斜的椭圆形；花瓣近长圆形或倒披针形，唇瓣轮廓为宽三角，与整个蕊柱翅合生，侧裂片镰状倒卵形或楔状倒卵形，中裂片倒卵状楔形，唇盘上具3条膜片状褶片，延伸到中裂片的中部，前端呈三角形隆起；距圆筒形。蒴果椭圆形，果柄下弯。花期4~5月。

【适宜生境】生于灌木林中阴湿处。

【资源状况】分布于中山区。少见。

【入药部位】地上部分或假鳞茎（硬九子连环草）。

【功能主治】清热解毒，镇痛，祛风，散瘀。用于瘰疬，风湿骨痛，结核，疮痈肿毒，痔疮，跌打损伤。

三棱虾脊兰
九子连环草、铁连环
Calanthe tricarinata Lindl.

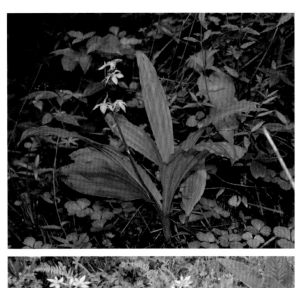
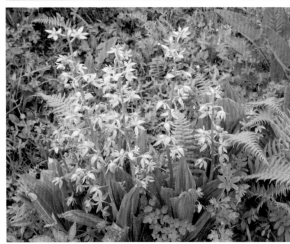
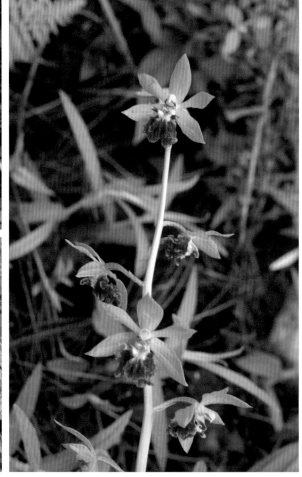

【形态特征】地生，多年生草本。须根多数，肉质，条状，黄色。假鳞茎球形。叶3或4，椭圆形或倒卵状披针形。花萼和花瓣浅黄色；唇瓣红褐色；子房柱状。花期5~6月。

【适宜生境】生于灌木林中阴湿处。

【资源状况】分布于中山区。少见。

【入药部位】根。

【功能主治】清热解毒，镇痛，祛风，散瘀。用于劳伤咳嗽，风湿性关节炎，无名肿毒，喉炎，牙龈肿痛，痈肿疮毒，瘰疬，扁桃体炎，痔疮，跌打损伤。

银 兰 白花草
Cephalanthera erecta (Thunb. ex A. Murray) Bl.

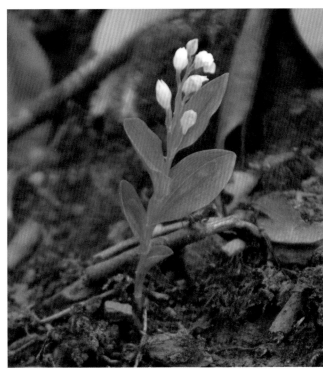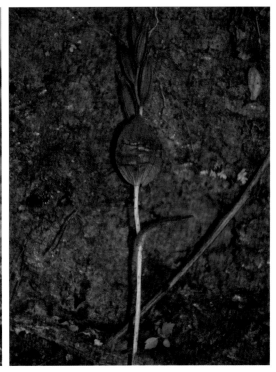

【形态特征】地生，多年生草本。茎纤细，直立，下部具2~4枚鞘，中部以上具2~4（5）枚叶。叶椭圆形至卵状披针形。花序具3~10朵疏散排列的花；萼片长圆状椭圆形，先端急尖或钝，具5脉；花白色，唇瓣基部有距。蒴果狭椭圆形至宽圆柱状。花期4~6月，果期8~9月。

【适宜生境】生于路旁、草坡灌木林下。

【资源状况】分布于中山区。少见。

【入药部位】全草。

【功能主治】清热利湿，解毒。用于风湿痹痛，跌打损伤。

金 兰 黄花草
Cephalanthera falcata (Thunb. ex A. Murray) Bl.

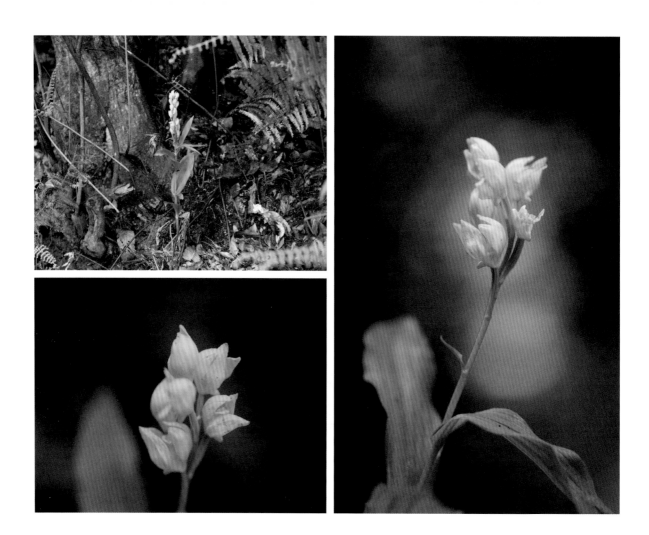

【形态特征】地生，多年生草本，具多数细长的根。茎直立，基部具3~5枚膜质鞘。叶4~7，椭圆形、椭圆状披针形或卵状披针形。苞片很小，短于花梗和子房；花黄色，唇瓣长8~9mm，分前后两部分，基部有距；距明显伸出侧萼片基部之外，先端钝。蒴果狭椭圆状。花期4~5月，果期8~9月。

【适宜生境】生于路旁、草坡灌木林下。

【资源状况】分布于低山区、中山区。少见。

【入药部位】全草。

【功能主治】清热利湿，解毒。用于风湿痹痛，跌打损伤，风湿麻木。

豆瓣兰　*Cymbidium serratum* Schlechter

【形态特征】附生，多年生草本。根比春兰长。叶3~5枚，带状，通常边缘具细齿，比叶兰厚；3~4片叶鞘紧抱有力。花单生或成对；萼片和花瓣绿色，具紫红色中脉。花期2~3月。

【适宜生境】生于700~1200m的荒坡草丛。

【资源状况】分布于低山区。少见。

【入药部位】全草。

【功能主治】祛风除湿，活血止痛。用于肺痨咳嗽，月经不调，风湿痹痛。

杜鹃兰　山慈姑、泥鞭子、冰球子
Cremastra appendiculata (D. Don) Makino

【标本采集号】511423140418250LY

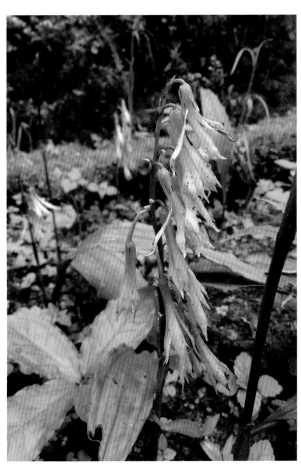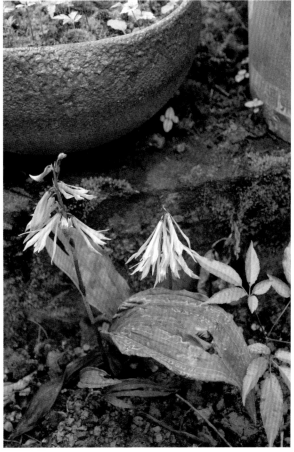

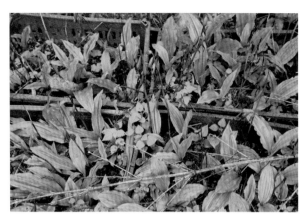
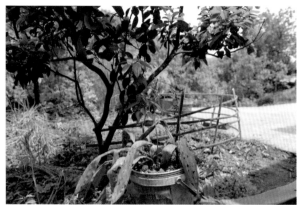

【形态特征】地生，多年生草本。假鳞茎聚生，卵球形或近球形，膨大部分有 2~3 条微突的环节，顶生 1 叶。总状花序具 5~22 花，花偏向一侧，紫红色；萼片狭倒针形至匙形，顶端渐尖或急尖成近狭线形；侧萼片略斜歪；花瓣狭披针形，唇瓣线形，3 裂，侧裂片近线形，中裂片卵形至狭长圆形；合蕊柱纤细，略短于萼片。蒴果椭圆形，下垂。花期 4~6 月，果期 9~12 月。

【适宜生境】生于海拔 800~1800m 的灌木林下阴湿处。

【资源状况】分布于低山区、中山区。野生资源少见，有人工栽培，可以开发利用。

【入药部位】假鳞茎（山慈菇）。

【功能主治】清热解毒，化痰散结。用于痈肿疔毒，瘰疬痰核，毒蛇咬伤，癥瘕痞块。

建 兰 兰草
Cymbidium ensifolium (L.) Sw.

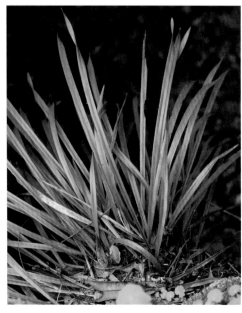
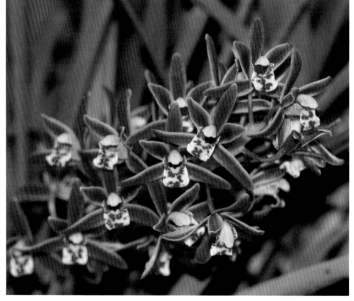

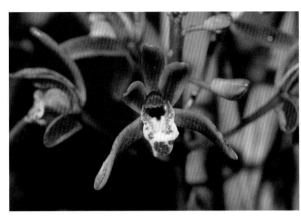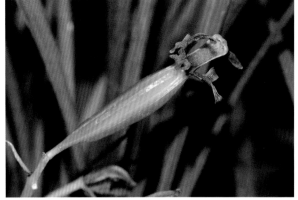

【形态特征】地生，多年生草本。须根海绵质，长绳状，稍肥厚。叶纵生，2~4（~6）枚，带状。总状具花 3~9（~13）花，芳香；花通常淡黄绿色，具紫色斑点，中脉上有几个红色斑点。蒴果椭圆形。花期 6~10 月，果期 12 月至翌年 2 月。

【适宜生境】生于灌木林下阴湿处。

【资源状况】分布于低山区、中山区。常见。

【入药部位】根或全草（兰草）。

【功能主治】祛风，理气，收敛止带。用于咳嗽吐血，肠风，血崩，淋病，白浊，白带异常，跌打损伤，痈肿。

多花兰　兰草、夏兰
Cymbidium floribundum Lindl.

【形态特征】附生，多年生草本。须根丛生，肉质，柱状，黄白色。假鳞茎粗大，长圆形。叶通常 5~6 枚，带状。花序具密集的 10~40 花；萼片窄长圆形，长 1.6~1.8cm；花瓣窄椭圆形，长 1.4~1.6cm，唇瓣白色，近卵形，长 1.6~1.8cm，3 裂，侧裂片与中裂片有紫红色斑，褶片黄色，侧裂片直立，具小乳突，中裂片具小乳突；花粉团 2 个，三角形。蒴果近长圆形，长 3~4cm。花期 4~8 月，果期 10~12 月。

【适宜生境】生于海拔 1200~2500m 的山坡、林下、岩石上。

【资源状况】分布于中山区、高山区。罕见。

【入药部位】根或全草（兰草）。

【功能主治】清热解毒，滋阴润肺，化痰止咳。用于瘰疬，石淋，小儿夜啼，淋浊，带下病，疮疖。

春 兰 _{兰草}
Cymbidium goeringii (Rchb. f.) Rchb. f.

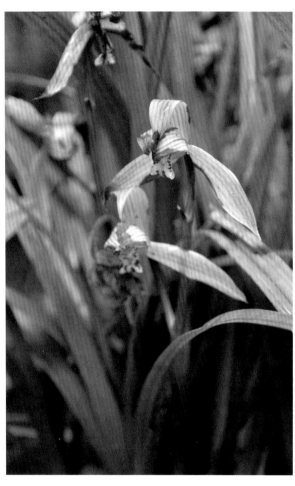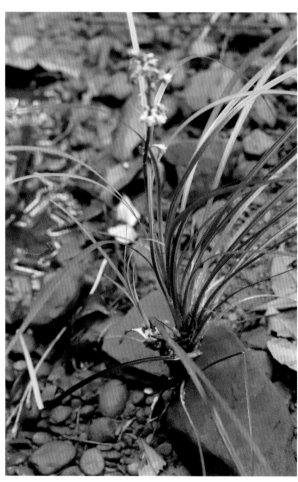

【形态特征】地生，多年生草本。根多数，白色，稍肉质。假鳞茎卵状，小，密集成簇。叶丛生，叶长 20~40cm，宽 5~9mm。花单生，颜色变化较大；唇瓣强烈外弯，较萼片短，白色带赤紫斑。蒴果。花期 1~3 月。

【适宜生境】生于灌木林下阴湿处，多为栽培。

【资源状况】分布于中山区。常见。

【入药部位】根或全草。

【功能主治】祛风，理气，收敛止带。用于咳嗽吐血，肠风，血崩，淋病，白浊，白带异常，跌打损伤。

虎头兰 蝉兰、大花蕙兰
Cymbidium hookerianum Rchb. f.

【形态特征】附生，多年生草本。假鳞茎狭椭圆形至狭卵形，长 3~8cm，宽 1.5~3cm，大部分包藏于叶基之内。叶 4~6（~8），带状。萼片和花瓣苹果绿色或黄绿色，基部具几个深红色斑点或偶有淡红褐色斑；唇瓣白色或乳黄色；侧裂片与中裂片上有栗色斑点与斑纹。花期 1~4 月，果期 6~8 月。

【适宜生境】生于海拔 1100~2700m 的山坡、林下、岩石上。

【资源状况】分布于低山区、中山区、高山区。罕见。

【入药部位】全草。

【功能主治】清肺，止咳，祛风。用于肺热咳嗽，痰中带血，风湿痹痛。

寒　兰 *Cymbidium kanran* Makino

【形态特征】附生，多年生草本。假鳞茎狭卵状，包藏于叶基之内。叶 3~5（~7），深绿色。花具香气；萼片和花瓣淡黄绿色具紫红色斑纹；花瓣常为狭卵形或卵状披针形；唇瓣近卵形，淡黄色，具紫红色斑点；蕊柱稍向前弯曲，两侧有狭翅。蒴果狭椭圆形，长约 4.5cm，宽约 1.8cm。花期 8~12 月，果期翌年 2~4 月。

【适宜生境】生于山坡下阴湿处，各地有栽培。

【资源状况】分布于低山区、中山区。少见。

【入药部位】根。

【功能主治】祛风除湿，消肿止痛。用于风湿骨痛，痈肿疮毒，跌打损伤。

兔耳兰 搜山虎、宽叶兰
Cymbidium lancifolium Hook.

【形态特征】半附生，多年生草本。假鳞茎近扁圆柱形或狭梭形，有节，多少裸露，顶端聚生叶 2~4 枚。叶倒披针状长圆形至狭椭圆形。花葶从假鳞茎下部侧面节上发出，直立，长 8~20cm 或更长；花序具花 2~6 朵；萼片和花瓣白色或淡绿色，有时中脉紫褐色；唇瓣白色或淡绿色，具紫栗色斑。花期 5~8 月，果期 10~12 月。

【适宜生境】生于海拔 400~2200m 的疏林下、竹林下、林缘、阔叶林下或溪谷旁的岩石上、树上或地上。

【资源状况】分布于坝区、低山区、中山区。常见。

【入药部位】全草。

【功能主治】祛风，除湿，活血消肿，利尿，祛瘀。用于风湿性关节炎，跌打损伤，筋骨疼痛。

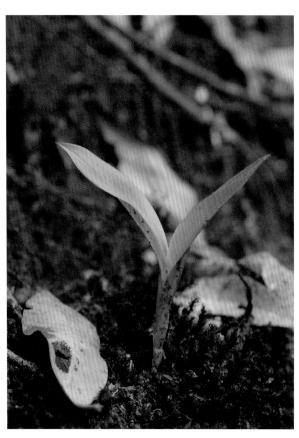
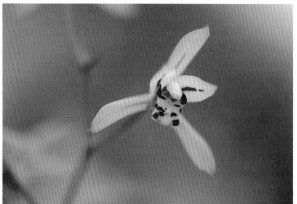
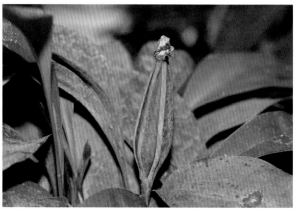

墨 兰 *Cymbidium sinense* (Jackson ex Andr.) Willd.

【形态特征】附生，多年生草本。假鳞茎卵球形，长 2.5~6cm，宽 1.5~2.5cm，包藏于叶基之内。叶 3~5 枚，暗绿色，宽 2~3cm。花葶长于叶；总状花序多花；花有香气，色泽变化较大，较常为暗紫色或紫褐色而具浅色唇瓣，也有黄绿色、桃红色或白色。蒴果狭椭圆形，长 6~7cm，宽 1.5~2cm。花期 10 月至翌年 3 月，果期 12 月至翌年 5 月。

【适宜生境】生于山地林下草丛，各地有栽培。

【资源状况】分布于低山区、中山区。少见。

【入药部位】全草。

【功能主治】理气，活血，止痛。用于跌打损伤，风湿痹痛。

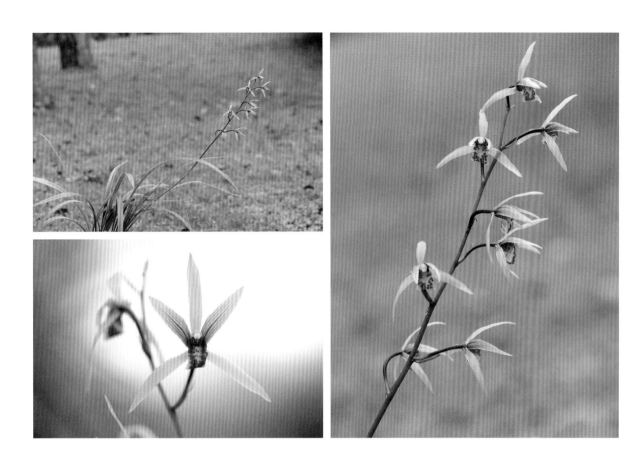

紫点杓兰 *Cypripedium guttatum* Sw.

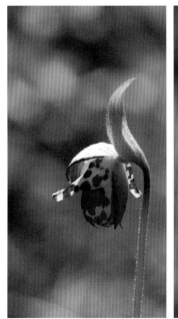 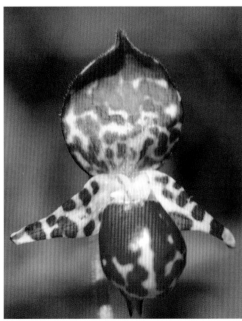 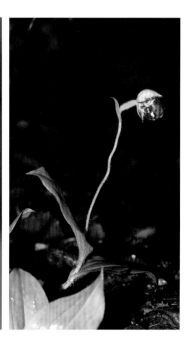

【形态特征】地生，多年生草本，具细长而横走的根状茎。茎直立，被短柔毛和腺毛，基部具数枚鞘，顶端具叶。叶 2 枚，极罕 3 枚，椭圆形、卵形或卵状披针形，具平行脉。花序顶生，具 1 花；花序柄密被短柔毛和腺毛；花苞片叶状，卵状披针形，通常长 1.5~3cm；花瓣常近匙形或提琴形，白色杂以紫红色或褐红色斑，唇瓣深囊状，钵形或深碗状，多少近球形，长与宽各约 1.5cm，具宽阔的囊口。花期 5~7 月，果期 8~9 月。

【适宜生境】生于 2500~3500m 灌木林下。

【资源状况】分布于高山区。少见。

【入药部位】全株。

【功能主治】活血祛瘀，行水消痰。用于劳伤咳嗽，跌打损伤，风湿痹痛，淋证等。

绿花杓兰 敦盛草
Cypripedium henryi Rolfe

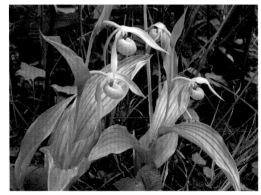
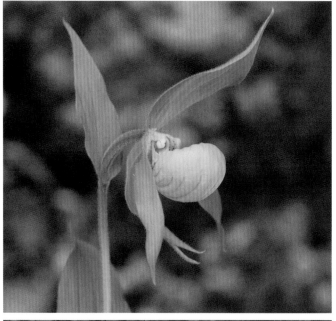
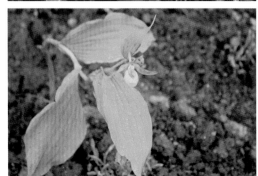
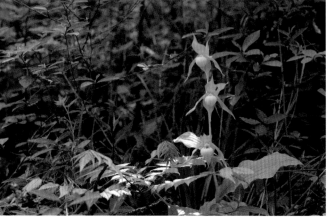
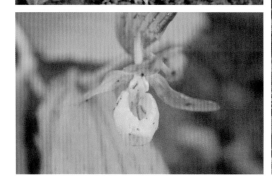

【形态特征】地生，多年生草本，高 30~60cm。根状茎粗壮。茎生叶 4~5 枚，椭圆形至卵状披针形。总状花序顶生，通常具花 2~3 朵，每花有 1 枚叶状苞片；花绿色至绿黄色；子房条形，被白色短柔毛。花期 4~5 月，果期 7~9 月。

【适宜生境】生于灌木林或竹林下阴湿处。

【资源状况】分布于低山区、中山区。少见。

【入药部位】根（龙舌箭）。

【功能主治】理气止痛。用于胃寒腹痛，腰腿疼痛，跌打损伤。

大花杓兰
敦盛草
Cypripedium macranthum Sw.

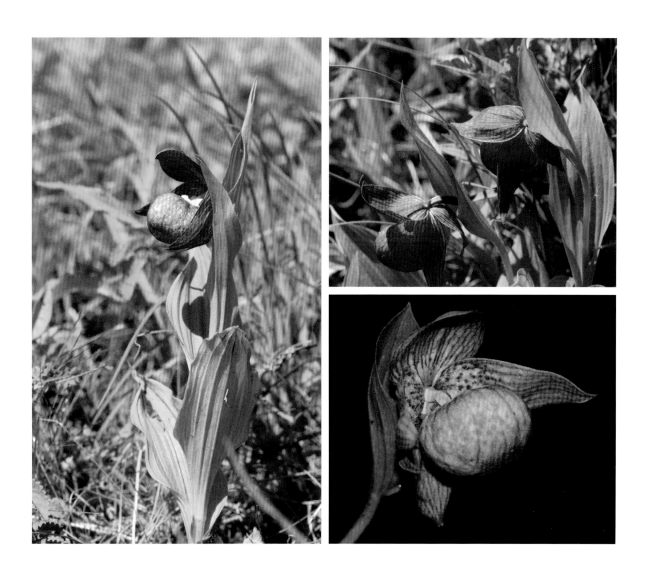

【形态特征】地生，多年生草本。根状茎粗壮；茎直立。叶 3 或 4，椭圆形或椭圆状卵形。花序顶生，具 1 花，罕见 2 花；中萼片宽卵状椭圆形或卵状椭圆形，长 4~5cm，宽 2.5~3cm；花红色或粉色，通常具深色斑纹，极少白色，唇瓣深囊状，近球形或椭圆形，长 4.5~5.5cm；囊口较小，直径约 1.5cm，囊底有毛。花期 6~7 月，果期 8~9 月。

【适宜生境】生于灌木林或竹林下阴湿处。

【资源状况】分布于中山区。少见。

【入药部位】根和根茎（蜈蚣七）。

【功能主治】利尿，消肿，活血祛瘀，镇痛。用于全身浮肿，风湿疼痛，白带过多，淋证，咳嗽，跌打损伤，劳伤。

叠鞘石斛 迭鞘石斛、黄草
Dendrobium aurantiacum Rchb. f. var. *denneanum* (Kerr) Z. H. Tsi

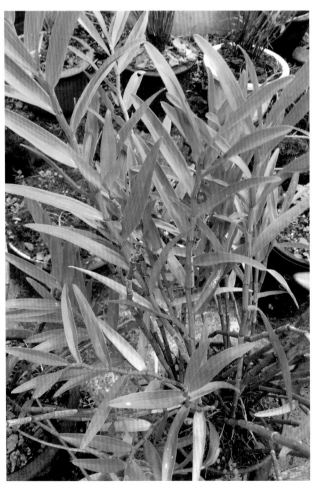
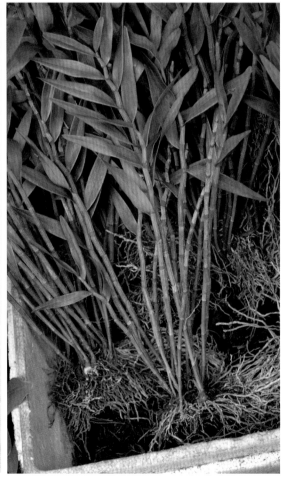

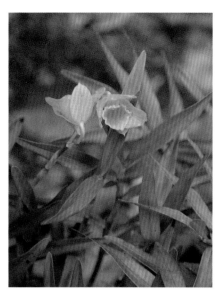
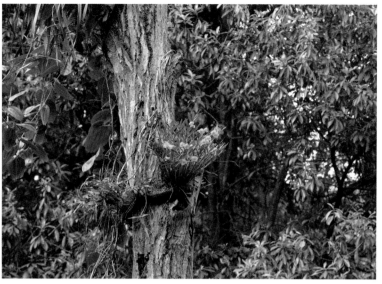

【形态特征】附生，多年生草本，长 22~40cm。茎圆柱形，基部呈纺锤形，直径 4mm 以上，不分枝，具多数节。叶倒披针形，宽 1.8~4.5cm。中萼片长椭圆形，侧萼片长圆形；花橘黄色，唇瓣中央褐紫色或外面具大的紫色斑点。花期 5~7 月，果期 8 月。

【适宜生境】栽培于海拔 900m 以下的树上、石壁上。

【资源状况】分布于坝区、低山区。野生资源少见，应加以保护。栽培产量比较大，可以适度开发利用。

【入药部位】全株。

【功能主治】益胃生津，滋阴清热。用于热病津伤，口干烦渴，胃阴不足，食少干呕，病后虚热不退，阴虚火旺，骨蒸劳热，目暗不明，筋骨痿软。

评　述　川产道地药材，主产于雅安市（石棉）、乐山市（夹江）。

细叶石斛 *Dendrobium hancockii* Rolfe

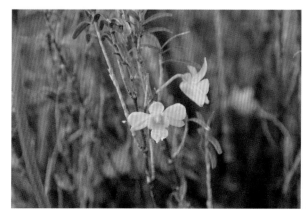
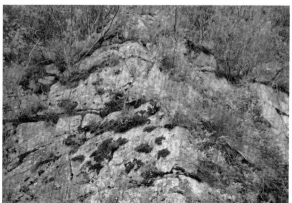

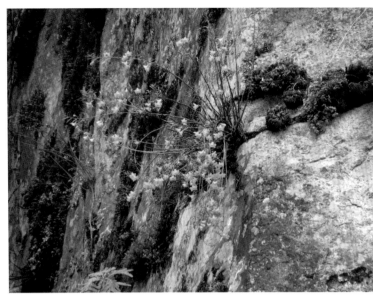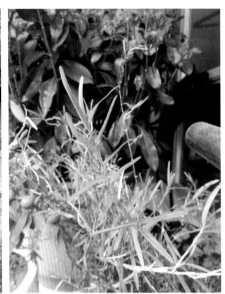

【形态特征】附生，多年生草本。茎细长分枝，质地较硬，圆柱形或有时基部上方有数个节间膨大而形成纺锤形，具纵槽或条棱，干后深黄色或橙黄色，有光泽。叶线形，宽 3~6mm。总状花序长 1~2.5cm，具花 1~2 朵；萼片和花瓣金黄色；唇瓣金黄色，侧裂片里面具几个红色条纹，唇盘通常淡绿色。花期 5~6 月。

【适宜生境】生于海拔 700~1500m 的树上、岩石上。

【资源状况】分布于低山区、中山区。常见。

【入药部位】茎。

【功能主治】益胃生津，滋阴清热。用于热病津伤，口干烦渴，胃阴不足，食少干呕，病后虚热不退，阴虚火旺，骨蒸劳热，目暗不明，筋骨痿软。

细茎石斛 黄草
Dendrobium moniliforme (L.) Sw.

【形态特征】附生，多年生草本。茎长 10~20cm，或更长，直径 3~5mm，具多节，节间长 2~4cm，干后金黄色或黄色带深灰色。总状花序 2 至数个，生于茎中部以上具叶和落了叶的老茎上，通常具花 1~3 朵；花苞片干膜质，浅白色带褐色斑块，卵形，先端钝；花白色，有时带粉红色，唇瓣卵状披针形，唇盘在两侧裂片之间密布短柔毛，基部常具 1 个椭圆形胼胝体，近中裂片基部，通常具 1 个紫红色、淡褐色或浅黄色的斑块。花期 5 月。

【适宜生境】栽培或野生于树上。

【资源状况】分布于中山区。常见。

【入药部位】茎。

【功能主治】益胃生津，滋阴清热。用于热病津伤，口干烦渴，胃阴不足，食少干呕，病后虚热不退，阴虚火旺，骨蒸劳热，目暗不明，筋骨痿软。

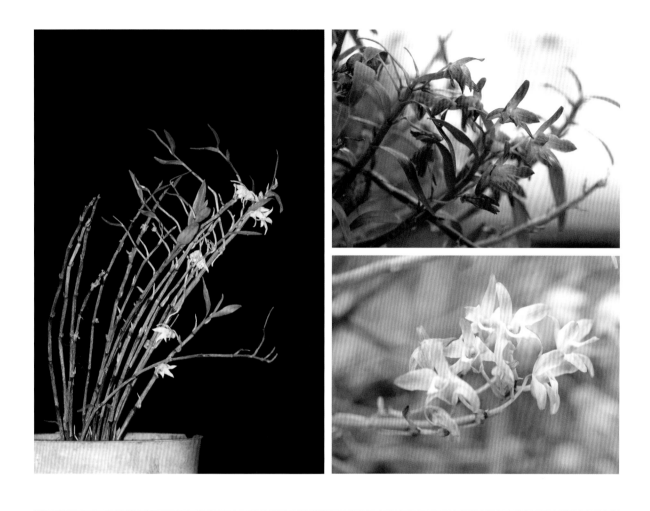

石　斛
栽秧花、取丝花
Dendrobium nobile Lindl.

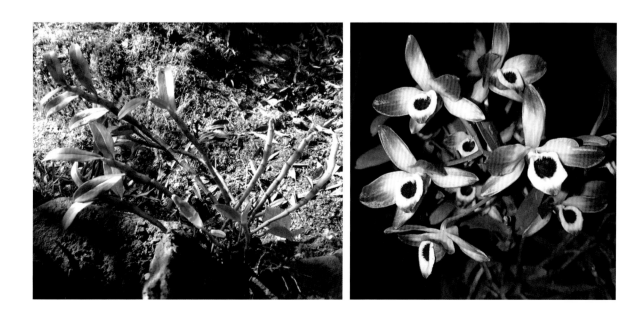

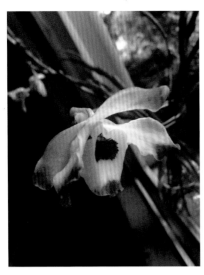
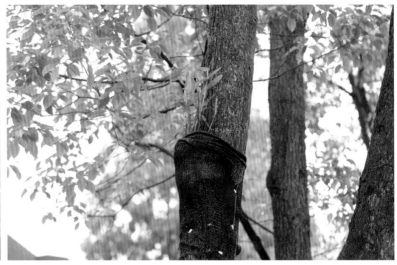

【形态特征】附生，多年生草本。茎丛生，高 30~50cm，多节，黄绿色，上部稍扁平而微弯曲上升，下部常收窄为圆柱状，基部膨大成蛇头状或卵球状。叶长圆形。花大，白色带淡紫色的先端，有时淡紫红色；唇瓣基部两侧具紫红色斑纹。蒴果。花期 5~6 月。

【适宜生境】生于海拔 2000m 以下的树上或石上，大量栽培。

【资源状况】分布于坝区、低山区、中山区。常见，应该加强开发利用。

【入药部位】茎。

【功能主治】益胃生津，滋阴清热。用于热病津伤，口干烦渴，胃阴不足，食少干呕，病后虚热不退，阴虚火旺，骨蒸劳热，目暗不明，筋骨痿软。

评　述　川产道地药材，主产于泸州市（合江、泸县）。

火烧兰 小花火烧兰
Epipactis helleborine (L.) Crantz

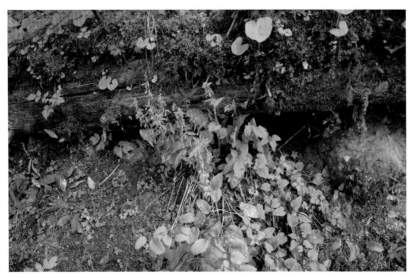
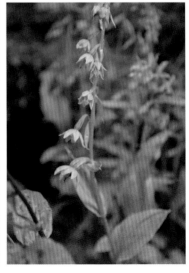

【形态特征】地生，多年生草本，高 20~65cm。根状茎短，断面鲜黄色。叶 4~7，卵状圆形、卵形或椭圆状披针形，稀披针形。花通常下垂，绿色或淡紫色。蒴果纺锤形，黄褐色。种子多数，黑色。花期 6~7 月，果期 9 月。

【适宜生境】生于林下或草坡上。

【资源状况】分布于中山区。少见。

【入药部位】根及根茎（膀胱七）。

【功能主治】理气活血，消肿解毒。用于热病伤津，口干烦渴，胃阴不足，食少干呕，病后虚热，阴虚火旺。

大叶火烧兰 *Epipactis mairei* Schltr.

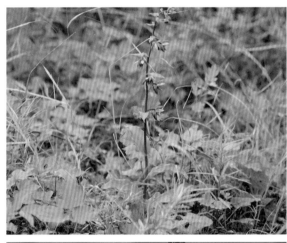

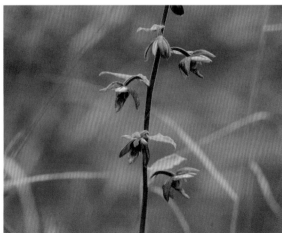

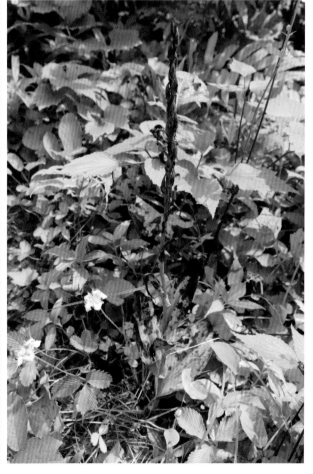

【形态特征】地生，多年生草本，高达 60cm。叶 5~8 枚。总状花序具花 10~20 朵；花黄绿色带紫色、紫褐色或黄褐色，下垂；唇瓣中部稍缢缩而成上下唇，下唇中央具 2~3 条鸡冠状褶片。蒴果椭圆形。花期 6~7 月，果期 9 月。

【适宜生境】生于林下或草坡上。

【资源状况】分布于中山区。少见。

【入药部位】根茎和根（兰竹参）。

【功能主治】理气活血，消肿解毒。用于气滞胸痛，风湿痹痛，肢体麻木，关节屈伸不利，疮疡肿毒，跌打损伤。

山珊瑚 公子天麻
Galeola faberi Rolfe

【形态特征】地生，多年生菌类寄生草本，高 40~100cm，全株黄褐色。根状茎粗大，近匍匐。鳞片叶互生。总状花序，花多数；花黄色，里面稀被短的锈色绒毛；唇瓣不裂。种子微小，周边有翅。花期 5~7 月。

【适宜生境】生于灌木林下或荒草丛中。

【资源状况】分布于中山区。常见。

【入药部位】全草或果实。

【功能主治】祛风除湿，利水通淋。用于风湿骨痛，肺痨咳嗽，小便淋涩。

毛萼山珊瑚 公子天麻
Galeola lindleyana (Hook. f. et Thoms.) Rchb. f.

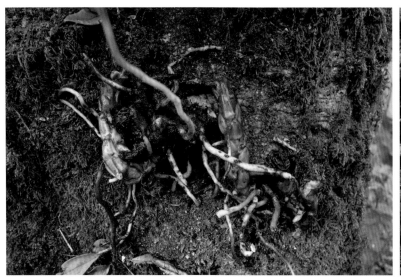
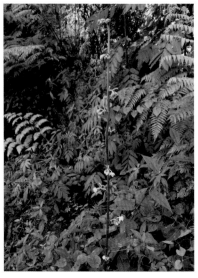

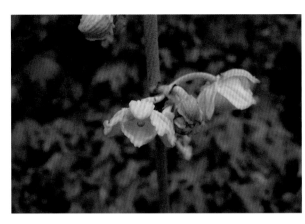
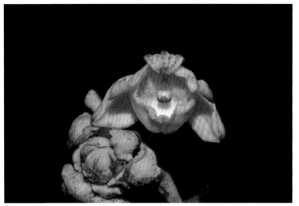

【形态特征】地生，多年生高大半灌木，高 1~3m。根状茎粗大；茎直立，红棕色，多少被毛。圆锥花序由顶生的和侧生的总状花序组成，花数朵至 10 余朵；花黄色，背面密生短锈色绒毛。果实似荚果，淡棕色。花期 5~8 月，果期 7~10 月。

【适宜生境】生于海拔 1500m 以下的灌木林下或荒草丛中。

【资源状况】分布于坝区、低山区、中山区。少见，应加强保护。

【入药部位】全草。

【功能主治】祛风除湿，利水通淋。用于风湿骨痛，肺痿咳嗽，小便淋涩。

天 麻 赤箭
Gastrodia elata Bl.

【标本采集号】511423140627959LY

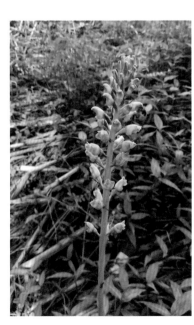
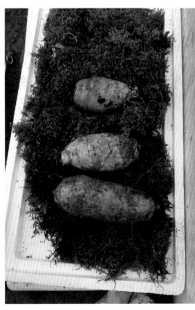
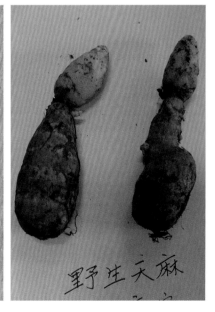

【形态特征】菌类寄生腐生草本，高 30~150cm。根状茎肥厚，肉质，通常椭圆状；茎直立，无绿叶，下部被数枚膜质鞘。花橙色、淡黄色、蓝绿色或黄白色；唇瓣明显 3 裂，长圆状卵形。蒴果倒卵状椭圆形。种子细小，粉末状。花、果期 5~7 月。

【适宜生境】生于海拔 1800m 以下的荒地、荒坡或林下。

【资源状况】分布于坝区、低山区、中山区。野生资源少见，应加强保护。人工栽培面积大，产量高，可以大量开发利用。

【入药部位】块茎。

【功能主治】祛风定惊，通血脉，益气。用于抽搐惊痫，手足不能动，肝风内动所致的头痛眩晕，眼圈黑，破伤风，头风，头痛，肢体麻木，半身不遂，腰膝疼痛。

【评　述】川产道地药材，主产于乐山市（峨眉山）、雅安市（荥经）、绵阳市（平武）。

大花斑叶兰　*Goodyera biflora* (Lindl.) Hook. f.

【形态特征】地生，多年生草本。根状茎伸长，茎状，匍匐，具节；茎直立，具叶 4~5 枚。叶片具白色均匀细脉连接成的网状脉纹。总状花序通常具花 2 朵，常偏向一侧；花大，长管状，白色或带粉红色，唇瓣白色，线状披针形，长 1.8~2cm，基部凹陷，呈囊状，内面具多数腺毛。花期 2~7 月。

【适宜生境】生于路旁灌木林下。

【资源状况】分布于中山区。罕见。

【入药部位】全草。

【功能主治】清热解毒，行气活血。用于风湿关节痛，半身不遂，跌打损伤。

高斑叶兰　石凤丹
Goodyera procera (Ker-Gawl.) Hook.

【形态特征】地生，多年生草本，高 15~80cm。茎直立，肉质，黄绿色。叶 5~11 枚，长圆状椭圆形至狭卵状椭圆形。花白色带淡绿色斑，花冠 3 裂，花瓣匙形，唇盘上具 2 胼胝体。蒴果内含种子多数。花期 4~5 月。

【适宜生境】生于沟边灌木丛下阴湿处。

【资源状况】分布于中山区。少见。

【入药部位】全草（石凤丹）。

【功能主治】祛风除湿，活血调经。用于风湿骨痛，风寒湿痹，半身不遂，跌打损伤。

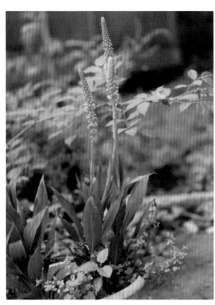
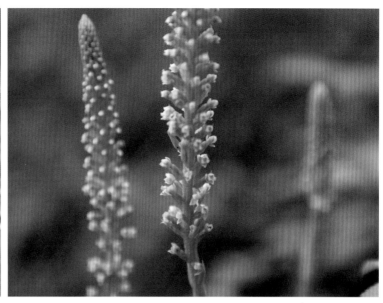

小斑叶兰 蛇皮兰、小钓鱼竿
Goodyera repens (L.) R. Br.

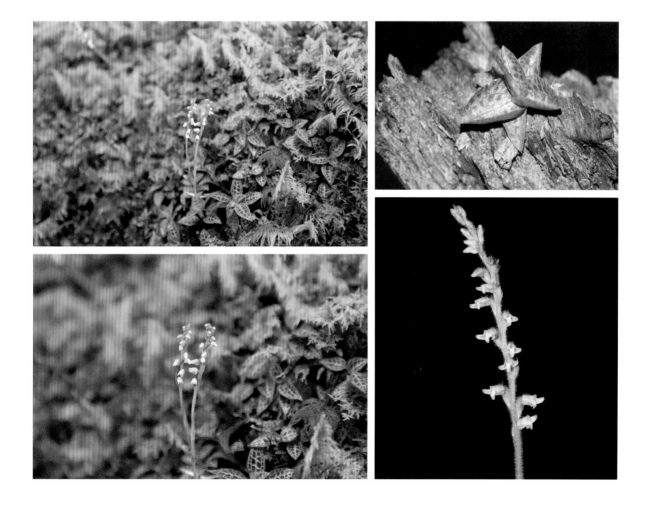

【**形态特征**】地生，多年生草本。根状茎伸长，茎状，匍匐，具节；茎直立，绿色，具 5~6 枚叶。叶卵形或卵状椭圆形。花茎直立或近直立，被白色腺状柔毛，具 3~5 枚鞘状苞片；总状花序具花几朵至 10 余朵，花密生，多少偏向一侧；花白色带绿色斑；萼片背面被或多或少腺状柔毛，具 1 脉；唇瓣卵形，长 3~3.5mm，基部凹陷，呈囊状。花期 7~8 月。

【**适宜生境**】生于林下阴湿处。

【**资源状况**】分布于低山区、中山区。常见。

【**入药部位**】全草。

【**功能主治**】润肺止咳，补肾益气，消肿解毒，行气活血。用于肺痨咳嗽，支气管炎，头晕乏力，阳痿，跌打损伤，神经衰弱，骨节疼痛，咽喉肿痛，毒蛇咬伤，乳痈，疮疖。

斑叶兰

大斑叶兰、蛇皮兰、小钓鱼竿
Goodyera schlechtendaliana Rchb. f.

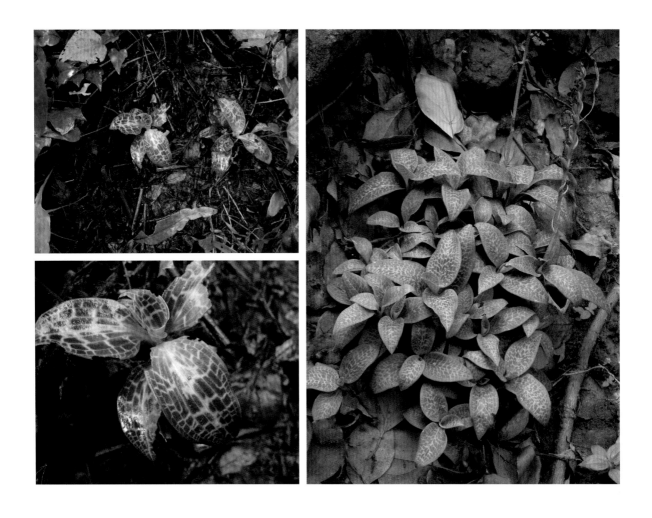

【形态特征】地生，多年生草本，高 12~30cm。地下茎白色，肉质，匍匐状。叶在茎上簇生或疏生，上面绿色，具灰白色斑纹，背面淡绿色。总状花序具 5 至 20 余朵疏生而近偏向一侧的花；花白色或带粉红色；萼片背面被柔毛，中萼片狭椭圆状披针形，舟状；唇瓣卵形。蒴果外面密生绵毛。花期 8~10 月。

【适宜生境】生于林下阴湿处。

【资源状况】分布于低山区、中山区。少见。

【入药部位】全草。

【功能主治】解毒，祛风。用于蛇咬伤。

绒叶斑叶兰　金线盘
Goodyera velutina Maxim.

【形态特征】地生，多年生草本。根状茎伸长，茎状，匍匐，具节；茎直立，暗红褐色，具 3~5 枚叶。叶片上面深绿色或暗紫绿色，天鹅绒状，沿中肋具 1 条白色带，背面紫红色，具柄。花茎被柔毛；总状花序具花 6~15 朵；花瓣斜长圆状菱形，淡红褐色或白色，唇瓣基部呈囊状，内面有腺毛，前部舌状，舟形，先端向下弯。花期 9~10 月。

【适宜生境】生于林下阴湿处。

【资源状况】分布于低山区、中山区。罕见。

【入药部位】全草。

【功能主治】解毒，活血，止痛，清热。用于风湿关节痛，半身不遂，跌打损伤。

手　参　佛掌参
Gymnadenia conopsea (L.) R. Br.

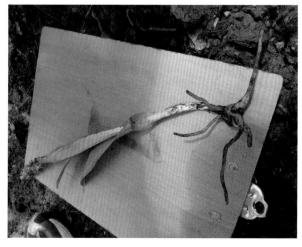
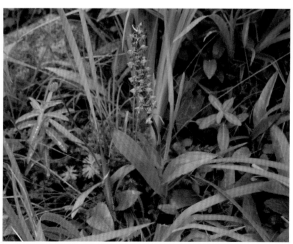

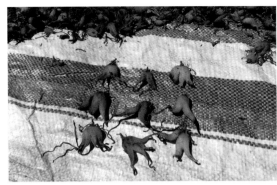
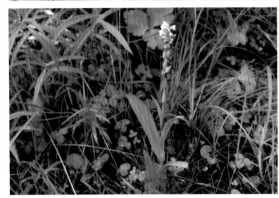
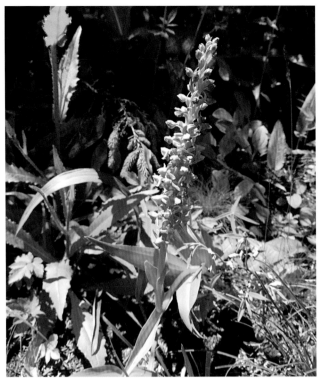

【形态特征】地生，多年生草本，高 20~60cm。块茎卵状，肉质，下部掌状分裂，裂片细长，具多数短且细的裂纹；茎基部具 2~3 枚筒状鞘。总状花序密生多花，圆柱状；花粉色，稀淡粉白色。蒴果长圆形。花期 7~8 月。

【适宜生境】生于灌木林下或草丛中。

【资源状况】分布于高山区。罕见，应加以保护。

【入药部位】块茎。

【功能主治】补血养气，生津止渴。用于气血亏虚，肺痨咳嗽，肾虚腰痛，阳痿，遗精，白带异常，月经不调。

西南手参 佛掌参
Gymnadenia orchidis Lindl.

【形态特征】地生，多年生草本。块茎卵圆形，长 1~3cm，肉质，下部掌状分裂，裂片细长。叶椭圆形或椭圆状长圆形。总状花序具多数密生的花；花紫红色或粉色，稀带白色斑；唇瓣向前伸展，宽倒卵形，前部 3 裂，中裂片较侧裂片稍大或等大，三角形。花期 5~8 月。

【适宜生境】生于灌木林下或草丛中。

【资源状况】分布于高山区。常见，可以开发利用。

【入药部位】块茎。

【功能主治】补血养气，生津止渴。用于气血亏虚，肺痨咳嗽，肾虚腰痛，阳痿，遗精，白带异常，月经不调。

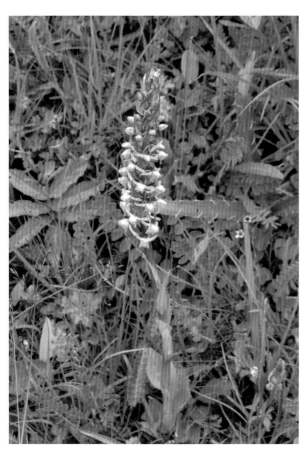

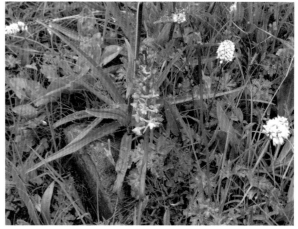

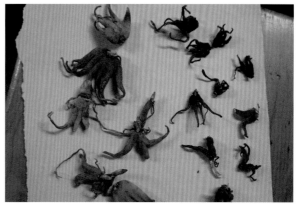

毛葶玉凤花　双肾草

Habenaria ciliolaris Kraenzl.

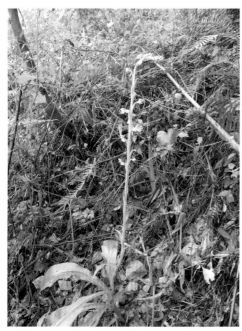

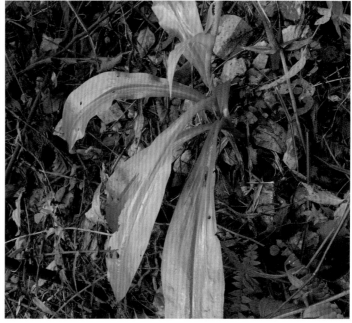

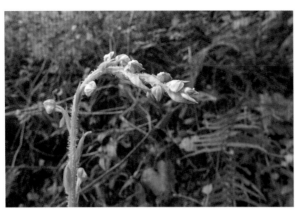
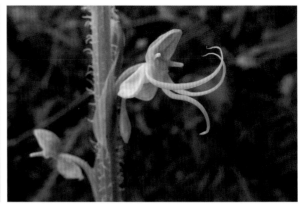

【形态特征】地生，多年生草本。块茎肉质。叶椭圆状披针形、倒卵状匙形或狭椭圆形。花葶具被有柔毛的棱；总状花序具花6~15朵，长9~23cm；花绿白色；唇瓣较萼片长，基部3深裂，裂片极狭窄，丝状，并行，向上弯曲，中裂片长16~18mm，下垂，基部无胼胝体。花期7~9月。

【适宜生境】生于灌木林下或草丛中。

【资源状况】分布于中山区。少见。

【入药部位】块茎。

【功能主治】壮腰补肾。用于阳痿，遗精，肾虚腰痛，血虚白带，小便涩痛。

长距玉凤花 双肾草
Habenaria davidii Franch.

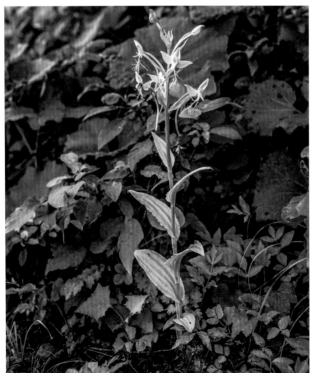
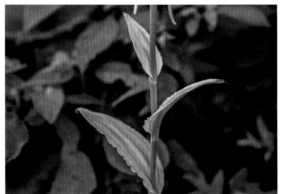
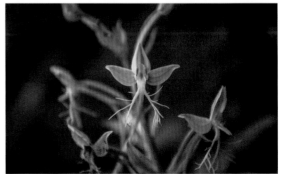

【形态特征】地生，多年生草本。块茎肉质，长圆形，粗大。叶卵形、卵状长圆形或长圆状披针形。总状花序具花 4~15 朵，长 4~21cm；花苞片披针形，长达 4.5cm，宽约 1cm，先端渐尖，下部的长于子房；子房圆柱形；唇瓣在基部以上 3 深裂，基部具短爪，侧裂片深裂，细裂片 7~10 条，丝状；距很长。花期 6~8 月。

【适宜生境】生于荒坡或草丛中。

【资源状况】分布于中山区。常见。

【入药部位】块茎。

【功能主治】壮腰补肾。用于肾虚腰痛，血虚白带。

厚瓣玉凤花　鸡肾草
Habenaria delavayi Finet

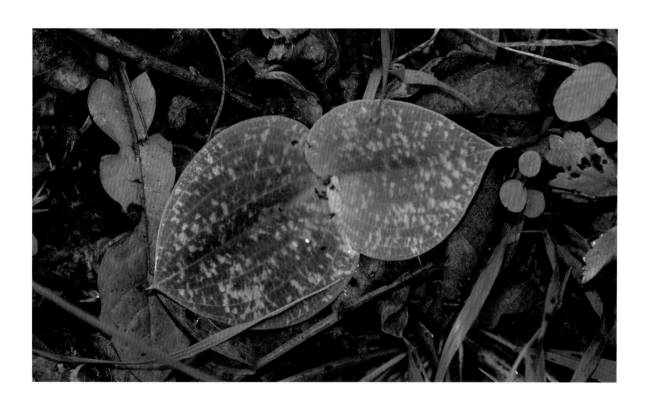

【形态特征】地生草本，高 15~25cm。根状茎粗短，下部生白色肉质纺锤形块根 2 个；块茎长圆形或卵形；茎基部多具 3 叶，莲座状。叶片圆形或卵形。总状花序疏生 7~20 花；花白色；花瓣线形；唇瓣近基部 3 深裂，侧裂片狭楔形，中裂片线形；距下垂。蒴果。花期 6~8 月。

【适宜生境】生于高山灌林荒坡草丛。

【资源状况】分布于高山区。少见。

【入药部位】块茎。

【功能主治】温肾壮阳。用于肾虚腰痛，血虚白带。

鹅毛玉凤花 鸡肾草
Habenaria dentata (Sw.) Schltr.

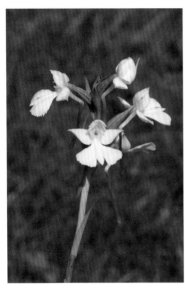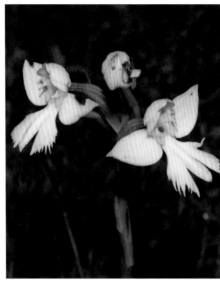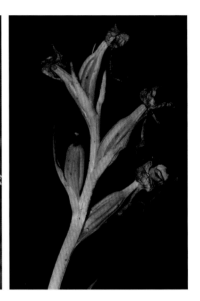

【形态特征】地生，多年生草本，高 30~60cm。块茎常 2 个并生，卵形或长圆形；茎基部有鞘状叶。叶 2~5 片互生，长圆形。花瓣披针形，白色；唇瓣 3 裂，基部具短爪，侧裂片近菱形或扇形；距长于子房；子房长约 2cm。花期 8~10 月。

【适宜生境】生于荒坡或草丛中。

【资源状况】分布于中山区。少见，应加以保护。

【入药部位】块茎（双肾参）。

【功能主治】壮腰补肾。用于肺虚咳嗽，肾炎水肿，睾丸炎，腰痛。

裂瓣角盘兰 鸡肾草
Herminium alaschanicum Maxim.

【形态特征】地生，多年生草本。块茎圆球形；茎基部具 2~3 枚筒状鞘，具叶 2~4 枚。总状花序具多数花；花绿色，垂头钩曲；侧萼片卵状披针形至披针形；花瓣中部骤狭成尾状且肉质增厚；唇瓣近长圆形，基部凹陷具距；距下垂。花期 6~9 月。

【适宜生境】生于高山灌丛、草丛。

【资源状况】分布于高山区。常见。

【入药部位】块茎。

【功能主治】清热解毒，利尿通淋。用于肺虚咳嗽，肾炎水肿，睾丸炎。

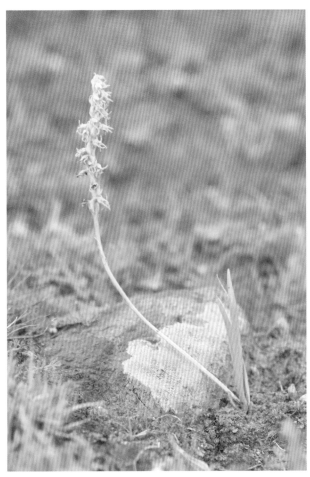 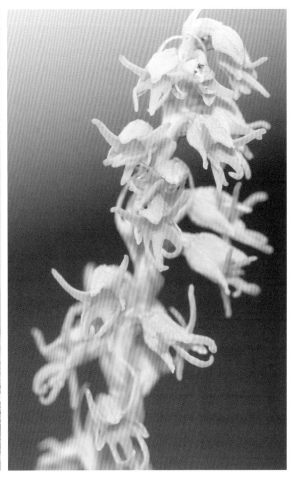

峨眉槽舌兰 松针兰
Holcoglossum omeiense Z. H. Tsi ex X. H. Jin et S. C. Chen

【形态特征】地生，多年生附生草本。茎斜立。叶圆柱形，肉质，多枚互生于茎上，并偏向一侧，近轴面具 1 纵沟。花白色，开展；萼片、花瓣稍带粉红色，略扭曲；唇瓣 3 裂；距漏斗形，多少向前弯曲。花期 9~10 月。

【适宜生境】生于海拔 800~1200m 的阔叶树林中树干或树枝上。

【资源状况】分布于低山区。罕见，应加以保护。

【入药部位】全草。

【功能主治】养阴润肺，利水渗湿，祛风除湿。用于口干咽燥，肺热久咳，湿热水肿，肝气郁结，气血不调，关节疼痛。

小羊耳蒜 见血清
Liparis fargesii Finet

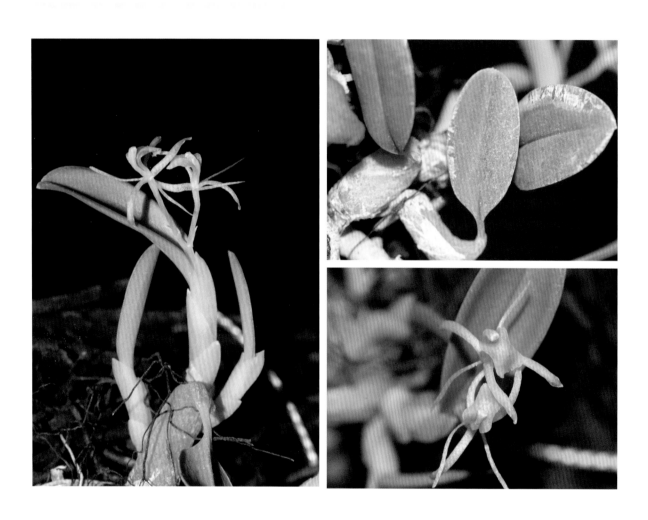

【形态特征】附生，多年生草本，常成丛生长。假鳞茎近圆柱形，平卧，顶端具 1 叶。叶先端钝。花葶长 2~4cm；总状花序长 1~2cm，通常具花 2~3 朵；花序柄扁圆柱形，两侧具狭翅，下部无不育苞片；花苞片很小，狭披针形；花淡绿色，花瓣狭线形；唇瓣中部略缢缩而呈提琴形。蒴果倒卵形。花期 9~10 月，果期翌年 5~6 月。

【适宜生境】附生于岩石上或树上。

【资源状况】分布于中山区。少见。

【入药部位】全草。

【功能主治】健脾，消积。用于肺结核咳嗽，风湿痹痛，产后腹痛，崩漏带下，风热咳嗽，小儿疳积。

羊耳蒜　*Liparis japonica* (Miq.) Maxim.

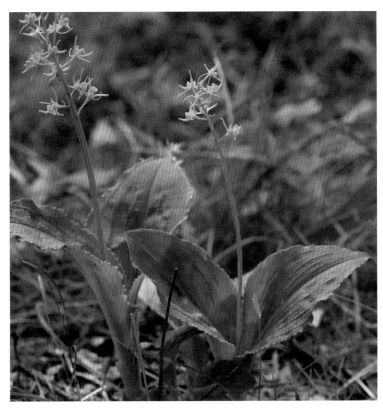
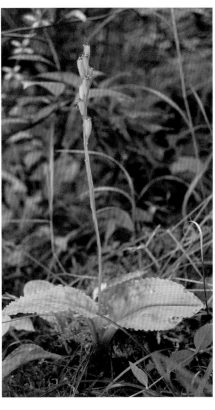

【形态特征】地生，多年生草本。假鳞茎卵形，长 5~12cm。叶 2，膜质或草质。总状花序具多数花，
　　　　　　具翅；花绿色；花瓣下弯，线形；唇瓣楔形至倒卵形。蒴果倒卵状长圆形。花期 6~8 月，
　　　　　　果期 9~10 月。

【适宜生境】生于灌木林下阴处。

【资源状况】分布于中山区。少见。

【入药部位】全草（羊耳蒜）。

【功能主治】止血止痛。用于白带异常，崩漏，肺结核咳嗽，风湿痹痛，产后腹痛，崩漏带下，外
　　　　　　伤急救。

见血青 见血清、脉羊耳蒜

Liparis nervosa (Thunb. ex A. Murray) Lindl.

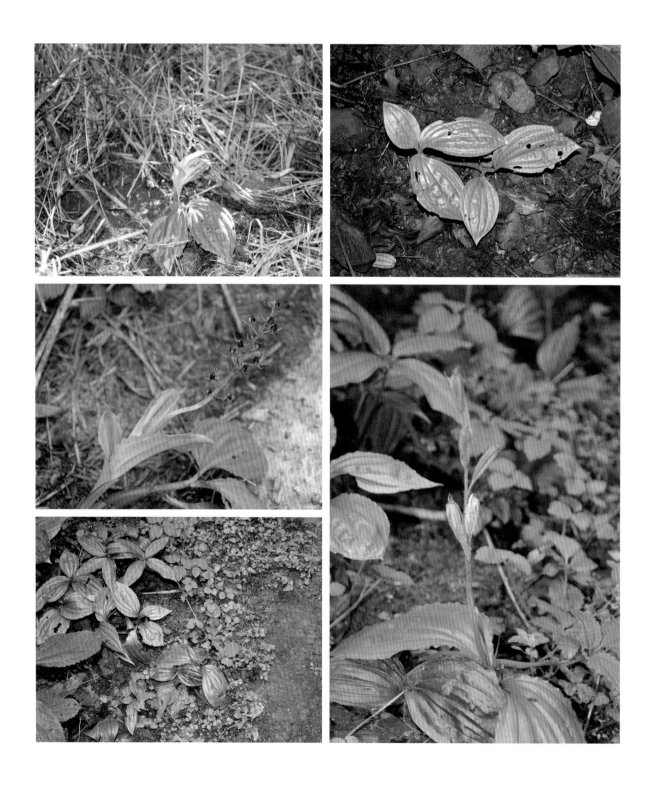

【形态特征】地生，多年生草本。茎或假鳞茎圆柱状，肉质，通常包藏于叶鞘之内。叶 2~6。萼片线形至狭卵状长圆形；花瓣丝状，紫色；唇瓣长圆状倒卵形。蒴果倒卵状长圆形。花期 4~7 月，果期 10 月。

【适宜生境】生于海拔 1500m 以下的灌木林或竹林下阴处。

【资源状况】分布于坝区、低山区、中山区。少见，应加强保护。

【入药部位】全株。

【功能主治】止咳，止血，解毒，生肌。用于肺结核咯血，吐血，衄血，肠风下血，外伤出血，产后腹痛，血崩。对于高脂血症有较好的治疗效果。

广布芋兰　芋兰
Nervilia aragoana Gaud.

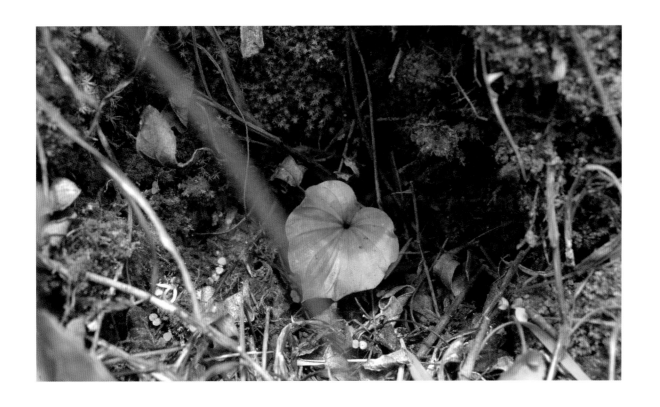

【形态特征】地生，多年生草本。块茎近白色，近球形至卵状，直径约 13mm。叶单一，宽心状卵形。萼片和花瓣黄绿色；唇瓣淡绿色、白色、浅粉白色或浅绿色有绿棕色的带，中裂片长圆形，先端微凹。花期 5~6 月。

【适宜生境】生于林下。

【资源状况】分布于低山区。罕见。

【入药部位】块茎（白铃子）。

【功能主治】清热利湿，止血。用于红崩，淋病，白浊，白带异常等。

毛叶芋兰 一面锣、青天葵
Nervilia plicata (Andr.) Schltr.

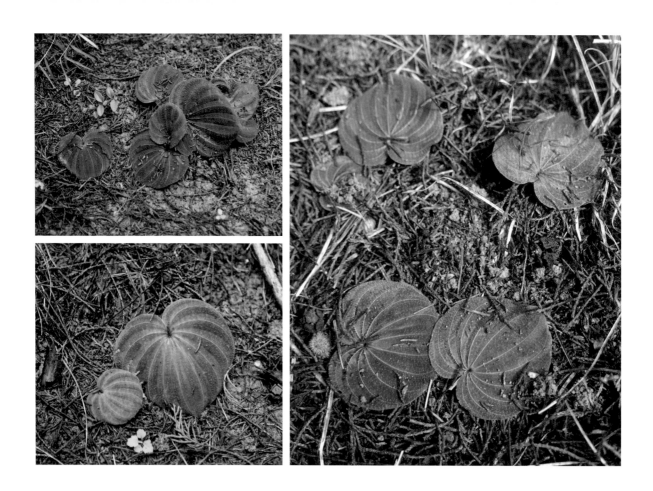

【形态特征】多年生地生草本。叶单一，圆状心形，叶脉、脉间、边缘均被毛。花葶高 12~20cm，下部具 2~3 枚稍紫红色鞘状鳞片；花序具 2（3）花；苞片披针形；萼片、花瓣棕黄色或淡红色，脉紫红色，线状长圆形，唇瓣带白色或淡红色，脉紫红色，凹入，近菱状长椭圆形，长 1.8~2cm，近中部 3 微裂，侧裂片合抱蕊柱，中裂片近四方形，先端常略凹。花期 5~6 月。

【适宜生境】生于灌木林下阴处。

【资源状况】分布于低山区。少见，应加以保护。

【入药部位】全草或块茎。

【功能主治】利肺止咳，益肾，解毒止痛。用于肺痈咳嗽，月经不调，跌打损伤，白浊。

山　兰　山慈姑
Oreorchis patens (Lindl.) Lindl.

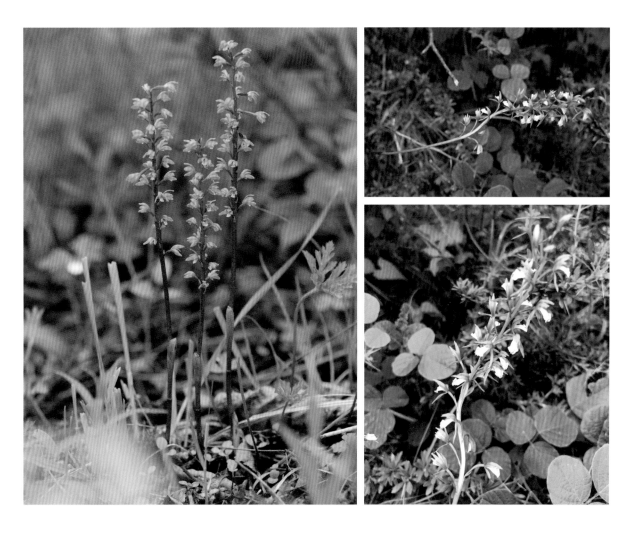

【形态特征】地生，多年生草本。假鳞茎卵球形至近椭圆形，数个连生于匍匐的根状茎上。叶通常 1，稀 2，线形或狭披针形。花葶从假鳞茎侧面发出；总状花序，疏生数朵至 10 余朵花；花黄褐色至淡黄色；萼片狭长圆形；花瓣狭长圆形，唇瓣白色并有紫斑，长圆状倒卵形，侧裂片线形，唇盘上有 2 条肥厚纵褶片，中裂片楔状倒卵形，前缘皱波状。花期 6~7 月，果期 9~10 月。

【适宜生境】生于灌木林下或阴湿沟边。

【资源状况】分布于中山区。少见。

【入药部位】根或全草（兰草）、假鳞茎（冰球子）。

【功能主治】根或全草滋阴清肺，化痰止咳。用于百日咳，肺结核咳嗽，咯血，神经衰弱，尿路感染，白带异常。假鳞茎消肿散结，清热解毒，化痰。用于肺痈咳嗽，月经不调，跌打损伤，痈疽疔肿，瘰疬，喉痹肿痛，蛇虫咬伤。

小花阔蕊兰
鸡肾草
Peristylus affinis (D. Don) Seidenf.

【形态特征】地生，多年生草本。块茎长圆形或长椭圆形，肉质；茎具叶 3~5。总状花序近密生几朵至多朵花；花苞片卵状披针形；花小，白色；萼片近长圆形；花瓣斜卵形；唇瓣后半部凹陷，3 浅裂，基部具圆球状距；距口唇盘上具多数乳头状突起，距长 1.5mm；退化雄蕊 2 个，狭长圆形。花期 6~9 月。

【适宜生境】生于林下阴处。

【资源状况】分布于中山区。少见。

【入药部位】块茎。

【功能主治】补肾壮阳，活血。用于肾虚腰痛，肺痈肺痿。

黄花鹤顶兰
斑叶鹤顶兰、九子莲
Phaius flavus (Bl.) Lindl.

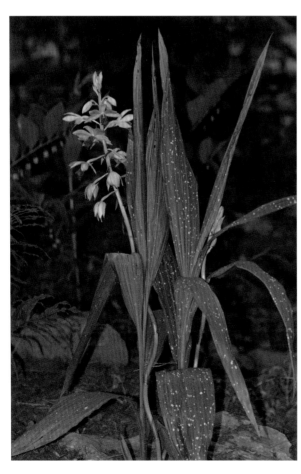
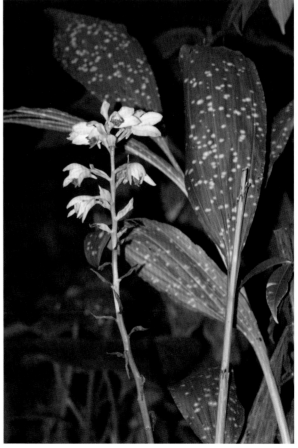

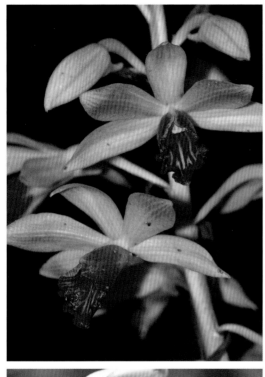

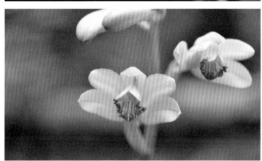

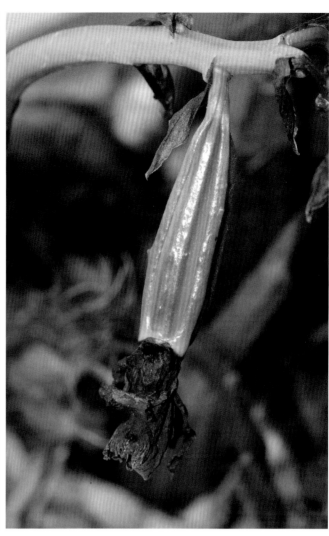

【形态特征】地生，多年生草本，高达 60cm。假鳞茎卵状圆锥形。叶 3~6 枚，披针形，常具不规则的黄色斑点。总状花序有花多达 20 余朵；萼片和花瓣淡黄色至黄色；萼片常具绿色先端；唇瓣黄色带橙色或棕色斑，顶端 3 裂，先端边缘棕色，上面有 3~4 条隆起的脊突。花期 4~10 月。

【适宜生境】生于海拔 1000~2200m 的山谷、溪边、林下、灌丛阴湿处。

【资源状况】分布于低山区、中山区。少见。

【入药部位】假鳞茎。

【功能主治】清热止咳，活血止血。用于咳嗽，多痰咯血，外伤出血。

云南石仙桃 石枣子
Pholidota yunnanensis Rolfe

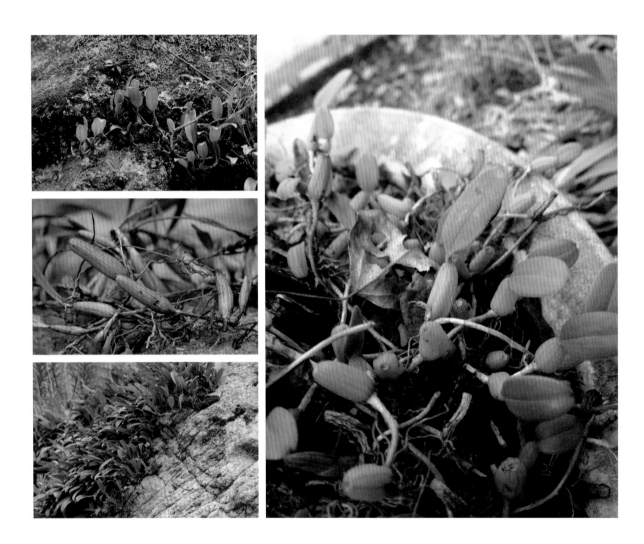

【形态特征】附生,多年生草本。根状茎匍匐,密被褐色鳞毛,常相距 1~3cm 生假鳞茎;假鳞茎肉质,近圆柱状,顶端生 2 叶。叶披针形,坚纸质,具折扇状脉。总状花序具花 15~20 朵;花白色或浅肉色;中萼片背面有龙骨状突起;唇瓣长圆状倒卵形。蒴果倒卵状椭圆形,有 3 棱。花期 5 月,果期 9~10 月。

【适宜生境】附生于岩石上。

【资源状况】分布于低山区。少见。

【入药部位】假鳞茎(石枣子)。

【功能主治】清热利湿,解表止痛,止咳,健脾。用于肺结核咯血,胃及十二指肠溃疡,急性乳腺炎,消化不良,腹痛,疮痈肿痛,风湿肿痛,跌打损伤。

二叶舌唇兰

蛇儿参、土白及

Platanthera chlorantha Cust. ex Rchb.

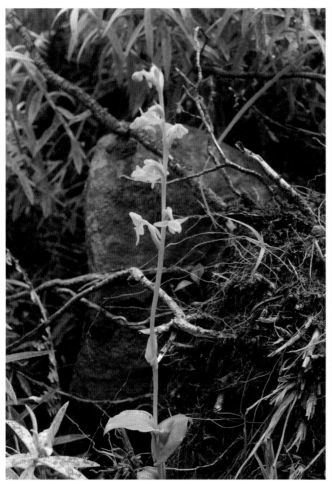
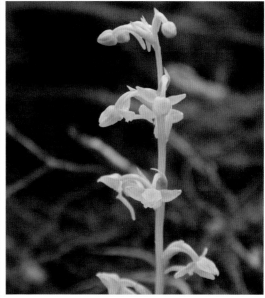
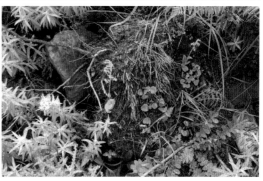

【形态特征】地生，多年生草本。块茎卵状纺锤形，肉质；茎直立，无毛，近基部具 2 枚彼此紧
靠、近对生的大叶，在大叶之上具 2~4 枚变小的披针形苞片状小叶。叶基生，匙状
椭圆形或倒披针状椭圆形，基部收狭成抱茎的鞘状柄。总状花序具花 12~32 朵，长
13~23cm；花苞片披针形，先端渐尖；花芳香，绿白色或白色；唇瓣向前伸，舌状，
肉质；距棒状圆筒形，长 25~36mm，水平或斜的向下伸展，稍微钩曲或弯曲，长为
子房的 1.5~2 倍。花期 6~8 月，果期 7~9 月。

【适宜生境】生于林下阴处。

【资源状况】分布于低山区。常见。

【入药部位】块茎。

【功能主治】补肺，止咳化痰，止血。用于肺痨咯血，吐血，衄血，瘰疬，疮痈肿毒，烫伤，病后
体虚，神经衰弱，失眠多梦，阳痿，久泻。

舌唇兰 蛇儿参、龙爪参、峨眉玉凤花、鸡肾草
Platanthera japonica (Thunb. ex A. Marray) Lindl.

【形态特征】地生，多年生草本。根状茎指状，肉质，近平展；茎直立，无毛。叶4~6，椭圆形至狭椭圆形。总状花序顶生，具花10~28朵；花大，白色；中萼片直立，卵形，舟状；花瓣直立，线形，长6~7mm，宽约1.5mm，先端钝，具1脉；唇瓣线形，长1.3~1.5（~2）cm，不分裂，肉质，先端钝；距下垂。花期3~7月，果期5~9月。

【适宜生境】生于林下阴湿处。

【资源状况】分布于坝区、低山区。常见。

【入药部位】根或地上部分（骑马参）。

【功能主治】补肺，止咳化痰，止血。用于肺热咳嗽，劳伤咯血，气血虚弱，痈疽，烫伤，痰喘气壅。

小舌唇兰 观音竹
Platanthera minor (Miq.) Rchb. f.

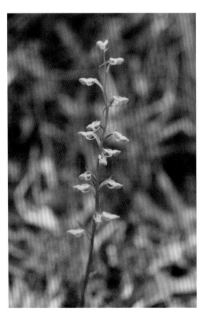
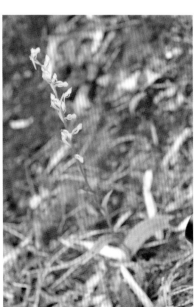
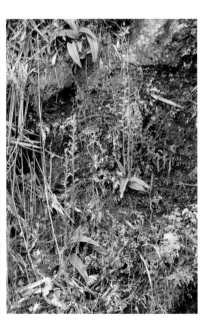

【形态特征】地生，多年生草本，高 20~60cm。块茎指状，肉质；茎具 1~2（3）叶。叶柄呈筒状鞘，
　　　　　　抱茎。总状花序具多数疏生的花；花黄绿色；唇瓣舌状，肉质；距细圆筒状，下垂；
　　　　　　子房圆柱状。花期 5~7 月。

【适宜生境】生于海拔 400~2700m 的山坡林下或草地。

【资源状况】分布于峨眉山各地。少见。

【入药部位】全草（小舌唇鸭肾草）。

【功能主治】补肺固肾。用于肺热咳嗽，肾虚腰痛，咳嗽喘气，头昏身软，咽喉肿痛，病后虚弱，
　　　　　　神经衰弱，遗精。

独蒜兰　瓦山独蒜兰
Pleione bulbocodioides (Franch.) Rolfe

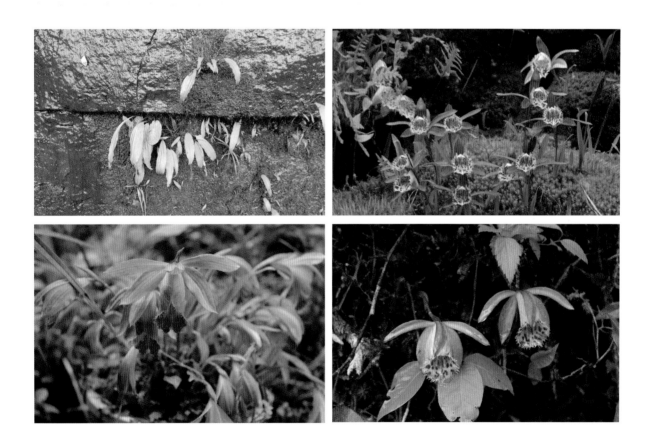

【形态特征】附生，多年生草本。假鳞茎烧瓶状，肉质，外表带粉红色，断面白色，黏质，下部生
　　　　　　多数须根。叶单一，狭椭圆状披针形或近倒披针形。花单一或稀 2，粉色至淡紫色；
　　　　　　唇瓣倒卵形或宽倒卵形，具深紫色斑纹。蒴果圆筒形，具棱。花期 4~6 月。

【适宜生境】生于海拔 600~2600m 的林下阴湿岩石上。

【资源状况】分布于低山区、中山区、高山区。少见，可以适度开发利用。

【入药部位】假鳞茎（山慈菇）。

【功能主治】清热解毒，化痰散结。用于痈肿疔毒，瘰疬痰核，蛇虫咬伤，癥瘕痞块。

绶 草

猪尿参、盘龙参

Spiranthes sinensis (Pers.) Ames

【标本采集号】511423140619750LY

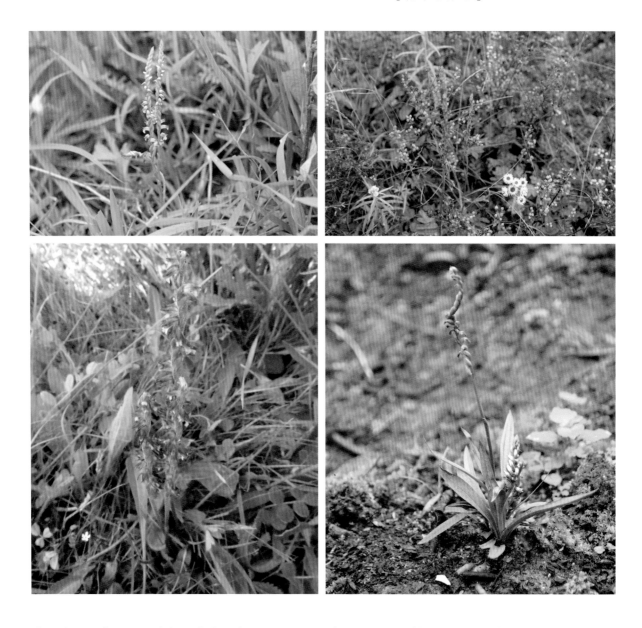

【形态特征】地生，多年生草本，高 10~30cm。茎直立。叶 2~5 枚，宽线形至宽线状披针形。总状花序直立；花紫红色或粉色，呈螺旋状排列；唇瓣不明显 3 裂，基部略为囊状；子房纺锤形，扭转，被腺状柔毛。花期 7~8 月。

【适宜生境】生于海拔 1400~3099m 的沟边草坝或路旁草丛中。

【资源状况】分布于中山区、高山区。少见，可以适度开发利用。

【入药部位】根或全草（盘龙参）。

【功能主治】滋阴，补气助阳，收敛精气。用于病后虚弱，气虚心跳，神经衰弱，阴虚内热，咽炎，咳嗽吐血，头晕，脾胃虚弱，肾虚腰酸，遗精，淋浊带下。

琴唇万代兰　琴唇万带兰、树兰
Vanda concolor Bl.

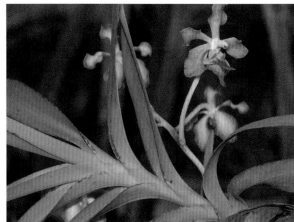
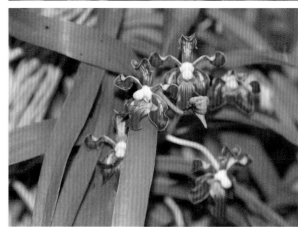
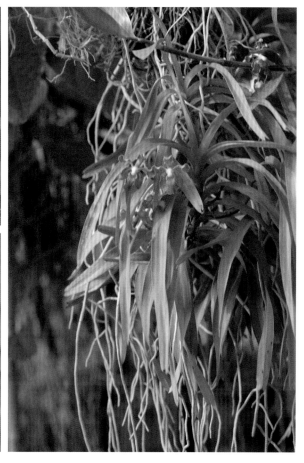

【形态特征】附生，多年生草本。茎长 4~13cm 或更长，直径约 1cm，具多数 2 列的叶。叶革质，带状，长 20~30cm，宽 1~3cm，中部以下常 "V" 字形对折，先端尖齿状缺刻，基部具宿存而抱茎的鞘。总状花序具疏散排列的 4~8 花；花中等大，具香气；萼片和花瓣的背面白色，内面（正面）黄褐色带黄色花纹，但不呈网格状；花瓣近匙形，长 1.5cm，宽 8mm，先端圆形，基部收狭为爪，边缘稍皱波状；唇瓣 3 裂；侧裂片白色，内面具许多紫色斑点，近镰刀状或披针形。花期 4~5 月。

【适宜生境】附生于树上。

【资源状况】分布于中山区。罕见。

【入药部位】全草。

【功能主治】祛风湿，止咳化痰。用于肺虚咳嗽，风湿麻木。

SECOND CHAPTER

第二章

峨眉山地区药用动物资源

田螺科

中国圆田螺

【拉丁学名】*Cipangopaludina chinensis* (Gray)。

【资源状况】分布于坝区。

【入药部位】去壳全体（田螺肉）、壳（田螺壳）、厣（田螺厣）。

【功能主治】去壳全体清热利水。用于小便不通，黄疸，脚气病，消渴，痔疮，便血，目赤肿痛，疔疮肿毒。壳和胃，止泻，止血，化痰。用于反胃吐食，胃脘疼痛，泄泻，便血，小儿惊风，脓水湿疮。厣用于目翳。

胀肚圆田螺

【拉丁学名】*Cipangopaludina ventricosa* (Heude)。

【资源状况】分布于坝区。

【入药部位】肉（田螺肉）、壳（田螺壳）。

【功能主治】肉清热利水。用于痢疾，脱肛，小便不通，狐臭。壳和胃，止泻，止血，化痰，补中益气，收敛止痢。用于胃痛，婴儿湿疹，尿频，红白痢疾，小儿夜尿。

蛞蝓科

大蛞蝓

【拉丁学名】*Linmax maximus* Linnaeus。

【资源状况】分布于坝区、低山区、中山区。

【入药部位】全体（蛞蝓）。

【功能主治】清热祛风，消肿解毒，破瘀通经。用于中风㖞斜，筋脉拘挛，惊痫，喉痹，丹毒，痈肿，经闭，蜈蚣咬伤。

巴蜗牛科

灰巴蜗牛

【拉丁学名】*Bradybaena ravida* (Benson)。

【资源状况】分布于坝区、低山区。

【入药部位】全体（蜗牛）、壳（蜗牛壳）。

【功能主治】全体清热解毒，镇惊，消肿。用于风热惊痫，消渴，喉痹，痔疮，脱肛，胃溃疡，疰腮，瘰疬，痈肿，蜈蚣咬伤。壳用于小儿疳积，面上赤疮，酒渣鼻，牙病，脱肛。

蚬科

河蚬

【拉丁学名】*Corbicula fluminea* (Müller)。

【资源状况】分布于坝区。

【入药部位】壳（蚬壳）、肉（蚬肉）。

【功能主治】壳软坚散结，制酸止汗。用于颈淋巴结结核，胃酸过多，久泻，汗多，久咳不止。肉清热，利湿，解毒。用于消渴，目黄，湿毒脚气，疔疮痈肿。

钜蚓科

参环毛蚓

【拉丁学名】*Pheretima aspergillum* (E. Perrier)。

【资源状况】分布于坝区、低山区。

【入药部位】除去内脏的全体（地龙）。

【功能主治】清热定惊，通络，平喘，利尿。用于高热神昏，惊痫抽搐，关节痹痛，肢体麻木，半身不遂，肺热咳嗽，尿少水肿，高血压。

直隶环毛蚓

【拉丁学名】*Pheretima tschiliensis* (Michaelsen)。

【资源状况】分布于坝区、低山区。

【入药部位】全体（曲蟮）。

【功能主治】利尿通淋，清热解毒，活血通经，平喘，定惊，降血压。用于慢性肾炎水肿，高热烦躁，半身不遂，咳嗽喘急，小儿惊风，高血压；外用于烧烫伤，疮毒。

秉前环毛蚓

【拉丁学名】*Pheretima praepinguis* Gates。

【资源状况】分布于坝区、低山区。

【入药部位】全体（曲鳝）。

【功能主治】利尿通淋，清热解毒，活血通经，平喘，定惊，降血压。用于慢性肾炎水肿，高热烦躁，半身不遂，咳嗽喘急，小儿惊风，高血压；外用于烧烫伤，疮毒。

白颈环毛蚓

【拉丁学名】*Pheretima californica* (Kinberg)。

【资源状况】分布于坝区、低山区。

【入药部位】全体（曲鳝）。

【功能主治】利尿通淋，清热解毒，活血通经，平喘，定惊，降血压。用于慢性肾炎水肿，高热烦躁，半身不遂，咳嗽喘急，小儿惊风，高血压；外用于烧烫伤，疮毒。

正蚓科

背暗流蚓

【拉丁学名】*Allolobophora caliginosa* (Ant. Duges)。

【资源状况】分布于坝区、低山区。

【入药部位】全体（土地龙）。

【功能主治】清热定惊，通络，平喘，利尿。用于热结，尿闭，小儿急、慢惊风，咳嗽喘急，经闭，半身不遂，癫痫，口眼㖞斜，痹证。

医蛭科

日本医蛭

【拉丁学名】*Hirudo nipponica* (Whitman)。

【资源状况】分布于坝区、低山区。

【入药部位】全体（水蛭）。

【功能主治】破瘀血，通经，消胀除积。用于血瘀经闭，跌扑损伤，小腹胀满，积聚，痔疮肿痛。

黄蛭科

宽体金线蛭

【拉丁学名】*Whitmania pigra* (Whitma)。

【资源状况】分布于坝区、低山区。

【入药部位】全体（水蛭）。

【功能主治】破瘀血，通经，消胀除积。用于血瘀经闭，跌扑损伤，小腹胀满，积聚，痔疮肿痛。

山蛭科

日本山蛭

【拉丁学名】*Haemadipsa japonica* Whitman。

【资源状况】分布于低山区、中山区。

【入药部位】全体（山蚂蟥）。

【功能主治】用于血瘀经闭，跌打损伤。

钳蝎科

东亚钳蝎

【拉丁学名】*Buthus martensii* Karsch。

【资源状况】分布于坝区、低山区。

【入药部位】全体（全蝎）。

【功能主治】息风镇痉，攻毒散结，通络止痛。用于小儿惊风，抽搐痉挛，中风口㖞，半身不遂，破伤风，风湿顽痹，偏正头痛，疮疡，瘰疬。

壁钱科

华南壁钱

【拉丁学名】*Uroctea compactilis* L. Koch。

【资源状况】分布于坝区、低山区。

【入药部位】鲜活个体（壁钱）、蜘蛛网（壁钱膜）、卵囊（壁钱幕）。

【功能主治】鲜活个体祛风解毒，止血。用于小儿惊风，风湿关节痛，外伤出血，乳蛾，口舌糜烂，鼻衄，痔疮。蜘蛛网止血。卵囊用于喉痹，喉痧，乳蛾，牙痛，痔疮。

园蛛科

大腹园蛛

【拉丁学名】*Aranea ventricosa* (L. Koch)。

【资源状况】分布于坝区、低山区。

【入药部位】全虫（蜘蛛）、蜘蛛网（网丝）、蜘蛛壳（蜕壳）。

【功能主治】全虫祛风，消肿，解毒。用于狐疝偏坠，中风口㖞，小儿慢惊风，口噤，疳积，水肿，瘰疬，疮疡，蛇虫咬伤。蜘蛛网用于金疮出血，吐血，毒疮。蜘蛛壳用于龋齿，牙疳。

络新妇科

络新妇

【拉丁学名】*Nephila clavata* (L. Koch)。

【资源状况】分布于坝区、低山区。

【入药部位】全虫（蜘蛛）。

【功能主治】消肿，截疟，杀虫，解毒，退黄，生肌。用于蛇咬伤，温证，疔毒疮肿。

平甲虫科

平甲虫

【拉丁学名】*Armadillidium vulgare* (Latreille)。

【资源状况】分布于坝区、低山区。

【入药部位】全体（鼠妇）。

【功能主治】破血，利水，解毒，止痛，平喘。用于小便不通，经闭癥瘕，口齿疼痛，鹅口诸疮，哮喘，痰湿，血淋，坠胎，解蜘蛛毒

及蚰蜒入耳。

跳蛛科

浊斑扁蝇虎

【拉丁学名】*Menemerus confusus* (Bosenberg et Strand)。

【资源状况】分布于坝区、低山区。

【入药部位】全虫（蝇虎）。

【功能主治】活血祛瘀。用于跌打损伤。

地蛛科

异囊地蛛

【拉丁学名】*Atypus heterothecus* Zhang。

【资源状况】分布于低山区。

【入药部位】出入地下洞穴与地表的管状蜘蛛网（灰兜巴）。

【功能主治】益气健脾，滋补肾阴。用于糖尿病。

长臂虾科

日本沼虾

【拉丁学名】*Macrobrachium nipponense* (de Haan)。

【资源状况】分布于坝区。

【入药部位】肉、全体（虾子）。

【功能主治】补肾壮阳，通乳，托毒。用于阳痿，乳汁不下，丹毒，痈疽，臁疮。

秀丽长臂虾

【拉丁学名】*Palaemon modestus* (Heller)。

【资源状况】分布于坝区。

【入药部位】全体（虾子）。

【功能主治】补肾，舒筋活络。用于肾虚阳痿，半身不遂，筋骨疼痛。

溪蟹科

锯齿溪蟹

【拉丁学名】*Potamon denticulatum* (H. Milne-Edwards)。

【资源状况】分布于坝区、低山区。

【入药部位】全体（螃蟹）。

【功能主治】软坚散结，接骨。用于跌打损伤，骨折，癥瘕积聚。

蜈蚣科

少棘巨蜈蚣

【拉丁学名】*Scolopendra subspinipes mutilans* L. Koch。

【资源状况】分布于坝区、低山区。

【入药部位】全体（蜈蚣）。

【功能主治】镇痉息风，解毒。用于热性病，破伤风引起的四肢抽搐，口噤项强，角弓反张，中风半身不遂，口眼㖞斜，瘰疬，疮，疥等。

球马陆科

滚山球马陆

【拉丁学名】*Glomeris nipponica* Kishida。

【资源状况】分布于低山区。

【入药部位】全虫（滚山珠）。

【功能主治】舒筋活血，祛风除湿，接骨止痛。用于风湿，骨折，跌打损伤，阴挺，脱肛，疮肿。

衣鱼科

衣鱼

【拉丁学名】*Lepisma saccharina* Linnaeus。

【资源状况】分布于坝区、低山区、中山区。

【入药部位】全虫（衣鱼）。

【功能主治】利尿，通淋，祛风，解毒。用于小便不利，淋证，小儿惊痫，疮疖，目翳。

蜓科

蓝晴蜓

【拉丁学名】*Aeschna melanictera* Selys。

【资源状况】分布于峨眉山各地。

【入药部位】全体（蜻蜓）。

【功能主治】益肾滋阴，清热解毒，止咳。用于肾虚阳痿，遗精，咽喉肿痛，顿咳，中风惊痫，目翳，尿血，小便不利。

碧伟蜓

【拉丁学名】*Anax parthenope julius* Brauer。

【资源状况】分布于坝区、低山区。

【入药部位】全体（蜻蜓）。

【功能主治】益肾滋阴，清热解毒，止咳。用于肾虚阳痿，遗精，咽喉肿痛，顿咳，中风惊痫，目翳，尿血，小便不利。

蜻科

红蜻

【拉丁学名】*Crocothemis servilia* Drury。

【资源状况】分布于坝区、低山区。

【入药部位】成虫全体（红蜻蜓）。

【功能主治】补肾益精，解毒消肿，润肺止咳。用于阳痿遗精，咽喉肿痛，顿咳。

蜚蠊科

美洲大蠊

【拉丁学名】*Periplaneta americana* (Linnaeus)。

【资源状况】分布于峨眉山各地。

【入药部位】个体（偷油婆）。

【功能主治】散瘀，消积解毒。用于癥瘕积聚，小儿疳积，喉蛾，蛇虫咬伤，二便不通，无名肿毒，阴疮。

姬蠊科

德国小蠊

【拉丁学名】*Blattella germanica* (Linnaeus)。

【资源状况】分布于峨眉山各地。

【入药部位】个体（蟑螂）。

【功能主治】活血散瘀，消疳解毒，利水消肿。用于癥瘕积聚，小儿疳积，脚气水肿，疔疮肿毒，蛇咬伤。

地鳖科

中华真地鳖

【拉丁学名】*Eupolyphaga sinensis* (Walker)。

【资源状况】分布于坝区、低山区。

【入药部位】雌性成虫（土鳖虫）。

【功能主治】破瘀血，续筋骨。用于筋骨折伤，瘀血闭经，癥瘕痞块。

冀地鳖

【拉丁学名】*Polyphaga plancyi* (Bolivar)。

【资源状况】分布于坝区、低山区。

【入药部位】雌性成虫（土鳖虫）。

【功能主治】破瘀血，续筋骨。用于筋骨折伤，瘀血闭经，癥瘕痞块。

螳科

棕污斑螳

【拉丁学名】*Statilia maculata* (Thunberg)。

【资源状况】分布于坝区、低山区、中山区。

【入药部位】成虫（螳螂）、产卵后的卵囊（桑螵蛸）。

【功能主治】成虫除热定惊，化积通便，散毒祛瘀。用于小儿惊痫，咽喉肿痛，痔疮。产卵后的卵囊益肾固精，缩尿，止浊。用于遗精，滑精，遗尿，尿频，小便白浊。

枯叶大刀螳

【拉丁学名】*Tenodera aridifolia* (Stoll)。

【资源状况】分布于坝区、低山区。

【入药部位】成虫（螳螂）、产卵后的卵囊（桑螵蛸）。

【功能主治】成虫除热定惊，化积通便，散毒祛瘀。用于小儿惊痫，咽喉肿痛，痔疮。产卵后的卵囊益肾固精，缩尿，止浊。用于遗精，滑精，遗尿，尿频，小便白浊。

薄翅螳

【拉丁学名】*Mantis religiosa* Linnaeus。

【资源状况】分布于坝区、低山区。

【入药部位】成虫（螳螂）、产卵后的卵囊（桑螵蛸）。

【功能主治】成虫除热定惊，化积通便，散毒祛瘀。用于小儿惊痫，咽喉肿痛，痔疮。产卵后的卵囊益肾固精，缩尿，止浊。用于遗精，滑精，遗尿，尿频，小便白浊。

鼻白蚁科

台湾乳白蚁

【拉丁学名】*Coptotermes formosanus* Shiraki。

【资源状况】分布于坝区、低山区。

【入药部位】成虫（家白蚁）。

【功能主治】滋补强壮。用于年老体衰，久病虚弱。

螽斯科

纺织娘

【拉丁学名】*Mecopoda elongata* (Linnaeus)。

【资源状况】分布于峨眉山各地。

【入药部位】成虫（叫姑姑）。

【功能主治】息风镇惊。用于小儿惊风，痉挛抽搐。

剑角蝗科

中华剑角蝗

【拉丁学名】*Acrida cinerea* (Thunberg)。

【资源状况】分布于坝区、低山区。

【入药部位】全体（蚱蜢）。

【功能主治】止喘平喘，定惊息风，清热解毒。用于咳嗽痰喘，顿咳，小儿惊风，冻疮。

黄脊竹蝗

【拉丁学名】*Ceracris kiangsu* Tsai。

【资源状况】分布于坝区、低山区。

【入药部位】成虫（蝗虫）。

【功能主治】止咳平喘，滋补强壮，止痛，解毒透疹。用于小儿惊风，咽喉肿痛，疹出不畅，顿咳，咳嗽痰喘，中耳炎，痢疾，泄泻，瘰疬，肾虚，小儿食积。

斑腿蝗科

中华稻蝗

【拉丁学名】*Oxya chinensis* (Thunberg)。

【资源状况】分布于坝区、低山区。

【入药部位】成虫（蝗虫）。

【功能主治】止咳平喘，滋补强壮，止痛，解毒透疹。用于小儿惊风，咽喉肿痛，疹出不畅，顿咳，咳嗽痰喘，中耳炎，痢疾，泄泻，瘰疬，肾虚，小儿食积。

二齿稻蝗

【拉丁学名】*Oxya bidentata* Willemse。

【资源状况】分布于坝区、低山区。

【入药部位】成虫（蝗虫）。

【功能主治】止咳平喘，滋补强壮，止痛，解毒透疹。用于小儿惊风，咽喉肿痛，疹出不畅，顿咳，咳嗽痰喘，中耳炎，痢疾，泄泻，瘰疬，肾虚，小儿食积。

长翅稻蝗

【拉丁学名】*Oxya velox* (Fabricius)。

【资源状况】分布于坝区、低山区。

【入药部位】成虫（蝗虫）。

【功能主治】止咳平喘，滋补强壮，止痛，解毒透疹。用于小儿惊风，咽喉肿痛，疹出不畅，顿咳，咳嗽痰喘，中耳炎，痢疾，泄泻，瘰疬，肾虚，小儿食积。

小稻蝗

【拉丁学名】*Oxya intricata* (Stål)。

【资源状况】分布于坝区、低山区。

【入药部位】成虫。

【功能主治】止咳平喘，镇惊止痉，解毒透疹，消肿止痛。用于咳嗽痰喘，小儿惊风，顿咳，咽喉肿痛，中耳炎，斑疹不出。

蟋蟀科

花生大蟋

【拉丁学名】*Tarbinskiellus portentosus* (Lichtenstein)。

【资源状况】分布于峨眉山各地。

【入药部位】全体（蟋蟀）。

【功能主治】利尿，催生，透发痘疹。用于小儿遗尿，疹透不畅，水肿，尿闭，阳痿。

中华蟋蟀

【拉丁学名】*Gryllulus chinensis* Weber。

【资源状况】分布于峨眉山各地。

【入药部位】全体。

【功能主治】利尿,破血。用于小便不通,水肿,尿路结石,肝硬化腹水。

多伊棺头蟋

【拉丁学名】*Loxoblemmus doenitzi* Stein。

【资源状况】分布于峨眉山各地。

【入药部位】全体(蟋蟀)。

【功能主治】利尿,催生,透发痘疹。用于小儿遗尿,疹透不畅,水肿,尿闭,阳痿,宫缩无力性难产。

长颚斗蟋

【拉丁学名】*Velarifictorus aspersus* (Walker)。

【资源状况】分布于峨眉山各地。

【入药部位】成虫(蟋蟀)。

【功能主治】利尿,催生,透发痘疹。用于小儿遗尿,疹透不畅,水肿,尿闭,阳痿,宫缩无力性难产。

迷卡斗蟋

【拉丁学名】*Velarifictorus nicado* Saussure。

【资源状况】分布于峨眉山各地。

【入药部位】成虫(蟋蟀)。

【功能主治】利尿,催生,透发痘疹。用于小儿遗尿,疹透不畅,水肿,尿闭,阳痿,宫缩无力性难产。

蝼蛄科

非洲蝼蛄

【拉丁学名】*Gryllotalpa africana* Palisot de Beauvois。

【资源状况】分布于峨眉山各地。

【入药部位】全体(蝼蛄)。

【功能主治】通窍,利尿消肿,退刺。用于小便不利,水肿,刺入肉中,石淋,大便秘结,跌打损伤。

单刺蝼蛄

【拉丁学名】*Gryllotalpa unispina* Saussure。

【资源状况】分布于峨眉山各地。

【入药部位】全体(蝼蛄)。

【功能主治】通窍,利尿消肿,退刺。用于小便不利,水肿,刺入肉中,石淋,大便秘结,跌打损伤。

蝉科

黑蝉

【拉丁学名】*Cryptotympana atrata* (Fabricius)。

【资源状况】分布于坝区、低山区。

【入药部位】脱落的皮壳(蝉蜕)、全虫(蚱蝉)。

【功能主治】脱落的皮壳疏散风热,利咽,透疹,明目退翳,解痉。用于风热感冒,咽痛音哑,麻疹不透,风疹瘙痒,目赤翳障,惊风抽搐,破伤风。全虫清热,息风,镇惊。用于小儿惊风,癫痫,夜啼,三叉神经痛。

鸣鸣蝉

【拉丁学名】*Oncotympana maculaticollis* Motschulsky。

【资源状况】分布于坝区、低山区。

【入药部位】脱落的皮壳(蝉蜕)、全虫(蛁蟟)。

【功能主治】脱落的皮壳疏散风热,利咽,透疹,明目退翳,解痉。用于风热感冒,咽痛音哑,麻疹不透,风疹瘙痒,目赤翳障,惊风抽搐,破伤风。全虫清热,息风,镇惊。用于小儿惊风,癫痫,夜啼,三叉神经痛。

黑翅红娘子

【拉丁学名】*Huechys sanguinea* (De Geer)。

【资源状况】分布于坝区、低山区、中山区。

【入药部位】成虫（红姑娘）。

【功能主治】强阴益精，行瘀活血，通经，解毒。用于瘀血腰痛，月经停闭，阳痿，瘰疬，翳障，疥癣恶疮。

山蝉

【拉丁学名】*Tibicen flammatus* (Distant)。

【资源状况】分布于坝区、低山区。

【入药部位】麦角菌科真菌寄生在山蝉幼虫的孢梗束、子座和幼虫尸体的复合体（蝉花）。

【功能主治】疏风清热，透疹解痉，止疟。用于惊痫心悸，疟疾，小儿夜啼，痘疹不透。

瘿绵蚜科

角倍蚜

【拉丁学名】*Schlechtendalia chinesis* (Bell)。

【资源状况】分布于低山区。

【入药部位】虫瘿（五倍子）。

【功能主治】虫瘿收敛，止泻，润肺，止血，涩肠。用于肺虚久咳，虚汗，盗汗，消渴，久泻之痢，便血，滑精，遗尿，子宫脱垂，脱肛，血崩；外用于口腔溃疡，烧烫伤，外伤出血，脱肛，痔疮。

蜡蚧科

白蜡蚧

【拉丁学名】*Ericerus pela* (Chavannes)。

【资源状况】分布于坝区、低山区。

【入药部位】分泌物（白蜡）。

【功能主治】止血，生肌，定痛。用于金疮出血，尿血，下血，疮疡久溃不敛，下疳。

胶蚧科

紫胶蚧

【拉丁学名】*Kerria lacca* (Kerr)。

【资源状况】分布于坝区、低山区。

【入药部位】分泌物（紫草茸）。

【功能主治】清热，凉血，行瘀，祛风，解毒。用于血热生风，身痒，风疹，麻疹，斑疹不透，产后血晕，带下病，疥疮。

兜蝽科

九香虫

【拉丁学名】*Coridius chinensis* (Dallas)。

【资源状况】分布于坝区、低山区。

【入药部位】越冬期成虫（九香虫）。

【功能主治】理气止痛，疏肝，温中助阳。用于胃脘痛，肾虚腰膝无力，消化性溃疡，气滞胁痛，老年尿多。

小皱蝽

【拉丁学名】*Cyclopelta parva* Distant。

【资源状况】分布于坝区、低山区。

【入药部位】越冬期成虫（九香虫）。

【功能主治】理气止痛，疏肝，温中助阳。用于胃脘痛，肾虚腰膝无力，消化性溃疡，气滞胁痛，老年尿多。

步甲科

耶屁步甲

【拉丁学名】*Pheropsophus jessoensis* (Morawitz)。

【资源状况】分布于坝区、低山区。

【入药部位】成虫（行夜）。

【功能主治】活血化瘀，消积止痛。用于血滞经闭腹痛，癥痕，跌打损伤作痛。

龙虱科

三星龙虱

【拉丁学名】*Cybister tripunctatus orientalis* Gschwedtner。

【资源状况】分布于坝区、低山区。

【入药部位】成虫（龙虱）。

【功能主治】补肾，活血。用于小便频数，小儿遗尿，面黯。

萤科

萤火虫

【拉丁学名】*Luciola vitticollis* Kies。

【资源状况】分布于低山区、中山区。

【入药部位】成虫（萤火虫）。

【功能主治】用于青盲，小儿火疮。

黄萤

【拉丁学名】*Luciola terminalis* E. Ol.。

【资源状况】分布于低山区、中山区。

【入药部位】成虫（萤火虫）。

【功能主治】用于青盲，小儿火疮。

吉丁虫科

日本吉丁虫

【拉丁学名】*Chalcophora japonica* (Gory)。

【资源状况】分布于坝区、低山区。

【入药部位】成虫（吉丁虫）。

【功能主治】祛风，杀虫，止痒。用于疥癣，皮肤痛痒，风疹斑块。

芫菁科

绿芫菁

【拉丁学名】*Lytta caraganae* Pallas。

【资源状况】分布于坝区、低山区。

【入药部位】成虫（芫菁）。

【功能主治】解毒，祛瘀。用于瘰疬，疝气，目翳，耳聋，狂犬咬伤。

锯角豆芫菁

【拉丁学名】*Epicauta gorhami* (Marseul)。

【资源状况】分布于坝区、低山区。

【入药部位】成虫（葛上亭长）。

【功能主治】逐瘀，破积。用于经闭，癥瘕，积聚，瘰疬，瘘肿，疥癣。

大头豆芫菁

【拉丁学名】*Epicauta megalocephala* Gebler。

【资源状况】分布于坝区、低山区。

【入药部位】成虫（葛上亭长）。

【功能主治】逐瘀，破积。用于经闭，癥瘕，积聚，瘰疬，瘘肿，疥癣。

黑豆芫菁

【拉丁学名】*Epicauta taishuensis* Lewis。

【资源状况】分布于坝区、低山区。

【入药部位】成虫（葛上亭长）。

【功能主治】逐瘀，破积。用于经闭，癥瘕，积聚，瘰疬，瘘肿，疥癣。

眼斑芫菁

【拉丁学名】*Mylabris cichorii* (Linnaeus)。

【资源状况】分布于坝区、低山区。

【入药部位】成虫（斑蝥）。

【功能主治】攻毒，逐瘀。用于癥瘕癌肿，积年顽癣，瘰疬，痈疽不溃，恶疮死肌，狂犬咬伤。

大斑芫菁

【拉丁学名】*Mylabris phalerata* Pallas。

【资源状况】分布于坝区、低山区。

【入药部位】全体（斑蝥）。

【功能主治】攻毒，逐瘀。用于癥瘕癌肿，积年顽癣，瘰疬，痈疽不溃，恶疮死肌，狂犬咬伤。

金龟子科

神农蜣螂

【拉丁学名】*Catharsius molossus* Linnaeus。

【资源状况】分布于低山区、中山区。

【入药部位】全体（蜣螂）。

【功能主治】除热定惊，化积通便，散毒破癥。用于癥瘕，惊痫，癫狂，二便不通，小儿惊风，小儿疳积，恶疮。

犀金龟科

双叉犀金龟

【拉丁学名】*Allomyrina dichotoma* (Linnaeus)。

【资源状况】分布于低山区、中山区。

【入药部位】成虫（独角仙）。

【功能主治】解毒，消肿，通便。用于疮疡肿毒，痔漏，便秘。

鳃金龟科

东北大黑鳃金龟

【拉丁学名】*Holotrichia diomphalia* Bates。

【资源状况】分布于峨眉山各地。

【入药部位】幼虫（蛴螬）。

【功能主治】破血，行瘀，通乳。用于折损瘀痛，喉痹，破伤风，目翳，丹毒，痈疽，痔漏。

暗黑鳃金龟

【拉丁学名】*Holotrichia parallela* Motschulsky。

【资源状况】分布于峨眉山各地。

【入药部位】幼虫（蛴螬）。

【功能主治】破血，行瘀，通乳。用于折损瘀痛，喉痹，破伤风，目翳，丹毒，痈疽，痔漏。

丽金龟科

铜绿异丽金龟

【拉丁学名】*Anomala corpulenta* Motschulsky。

【资源状况】分布于峨眉山各地。

【入药部位】幼虫（蛴螬）。

【功能主治】破瘀血，消肿止痛，明目。用于丹毒，痈肿，痔漏，目翳。

红脚丽金龟

【拉丁学名】*Anomala cupripes* Hope。

【资源状况】分布于坝区、低山区。

【入药部位】幼虫（蛴螬）。

【功能主治】破瘀血，消肿止痛，明目。用于丹毒，痈肿，痔漏，目翳。

沟胫天牛科

星天牛

【拉丁学名】*Anoplophora chinensis* (Forster)。

【资源状况】分布于坝区、低山区、中山区。

【入药部位】成虫（天牛）、幼虫。

【功能主治】成虫息风镇惊，活血祛瘀。用于小儿惊风，跌打损伤，瘀血作痛，乳汁不下，恶疮。幼虫活血，祛瘀，通经。用于劳伤瘀血，血滞经闭，腰背疼痛，崩漏，带下病。

天牛科

桑天牛

【拉丁学名】*Apriona germari* (Hope)。

【资源状况】分布于坝区、低山区。

【入药部位】成虫（天牛）、幼虫。

【功能主治】成虫息风镇惊，活血祛瘀。用于小儿惊风，跌打损伤，瘀血作痛，乳汁不下，恶疮。幼虫活血，祛瘀，通经。用于劳伤瘀血，血滞经闭，腰背疼痛，崩漏，带下病。

云斑天牛

【拉丁学名】*Batocera horsfieldi* (Hope)。

【资源状况】分布于坝区、低山区。

【入药部位】成虫（天牛）、幼虫。

【功能主治】成虫息风镇惊，活血祛瘀。用于小儿惊风，跌打损伤，瘀血作痛，乳汁不下，恶疮。幼虫活血，祛瘀，通经。用于劳伤瘀血，血滞经闭，腰背疼痛，崩漏，带下病。

麻天牛

【拉丁学名】*Thyestilla gebleri* (Faldermann)。

【资源状况】分布于坝区、低山区。

【入药部位】幼虫（黄麻梗虫）。

【功能主治】用于疔疮。

桃红颈天牛

【拉丁学名】*Aromia bungii* Faldermann。

【资源状况】分布于坝区、低山区。

【入药部位】成虫（天牛）。

【功能主治】用于小儿惊风，跌打损伤，瘀血作痛，恶疮。

桃褐天牛

【拉丁学名】*Nadezhdiella aurea* Gressitt。

【资源状况】分布于坝区、低山区。

【入药部位】成虫（天牛）。

【功能主治】用于小儿惊风，跌打损伤，瘀血作痛，恶疮。

橘褐天牛

【拉丁学名】*Nadezhdiella cantori* (Hope)。

【资源状况】分布于坝区、低山区。

【入药部位】成虫（天牛）。

【功能主治】用于小儿惊风，跌打损伤，瘀血作痛，恶疮。

象虫科

直锥象

【拉丁学名】*Cyrtotrachelus longimanus* Fabricius。

【资源状况】分布于坝区、低山区。

【入药部位】成虫（竹象、笋子虫）。

【功能主治】祛风湿，止痹痛。用于风寒腰腿疼痛。

蝙蝠蛾科

虫草蝙蝠蛾

【拉丁学名】*Hepialus armoricanus* (Oberthür)。

【资源状况】分布于高山区。

【入药部位】带冬虫夏草菌子座的幼虫（冬虫夏草）。

【功能主治】补虚损，益精气，止咳化痰。用于痰饮喘咳，虚喘，劳喘，咯血，自汗盗汗，阳痿遗精，腰膝酸痛，病后久不康复。

刺蛾科

黄刺蛾

【拉丁学名】*Cnidocampa flavescens* (Walker)。

【资源状况】分布于坝区、低山区。

【入药部位】虫茧（雀瓮）。

【功能主治】清热定惊。用于小儿惊风，脐风，痢疾，乳蛾，喉痹。

螟蛾科

高粱条螟

【拉丁学名】*Proceras venosatum* (Walker)。

【资源状况】分布于坝区、低山区。

【入药部位】幼虫（条螟）。

【功能主治】凉血，解毒。用于便血。

野螟科

玉米螟

【拉丁学名】*Pyrausta nubilalis* (Hübern)。

【资源状况】分布于峨眉山各地。

【入药部位】幼虫（玉米钻心虫）。

【功能主治】凉血止血，清热解毒。用于热毒泻痢，下痢脓血。

亚洲玉米螟

【拉丁学名】*Ostrinia furnacalis* Guenee。

【资源状况】分布于峨眉山各地。

【入药部位】幼虫（玉米钻心虫）。

【功能主治】凉血止血，清热解毒。用于热毒泻痢，下痢脓血。

大蚕蛾科

柞蚕

【拉丁学名】*Antheraea pernyi* Geurin-Meneville。

【资源状况】分布于坝区、低山区。

【入药部位】茧蛹（檞蚕）。

【功能主治】生津止渴，消食理气，镇痉。用于消渴，臌胀，淋证，癫痫。

蚕蛾科

家蚕

【拉丁学名】*Bombyx mori* Linnaeus。

【资源状况】分布于坝区、低山区。

【入药部位】粪便（蚕砂）、幼虫感染白僵菌而致死的全体（僵蚕）、卵（原蚕子）、雄性成虫（原蚕蛾）、茧壳（蚕茧）、蚕蛹、孵化后的卵壳（蚕退纸）、蚕茧下脚料精炼拉松制品（丝绵）。

【功能主治】粪便祛风利湿，明目。用于风湿，消渴，风痹，斑疹及肠鸣。幼虫感染白僵菌而致死的全体祛风化痰，镇痉消炎。用于肝风头痛，眩晕，抽搐，淋巴结结核，急性喉炎，腮腺炎，风热，热痰，肺热喘息。卵用于热淋，倒产难生。雄性成虫补肝益肾，壮阳涩精。用于阳痿，遗精，白浊，尿血，创伤，溃疡，烫伤。茧壳用于便血，尿血，血崩，消渴，疳疮，痈肿。蚕蛹用于小儿疳积，消瘦，消渴。孵化后的卵壳用于吐血，衄血，便血，崩漏，带下病，喉风，喉痹，牙疳，牙痛，疔肿，疮疡。蚕茧下脚料精炼拉松制品用于吐血，便血，血崩，痔漏，外伤出血，冻疮，中耳炎。

粉蝶科

菜粉蝶

【拉丁学名】*Pieris rapae* (Linnaeus)。

【资源状况】分布于峨眉山各地。

【入药部位】成虫（白粉蝶）。

【功能主治】消肿止痛。用于跌打损伤。

凤蝶科

金凤蝶

【拉丁学名】*Papilio machaon* Linnaeus。

【资源状况】分布于峨眉山各地。

【入药部位】幼虫（茴香虫）。

【功能主治】止痛。用于胃痛，噎膈，疝气。

虻科

双斑黄虻

【拉丁学名】*Atylotus bivittateinus* Takahashi。

【资源状况】分布于坝区、低山区。

【入药部位】雌成虫（牛虻）。

【功能主治】破血逐瘀，通经，消结。用于经闭，瘀血痛，跌打损伤疼痛，癥瘕积聚，坠胎。

峨眉山虻

【拉丁学名】*Tabanus omeishanensis* Xu。

【资源状况】分布于低山区。

【入药部位】雌成虫（牛虻）。

【功能主治】破血逐瘀，通经，消结。用于经闭，瘀血痛，跌打损伤疼痛，癥瘕积聚，坠胎。

丽蝇科

大头金蝇

【拉丁学名】*Chrysomyia megacephala* (Fabricius)。

【资源状况】分布于峨眉山各地。

【入药部位】幼虫（五谷虫）。

【功能主治】清热，消滞。用于疳积腹胀，热病神昏谵语。

蚁科

丝光褐林蚁

【拉丁学名】*Formica fusca* Linnaeus。

【资源状况】分布于低山区。

【入药部位】全体（黑蚂蚁）。

【功能主治】清热解毒。用于蛇咬伤，疔毒肿

痛等。

马蜂科

中华马蜂

【拉丁学名】*Polistes chinensis* Fabricius。

【资源状况】分布于坝区、低山区。

【入药部位】巢（蜂房）、幼虫（大黄蜂子）。

【功能主治】巢祛风，攻毒，杀虫。用于惊痫，风痹，瘾疹，瘙痒，乳痈，疔毒，瘰疬，痔漏，风火牙痛，头癣，蜂蜇肿痛。幼虫用于胸腹胀痛，干呕，面疮，雀斑。

日本马蜂

【拉丁学名】*Polistes japonicus* Saussure。

【资源状况】分布于坝区、低山区。

【入药部位】巢（露蜂房）。

【功能主治】用于龋齿疼痛，疮疡肿毒，乳痈，瘰疬，皮肤顽癣，鹅掌风。

柑马蜂

【拉丁学名】*Polistes mandarinus* Saussure。

【资源状况】分布于坝区、低山区。

【入药部位】巢（蜂房）、幼虫（大黄蜂子）。

【功能主治】巢祛风，攻毒，杀虫。用于惊痫，风痹，瘾疹，瘙痒，乳痈，疔毒，瘰疬，痔漏，风火牙痛，头癣，蜂蜇肿痛。幼虫用于胸腹胀痛，干呕，面疮，雀斑。

胡蜂科

大胡蜂

【拉丁学名】*Vespa magnifica* Smith。

【资源状况】分布于坝区、低山区。

【入药部位】成虫（大黄蜂）。

【功能主治】消肿解毒。用于痈肿疮毒，蜘蛛、

蜈蚣蜇伤。

木蜂科

灰胸木蜂

【拉丁学名】*Xylocopa phalothorax* (Lepeletier)。

【资源状况】分布于坝区、低山区。

【入药部位】成虫（竹筒蜂）。

【功能主治】解毒，消肿，止痛。用于疱疖红肿作痛。

中华木蜂

【拉丁学名】*Xylocopa sinensis* Smith。

【资源状况】分布于坝区、低山区。

【入药部位】成虫（竹筒蜂）。

【功能主治】解毒，消肿，止痛。用于疱疖红肿作痛。

蜜蜂科

中华蜜蜂

【拉丁学名】*Apis cerana* Fabricius。

【资源状况】分布于坝区、低山区、中山区。

【入药部位】蜂蜜、蜂胶、蜂蜡、工蜂尾刺的有毒液体（蜂毒）、蜂王浆、幼虫（蜂子）。

【功能主治】蜂蜜滋阴润燥，解毒。用于肺燥干咳，肠燥便秘。蜂胶用于恶性肿瘤，鸡眼，寻常疣。蜂蜡收涩，敛疮，生肌，止痛。用于溃疡不敛，臁疮糜烂，创伤，烧烫伤。工蜂尾刺的有毒液体用于咳嗽痰喘，瘿瘤，高血压，风湿关节痛。蜂王浆滋补，强壮，益肝，健脾。用于病后体虚，小儿营养不良，年老体衰，病毒性肝炎，高血压，风湿关节痛，胃病。幼虫祛风，解毒，杀虫。用于头风，麻风，丹毒，风疹，虫积腹痛，带下病。

意大利蜂

【拉丁学名】*Apis mellifera* Linnaeus。

【资源状况】分布于坝区、低山区、中山区。

【入药部位】蜂蜜、蜂胶、蜂蜡、工蜂尾刺的有毒液体（蜂毒）、蜂王浆、幼虫（蜂子）。

【功能主治】蜂蜜滋阴润燥，解毒。用于肺燥干咳，肠燥便秘。蜂胶用于恶性肿瘤，鸡眼，寻常疣。蜂蜡收涩，敛疮，生肌，止痛。用于溃疡不敛，臁疮糜烂，创伤，烧烫伤。工蜂尾刺的有毒液体用于咳嗽痰喘，瘿瘤，高血压，风湿关节痛。蜂王浆滋补，强壮，益肝，健脾。用于病后体虚，小儿营养不良，年老体衰，病毒性肝炎，高血压，风湿关节痛，胃病。幼虫祛风，解毒，杀虫。用于头风，麻风，丹毒，风疹，虫积腹痛，带下病。

鳗鲡科

日本鳗鲡

【拉丁学名】*Anguilla japonica* Temminck et Schlegel。

【资源状况】分布于坝区、低山区。

【入药部位】全体、血、骨、脂肪。

【功能主治】全体补虚羸，祛风湿，解毒杀虫。用于肺痨，瘰疬，虚劳骨蒸，风湿痹痛，阳痿，恶疮，溃疡。血用于眼翳。骨用于痢疾，肠风，带下病。脂肪用于瘘疮，风热咳喘。

鲤科

鲫

【拉丁学名】*Carassius auratus* (Linnaeus)。

【资源状况】分布于坝区、低山区。

【入药部位】肉、卵、骨、胆、脑、鳔、鳞、头。

【功能主治】肉温中健胃，滋阴补肾。用于胃痛作吐，消化不良，头目昏闷，脾虚腹泻，便中带血，肺结核，产后腹痛。卵调中，补肝。

用于翳障。骨用于蜃疮。胆解毒，消肿。用于疳疮，骨鲠，竹刺不出，白喉。脑用于耳聋。鳔用于疝气。鳞止血。头用于咳嗽，痢疾，小儿口疮。

金鱼

【拉丁学名】*Carassius auratus domestic* Linnaeus。

【资源状况】分布于坝区。

【入药部位】鲜活个体（小鲤鱼）。

【功能主治】清热，利水，解毒。用于水臌，黄疸，咳嗽。

草鱼

【拉丁学名】*Ctenopharyngodon idellus* (Cuvier et Valenciennes)。

【资源状况】分布于坝区、低山区。

【入药部位】肉、胆。

【功能主治】肉暖胃和中，平肝祛风，治痹，截疟。用于虚劳，久疟，风湿头痛。胆降血压，镇咳，清热解毒。

红鳍鲌

【拉丁学名】*Culter erythropterus* Basilewsky。

【资源状况】分布于坝区、低山区。

【入药部位】肉（红鳍鲌）。

【功能主治】利水消肿。用于消瘦浮肿，产后抽搐。

鲤

【拉丁学名】*Cyprinus carpio* Linnaeus。

【资源状况】分布于坝区、低山区。

【入药部位】鲜活个体（鲤鱼肉）、眼睛、皮、肠（鲤鱼肠）、血（鲤鱼血）、齿（鲤鱼齿）、胆（鲤鱼胆）、脂肪（鲤鱼脂肪）、脑（鲤鱼脑）、鳞（鲤鱼鳞）、鳔（鱼鳔）、骨。

【功能主治】鲜活个体开胃健脾，消水肿。用于胃溃疡，十二指肠溃疡，胸前胀痛，消化不良，久咳，妊娠水肿。眼睛除肉中刺。用于中风水肿。皮用于鱼骨鲠喉，瘾疹。肠解毒，杀虫。用于小儿肌疮，聤耳，痔漏。血用于口眼㖞斜，小儿丹肿及疮。齿用于淋证，小便不通。胆清热明目，散翳消肿。用于目赤肿痛，青盲翳障，咽痛喉痹。脂肪用于小儿痫疾，惊悸。脑用于耳聋，青盲。鳞散血，止血。用于吐血，衄血，崩漏带下，瘀滞腹痛，痔漏。鳔用于疝气。骨利湿，解毒。用于带下病，阴疽。

翘嘴红鲌

【拉丁学名】*Erythroculter ilishaeformis* (Bleeker)。

【资源状况】分布于低山区。

【入药部位】肉（白鱼）。

【功能主治】开胃健脾，消食行水。用于胃气不降，水肿。

唇䱂

【拉丁学名】*Hemibarbus labeo* (Pallas)。

【资源状况】分布于低山区、中山区。

【入药部位】肉（唇鲮）。

【功能主治】补益脾肾，祛风湿，强筋骨。用于腰背疼痛，腿膝酸痛麻木。

花䱂

【拉丁学名】*Hemibarbus maculatus* Bleeker。

【资源状况】分布于低山区、中山区。

【入药部位】肉（花䱂）。

【功能主治】补益脾肾，祛风湿，强筋骨。用于腰背疼痛，腿膝酸痛麻木。

似䱂

【拉丁学名】*Belligobio nummifer* (Boulenger)。

【资源状况】分布于低山区、中山区。

【入药部位】肉（似䱂）。

【功能主治】补益脾肾，祛风湿，强筋骨。用于腰背疼痛，腿膝酸痛麻木。

鳌

【拉丁学名】*Hemiculter leucisculus* (Basilewsky)。

【资源状况】分布于坝区、低山区、中山区。

【入药部位】肉（白条鱼）。

【功能主治】暖胃。用于冷泻。

鲢

【拉丁学名】*Hypophthalmichthys molitrix* (Cuvier et Valencinnes)。

【资源状况】分布于坝区、低山区。

【入药部位】肉（白鲢）。

【功能主治】温中益气，利水，泽肤。用于久病体虚，水肿。

鲈鲤

【拉丁学名】*Percocypris pingi* (Tchang)。

【资源状况】分布于坝区、低山区、中山区。

【入药部位】肉（鲈鲤）。

【功能主治】祛痰，止血，镇静。用于咳嗽痰喘，胃溃疡出血，咯血，衄血，崩漏，癫痫，失眠，月经过多。

【评述】国家二级重点保护野生动物。

齐口裂腹鱼

【拉丁学名】*Schizothorax prenanti* (Tchang)。

【资源状况】分布于低山区、中山区。

【入药部位】肉（雅鱼）。

【功能主治】滋补，止血，解毒。用于妇人劳损，崩漏，小儿痰热风病，丹毒。

泉水鱼

【拉丁学名】*Pseudogyrioncheilus prochilus* (Sauvage et Dabry)。

【资源状况】分布于低山区、中山区。

【入药部位】肉（油鱼）。

【功能主治】补益元气，止血，止痢。用于泄痢，吐血，崩漏。

华鲮

【拉丁学名】*Sinilabeo rendahli* (Kimura)。

【资源状况】分布于低山区、中山区。

【入药部位】肉（华鲮）。

【功能主治】益气和中，除湿气。用于久病体虚，腰腿疼痛。

中华倒刺鲃

【拉丁学名】*Spinibarbus sinensis* (Bleeker)。

【资源状况】分布于低山区、中山区。

【入药部位】肉（倒刺鲃）。

【功能主治】补中壮阳。用于腰膝酸软。

白甲鱼

【拉丁学名】*Onychostoma sima* (Sauvage et Dabry)。

【资源状况】分布于低山区、中山区。

【入药部位】肉（白甲鱼）。

【功能主治】补益强壮，清热，下乳。

圆吻鲴

【拉丁学名】*Distoechodon tumirostris* Peters。

【资源状况】分布于坝区、低山区、中山区。

【入药部位】肉（圆吻鲴）。

【功能主治】温中止泻。用于胃寒泄泻。

鳅科

长簿鳅

【拉丁学名】*Leptobotia elongata* (Bleeker)。

【资源状况】分布于坝区、低山区。

【入药部位】肉（泥鳅）。

【功能主治】补中，益气，壮阳。

【评述】国家二级重点保护野生动物。

泥鳅

【拉丁学名】*Misgurnus anguillicaudatus* (Cantor)。

【资源状况】分布于坝区、低山区。

【入药部位】全体（泥鳅）、皮肤分泌的黏液。

【功能主治】全体健脾除湿，补中益气，清热解毒，消肿止渴。用于湿热皮肤起疹发痒，痔疮下坠，小便不通，热淋，温病大热，神昏口渴，水气浮肿，黄疸，肝炎，疥癣痔疮。皮肤分泌的黏液用于小便不通，热淋，痈肿。

大鳞副泥鳅

【拉丁学名】*Paramisgurnus dabryanus* Sauvage。

【资源状况】分布于坝区、低山区。

【入药部位】全体、皮肤分泌的黏液。

【功能主治】全体健脾除湿，补中益气，清热解毒，消肿止渴。用于湿热皮肤起疹发痒，痔疮下坠，小便不通，热淋，温病大热，神昏口渴，水气浮肿，黄疸，肝炎，疥癣痔疮。皮肤分泌的黏液用于小便不通，热淋，痈肿。

红尾副鳅

【拉丁学名】*Paracobitis variegatus* (Sauvage et Dabry)。

【资源状况】分布于坝区、低山区。

【入药部位】除去内脏的全体。

【功能主治】补虚弱，清湿热。

鲇科

鲇

【拉丁学名】*Silurus asotus* Linnaeus。

【资源状况】分布于坝区、低山区、中山区。

【入药部位】肉（鲇鱼）、目、尾、皮肤分泌物。

【功能主治】肉滋阴开胃，催乳利尿。用于虚损不足，乳汁少，水气浮肿，小便不利。目用于刺伤中毒。尾用于口眼㖞斜。皮肤分泌物用于消渴。

胡鲇科

胡鲇

【拉丁学名】*Clarias batrachus* (Linnaeus)。

【资源状况】分布于坝区、低山区。

【入药部位】肉（胡子鲇）。

【功能主治】补血，补肾，调中。用于腰膝酸痛，久疟体虚，小儿疳积，衄血，黄疸。

鲿科

黄颡鱼

【拉丁学名】*Pelteobagrus fulvidraco* (Richardson)。

【资源状况】分布于坝区、低山区。

【入药部位】肉（黄颡鱼）、皮肤分泌物、颊骨。

【功能主治】肉祛风，解毒，利水。用于水肿，小儿痘疹，瘰疬。皮肤分泌物用于消渴。颊骨用于喉痹。

合鳃科

黄鳝

【拉丁学名】*Monopterus albus* (Zuiew)。

【资源状况】分布于坝区、低山区。

【入药部位】全体（鳝鱼）、头、皮、血、骨。

【功能主治】全体补虚损，强筋骨，健脾除湿。用于湿热身痒，营养不良性水肿，虚劳咳嗽，肺结核，身体消瘦，痔漏，口㖞，带状疱疹。头用于痢疾，消渴，耳疾，肠痈。皮用于乳痈。血祛风，活血。用于口眼㖞斜，耳痛，鼻衄，癣，瘘。骨用于风热痘疹。

鮨科

鳜

【拉丁学名】*Siniperca chuatsi* (Basilewsky)。

【资源状况】分布于坝区、低山区。

【入药部位】肉（鳜鱼）、胆（鳜鱼胆）。

【功能主治】肉补气血，益脾胃。用于虚劳羸瘦，肠风泻血。胆用于骨鲠，竹木签刺喉中。

大眼鳜

【拉丁学名】*Siniperca kneri* Garman。

【资源状况】分布于坝区、低山区。

【入药部位】肉（鳜鱼）、胆。

【功能主治】肉补气血，益脾胃。用于虚劳羸瘦，肠风泻血。胆用于骨鲠，竹木签刺喉中。

斑鳜

【拉丁学名】*Siniperca scherzeri* Steindachner。

【资源状况】分布于坝区、低山区。

【入药部位】肉（鳜鱼）、胆。

【功能主治】肉补气血，益脾胃。用于虚劳羸瘦，肠风泻血。胆用于骨鲠，竹木签刺喉中。

乌鳢科

乌鳢

【拉丁学名】*Ophiocephalus argus* (Cantor)。

【资源状况】分布于坝区、低山区。

【入药部位】肉、血、肠、胆、头、骨。

【功能主治】肉补脾，利尿，消肿，解毒祛热。用于风湿水肿，脚气病，贫血性水肿，痔疮下血，二便不利，疥癣。血利关节，活脉络。肠用于痔漏。胆泻火。用于喉痹，目翳，白秃疮。头通经活血。用于月经错乱，经闭。骨用于抽搐麻木。

小鲵科

角鞘山溪鲵

【拉丁学名】*Batrachuperus pinchonii* (David)。

【资源状况】分布于高山区。

【入药部位】全体（羌活鱼）。

【功能主治】行气止痛，补血健脾。用于肝胃气痛，血虚脾弱，面色萎黄。

【评述】国家二级重点保护野生动物。

隐鳃鲵科

大鲵

【拉丁学名】*Andrias davidianus* (Blanchard)。

【资源状况】分布于低山区、中山区。

【入药部位】全体（娃娃鱼）。

【功能主治】补气，截疟，滋补强壮。用于病后虚弱，贫血，疟疾，痢疾。

【评述】国家二级重点保护野生动物。

蟾蜍科

中华大蟾蜍

【拉丁学名】*Bufo bufo gargarizans* Cantor。

【资源状况】分布于坝区、低山区。

【入药部位】耳后腺分泌物（蟾酥）、全体、胆、肝、皮、头、舌。

【功能主治】耳后腺分泌物解毒，止痛，开窍醒神。用于痈疽疔疮，咽喉肿痛，中暑吐泻，腹痛神昏，手术麻醉。全体破癥结，行水湿，化毒，杀虫，定痛。用于疔疮，发背，阴疽瘰疬，恶疮。胆用于咳嗽痰喘。肝用于痈疽疔毒。皮清热解毒，利水消肿。用于痈疽，肿毒，瘰疬，疳积腹胀，慢性咳嗽痰喘。头用于小儿疳积。舌拔疔。

黑眶蟾蜍

【拉丁学名】*Bufo melanostictus* Schneider。

【资源状况】分布于坝区、低山区。

【入药部位】耳后腺分泌物（蟾酥）、去除内脏的全体、胆、肝、皮、头、舌。

【功能主治】耳后腺分泌物解毒，止痛，开窍醒神。用于痈疽疔疮，咽喉肿痛，中暑神昏，痧胀腹痛吐泻。去除内脏的全体破癥结，行水湿，化毒，杀虫，定痛。用于疔疮，发背，阴疽瘰疬，恶疮。胆用于咳嗽哮喘。肝用于痈疽疔毒。皮清热解毒，利水消肿。用于痈疽，肿毒，瘰疬，肿瘤，疳积腹胀，慢性咳嗽哮喘。头用于小儿疳积。舌拔疔。

雨蛙科

华西雨蛙（川西亚种）

【拉丁学名】*Hyla annectans* (Jerdon)。

【资源状况】分布于坝区、低山区。

【入药部位】全体（金蛤蟆）。

【功能主治】生肌，止血，止痛。用于跌打损伤，骨折，外伤出血。

蛙科

棘腹蛙

【拉丁学名】*Rana boulengeri* (Günther)。

【资源状况】分布于坝区、低山区。

【入药部位】肉（石蛙）。

【功能主治】滋补强壮，去疳。用于小儿羸瘦，疳积，病后体弱。

沼水蛙

【拉丁学名】*Rana guentheri* (Boulenger)。

【资源状况】分布于坝区、低山区。

【入药部位】肉。

【功能主治】活血消积。用于疳积。

泽蛙

【拉丁学名】*Rana limnocharis* Boie。

【资源状况】分布于坝区、低山区。

【入药部位】全体、皮、肝、胆、脑、幼体（蝌蚪）。

【功能主治】全体清热解毒，健脾消积。用于痈肿，热疖，口疮，瘰疬，泄泻，疳积。皮用于疖肿，瘰疬。肝用于蛇咬伤，白屑疮，疔疮。胆用于小儿失音不语。脑明目。用于青盲。幼体用于热毒疮肿。

黑斑侧褶蛙

【拉丁学名】*Pelophylax nigromaculatus* (Hallowell)。

【资源状况】分布于坝区、低山区。

【入药部位】全体（青蛙）、胆、输卵管、幼体（蝌蚪）。

【功能主治】全体利水消肿，止咳解毒。用于水肿，咳喘，麻疹，月经不调。胆清热解毒。用于咽喉肿痛，风热痰喘。输卵管用于体虚，精力不足。幼体用于热毒疮肿。

树蛙科

斑腿树蛙

【拉丁学名】*Rhacophorus leucomystax* (Gravenhorst)。

【资源状况】分布于低山区。

【入药部位】全体（树蛙）。

【功能主治】用于外伤出血，跌打损伤，骨折。

经甫树蛙

【拉丁学名】*Rhacophorus chenfui* Liu。

【资源状况】分布于低山区。

【入药部位】全体（树蛙）。

【功能主治】用于外伤出血，跌打损伤，骨折。

姬蛙科

饰纹姬蛙

【拉丁学名】*Microhyla ornata* (Duméril et Bibron)。

【资源状况】分布于坝区、低山区。

【入药部位】全体（姬蛙）。

【功能主治】祛风，活血，祛瘀生新，壮筋骨。用于风湿骨痛，腰扭伤痛，跌打骨折。

龟科

乌龟

【拉丁学名】*Chinemys reevesii* (Gray)。

【资源状况】分布于坝区、低山区。

【入药部位】背甲及腹甲（龟甲）、龟甲制成的胶（龟甲胶）、肉、血、胆汁、雄性生殖器（龟鞭）。

【功能主治】背甲及腹甲滋阴潜阳，益肾健胃，补肾健骨。用于阴虚潮热，盗汗，结核病，肾阴不足，骨蒸劳热，吐血，衄血，久咳，遗精，崩漏，带下病，腰痛，骨痿，阴虚风动，久疟，久痢，痔疮，小儿囟门不合。龟板制成的胶滋阴，补血，止血。用于阴虚血亏，劳热骨蒸，吐血，衄血，烦热惊悸，肾虚腰痛，脚膝痿弱，崩漏，带下病。肉益阴补血。用于劳伤骨蒸，久咳咯血，久疟，血痢，肠风痔血，筋骨疼痛。血用于脱肛。胆汁用于痘后目肿，闭经。雄性生殖器滋补强壮。

鳖科

中华鳖

【拉丁学名】*Trionyx sinensis* Wiegmann。

【资源状况】分布于坝区、低山区。

【入药部位】背甲（鳖甲）、头（鳖头）、血（鳖血）、肉（鳖肉）、卵（鳖卵）、胆（鳖胆）、脂肪（鳖脂肪）、胶（鳖胶）。

【功能主治】背甲滋阴退热，软坚散结。用于阴虚潮热，盗汗，热病，经闭。头养阴补气。用于久痢，脱肛，阴挺，阴疮。血滋阴退热。

用于口眼㖞斜，虚劳潮热，脱肛。肉滋阴凉血。用于骨蒸劳热，久疟，久痢，崩漏，带下病，瘰疬。卵用于久痢，久疟。胆用于痔漏。脂肪滋阴养血，乌须发。用于白发，倒睫。胶滋阴，补血，退热，散结。用于阴虚潮热，久疟不愈，癥瘕，痔核肿痛。

鬣蜥科

草绿龙蜥

【拉丁学名】*Japalura flaviceps* Barbour et Dunn。

【资源状况】分布于峨眉山各地。

【入药部位】全体（四脚蛇）。

【功能主治】用于瘿瘤，瘰疬，溃疡。

壁虎科

无蹼壁虎

【拉丁学名】*Gekko swinhonis* (Günther)。

【资源状况】分布于峨眉山各地。

【入药部位】全体（壁虎）。

【功能主治】补肺益肾，定喘助阳，祛风，活络，散结，破积。用于气短，咯血，阳痿，瘫痪走痛，风湿关节痛，附骨疽，瘰疬，历节风，破伤风。

蹼趾壁虎

【拉丁学名】*Gekko subpalmatus* (Günther)。

【资源状况】分布于峨眉山各地。

【入药部位】全体（壁虎、盐蛇干）。

【功能主治】补肺益肾，定喘助阳，祛风，活络，散结，破积。用于气短，咯血，阳痿，瘫痪走痛，风湿关节痛，附骨疽，瘰疬，历节风，破伤风。

石龙子科

石龙子

【拉丁学名】*Eumeces chinensis* (Gray)。

【资源状况】分布于坝区、低山区。

【入药部位】全体（石龙子）。

【功能主治】破结，行水。用于小便不利，石淋，恶疮瘰疬，臁疮。

蓝尾石龙子

【拉丁学名】*Eumeces elegans* Boulenger。

【资源状况】分布于坝区、低山区。

【入药部位】全体（石龙子）。

【功能主治】破结，行水。用于小便不利，石淋，恶疮瘰疬，臁疮。

蝘蜓

【拉丁学名】*Sphenomorphus indicus* (Gray)。

【资源状况】分布于坝区、低山区。

【入药部位】全体（石龙子）。

【功能主治】破结，行水。用于小便不利，石淋，恶疮瘰疬，臁疮。

蜥蜴科

北草蜥

【拉丁学名】*Takydromus septentrionalis* (Günther)。

【资源状况】分布于坝区、低山区。

【入药部位】全体（蜥蜴）。

【功能主治】消瘿散瘰，止咳平喘。用于瘰疬，癫痫，小便不通，咳嗽痰喘。

蛇蜥科

脆蛇蜥

【拉丁学名】*Ophisaurus harti* Boulenger。

【资源状况】分布于坝区、低山区。

【入药部位】全体（脆蛇）。

【功能主治】祛风湿，消肿，祛瘀，舒筋活络。用于跌打损伤，骨折，痈肿，风湿疼痛，头晕目眩。

【评述】国家二级重点保护野生动物。

游蛇科

黑脊蛇

【拉丁学名】*Achalinns spinalis* Peters。

【资源状况】分布于坝区、低山区、中山区。

【入药部位】全体、蛇蜕、蛇胆。

【功能主治】全体祛风湿。用于风湿关节痛，麻木不仁。蛇蜕用于小儿惊风，抽搐痉挛，角膜云翳，喉痹，皮肤瘙痒。蛇胆用于小儿风热咳喘，咳嗽痰喘，痰热惊厥，急性风湿关节痛。

翠青蛇

【拉丁学名】*Entechinus mojor* (Günther)。

【资源状况】分布于坝区、低山区。

【入药部位】全体、蛇蜕、蛇胆。

【功能主治】全体祛风湿。用于风湿关节痛，麻木不仁。蛇蜕用于小儿惊风，抽搐痉挛，角膜云翳，喉痹，皮肤瘙痒。蛇胆用于小儿风热咳喘，咳嗽痰喘，痰热惊厥，急性风湿关节痛。

赤链蛇

【拉丁学名】*Dinodon rufozonatum* (Cantor)。

【资源状况】分布于坝区、低山区。

【入药部位】全体、蛇蜕、蛇胆。

【功能主治】全体祛风湿。用于风湿关节痛，麻木不仁。蛇蜕用于小儿惊风，抽搐痉挛，角膜云翳，喉痹，皮肤瘙痒。蛇胆用于小儿风热咳喘，咳嗽痰喘，痰热惊厥，急性风湿关节痛。

王锦蛇

【拉丁学名】*Elaphe carinata* (Günther)。

【资源状况】分布于低山区、中山区。

【入药部位】全体、蛇蜕、蛇胆。

【功能主治】全体祛风湿。用于风湿关节痛，麻木不仁。蛇蜕用于小儿惊风，抽搐痉挛，角膜云翳，喉痹，皮肤瘙痒。蛇胆用于小儿风热咳喘，咳嗽痰喘，痰热惊厥，急性风湿关节痛。

玉斑锦蛇

【拉丁学名】*Elaphe mandarina* (Cantor)。

【资源状况】分布于低山区。

【入药部位】全体、蛇蜕、蛇胆。

【功能主治】全体祛风湿。用于风湿关节痛，麻木不仁。蛇蜕用于小儿惊风，抽搐痉挛，角膜云翳，喉痹，皮肤瘙痒。蛇胆用于小儿风热咳喘，咳嗽痰喘，痰热惊厥，急性风湿关节痛。

紫灰锦蛇

【拉丁学名】*Elaphe porphyracea* (Cantor)。

【资源状况】分布于低山区。

【入药部位】全体、蛇蜕、蛇胆。

【功能主治】全体祛风湿。用于风湿关节痛，麻木不仁。蛇蜕用于小儿惊风，抽搐痉挛，角膜云翳，喉痹，皮肤瘙痒。蛇胆用于小儿风热咳喘，咳嗽痰喘，痰热惊厥，急性风湿关节痛。

黑眉锦蛇

【拉丁学名】*Elaphe taeniura* Cope。

【资源状况】分布于坝区、低山区。

【入药部位】全体、蛇蜕、蛇胆、骨、头。

【功能主治】全体祛风湿。用于风湿关节痛，

麻木不仁。蛇蜕用于小儿惊风，抽搐痉挛，角膜云翳，喉痹，皮肤瘙痒。蛇胆用于小儿风热咳喘，咳嗽痰喘，痰热惊厥，急性风湿关节痛。骨用于久疟，劳疟。头用于久疟，肠痈。

钝头蛇

【拉丁学名】*Pareas chinensis* Barbour。

【资源状况】分布于坝区、低山区。

【入药部位】全体、蛇蜕、蛇胆。

【功能主治】全体祛风湿。用于风湿关节痛，麻木不仁。蛇蜕用于小儿惊风，抽搐痉挛，角膜云翳，喉痹，皮肤瘙痒。蛇胆用于小儿风热咳喘，咳嗽痰喘，痰热惊厥，急性风湿关节痛。

福建颈斑蛇

【拉丁学名】*Plagiopholis styani* (Boulenger)。

【资源状况】分布于坝区、低山区。

【入药部位】全体、蛇蜕、蛇胆。

【功能主治】全体祛风湿。用于风湿关节痛，麻木不仁。蛇蜕用于小儿惊风，抽搐痉挛，角膜云翳，喉痹，皮肤瘙痒。蛇胆用于小儿风热咳喘，咳嗽痰喘，痰热惊厥，急性风湿关节痛。

斜鳞蛇

【拉丁学名】*Pseudoxenodon macrops* (Blyth)。

【资源状况】分布于坝区、低山区。

【入药部位】全体、蛇蜕、蛇胆。

【功能主治】全体祛风湿。用于风湿关节痛，麻木不仁。蛇蜕用于小儿惊风，抽搐痉挛，角膜云翳，喉痹，皮肤瘙痒。蛇胆用于小儿风热咳喘，咳嗽痰喘，痰热惊厥，急性风湿关节痛。

颈槽蛇

【拉丁学名】*Rhabdophis nuchalis* (Boulenger)。

【资源状况】分布于坝区、低山区。

【入药部位】全体、蛇蜕、蛇胆。

【功能主治】全体祛风湿。用于风湿关节痛，麻木不仁。蛇蜕用于小儿惊风，抽搐痉挛，角膜云翳，喉痹，皮肤瘙痒。蛇胆用于小儿风热咳喘，咳嗽痰喘，痰热惊厥，急性风湿关节痛。

虎斑颈槽蛇

【拉丁学名】*Rhabdophis tigrinus* (Boie)。

【资源状况】分布于坝区、低山区。

【入药部位】全体、蛇蜕、蛇胆。

【功能主治】全体祛风湿。用于风湿关节痛，麻木不仁。蛇蜕用于小儿惊风，抽搐痉挛，角膜云翳，喉痹，皮肤瘙痒。蛇胆用于小儿风热咳喘，咳嗽痰喘，痰热惊厥，急性风湿关节痛。

华游蛇

【拉丁学名】*Sinonatrix percarinata* (Boulenger)。

【资源状况】分布于坝区、低山区。

【入药部位】全体、蛇蜕、蛇胆。

【功能主治】全体祛风湿。用于风湿关节痛，麻木不仁。蛇蜕用于小儿惊风，抽搐痉挛，角膜云翳，喉痹，皮肤瘙痒。蛇胆用于小儿风热咳喘，咳嗽痰喘，痰热惊厥，急性风湿关节痛。

黑头剑蛇

【拉丁学名】*Sibynophis chinensis* (Günther)。

【资源状况】分布于坝区、低山区。

【入药部位】全体、蛇蜕、蛇胆。

【功能主治】全体祛风湿。用于风湿关节痛，麻木不仁。蛇蜕用于小儿惊风，抽搐痉挛，角膜云翳，喉痹，皮肤瘙痒。蛇胆用于小儿风热咳喘，咳嗽痰喘，痰热惊厥，急性风湿关节痛。

乌梢蛇

【拉丁学名】*Zaocys dhumnades* (Cantor)。

【资源状况】分布于坝区、低山区。

【入药部位】全体、蛇蜕、蛇胆、卵、脂肪、皮。

【功能主治】全体祛风湿。用于风湿关节痛，麻木不仁。蛇蜕用于小儿惊风，抽搐痉挛，角膜云翳，喉痹，皮肤瘙痒。蛇胆用于小儿风热咳喘，咳嗽痰喘，痰热惊厥，急性风湿关节痛。卵用于大风癫疾。脂肪用于耳聋。皮用于风毒，眼翳，唇疮。

蝰科

山烙铁头蛇

【拉丁学名】*Ovophis monticola* (Günther)。

【资源状况】分布于坝区、低山区。

【入药部位】全体、蛇毒。

【功能主治】全体祛风，明目。蛇毒逐痹，镇痛。用于风湿关节痛，癫痫，心脏病。

菜花原矛头蝮

【拉丁学名】*Protobothrops jerdonii* (Günther)。

【资源状况】分布于坝区、低山区。

【入药部位】全体（菜花烙铁头）、蛇毒。

【功能主治】全体祛风，明目。蛇毒逐痹，镇痛。用于风湿关节痛，癫痫，心脏病。

原矛头蝮

【拉丁学名】*Protobothrops mucrosquamatus* (Cantor)。

【资源状况】分布于坝区、低山区。

【入药部位】全体、蛇毒。

【功能主治】全体祛风，明目。蛇毒逐痹，镇痛。用于风湿关节痛，癫痫，心脏病。

竹叶青

【拉丁学名】*Trimeresurus stejnegeri* Schmidt。

【资源状况】分布于低山区。

【入药部位】全体、蛇毒。

【功能主治】全体祛风，明目。蛇毒逐痹，镇痛。用于风湿关节痛，癫痫，心脏病。

鸬鹚科

普通鸬鹚

【拉丁学名】*Phalacrocorax carbo* Linnaeus。

【资源状况】分布于坝区、低山区。

【入药部位】肉、骨、涎、嗉囊、翅羽。

【功能主治】肉利水消肿。用于腹胀水肿。骨用于雀斑，鱼骨鲠喉。涎用于顿咳，鱼骨鲠喉。嗉囊用于鱼刺及麦芒鲠喉。翅羽用于鱼骨鲠喉。

鹭科

苍鹭

【拉丁学名】*Ardea cinerea* Linnaeus。

【资源状况】分布于坝区、低山区。

【入药部位】肉（灰鹭）。

【功能主治】活血，利水，止痛。用于骨折，水肿。

池鹭

【拉丁学名】*Ardeola bacchus* (Bonaparte)。

【资源状况】分布于坝区、低山区。

【入药部位】肉（沼鹭）。

【功能主治】解毒。用于鱼虾中毒。

牛背鹭

【拉丁学名】*Bubulcus ibis* (Linnaeus)。

【资源状况】分布于坝区、低山区。

【入药部位】肉（牛背鹭）。

【功能主治】益气，解毒。用于虚弱，疮肿。

大白鹭

【拉丁学名】*Egretta alba* (Linnaeus)。

【资源状况】分布于坝区、低山区。

【入药部位】肉（大白鹤）。

【功能主治】解毒。用于痔疮，痈肿。

白鹭

【拉丁学名】*Egretta garzetta* (Linnaeus)。

【资源状况】分布于坝区、低山区。

【入药部位】肉（白鹭）。

【功能主治】益脾补气，解毒。用于虚弱，疔疮痈肿。

鹳科

白鹳

【拉丁学名】*Ciconia ciconia* (Linnaeus)。

【资源状况】分布于坝区、低山区。

【入药部位】肉、骨。

【功能主治】肉用于干血痨，经血不来，身痛发热，喘气。骨用于痨瘵，胸腹痛，喉痹，蛇咬伤。

【评述】国家一级重点保护野生动物。

鸭科

鸳鸯

【拉丁学名】*Aix galericulata* (Linnaeus)。

【资源状况】分布于坝区。

【入药部位】肉（官鸭）。

【功能主治】清热解毒。用于痔疮，疥癣。

【评述】国家二级重点保护野生动物。

琵嘴鸭

【拉丁学名】*Anas clypeata* Linnaeus。

【资源状况】分布于坝区、低山区。

【入药部位】肉、羽毛。

【功能主治】肉补中益气，消食和胃，利水，解毒。用于病后虚弱，食欲不振，水气浮肿，热毒疮疖。羽毛解毒退火。用于溃疡，烫伤。

绿翅鸭

【拉丁学名】*Anas crecca* Linnaeus。

【资源状况】分布于坝区、低山区。

【入药部位】肉（八鸭）。

【功能主治】补中益气。用于脾胃虚弱，脱肛，阴挺。

绿头鸭

【拉丁学名】*Anas platyrhynchos* Linnaeus。

【资源状况】分布于坝区、低山区。

【入药部位】肉、羽毛、嗉囊内壁（鸭内金）。

【功能主治】肉补中益气，消食和胃，利水，解毒。用于病后虚弱，食欲不振，水气浮肿，热毒疮疖。羽毛解毒退火。用于溃疡及烫伤。嗉囊内壁健胃，消食，固摄肾气。用于食欲不振，积滞腹胀，小儿疳积，遗尿遗精，胆结石，肾结石。

斑嘴鸭

【拉丁学名】*Anas poecilorhyncha* Forster。

【资源状况】分布于坝区、低山区。

【入药部位】肉（野鸭）。

【功能主治】补中益气。用于脾胃虚弱，脱肛，阴挺。

家鸭

【拉丁学名】*Anas platyrhynchos domestica* (Linnaeus)。

【资源状况】分布于坝区、低山区、中山区。

【入药部位】肉、头（鸭头）、嗉囊内壁、血（鸭血）、卵（鸭蛋）、脂肪油、胆、涎、鸭蛋腌制品（皮蛋）。

【功能主治】肉滋阴养胃，利水消肿。用于劳热骨蒸，咳嗽，水肿。头用于阳水暴肿，面赤，烦躁，喘急，小便涩痛。嗉囊内壁用于骨鲠，噎膈反胃。血补血，解毒。用于劳伤吐血，中风，痢疾。卵滋阴，清肺。用于膈热，咳嗽，咽喉痛，齿痛，泄痢。脂肪油用于水肿，瘰疬，蚯蚓瘘。胆清热解毒。用于痔疮，目赤初起。涎用于小儿惊风，阴肿，谷芒刺喉。鸭蛋腌制品泻肺热，醒酒，去大肠火。用于泄泻。

家鹅

【拉丁学名】*Anser cygnoides orientalis* (Linnaeus)。

【资源状况】分布于坝区、低山区、中山区。

【入药部位】肉、血、胆、涎、尾肉、羽毛、嗉囊内壁（鹅内金）、鹅蛋壳、咽喉、胫跗骨、脂肪。

【功能主治】肉益气补虚，和胃止渴。用于虚弱，消渴。血解毒。用于噎膈反胃，肿毒，血吸虫病。胆解热毒，止咳。用于痔疮初起，咳嗽喘气。涎用于稻刺塞喉，小儿鹅口疮。尾肉用于聤耳，耳聋，手足皲裂。羽毛用于痈肿疮毒，疥癣，瘰疬，噎膈，惊痫。嗉囊内壁健脾止痢，助消化。鹅蛋壳用于痈疽。咽喉用于喉痹，哮喘，带下病。胫跗骨用于犬咬伤。脂肪润肤，消肿。用于皮肤皲裂。

普通秋沙鸭

【拉丁学名】*Mergus merganser* Linnaeus。

【资源状况】分布于坝区、低山区。

【入药部位】骨、肉。

【功能主治】骨解毒，利水。用于全身性水肿，药物及食物中毒。肉清热解毒，镇痉。用于发热头痛，痉挛抽搐。

中华秋沙鸭

【拉丁学名】*Mergus squamatus* Gould。

【资源状况】分布于坝区、低山区。

【入药部位】骨、肉。

【功能主治】骨解毒，利水。用于全身性水肿，药物及食物中毒。肉清热解毒，镇痉。用于发热头痛，痉挛抽搐。

【评述】国家一级重点保护野生动物。

赤麻鸭

【拉丁学名】*Tadorna ferruginea* (Pallas)。

【资源状况】分布于坝区、低山区。

【入药部位】肉（黄鸭）。

【功能主治】补中益气，补肾壮阳。用于脾胃虚弱，脱肛，阴挺，体虚，阳痿，疮肿，风湿痛。

鹰科

苍鹰

【拉丁学名】*Accipiter gentilis* (Linnaeus)。

【资源状况】分布于峨眉山各地。

【入药部位】头、骨骼、眼睛、嘴、爪。

【功能主治】头祛风解毒。用于头目眩晕，痔疮。骨骼续筋骨，祛风湿。用于损伤骨折，筋骨疼痛。眼睛明目，退翳。嘴、爪用于痔疮。

【评述】国家二级重点保护野生动物。

雀鹰

【拉丁学名】*Accipiter nisus* (Linnaeus)。

【资源状况】分布于低山区、中山区。

【入药部位】头、骨骼、眼睛、嘴、爪。

【功能主治】头祛风解毒。用于头目眩晕，痔疮。骨骼续筋骨，祛风湿。用于损伤骨折，筋骨疼痛。眼睛明目，退翳。嘴、爪用于痔疮。

【评述】国家二级重点保护野生动物。

松雀鹰

【拉丁学名】*Accipiter virgatus* (Temminck)。

【资源状况】分布于低山区、中山区。

【入药部位】头、骨骼、眼睛、嘴、爪。

【功能主治】头祛风解毒。用于头目眩晕，痔疮。

骨骼续筋骨，祛风湿。用于损伤骨折，筋骨疼痛。眼睛明目，退翳。嘴、爪用于痔疮。

【评述】国家二级重点保护野生动物。

秃鹫

【拉丁学名】*Aegypius manachus* (Linnaeus)。

【资源状况】分布于中山区、高山区。

【入药部位】肉、骨骼。

【功能主治】肉滋补养阴。用于肺痨。骨骼软坚散结。用于瘿瘤。

【评述】国家一级重点保护野生动物。

普通鵟

【拉丁学名】*Buteo buteo* (Linnaeus)。

【资源状况】分布于高山区。

【入药部位】羽毛、粪便、卵。

【功能主治】羽毛用于妇女脸肿，贫血，小便涩痛。粪便解毒拔脓。卵用于阴茎红肿脓血。

【评述】国家二级重点保护野生动物。

鸢

【拉丁学名】*Milvus korschun* (Gmelin)。

【资源状况】分布于低山区、中山区。

【入药部位】脑髓、脚爪、骨、脂肪油、胆、嘴。

【功能主治】脑髓止痛解毒。用于头风，痔疮。脚爪清热镇惊，强筋壮骨。用于小儿惊风，头昏眩晕，痔漏，跌打损伤。骨活血止痛。用于跌打骨折。脂肪油用于癫癣。胆用于心胃气痛。嘴用于小儿惊风。

雉科

灰胸竹鸡

【拉丁学名】*Bambusicola thoracica* (Temminck)。

【资源状况】分布于低山区、中山区。

【入药部位】肉（竹鸡）。

【功能主治】补中，杀虫。用于久病虚损。

白腹锦鸡

【拉丁学名】*Chrysolophus amherstiae* (Leadubeater)。

【资源状况】分布于低山区、中山区。

【入药部位】肉或全体（白腹锦鸡）。

【功能主治】止血解毒。用于血痔，疮痈肿毒。

家鸡

【拉丁学名】*Gallus gallus domesticus* Brisson。

【资源状况】分布于峨眉山各地。

【入药部位】沙囊内壁（鸡内金）、蛋壳内膜（凤凰衣）、鸡蛋、头（鸡头）、肉（鸡肉）、血（鸡血）、嗉囊、蛋白（鸡子白）、蛋黄（鸡子黄）。

【功能主治】沙囊内壁健胃，消食，固摄肾气，涩精止遗。用于食欲不振，积滞腹胀，小儿疳积，呕吐，腹泻，遗尿遗精，胆结石，肾结石。蛋壳内膜理肺气，消翳障，养阴。用于久咳气急，失音，瘰疬，溃疡不敛，目中生翳，小儿疳积。鸡蛋滋阴润燥，养血安胎。用于热病烦闷，燥咳声哑，目赤咽痛，胎动不安，产后口渴，下痢，烫伤。头养肝益肾，宣阳助阴，通络活血，堕死胎，安生胎。用于小儿痘疹不透，时疹毒疮。肉温中，益气，补精，填髓。用于虚劳羸瘦，中虚胃呆食少，泄泻，下痢，消渴，水肿，小便频数，崩漏，带下病，产后乳少，病后虚弱。血祛风，活血，通络。用于小儿惊风，口面㖞斜，痿痹，毒虫蜇伤，目赤流泪。嗉囊用于噎膈不通，小便不禁，背发肿毒。蛋白润肺利咽，清热解毒。用于咽喉痛，目赤，咳逆，下痢，疟疾，烧伤，热毒肿痛。蛋黄滋阴润燥，养血息风。用于心烦不眠，热病逆厥，虚劳吐血，呕逆，下痢，胎漏下血，烫伤，热疮，湿疹，小儿消化不良。

乌骨鸡

【拉丁学名】*Gallus gallus nigrosceus* Brisson。

【资源状况】分布于坝区、低山区。

【入药部位】肉（乌鸡）。

【功能主治】补肝肾，益气养血，退虚热，调经止带。用于虚损诸病，崩中带下，腰腿酸痛，遗精，消渴，久痢。

白鹇

【拉丁学名】*Lophura nycthemera* (Linnaeus)。

【资源状况】分布于低山区、中山区。

【入药部位】肉（白鹇）。

【功能主治】补中益肺，解毒。用于虚劳发热，咳嗽。

【评述】国家二级重点保护野生动物。

环颈雉

【拉丁学名】*Phasianus colchicus* Linnaeus。

【资源状况】分布于低山区、中山区。

【入药部位】肉、脑、头、肝、尾羽。

【功能主治】肉补中益气，止泻。用于脾虚泄泻，胸腹胀满，下痢，消渴，小便频数。脑用于冻疮。头用于丹毒。肝用于小儿疳积。尾羽用于丹毒，中耳炎。

秧鸡科

普通秧鸡

【拉丁学名】*Rallus aquaticus* Linnaeus。

【资源状况】分布于坝区、低山区。

【入药部位】肉（秧鸡）。

【功能主治】杀虫，解毒，补中益气。用于瘘疮，脾胃虚弱，食欲不振。

鹬科

白腰草鹬

【拉丁学名】*Tringa ochropus* Linnaeus。

【资源状况】分布于低山区、中山区。

【入药部位】肉（草鹬）。

【功能主治】清热解毒，补虚。用于麻疹。

鸠鸽科

家鸽

【拉丁学名】*Columba livia domestica* (Linnaeus)。

【资源状况】分布于峨眉山各地。

【入药部位】肉、卵。

【功能主治】肉健脾除湿，补肝肾，益气。用于妇女干血痨，经闭，肠风下血，慢性肾炎，头眩晕，小儿疳积。卵益气，解毒。用于恶疮疥癣，痘疹不透。

岩鸽

【拉丁学名】*Columba rupestris* Pallas。

【资源状况】分布于低山区、中山区。

【入药部位】肉（野鸽子）。

【功能主治】祛风，补益。

珠颈斑鸠

【拉丁学名】*Streptopelia chinensis* (Scopoli)。

【资源状况】分布于坝区、低山区。

【入药部位】肉（斑鸠）、粪便。

【功能主治】肉益气，明目，强筋壮骨。用于久病虚损，气虚，呃逆。粪便用于中耳炎。

点斑林鸽

【拉丁学名】*Columba hodgsonii* Vigors。

【资源状况】分布于坝区、低山区。

【入药部位】肉（林鸽）。

【功能主治】祛风，补益。

山斑鸠

【拉丁学名】*Streptopelia orientalis* Latham。

【资源状况】分布于低山区、中山区。

【入药部位】肉（斑鸠）、粪便。

【功能主治】肉益气，明目，强筋壮骨。用于久病虚损，气虚，呃逆。粪便用于中耳炎。

火斑鸠

【拉丁学名】*Streptopelia tranquebarica* (Hermann)。

【资源状况】分布于坝区、低山区。

【入药部位】肉（斑鸠）、粪便。

【功能主治】肉益气，明目，强筋壮骨。用于久病虚损，气虚，呃逆。粪便用于中耳炎。

鹦鹉科

绯胸鹦鹉

【拉丁学名】*Psittacula alexandri* (Linnaeus)。

【资源状况】分布于坝区、低山区。

【入药部位】肉（鹦鹉）。

【功能主治】滋补。用于体虚咳嗽。

杜鹃科

大杜鹃

【拉丁学名】*Cuculus canorus* Linnaeus。

【资源状况】分布于低山区、中山区。

【入药部位】去毛和内脏的全体（杜鹃）。

【功能主治】消瘰，通便，镇咳。用于瘰疬，便秘，顿咳。

四声杜鹃

【拉丁学名】*Cuculus micropterus* Gould。

【资源状况】分布于低山区、中山区。

【入药部位】去毛和内脏的全体（杜鹃）。

【功能主治】消瘰，通便，镇咳。用于瘰疬，便秘，顿咳。

小杜鹃

【拉丁学名】*Cuculus poliocephalus* Latham。

【资源状况】分布于低山区、中山区。

【入药部位】去毛和内脏的全体（杜鹃）。

【功能主治】消瘰，通便，镇咳。用于瘰疬，便秘，顿咳。

中杜鹃

【拉丁学名】*Cuculus saturatus* Blyth。

【资源状况】分布于低山区、中山区。

【入药部位】去毛和内脏的全体（杜鹃）。

【功能主治】消瘰，通便，镇咳。用于瘰疬，便秘，顿咳。

鸱鸮科

短耳鸮

【拉丁学名】*Asio flammeus* (Pontoppidan)。

【资源状况】分布于峨眉山各地。

【入药部位】全体（猫头鹰）。

【功能主治】定惊，解毒。用于瘰疬，噎膈，癫痫。

【评述】国家二级重点保护野生动物。

长耳鸮

【拉丁学名】*Asio otus* (Linnaeus)。

【资源状况】分布于低山区、中山区。

【入药部位】全体（猫头鹰）。

【功能主治】定惊，解毒。用于瘰疬，噎膈，癫痫。

【评述】国家二级重点保护野生动物。

雕鸮

【拉丁学名】*Bubo bubo* (Linnaeus)。

【资源状况】分布于低山区、中山区。

【入药部位】全体（猫头鹰）。

【功能主治】定惊，解毒。用于瘰疬，噎膈，癫痫。

【评述】国家二级重点保护野生动物。

夜鹰科

普通夜鹰

【拉丁学名】*Caprimulgus indicus* Latham。

【资源状况】分布于峨眉山各地。

【入药部位】脂肪（夜燕）。

【功能主治】滋补益阴。用于肢体倦怠，妇女不孕。

雨燕科

短嘴金丝燕

【拉丁学名】*Aerodramus brevirostris* (McClelland)。

【资源状况】分布于峨眉山各地。

【入药部位】巢窝（土燕窝）、全体（燕子）。

【功能主治】巢窝养肺阴，开胃，止血。用于肺痨吐血，体弱遗精，咳嗽痰多，小便频数。全体滋阴润燥。

翠鸟科

普通翠鸟

【拉丁学名】*Alcedo atthis* (Linnaeus)。

【资源状况】分布于坝区、低山区。

【入药部位】肉、全体。

【功能主治】止痛，解毒，定喘，通淋。用于痔疮，淋证，鱼骨鲠喉。

冠鱼狗

【拉丁学名】*Ceryle lugubris* (Temminck)。

【资源状况】分布于坝区、低山区。

【入药部位】肉、全体。

【功能主治】止痛，解毒，定喘，通淋。用于痔疮，淋证，鱼骨鲠喉。

蓝翡翠

【拉丁学名】*Halcyon pileata* (Boddaert)。

【资源状况】分布于坝区、低山区。

【入药部位】肉（蓝翠鸟）。

【功能主治】利小便。用于水肿，小便不利。

戴胜科

戴胜

【拉丁学名】*Upupa epops* Linnaeus。

【资源状况】分布于峨眉山各地。

【入药部位】全体（戴胜）。

【功能主治】柔肝息风，镇心安神。用于癫痫，癫狂，疟疾。

啄木鸟科

大斑啄木鸟

【拉丁学名】*Picoides major* (Linnaeus)。

【资源状况】分布于低山区、中山区。

【入药部位】肉、全体（啄木鸟）。

【功能主治】补虚，解郁，平肝。用于虚劳，噎膈，癫痫，痔疮，疳积。

黑枕绿啄木鸟

【拉丁学名】*Picus canus* Gmelin。

【资源状况】分布于低山区、中山区。

【入药部位】肉、全体（啄木鸟）。

【功能主治】补虚，解郁，平肝。用于虚劳，噎膈，癫痫，痔疮，疳积。

斑姬啄木鸟

【拉丁学名】*Picumnus innominatus* Burton。

【资源状况】分布于低山区、中山区。

【入药部位】肉、全体（啄木鸟）。

【功能主治】补虚，解郁，平肝。用于虚劳，噎膈，癫痫，痔疮，疳积。

星头啄木鸟

【拉丁学名】*Picoides canicapillus* (Blyth)。

【资源状况】分布于低山区、中山区。

【入药部位】肉、全体（啄木鸟）。

【功能主治】补虚，解郁，平肝。用于虚劳，噎膈，癫痫，痔疮，疳积。

赤胸啄木鸟

【拉丁学名】*Picoides cathpharius* (Blyth)。

【资源状况】分布于低山区、中山区。

【入药部位】肉、全体（啄木鸟）。

【功能主治】补虚，解郁，平肝。用于虚劳，噎膈，癫痫，痔疮，疳积。

棕腹啄木鸟

【拉丁学名】*Picoides hyperythrus* (Vigors)。

【资源状况】分布于低山区、中山区。

【入药部位】肉、全体（啄木鸟）。

【功能主治】补虚，解郁，平肝。用于虚劳，噎膈，癫痫，痔疮，疳积。

白背啄木鸟

【拉丁学名】*Picoides leucotos* (Bechstein)。

【资源状况】分布于低山区、中山区。

【入药部位】肉、全体（啄木鸟）。

【功能主治】补虚，解郁，平肝。用于虚劳，噎膈，癫痫，痔疮，疳积。

百灵科

小云雀

【拉丁学名】*Alauda gulgula* Franklin。

【资源状况】分布于低山区、中山区、高山区。

【入药部位】去内脏全体、脑。

【功能主治】去内脏全体解毒，缩小便。用于赤痢，肺痨，胎毒，遗尿。脑滋补，壮阳。

燕科

金腰燕

【拉丁学名】*Hirundo daurica* Linnaeus。

【资源状况】分布于坝区、低山区、中山区。

【入药部位】卵、巢、肉。

【功能主治】卵用于水肿。巢清热解毒。用于瘾疹，湿疮，丹毒，口疮。肉用于顿咳。

家燕

【拉丁学名】*Hirundo rustica* Linnaeus。

【资源状况】分布于坝区、低山区、中山区。

【入药部位】卵、巢、肉。

【功能主治】卵用于水肿。巢清热解毒。用于瘾疹，湿疮，丹毒，口疮。肉用于顿咳。

灰沙燕

【拉丁学名】*Riparia riparia* (Linnaeus)。

【资源状况】分布于坝区、低山区、中山区。

【入药部位】全体、巢、卵。

【功能主治】全体清热解毒，活血消肿。巢清热解毒。用于湿疹，恶疮，丹毒。卵用于疮肿。

黄鹂科

黑枕黄鹂

【拉丁学名】*Oriolus chinensis* Linnaeus。

【资源状况】分布于坝区、低山区。

【入药部位】肉（黄鹂）。

【功能主治】补气壮阳，温脾。用于肢体倦怠，脾胃虚寒，泄泻。

椋鸟科

八哥

【拉丁学名】*Acridotheres cristatellus* (Linnaeus)。

【资源状况】分布于坝区、低山区、中山区。

【入药部位】肉（三哥）。

【功能主治】下气，止血。用于久咳，呃逆，痔疮出血。

灰椋鸟

【拉丁学名】*Sturnus cineraceus* Temminck。

【资源状况】分布于低山区、中山区。

【入药部位】肉（假画眉）。

【功能主治】益气血，补肺肾。

鸦科

小嘴乌鸦

【拉丁学名】*Corvus corone* (Linnaeus)。

【资源状况】分布于低山区、中山区。

【入药部位】肉（老鸹）。

【功能主治】滋补强壮。

大嘴乌鸦

【拉丁学名】*Corvus macrorhynchos* Wagler。

【资源状况】分布于低山区、中山区。

【入药部位】肉、头、胆、翅羽。

【功能主治】肉祛风镇惊，补气止血。用于小儿风痫，老人头风，头目晕黑，劳伤吐血。头用于痔疮，烂眼边。胆用于风眼红烂。翅羽活血祛瘀。用于跌扑瘀血，破伤风。

喜鹊

【拉丁学名】*Pica pica* (Linnaeus)。

【资源状况】分布于低山区、中山区。

【入药部位】肉（鸦雀）。

【功能主治】清热，散结，通淋，止渴。用于石淋，胸膈痰结，肺痨发热，消渴，鼻衄。

鹟科

寿带鸟

【拉丁学名】*Terpsiphone paradisi* (Linnaeus)。

【资源状况】分布于低山区、中山区。

【入药部位】去内脏全体（长尾鹟）。

【功能主治】解毒杀虫，止血。用于痔疮，龋齿。

乌鸫

【拉丁学名】*Turdus merula* Linnaeus。

【资源状况】分布于低山区、中山区。

【入药部位】肉、巢、粪。

【功能主治】肉用于血虚头晕，胃痛，小儿语迟。巢及粪用于诸虫咬伤。

山雀科

大山雀

【拉丁学名】*Parus major* Linnaeus。

【资源状况】分布于低山区、中山区。

【入药部位】全体（白脸山雀）。

【功能主治】滋阴补肾，强腰壮膝。

鳾科

普通鳾

【拉丁学名】*Sitta europaea* Linnaeus。

【资源状况】分布于低山区、中山区。

【入药部位】全体（贴树皮）。

【功能主治】润肺止咳。

绣眼鸟科

红胁绣眼鸟

【拉丁学名】*Zosterops erythropleurus* Swinhoe。

【资源状况】分布于低山区、中山区。

【入药部位】肉、骨。

【功能主治】强心利水。用于水肿，心脏病。

【评述】国家二级重点保护野生动物。

暗绿绣眼鸟

【拉丁学名】*Zosterops japonicus* Temminck et Schlegel。

【资源状况】分布于低山区、中山区。

【入药部位】肉、骨。

【功能主治】强心利水。用于水肿，心脏病。

文鸟科

麻雀

【拉丁学名】*Passer montanus* (Linnaeus)。

【资源状况】分布于峨眉山各地。

【入药部位】全体、卵、脑髓、头部血液、粪便。

【功能主治】全体壮阳益精，暖腰膝，缩小便。用于阳虚羸瘦，阳痿，疝气，小便频数，崩漏，带下病。卵补肾阳，益精血，调冲任。用于男子阳痿，妇女血枯，崩漏，带下病。脑髓用于聤耳，冻疮。头部血液用于雀盲。粪便化积，消翳。用于疝瘕，癥癖，目翳，胬肉，龋齿。

山麻雀

【拉丁学名】*Passer rutilans* (Temminck)。

【资源状况】分布于低山区、中山区、高山区。

【入药部位】全体、卵、脑髓、头部血液、粪便。

【功能主治】全体壮阳益精，暖腰膝，缩小便。用于阳虚羸瘦，阳痿，疝气，小便频数，崩漏，带下病。卵补肾阳，益精血，调冲任。用于男子阳痿，妇女血枯，崩漏，带下病。脑髓用于聤耳，冻疮。头部血液用于雀盲。粪便化积，消翳。用于疝瘕，癥癖，目翳，胬肉，龋齿。

雀科

金翅雀

【拉丁学名】*Carduelis sinica* (Linnaeus)。

【资源状况】分布于低山区、中山区。

【入药部位】全体（芦花黄雀）。

【功能主治】养心安神。

锡嘴雀

【拉丁学名】*Coccothraustes coccothraustes* (Linnaeus)。

【资源状况】分布于低山区、中山区。

【入药部位】全体（灰儿雀）。

【功能主治】解毒，敛疮。

黄喉鹀

【拉丁学名】*Emberiza elegans* Temminck。

【资源状况】分布于低山区、中山区。

【入药部位】肉（黄画眉）。

【功能主治】补中益气，祛风湿，壮筋骨。

灰头鹀

【拉丁学名】*Emberiza spodocephala* Pallas。

【资源状况】分布于低山区、中山区。

【入药部位】肉、全体（青头雀）。

【功能主治】滋补，解毒。用于酒中毒，蘑菇中毒，阳痿。

黑头蜡嘴雀

【拉丁学名】*Eophona personata* Temminck & Schlegel。

【资源状况】分布于低山区、中山区。

【入药部位】肉（桑鳸）。

【功能主治】用于虚损羸瘦。

猬科

刺猬

【拉丁学名】*Erinaceus europaeus* Linnaeus。

【资源状况】分布于低山区、中山区。

【入药部位】皮刺、胆、脂肪油、脑、心、肝、肉（毛刺）。

【功能主治】皮刺降气，定痛，凉血，止血。用于反胃吐食，腹痛疝气，肠风痔漏，遗精。胆清热，明目，解毒。脂肪油用于皮肤病，维生素缺乏症。脑用于狼瘘。心与肝用于瘘疮，瘰疬恶疮。肉用于胃脘痛，痔漏。

鼹科

长吻鼹

【拉丁学名】*Euroscaptor longirostris* Milne-Edwards。

【资源状况】分布于低山区、中山区。

【入药部位】肉（鼹鼠）。

【功能主治】解毒，止血。用于刀伤，溃疡。

蝙蝠科

西南鼠耳蝠

【拉丁学名】*Myotis altarium* Thomas。

【资源状况】分布于峨眉山各地。

【入药部位】粪便（夜明砂）、全体（鼠耳蝠）。

【功能主治】粪便清肝明目，散血消积。用于肝经热盛翳障，夜盲症，瘀血，瘰疬，疳积，疟疾。全体用于久咳，疟疾，淋证，惊风，目翳，瘰疬，金疮。

须鼠耳蝠

【拉丁学名】*Myotis mystacinus* Kuhl。

【资源状况】分布于峨眉山各地。

【入药部位】粪便（夜明砂）、全体。

【功能主治】粪便清肝明目，散血消积。用于肝经热盛翳障，夜盲症，瘀血，瘰疬，疳积，疟疾。全体用于久咳，疟疾，淋证，惊风，目翳，瘰疬，金疮。

东方蝙蝠

【拉丁学名】*Vespertilio superana* Thomas。

【资源状况】分布于峨眉山各地。

【入药部位】粪便（夜明砂）、全体。

【功能主治】粪便清肝明目，散血消积。用于肝经热盛翳障，夜盲症，瘀血，瘰疬，疳积，疟疾。全体用于久咳，疟疾，淋证，惊风，目翳，瘰疬，金疮。

菊头蝠科

马铁菊头蝠

【拉丁学名】*Rhinolophus ferrumequinum* (Schreber)。

【资源状况】分布于峨眉山各地。

【入药部位】粪便（夜明砂）。

【功能主治】用于青盲雀目，翳障，瘰疬，疳积，疟疾。

皮氏菊头蝠

【拉丁学名】*Rhinolophus pearsoni* Horsfield。

【资源状况】分布于峨眉山各地。

【入药部位】粪便（夜明砂）。

【功能主治】用于青盲雀目，翳障，瘰疬，疳积，疟疾。

鲁氏菊头蝠

【拉丁学名】*Rhinolophus rouxii* Horsfield。

【资源状况】分布于峨眉山各地。

【入药部位】粪便（夜明砂）。

【功能主治】用于青盲雀目，翳障，瘰疬，疳积，疟疾。

蹄蝠科

大马蹄蝠

【拉丁学名】*Hipposideros armiger* (Hodgson)。

【资源状况】分布于峨眉山各地。

【入药部位】粪便（夜明砂）。

【功能主治】明目退翳，活血消积。用于夜盲症，疳积，小儿惊风。

普氏蹄蝠

【拉丁学名】*Hipposideros pratti* Thomas。

【资源状况】分布于峨眉山各地。

【入药部位】粪便（夜明砂）。

【功能主治】明目退翳，活血消积。用于夜盲症，疳积，小儿惊风。

猴科

猕猴

【拉丁学名】*Macaca mulatta* Zimmermann。

【资源状况】分布于低山区、中山区。

【入药部位】骨（猴骨）、猴结、肉、胆、血、脂肪、阴茎与睾丸（猴肾）。

【功能主治】骨祛风除湿，镇惊，通经络，截疟。用于风寒，湿痹，四肢麻木，惊痫，疟疾。

猴结用于干血痨，贫血。肉用于诸风劳，久疟。胆清热解毒，明目退翳。血消疳化积。脂肪外用于疮疡。阴茎与睾丸壮阳。

【评述】国家二级重点保护野生动物。

鲮鲤科

穿山甲

【拉丁学名】*Manis pentadactyla* Linnaeus。

【资源状况】分布于低山区、中山区。

【入药部位】鳞片（穿山甲）、肉。

【功能主治】鳞片消肿溃痈，搜风活络，通经下乳。用于痈疽疮肿，风寒湿痹，月经停闭，乳汁不通；外用于出血。肉杀虫，行血，攻坚散瘀。

【评述】国家一级重点保护野生动物。

鼠兔科

藏鼠兔

【拉丁学名】*Ochotona thibetana* Milne-Edwards。

【资源状况】分布于坝区、低山区、中山区。

【入药部位】粪便（草灵脂）。

【功能主治】通经，祛瘀。用于月经失调，产后腹痛，跌打损伤，瘀血积滞。

兔科

草兔

【拉丁学名】*Lepus capensis* Linnaeus。

【资源状况】分布于低山区、中山区。

【入药部位】粪便（望月砂）、肉、肝、骨、脑、血、皮毛、头骨。

【功能主治】粪便明目杀虫，解毒。用于目赤翳障，痔漏，心胃气痛，瘰病等。肉养阴补虚，凉血解毒。用于消渴羸瘦，胃热呕吐，便血。肝补肝，明目。用于肝虚眩晕，目暗昏花，目翳，目痛。骨用于消渴，头昏眩晕，疥疮。脑用于胎产不利，冻疮，火伤，皮肤皲裂。血凉血，活血，解胎中热毒，催生易产。皮毛用于久疮不敛，烫伤。头骨用于头痛眩晕，消渴，难产，恶露不下，小儿疳积，痈疽疮毒。

华南兔

【拉丁学名】*Lepus sinensis* Gray。

【资源状况】分布于坝区、低山区、中山区。

【入药部位】粪便（望月砂）、肉、肝、骨、脑、血、皮毛、头骨。

【功能主治】粪便明目杀虫，解毒。用于目赤翳障，痔漏，心胃气痛，瘰病等。肉养阴补虚，凉血解毒。用于消渴羸瘦，胃热呕吐，便血。肝补肝，明目。用于肝虚眩晕，目暗昏花，目翳，目痛。骨用于消渴，头昏眩晕，疥疮。脑用于胎产不利，冻疮，火伤，皮肤皲裂。血凉血，活血，解胎中热毒，催生易产。皮毛用于久疮不敛，烫伤。头骨用于头痛眩晕，消渴，难产，恶露不下，小儿疳积，痈疽疮毒。

家兔

【拉丁学名】*Oryctolagus cuniculus domesticus* (Gmelin)。

【资源状况】分布于峨眉山各地。

【入药部位】肉、肝、骨（家兔骨）、脑、血、皮毛、头骨。

【功能主治】肉养阴补虚，凉血解毒。用于消渴羸瘦，胃热呕吐，便血。肝补肝，明目。用于肝虚眩晕，目暗昏花，目翳，目痛。骨用于消渴，头昏眩晕，疥疮。脑用于胎产不利，冻疮，火伤，皮肤皲裂。血凉血，活血，解胎中热毒，催生易产。皮毛用于久疮不敛，烫伤。头骨用于头痛眩晕，消渴，难产，恶露不下，小儿疳积，痈疽疮毒。

松鼠科

草原旱獭

【拉丁学名】*Marmota bobak* (Müller)。

【资源状况】分布于高山区。

【入药部位】肉（雪猪肉）、油（雪猪油）、骨（雪猪骨）。

【功能主治】肉用于风湿痹痛，脚膝肿痛，痔漏。油祛风除湿，解毒。用于风湿肿痛，痒疹疮毒，臁疮久烂。骨除风湿。用于筋骨疼痛，四肢麻木。

岩松鼠

【拉丁学名】*Sciurotamias davidianus* (Milne-Edwards)。

【资源状况】分布于低山区、中山区。

【入药部位】骨（岩松鼠骨）。

【功能主治】活血祛瘀。用于跌打损伤。

隐纹花松鼠

【拉丁学名】*Tamiops swinhoei* (Milne-Edwards)。

【资源状况】分布于低山区、中山区。

【入药部位】骨。

【功能主治】活血祛瘀。用于跌打损伤。

赤腹松鼠

【拉丁学名】*Callosciurus erythraeus* (Pallas)。

【资源状况】分布于低山区、中山区。

【入药部位】骨。

【功能主治】活血祛瘀。用于跌打损伤。

珀氏长吻松鼠

【拉丁学名】*Dremomys pernyi* (Milne-Edwards)。

【资源状况】分布于低山区、中山区。

【入药部位】骨。

【功能主治】活血祛瘀。用于跌打损伤。

红白鼯鼠

【拉丁学名】*Petaurista alborufus* (Milne-Edwards)。

【资源状况】分布于低山区、中山区。

【入药部位】粪便（五灵脂）。

【功能主治】活血散瘀，止痛。用于心腹血气诸痛，经闭，产后瘀血作痛，腰痛，跌打损伤；外用于蛇、蝎、蜈蚣咬伤。炒用止血。用于血崩，带下病。

复齿鼯鼠

【拉丁学名】*Trogopterus xanthipes* (Milne-Edwards)。

【资源状况】分布于低山区、中山区。

【入药部位】粪便（五灵脂）。

【功能主治】活血散瘀，止痛。用于心腹血气诸痛，经闭，产后瘀血作痛，腰痛，跌打损伤；外用于蛇、蝎、蜈蚣咬伤。炒用止血。用于血崩，带下病。

豪猪科

豪猪

【拉丁学名】*Hystrix hodgsoni* (Gray)。

【资源状况】分布于低山区、中山区。

【入药部位】肉、肚、毛刺。

【功能主治】肉利大肠。肚清热利湿。用于黄疸，水肿，脚气病。毛刺行气，止痛。外用于拔竹签刺和枪弹片。

竹鼠科

中华竹鼠

【拉丁学名】*Rhizomys sinensis* Gray。

【资源状况】分布于低山区、中山区。

【入药部位】肉、牙、脂肪油。

【功能主治】肉益气养阴，解毒。用于瘰疬，消渴。牙用于小儿破伤风。脂肪油解毒排脓，生肌止痛。用于烫伤，无名肿毒，拔取异物。

鼠科

小家鼠

【拉丁学名】*Mus musculus* Linnaeus。

【资源状况】分布于峨眉山各地。

【入药部位】肉、皮、肝、肾、胆、脂肪油、雄鼠粪便。

【功能主治】肉用于虚劳羸瘦，臌胀，小儿疳积，烫伤，折伤，冻疮，疮肿。皮用于痈疽，骨疽疮。肝用于难产。肾用于小儿惊风，疝气。胆用于青盲，雀目，聤耳。脂肪油用于烫烧伤。雄鼠粪便导浊行滞，清热通瘀。用于伤寒劳复发热，疝瘕，腹痛，淋浊，闭经，疳积，乳痈，瘰疮，疔肿。

黄胸鼠

【拉丁学名】*Rattus flavipectus* (Milne-Edwards)。

【资源状况】分布于峨眉山各地。

【入药部位】肉、皮、胆、肝、肾、脂肪油、雄鼠粪便。

【功能主治】肉用于虚劳羸瘦，臌胀，小儿疳积，烫伤，折伤，冻疮，疮肿。皮用于痈疽，骨疽疮。胆用于青盲，雀目，聤耳。肝用于难产。肾用于小儿惊风，疝气。脂肪油用于烫烧伤。雄鼠粪便导浊行滞，清热通瘀。用于伤寒劳复发热，疝瘕，腹痛，淋浊，闭经，疳积，乳痈，瘰疮，疔肿。

褐家鼠

【拉丁学名】*Rattus norvegicus* (Barkenhout)。

【资源状况】分布于峨眉山各地。

【入药部位】肉、皮、胆、肝、肾、脂肪油、雄鼠粪便。

【功能主治】肉用于虚劳羸瘦，臌胀，小儿疳积，烫伤，折伤，冻疮，疮肿。皮用于痈疽，骨疽疮。胆用于青盲，雀目，聤耳。肝用于难产。肾用于小儿惊风，疝气。脂肪油用于烫烧伤。雄鼠粪便导浊行滞，清热通瘀。用于伤寒劳复发热，疝瘕，腹痛，淋浊，闭经，疳积，乳痈，瘰疮，疔肿。

犬科

狗

【拉丁学名】*Canis lupus familiaris* Linnaeus。

【资源状况】分布于峨眉山各地。

【入药部位】胃结石（狗宝）、肾（狗肾）、阴茎与睾丸（狗鞭）、骨骼、肉（狗肉）、心、肝、胆、脑、血、足、牙齿、毛、头骨、乳汁。

【功能主治】胃结石降逆气，开痰结，解毒。用于噎膈反胃，痈疽，疔疮。肾用于妇女产后肾劳。阴茎与睾丸补命门，暖冲任。用于阳痿，带下病。骨骼健脾活络，活血生肌。用于风湿痛，腰膝无力，四肢麻木，久痢，疮瘘。肉补中益气，温肾助阳。用于脾肾气虚，胸腹胀满，臌胀，浮肿，腰膝软弱，寒疝，败疮久不收敛。心除邪气。用于狂犬病，风痹，鼻衄，下部疮。肝用于脚气病，下痢腹痛。胆清肝明目，止血消肿。用于风热眼痛，目赤涩痒，吐血，鼻衄，聤耳，疮疡。脑用于头风痹痛，下部褥疮，鼻息肉。血用于虚劳吐血，疔疮恶肿。足用于癫狂病，乳汁不足。牙齿用于癫痫，痘疹发背。毛用于难产，热油烫伤、烧伤引起的疮。头骨用于久痢，崩中带下，头风目眩，创伤出血，瘿疮。乳汁用于青盲。

豺

【拉丁学名】*Cuon alpinus* Pallas。

【资源状况】分布于低山区、中山区。

【入药部位】肉、皮（豺皮）、胃。

【功能主治】肉滋补行气。皮用于冷痹脚气，疥痢。胃消食化积。

【评述】国家一级重点保护野生动物。

貉

【拉丁学名】*Nyctereutes procyonoides* Gray。

【资源状况】分布于低山区、中山区。

【入药部位】肉（貉肉）。

【功能主治】滋补强壮。用于虚劳。

【评述】国家二级重点保护野生动物。

赤狐

【拉丁学名】*Vulpes vulpes* (Linnaeus)。

【资源状况】分布于低山区、中山区。

【入药部位】肉、心、肝、肺、胆、肠、头、足。

【功能主治】肉补虚暖中，解疮毒。用于虚劳，健忘，惊痫，水肿，疥疮。心补益，镇痉。用于癫痫。肝用于破伤风，中风瘫痪，癫痫，心气痛。肺补肺，化痰，定喘。胆用于癫痫，心气痛，疟疾。肠止痛。用于心胃气痛。头用于瘰疬，头晕。足用于痔漏下血。

【评述】国家二级重点保护野生动物。

熊科

黑熊

【拉丁学名】*Selenarctos thibetanus* G. Cuvier。

【资源状况】分布于低山区、中山区、高山区。

【入药部位】胆囊与胆汁（熊胆）、骨骼、肉、脂肪油、脑髓、足掌（熊掌）、肌腱。

【功能主治】胆囊与胆汁清热，镇痉，明目杀虫。用于暑泻，小儿惊痫，疳积，蛔虫病，目翳，喉痹，鼻蚀，疗痔恶疮。骨骼祛风除湿。用于风湿骨节痛。肉补虚损，强筋骨。用于脚气病，风痹，手足不遂，筋脉挛急。脂肪油补虚损，强筋骨，润肌肤。用于风痹不仁，筋脉挛急，虚损羸瘦，头癣，白秃，臁疮。脑髓用于白秃风屑，耳鸣耳聋。足掌除风湿，健脾胃。用于脾胃虚弱，风寒湿痹及诸虚损症。肌腱壮筋强力，搜风壮骨。

【评述】国家二级重点保护野生动物。

鼬科

猪獾

【拉丁学名】*Arctonyx collaris* Cuvier。

【资源状况】分布于低山区、中山区。

【入药部位】肉、脂肪油、四肢骨。

【功能主治】肉补脾胃，利水道，止痛。用于高血压，头痛，疝气，腹痛，风湿腿痛。脂肪油降气，解毒消肿，润燥。用于咳逆上气，秃疮，顽癣，痔疮，臁疮；外用于烧烫伤。四肢骨祛风，镇痛，止咳。用于咳嗽，风湿筋骨痛，皮肤湿热发痒。

水獭

【拉丁学名】*Lutra lutra* Linnaeus。

【资源状况】分布于坝区、低山区、中山区。

【入药部位】肝（水獭肝）、骨骼、胆、四肢、皮毛、肉。

【功能主治】肝补肝益肾，杀虫退蒸，益阳止咳。用于肺结核，蛊毒，咳嗽咯血，肝胃气痛。骨骼用于水积黄肿，无名恶疮，鱼骨鲠喉。胆用于眼翳黑花，结核瘰疬。四肢用于手足皲裂，瘰疬虫积。皮毛用于阴黄。肉用于虚劳骨蒸，水肿胀满，二便秘涩，经闭。

【评述】国家二级重点保护野生动物。

狗獾

【拉丁学名】*Meles meles* (Linnaeus)。

【资源状况】分布于低山区、中山区。

【入药部位】肉、脂肪油。

【功能主治】肉补中益气，杀蛔虫。用于小儿疳积。脂肪油用于中气不足，阴挺，咯血，痔疮，疳疮，疥癣，白秃，烫伤，冻疮。

香鼬

【拉丁学名】*Mustela altaica* Pallas。

【资源状况】分布于低山区、中山区。

【入药部位】肉（香鼬）。

【功能主治】解毒。用于药物中毒。

黄鼬

【拉丁学名】*Mustela sibirica* Pallas。

【资源状况】分布于坝区、低山区、中山区。

【入药部位】肉（黄鼠狼）。

【功能主治】解毒，杀虫，涩尿。

灵猫科

花面狸

【拉丁学名】*Paguma larvata* Hamilton-Smith。

【资源状况】分布于低山区、中山区。

【入药部位】骨、脂肪油、肉（果子狸）。

【功能主治】骨祛风除湿，舒筋，活络。用于风湿关节痛。脂肪油润肤。肉滋补。

大灵猫

【拉丁学名】*Viverra zibetha* Linnaeus。

【资源状况】分布于低山区、中山区。

【入药部位】肉、香腺分泌物（灵猫香）。

【功能主治】肉滋补，暖胃。香腺分泌物避秽，行气，止痛。用于心腹猝痛，疝痛。

【评述】国家一级重点保护野生动物。

猫科

豹猫

【拉丁学名】*Felis bengalensis* Kerr。

【资源状况】分布于低山区、中山区。

【入药部位】肉（狸肉）、骨（狸骨）。

【功能主治】肉补中益气。用于肠风下血，痔漏，瘰疬。骨除风湿，开郁结，杀虫，镇心安眠。用于关节痛，噎膈，疳积，瘰疬，痔漏，恶疮，失眠心悸。

【评述】国家二级重点保护野生动物。

家猫

【拉丁学名】*Felis silvestris domestica* Brisson。

【资源状况】分布于峨眉山各地。

【入药部位】肉、头、脂肪油、骨骼、肝、皮毛、胎盘。

【功能主治】肉滋补，解毒，祛风，健脾燥湿，消肿散结。用于虚劳，风湿痹痛，哮喘，瘰疬，恶疮，烫伤。头用于瘰疬，痈疽，恶疮，痔疾。脂肪油用于烧伤。骨骼消肿，解毒，杀虫。用于瘰疬，水肿，虫积。肝杀虫。用于喘息，痨瘵。皮毛用于瘰疬，疮疡。胎盘用于噎膈反胃，胃脘痛。

云豹

【拉丁学名】*Neofelis nebulosa* Griffith。

【资源状况】分布于低山区、中山区。

【入药部位】骨（豹骨）、肉。

【功能主治】骨强筋骨，祛风湿，止痛。用于风寒湿痹，筋骨疼痛，腰膝无力。肉补肾，益气，强筋骨。

【评述】国家一级重点保护野生动物。

豹

【拉丁学名】*Panthera pardus* Linnaeus。

【资源状况】分布于低山区、中山区。

【入药部位】骨（豹骨）、肉。

【功能主治】骨强筋骨，祛风湿，止痛。用于风寒湿痹，筋骨疼痛，腰膝无力。肉补肾，益气，强筋骨。

【评述】国家一级重点保护野生动物。

金猫

【拉丁学名】*Catopuma temmincki* (Vigors et Horsfield)。

【资源状况】分布于低山区、中山区。

【入药部位】骨骼、全体、头骨。

【功能主治】骨骼祛风，散寒。全体用于久病体弱，风湿关节痛。头骨用于瘰疬。

【评述】国家一级重点保护野生动物。

马科

驴

【拉丁学名】*Equus asinus* Linnaeus。

【资源状况】分布于低山区、中山区。

【入药部位】皮熬制成的胶（阿胶）、肉、乳汁、驴鞭、头、骨骼、脂肪、毛、蹄。

【功能主治】皮熬制成的胶补血滋阴，润燥，止血。用于血虚萎黄，眩晕心悸，肌痿无力，心烦不眠，虚风内动，肺燥咳嗽，劳嗽咯血，吐血，尿血，便血崩漏，妊娠胎漏。肉补血，益气。用于劳损，风眩，心烦。乳汁用于消渴，黄疸，小儿惊痫，风热赤眼。驴鞭益肾强筋。用于阳痿不举，筋骨酸软，骨痨，骨髓炎，气血虚亏，乳汁不足。头用于头风头眩，消渴，黄疸。骨骼用于消渴，历节风。脂肪用于咳嗽，疟疾，耳聋，疮疥。毛用于头中风。蹄用于疟疾，毒疮。

马

【拉丁学名】*Equus caballus orientalis* Noack。

【资源状况】分布于峨眉山各地。

【入药部位】胃肠与膀胱结石（马宝）、肉、乳汁、肝、牙齿、皮、心、骨骼、鬃毛或尾毛（马鬃）、胎盘、雄性外生殖器（白马阴茎）、蹄甲、项上的脂肪（马鬃膏）。

【功能主治】胃肠与膀胱结石镇惊化痰，清热解毒。用于惊痫癫狂，痰热内盛，神志昏迷，吐血，衄血，恶疮肿毒。肉除热下气，强腰脊。乳汁补血润燥，清热止渴。用于血虚烦热，虚劳骨蒸，消渴，牙疳。肝用于月经不调，心腹滞闷，四肢疼痛。牙齿用于惊痫，疔疮，牙痛。皮用于小儿秃疮，牛皮癣。心用于心昏多忘。骨骼用于头疮，耳疮，阴疮。鬃毛或尾毛用于妇女崩中，带下病，疮，痈。胎盘用于闭经。雄性外生殖器补肾益气。用于阳痿精衰，虚弱羸瘦。蹄甲用于崩漏带下，牙疳，秃疮，疥癣，脓疱疮。项上的脂肪用于面黚，手足皲裂。

猪科

野猪

【拉丁学名】*Sus scrofa* Linnaeus。

【资源状况】分布于低山区、中山区。

【入药部位】肉（野猪肉）、胆、脂肪、蹄甲、头骨、睾丸、胆结石。

【功能主治】肉用于虚弱羸瘦，便血，痔疮下血。胆清热解毒。用于疔疮肿毒，痈疽，烧烫伤。脂肪催乳。用于风肿毒疮。蹄甲祛风治痹。用于漏疮。头骨用于积年下血。睾丸用于崩中带下，肠风泻血，血痢。胆结石用于癫痫，惊风，血痢，金疮。

家猪

【拉丁学名】*Sus scrofa domesticus* Brisson。

【资源状况】分布于峨眉山各地。

【入药部位】胆、肾、脑（猪脑）、肝、心、肉（猪肉）、肺、血、皮肤、胃、肠、毛、骨、甲状腺体、膀胱、脊髓与脑髓、脾、胰、四足、睾丸、脂肪油（猪油）、蹄甲、膀胱结石（肾精子）、腿腌制品（火腿）。

【功能主治】胆清心热，凉肝火，止咳。用于目暗不明，慢性支气管炎，小儿疳积，百日咳。肾滋补强壮。用于肾虚腰痛，身面水肿，遗精，盗汗，老人耳聋。脑补骨髓，益虚劳。用于神经衰弱，老人头眩耳鸣；外用于冻疮，皲裂。肝补肝，养血，明目利水。用于血虚萎黄，夜盲症，目赤，浮肿，脚气病。心补心血，定惊悸。用于心悸怔忡，血虚自汗，心气痛。肉滋阴润燥。用于热病伤津，消渴羸瘦，燥咳，便秘。肺补肺。用于风寒久咳，肺虚咳喘，肺痨吐血。血用于头风眩晕，中满腹胀。皮肤用于咽喉痛。胃补虚损，杀痨虫，止痢，健脾胃。用于虚劳羸弱，泄泻，下痢，消渴。肠用于便血，血痢，痔疮，脱肛。毛用于崩漏，烫伤。骨用于下痢，疮癣。甲状腺体用于脖子下瘿气。膀胱用于遗尿。脊髓与脑髓补阴益髓。用于骨蒸劳热，消渴，疮疡。脾健脾胃，助消化。用于脾胃虚热，气弱，脾积痞块。胰益肺，补脾，润燥。用于肺损咳嗽，

咯血，肺胀喘急，脾气虚弱，乳汁不通，手足皲裂。四足补血，通乳，托疮。用于乳少，痈疽，疮毒。睾丸补肾纳气，止痛利尿。用于哮喘，疝气，少腹急痛，癃闭。脂肪油补虚，润燥，解毒。用于脏腑枯涩，大便不利，燥咳，皮肤皲裂。蹄甲用于咳嗽喘息，痔疮，秃顶，冻疮。膀胱结石利尿通淋。腿腌制品健脾开胃，生津益血。用于虚劳心慌，食欲不振，虚痢，久泻。

鹿科

梅花鹿

【拉丁学名】*Cervus nippon* Temminck。

【资源状况】分布于低山区。

【入药部位】鹿茸、鹿角、鹿角胶、鹿角霜、睾丸与阴茎（鹿鞭）、胎兽及胎盘（鹿胎）、四肢肌腱（鹿筋）、尾、肉、血、皮、胆、齿、骨、脂肪油、脊髓与骨髓、甲状腺体、头肉、蹄肉。

【功能主治】鹿茸壮元阳，补气血，益精髓，强筋骨，调冲任，托疮毒。用于虚劳羸瘦，精神倦乏，畏寒，眩晕，耳聋，目暗，腰膝酸痛，筋骨痿软，阴疽疮疡，乳痈初起，瘀血肿痛，阳痿，滑精，子宫虚冷，崩漏带下。鹿角温肾阳，强筋骨，行血消肿。用于阳痿遗精，阴疽疮疡，乳痈初起，瘀血肿痛，腰脊冷痛。鹿角胶温补肝肾，益精养血。用于阳痿滑精，血虚头晕，腰膝酸冷，虚劳消瘦，崩漏下血，便血，尿血，阴疽肿毒。鹿角霜温肾助阳，收敛止血。用于脾肾阳虚，食少吐泻，白带过多，遗尿尿频，崩漏下血，疮疡不敛，痈疽痰核。睾丸与阴茎补肾精，壮肾阳，强腰膝。用于劳损，腰膝酸痛，肾虚耳聋，耳鸣，阳痿，宫冷不孕。胎兽及胎盘益肾壮阳，补虚生精。用于虚损劳伤，精血不足，妇女虚寒，崩漏带下。四肢肌腱壮筋骨。用于劳损，风湿关节痛，转筋。尾

暖腰膝，益肾精，滋补。用于腰脊疼痛，肾虚遗精，阳痿，头昏耳鸣。肉补五脏，调血脉。用于虚劳瘦弱，乳少。血补虚和血。用于虚损腰痛，心悸失眠，肺痿吐血，崩中带下。皮补气，涩滑。用于带下病，血崩，肾虚滑精；外用于漏疮。胆消肿解毒。齿用于鼠瘘及疮毒。骨补虚，强筋骨。用于风湿四肢痛及筋骨冷痹。脂肪油用于痈肿死肌，四肢不遂，疱疮。脊髓及骨髓补阳益阴，生精润燥。用于虚劳瘦弱，肺痿咳嗽，阳痿，血枯。甲状腺体用于瘿病。头肉补气益精。用于虚劳，消渴。蹄肉用于风寒湿痹，腰酸腿痛。

【评述】国家一级重点保护野生动物。

小麂

【拉丁学名】*Muntiacus reevesi* Ogilby。

【资源状况】分布于低山区、中山区。

【入药部位】肉（黄麂子）。

【功能主治】补气，暖胃，祛风，化湿。用于腰腿痛，胃痛。

麝科

林麝

【拉丁学名】*Moschus berezovskii* Flerov。

【资源状况】分布于中山区、高山区。

【入药部位】雄体香囊的干燥分泌物（麝香）、香囊外壳（麝香壳）、肉。

【功能主治】雄体香囊的干燥分泌物开窍醒神，活血通络，散结止痛。用于热病惊风，中风痰厥，神志昏迷，气郁暴厥，经闭，癥瘕，难产死胎，心腹暴痛，痈肿瘰疬，咽喉肿痛，跌扑伤痛，痹痛麻木。香囊外壳通关利窍，消肿解毒。用于疔毒肿痛，痈肿久烂，疮疖硬痛；外用于痈肿硬痛。肉用于腹中癥积。

【评述】国家一级重点保护野生动物。

牛科

黄牛

【拉丁学名】*Bos taurus domesticus* Gmelin。

【资源状况】分布于峨眉山各地。

【药用部位】胆结石（牛黄）、胆汁、胃内的草结块（牛草结）、肉（牛肉）、血、脂肪、肝、胃、脑髓、肾、乳汁（牛奶）、脾、肺、骨骼、肌腱、鼻、甲状腺体、肠、蹄、脊髓与骨髓、齿、唾涎、角中的骨质角髓、胎盘、喉咙、蹄甲、皮熬制的胶（黄明胶）、牛乳制成的食用脂肪（醍醐）、肉熬制的膏（霞天膏）、睾丸和阴茎（牛鞭）、牛乳加工制成品（乳腐）。

【功能主治】胆结石清心，豁痰，开窍，凉肝，息风，解毒，镇痛。用于热病，高热神昏，咽喉肿痛，中风痰迷，惊痫抽搐，癫痫发狂，口舌生疮，痈肿疔疮。胆汁清肝明目，利胆通肠，解毒消肿。用于风热目疾，黄疸，便秘，消渴，小儿惊风，痈肿，痔疮。胃内的草结块降逆止呕，镇静。用于噎膈反胃，吐酸，胃溃疡，胃痛，晕车、晕船呕吐。肉补脾胃，益气血，强筋骨。用于虚损羸瘦，消渴，脾弱不运，痞积，水肿，腰膝酸软。血理血，补中。用于便血，血痢，经闭，血虚羸瘦。脂肪用于诸疮，疥癣，白秃。肝养血，补肝，明目。用于血虚萎黄，虚劳羸瘦，青盲，雀目。胃补虚，益脾。用于病后虚弱，气血不足，消渴风眩。脑髓用于头风眩晕，消渴，痞气。肾补肾气，益精，祛湿痹。用于五劳七伤，阳气气乏。乳汁补虚损，益肺胃，生津润肠。用于虚弱劳损，反胃噎膈，消渴，便秘。脾健脾消积。用于脾胃虚弱，消化不良，食积痞满。肺补肺，止咳逆。骨骼用于吐血，崩中，带下病，泻血。肌腱补肝强筋，益气力，续绝伤。鼻用于消渴，妇女缺乳。甲状腺体用于喉痹，气瘿。肠用于肠风，痔漏。蹄用于水气浮肿，腹肚胀满，小便涩少，崩中，带下病。脊髓与骨髓润肺，补肾，填髓。用于虚劳瘦弱，精血亏损，消渴，跌打损伤，手足皲裂。齿用于小儿癫痫，背疮肿痛，恶疮不收敛。唾涎用于噎膈，反胃呕吐。角中的骨质角髓止血，止痢。用于便血，衄血，崩漏，带下病，赤白痢，泄泻。胎盘用于臁疮不收敛。喉咙用于反胃吐食。蹄甲用于癫痫，臁胫烂疮，损伤骨折，小儿夜啼。皮熬制的胶滋阴润燥，止血消肿。用于虚劳肺痿，咳嗽咯血，吐衄，崩漏，跌打损伤，痈肿，烫伤。牛乳制成的食用脂肪滋阴润燥，止渴。用于虚劳肺痿，咳唾脓血，消渴，便秘，风痹，皮肤瘙痒。肉熬制的膏补气益气，健脾安中。用于虚劳瘦弱，中风偏瘫，脾虚痞积，消渴。睾丸和阴茎用于疝气。牛乳加工制成品润五脏，利二便。用于赤白痢。

羚牛

【拉丁学名】*Budorcas taxicolor* Hodgson。

【资源状况】分布于中山区。

【入药部位】角、睾丸。

【功能主治】角解热，镇惊。睾丸壮阳。用于肾虚小腹疼痛。

【评述】国家一级重点保护野生动物。

水牛

【拉丁学名】*Bubalus bubalis* (Linnaeus)。

【资源状况】分布于峨眉山各地。

【入药部位】角（水牛角）、角的浓缩粉、皮、尾。

【功能主治】角及角的浓缩粉清热，解毒，凉血，止血，定惊。用于温病高热，神昏谵语，斑疹，吐血，衄血，惊风，癫狂，流行性乙型脑炎。皮、尾用于浮肿，小便涩少。

山羊

【拉丁学名】*Capra hircus* Linnaeus。

【资源状况】分布于坝区、低山区、中山区。

【药用部位】血（羊血）、胆结石、胆、肝、脂肪油、心、脑、肾、乳汁、甲状腺体、羊胎、胰腺、皮、胃、肺、骨骼、膀胱、须、蹄肉、骨髓与脊髓、睾丸、胃中的草结、公羊角、肉。

【功能主治】血祛瘀，止血。用于吐血，衄血，肠风痔血，妇女崩漏，产后血晕，外伤出血，跌打损伤。胆结石清热解毒，明目退翳，通窍，镇惊。用于雀盲，风热眼翳，食道结核，风痰闭窍，痰火昏迷，热病谵语，小儿惊痫。胆清火，明目，解毒。用于风热目赤，青盲，翳障，肺痨吐血，喉头红肿，黄疸，便秘，热毒疮疡。肝益血，补肝，明目。用于血虚萎黄羸瘦，肝虚目暗昏花，雀目，青盲，翳障。脂肪油补虚，润燥，祛风，化毒。用于虚劳羸瘦，肌肤枯憔，久痢，丹毒，疮癣。心解郁，补心。用于胸闷。脑润皮肤，美白。用于风寒入脑，头痛久不愈，损伤，丹瘤，肉刺。肾补肾气，益精髓。用于肾虚劳损，腰脊疼痛，足膝痿弱，耳聋，消渴，阳痿，尿频，遗溺。乳汁温润补虚。用于虚劳瘦弱，消渴，反胃，哕逆，口疮，漆疮。甲状腺体用于气瘿。羊胎补肾。用于虚弱。胰腺用于久咳，带下病。皮补虚劳，祛风。用于肺中虚风，蛊毒下血。胃补虚，健脾胃。用于虚劳瘦弱，消渴，盗汗，尿频。肺补肺气，通水道。用于肺痿咳嗽，消渴，小便不利。骨骼补肾，强筋骨。用于虚劳瘦弱，腰膝无力，筋骨挛痛，白浊，淋证，泄泻。膀胱用于肾虚遗尿。须用于小儿口疮，疳疮，小便不利。蹄肉补肾益精。用于肾虚劳损。骨髓与脊髓益阴补髓，润肺泽肌。用于虚劳瘦弱，肺痿，骨蒸，咳嗽，消渴，毛发憔悴，痈疽，疮疡，目赤，目翳。睾丸补肾，益精，助阳。用于肾虚腰痛，遗精，带下病，阳痿，消渴，小便频数。胃中的草结解草药毒。用于噎膈反胃。公羊角清热，镇惊，明目，解毒。用于小儿惊痫，风热头痛，烦闷，吐血，青盲，肿毒。肉益气补虚，温中暖下。用于虚劳瘦弱，腰膝酸软，产后虚冷，腹痛，寒疝，中虚反胃。

苏门羚

【拉丁学名】*Capricornis sumatraensis* (Bechstein)。

【资源状况】分布于中山区、高山区。

【入药部位】骨。

【功能主治】祛风除湿。用于风湿四肢酸痛，麻木不仁，腰腿疼痛。

斑羚

【拉丁学名】*Naemorhedus goral* Hardwicke。

【资源状况】分布于中山区、高山区。

【入药部位】肉、血、肝、角、油。

【功能主治】肉补虚助阳。用于虚劳内伤，筋骨痹弱，腰脊酸软，阳痿，带下病，不孕。血活血，散瘀，通络，解毒。用于跌打损伤，筋骨疼痛，吐血，衄血，便血，尿血，痈肿。肝用于夜盲症。角镇静，退热，明目，止血。用于小儿惊痫，头痛，产后腹痛，痛经。油用于心疝，诸疝。

【评述】国家一级重点保护野生动物。

THIRD
CHAPTER
第三章

峨眉山地区药用矿物资源

玛瑙

【来源】本品为氧化物类石英族矿物石英的亚种玛瑙，主含二氧化硅（SiO_2）。

【资源状况】分布于低山区。

【功能主治】拨云退翳。用于眼目肿痛，目生障翳，视物不清。

石英

【来源】本品为氧化物类石英族矿物石英，主含二氧化硅（SiO_2）。

【资源状况】分布于中山区、高山区。

【功能主治】镇静安神，止咳，降逆。用于惊悸不安，咳嗽气逆。

石膏

【来源】本品为硫酸盐类矿物石膏族石膏，主含含水硫酸钙（$CaSO_4 \cdot 2H_2O$）。

【资源状况】分布于中山区。

【功能主治】解肌清热，除烦止渴，生肌敛疮。用于热病壮热不退，心烦神昏，谵语发狂，口渴咽干，肺热喘急，中暑自汗，胃火头痛、牙痛，热毒壅盛，发斑发疹，口舌生疮；外用于痈疽疮疡，溃不收口，水火烫伤。

芒硝

【来源】本品为硫酸盐类矿物芒硝族芒硝，经加工精制而成的结晶体。主含含水硫酸钠（$Na_2SO_4 \cdot 10H_2O$）。

【资源状况】分布于峨眉山各地。

【功能主治】泻下通便，润燥软坚，清火消肿。用于实热积滞，腹满胀痛，大便燥结，肠痈肿痛；外用于乳痈，痔疮肿痛。

参考文献

［1］艾铁民 . 中国药用植物志 [M]. 北京：北京大学医学出版社 , 2014.

［2］峨眉山市地方编纂委员会 . 峨眉山市志（1986—2005）[M]. 北京：中央民族大学出版社 , 2014.

［3］峨眉山志编纂委员会 . 峨眉山志 [M]. 成都：四川科学技术出版社 , 1997.

［4］峨眉县志编委会 . 峨眉县志 [M]. 成都：四川人民出版社 , 1991.

［5］方清茂 , 赵军宁 . 四川省中药资源志要 [M]. 成都：四川科学技术出版社 , 2020.

［6］国家药典委员会 . 中华人民共和国药典：一部 [M]. 2015 年版 . 北京：中国医药科技出版社，
2015.

［7］国家中医药管理局《中华本草》编委会 . 中华本草 [M]. 上海：上海科学技术出版社，1999.

［8］何平 . 眉山中草药资源 – 图鉴：上 [M]. 成都：四川科学技术出版社 , 2016.

［9］江苏新医学院 . 中药大辞典 [M]. 上海：上海科学技术出版社 , 1995.

［10］李策宏 . 峨眉山常见药用植物彩色图谱 [M]. 成都：四川科学技术出版社 , 2017.

［11］鲁松 , 李策宏 . 峨眉山珍稀濒危药用植物资源及保护 [J]. 中国野生植物资源 , 2012,
31(5):64-67.

［12］秦运潭 , 王书林 , 王金鹏 . 峨眉山珍稀濒危药用植物保护研究 [J]. 中国医药指南 , 2011, 9(32):
279-280.

［13］《四川植物志》编委会 . 四川植物志：第 4、11 卷 [M]. 成都：四川科学技术出版社， 1988,
1989, 1994.

［14］《四川植物志》编委会 . 四川植物志：第 7、8、9、10、12 卷 [M]. 成都：四川民族出版社，
1991, 1989, 1992, 1998.

［15］四川省中药学校 . 峨眉山药用植物研究 [M]. 成都：四川省中药学校 , 1981.

［16］王国强 . 全国中草药汇编 [M]. 3 版 . 北京：人民卫生出版社 , 2014.

［17］赵军宁 , 方清茂 . 四川省道地药材生产区划 [M]. 成都：四川科学技术出版社 , 2020.

［18］中国科学院植物研究所 . iPlant.cn 植物智——中国植物物种信息系统 [DB/OL]. (2019-12-10)
［2021-04-16］. http://www.iplant.cn.

［19］中国药材公司 . 中国中药资源志要 [M]. 北京：科学出版社 , 1994.

中文名笔画索引

拉丁学名索引

Euonymus grandiflorus Wall./784

Euonymus hamiltonianus Wall. ex Roxb./786

Euonymus maackii Rupr./787

Eupatorium heterophyllum DC./1256

Eupatorium japonicum Thunb./1257

Euphorbia helioscopia Linn./739

Euphorbia humifusa Willd. ex Schlecht./740

Euphorbia hylonoma Hand. -Mazz./741

Euphorbia lathylris Linn./742

Eupolyphaga sinensis (Walker)/1542

Euroscaptor longirostris Milne-Edwards/1570

Eurya groffii Merr./854

Eurya obtusifolia H. T. Chang/855

Euryale ferox Salisb. ex Konig et Sims/379

Euscaphis japonica (Thunb.) Dippel/789

Evodia rutaecarpa (Juss.) Benth./710

Excoecaria acerifolia Didr./743

Excoecaria cochinchinensis Lour./745

F

Fagopyrum dibotrys (D. Don) Hara/304

Fagopyrum esculentum Moench/306

Fagus longipetiolata Seem./234

Fallopia multiflora (Thunb.) Harald./307

Felis bengalensis Kerr/1576

Felis silvestris domestica Brisson/1576

Ficus carica Linn./247

Ficus gasparriniana Miq. var. *laceratifolia* (Lévl. et Vant.) Corner/248

Ficus henryi Warb. ex Diels/249

Ficus heteromorpha Hemsl./250

Ficus pumila Linn./252

Ficus sarmentosa Buch. -Ham. ex J. E. Sm. var.

henryi (King ex Oliv.) Corner/253

Ficus sarmentosa Buch. -Ham. ex J. E. Sm. var. *impressa* (Champ.) Corner/254

Ficus tikoua Bur./255

Ficus virens Ait. var. *sublanceolata* (Miq.) Corner/256

Fimbristylis miliacea (L.) Vahl/1459

Firmiana platanifolia (Linn. f.) Marsili/845

Flemingia philippinensis Merr. et Rolfe/654

Foeniculum vulgare Mill./938

Fordiophyton faberi Stapf/895

Formica fusca Linnaeus/1550

Forsythia suspensa (Thunb.) Vahl/998

Forsythia viridissima Lindl./999

Fragaria nilgerrensis Schlecht. ex Gay/594

Fragaria orientalis Lozinsk./594

Fragaria×ananassa Duch./593

Fraxinus chinensis Roxb./1000

Fritillaria cirrhosa D. Don/1321

Funaria hygrometrica Hedw./29

G

Galeola faberi Rolfe/1510

Galeola lindleyana (Hook. f. et Thoms.) Rchb. f./1510

Galinsoga parviflora Cav./1258

Galium aparine Linn. var. *tenerum* (Gren. et Godr.) Rchb./1156

Galium bungei Steud./1157

Gallus gallus domesticus Brisson/1564

Gallus gallus nigrosceus Brisson/1564

Ganoderma lucidum (Leyss. ex Fr.) Karst./25

Gardenia jasminoides Ellis/1157

Tetrapanax papyrifer (Hook.) K. Koch/915

Tetrastigma hemsleyanum Diels et Gilg/826

Tetrastigma obtectum (Wall.) Planch./827

Teucrium japonicum Willd./1102

Teucrium viscidum Bl./1102

Thalictrum ichangense Lecoy. ex Oliv./431

Thalictrum javanicum Bl./433

Thalictrum microgynum Lecoy. ex Oliv./434

Thalictrum trichopus Franch./435

Thladiantha oliveri Cogn. ex Mottet/1216

Thlaspi arvense L./537

Thyestilla gebleri (Faldermann)/1548

Thyrocarpus sampsonii Hance/1053

Tiarella polyphylla D. Don/572

Tibicen flammatus (Distant)/1545

Tilia tuan Szyszyl./836

Tinospora sagittata (Oliv.) Gagnep./474

Toddalia asiatica (L.) Lam./714

Toona ciliata Roem./728

Toona sinensis (A. Juss.) Roem./729

Torilis japonica (Houtt.) DC./951

Torilis scabra (Thunb.) DC./952

Toxicodendron succedaneum (L.) O. Kuntze/768

Toxicodendron verniciluum (Stokes) F. A.
  Barkl. /770

Trachelospermum axillare Hook. f./1028

Trachelospermum jasminoides (Lindl.) Lem./1029

Trachycarpus fortunei (Hook.) H. Wendl./1429

Tremella mesenterica Fries./23

Trichosanthes kirilowii Maxim./1217

Tridynamia sinensis Hemsl. var. *delavayi* (Gagn.
  et Courch.) Rehd./1049

Trigonella foenum-graecum Linn./682

Trigonotis peduncularis (Trev.) Benth. ex Baker et
  Moore/1054

Trillium tschonoskii Maxim./1359

Trimeresurus stejnegeri Schmidt/1560

Tringa ochropus Linnaeus/1564

Trionyx sinensis Wiegmann/1557

Triosteum himalayanum Wall./1180

Triplostegia glandulifera Wall. ex DC./1191

Tripterospermum cordatum (Marq.) H. Smith/1023

Trogopterus xanthipes (Milne-Edwards)/1573

Tropaeolum majus L./701

Tsuga chinensis (Franch.) Pritz./180

Tupistra emeiensis Z. Y. Zhu/1361

Tupistra fimbriata Hand.-Mzt./1360

Tupistra tui (Wang et Tang) Wang et Liang/1361

Turdus merula Linnaeus/1569

Tussilago farfara L./1289

Typha latifolia Linn./1452

Typhonium divaricatum (L.) Decne./1448

U

Ulmus parvifolia Jacq./242

Uncaria sinensis (Oliv.) Havil./1168

Upupa epops Linnaeus/1567

Urena lobata Linn./844

Uroctea compactilis L. Koch/1539

Urtica fissa E. Pritz./283

Utricularia bifida L./1290

V

Vaccaria segetalis (Neck.) Garcke/378

Vaccinium bracteatum Thunb./971

Valeriana hardwickii Wall./1187